Jane McLelland

Den Krebs aushungern, ohne selbst zu hungern

Jane McLelland

Den Krebs aushungern, ohne selbst zu hungern

Die außergewöhnliche Überlebensgeschichte einer mutigen Frau und eine Entdeckung, die das Leben von Millionen Menschen verändern könnte

Übersetzt aus dem Englischen von Rotraud Oechsler

VAK Verlags GmbH
Kirchzarten bei Freiburg

Titel der amerikanischen Originalausgabe:
How to starve Cancer… without starving yourself

Published by Agenor Publishing W1F 7TG
In association with Conscious Dreams Publishing
www.consciousdreamspublishing.com
ISBN der englischen Originalausgabe: 978-0-9519517-3-6

Aus Gründen der besseren Lesbarkeit wurde im Text die männliche Form gewählt, alle Angaben beziehen sich selbstverständlich auf Angehörige aller Geschlechter. Außerdem wurde darauf verzichtet, bei Nennung von Marken und Produkten mit eingetragenem Markenzeichen das Markenzeichen ® bzw. ™ aufzuführen.

Bibliografische Information der Deutschen Nationalbibliothek
Die Deutsche Nationalbibliothek verzeichnet diese Publikation in der Deutschen Nationalbibliografie; detaillierte bibliografische Daten sind im Internet über http://dnb.d-nb.de abrufbar.

VAK Verlags GmbH
Eschbachstraße 5
79199 Kirchzarten
Deutschland
info@vakverlag.de
www.vakverlag.de

4. Auflage 2026

Übersetzung: Rotraud Oechsler
Lektorat: Sibylle Duelli
Layout: Ulrich Schmid, de·te·pe, Aalen
Umschlag: Agentur Guter Punkt, München
Druck: Friedrich Pustet GmbH & Co. KG, Regensburg
Printed in Germany
ISBN 978-3-86731-234-9

Für Andrew, meinen geduldigen Mann
und für Jamie und Sam, die wunderschönen hellen Sonnenstrahlen
in meinem Leben

Wichtige Warnhinweise und Haftungsausschluss

Dieses Buch ist kein medizinischer Ratgeber und versucht nicht, medizinische Ratschläge zu geben. Was hier berichtet wird, beruht auf den Erfahrungen und Erinnerungen der Autorin im Zusammenhang mit ihrer Geschichte, und in diesem Sinne ist es das Anliegen dieses Buches, die gegenwärtige Diskussion über die Behandlung von Krebs zu erweitern.

Autorin und Verlag haften nicht für persönliche Beeinträchtigungen oder Schäden, die durch unsachgemäße Anwendung der in diesem Buch dargestellten Behandlungsweisen entstehen könnten, noch für das Versäumnis des Einzelnen, diesbezüglich korrekten medizinischen Rat einzuholen. Die Autorin ist ausgebildete Physiotherapeutin und hat sich ihre Kenntnisse über Ernährung selbst angeeignet, sie ist keine Ärztin. Was für einen Menschen geeignet sein mag, wirkt bei einem anderen Menschen eventuell nicht. Die bei einer Krebsart wirksame Behandlung kann bei einer anderen Krebsart fehlschlagen.

Die US-amerikanische Arzneimittelzulassungsbehörde, NICE (das nationale Institut für Gesundheits- und Sozialfürsorge durch evidenzbasierte Beratung) und MHRA (die medizinische Zulassungs- und Aufsichtsbehörde für Arzneimittel in Großbritannien) genehmigen derzeit die Verwendung dieser „Off-Label"-Medikamente zur Behandlung von Krebs nicht.

Medikamente, die für andere Krankheiten oder einen anderen Verwendungszweck eingesetzt werden als den, für den sie zugelassen wurden, gelten als „off label".

Nur Ihr persönlicher Arzt und Sie können entscheiden, ob diese Medikamente für Sie die richtigen sind. Die Forschung an „Off-Label"-Medikamenten für den Einsatz bei Krebs ist noch in einem sehr frühen Stadium. Ihre Verwendung sollte als experimentell betrachtet werden, und die Einnahme der in diesem Buch erwähnten oder anderer Medikamente sollte mit äußerster Sorgfalt und Verantwortung sowie nur mit voller Kenntnis und Zustimmung eines Arztes erfolgen. Die hier genannten Vorschläge wurden von Autorin und Verlag gewissenhaft recherchiert sowie nach bestem Wissen und Gewissen sorgfältig geprüft und wiedergegeben. Die hierin enthaltenen Informationen sollen in keiner Weise den Rat und die Hilfe eines Arztes oder anderer medizinischer Fachkräfte ersetzen.

Zu diesen hier vorgeschlagenen Medikamenten und anderen Behandlungsmethoden gibt es bisher keine großen randomisierten Studien, die aber erforderlich sind, bevor eine Therapie Behandlungsstandard werden kann. Daher wird Ihr Arzt diese Behandlungen nicht anbieten und das kann auch Einfluss auf die Kostenübernahme Ihrer Krankenversicherung nehmen.

Inhaltsverzeichnis

Vorwort
von Dr. George W. Yu

Klinischer Professor für Urologie und Krebschirurgie des Beckens,
Medizinisches Zentrum der George Washington University,
Leiter des medizinischen und wissenschaftlichen Mitarbeiterstabes und Präsident
der George W. Yu-Stiftung für Ernährung und Gesundheit

Ich las Janes Buch an einem Tag und machte zehn Seiten Notizen. Es enthält eine solche Fülle an Informationen, liest sich jedoch wie ein Roman, gut aufgezogen mit vielen ausgezeichneten Quellenangaben, um das Thema „Aushungern von Krebszellen" als Teil eines Paradigmenwechsels von herkömmlichen Krebsbehandlungs-Programmen abzusetzen.

Den Krebs aushungern ist Pflichtlektüre für die mutigen Menschen mit einem fortschreitenden Krebsgeschehen, die eine bessere Wahl haben wollen als nur ein armseliges Ultimatum, für Patienten, die mit nicht viel mehr als einer Hoffnung durch unerforschte Gewässer steuern. Dieses Buch wird sie dazu anspornen, ihr Schicksal in die eigene Hand zu nehmen. Es ist auch Pflichtlektüre für Ärzte, damit sie ihre Patienten verstehen, die unablässig nach Antworten suchen und sich um Hilfe, Anleitung, Aufmerksamkeit und Empathie von uns, ihren Ärzten, bemühen, wie Jane sich bei ihren Ärzten darum bemühte.

Janes Buch ist auf „umfunktionierte Arzneimittel" (die bei anderen Krankheiten eingesetzt werden) mit eindrucksvollen Ergebnissen der Krebsforschung und klinischen Ergebnissen ausgerichtet.

Der Vater der amerikanischen Onkologie, Sidney Faber, erklärte 1971 dem Kongress der Vereinigten Staaten: „Um große Fortschritte in der Heilung von Krebs zu machen, ist es nicht notwendig, dass wir für alle Probleme der Grundlagenforschung die komplette Lösung haben. In der Geschichte der Medizin gibt es zahlreiche Beispiele von

Heilungen, die Jahre, Jahrzehnte und sogar Jahrhunderte, bevor man ihren Wirkmechanismus verstand, erzielt wurden." – Darum geht es bei umfunktionierten Medikamenten und solchen, die anders als ursprünglich vorgesehen – off label – eingesetzt werden!

Der Stoffwechsel einer Krebszelle passt sich ständig an und kann zuerst seine Bedürfnisse durch die Vergärung von Zucker decken, sich dann an die Verwendung von Glutamin anpassen und schließlich sogar Ketone für das Wachstum der Zelle und ihr Überleben nutzen. Der Erfolg hängt vom Konzept eines multimodalen Ansatzes ab, bei dem manche Mittel „fortlaufend" und andere „gepulst" für kürzere Zeit eingesetzt werden, genauso wie das bei unseren erfolgreichen Behandlungen von HIV und AIDS der Fall ist. Als chirurgischer Onkologe und urologischer Krebschirurg seit 35 Jahren habe ich viele dieser Medikamente neben einer periodischen Kalorienrestriktion und „Stoffwechselverstärkten" Chemotherapie mit allmählichem und wachsendem Erfolg integriert.

Jane ist eine beherzte, mutige Frau, die unter zwei aggressiven metastasierenden Krebsarten litt. Sie nutzte ihre große Leidenschaft für die Forschung, um selbst Schritt für Schritt, Fehler um Fehler medizinische Behandlungsmethoden zu finden und um schließlich Erfolg und bis heute überlebt zu haben. Jeder von uns, der Krebs bekommt, wird vieles von dem durchmachen, was sie erlebt hat; jeder sollte durch ihren Erfolg ermutigt werden, kluge Strategien zu finden, wenn die aktuellen herkömmlichen Wege tödliche Folgen prognostiziert haben.

Dr. George W. Yu

„Es reicht nicht aus, dass man wegen seines Reichtums, Wissens und seiner Leistungen in Erinnerung bleibt. Man bewegt nichts, außer man bewegt etwas im Leben von Menschen."

Joseph Schumpeter, Adolph Drucker, The World According to Peter Drucker, 1998

„Mehr noch, das Zeichen wahrer Leistung ist, das Leben des Normalbürgers zu verändern, der niemals wissen wird, wer man ist."

Dr. med. George Yu

Einführung

Ich war eine Todeskandidatin. Das war 1999 die Erwartung meiner Ärzte, die mir die Nachricht überbrachten, dass mein Gebärmutterhalskrebs Metastasen in der Lunge gestreut hatte. Es war das Stadium IV. Ein Stadium V gibt es nicht. Laut Statistik hatte ich noch eine Lebenserwartung von etwa 12 Wochen.

Wenige Dinge sind so bewegend wie das Schreckgespenst des sicheren und unmittelbar bevorstehenden Todes. Ich war keineswegs bereit, diesen Planeten zu verlassen. Ich war jung, erst 35 Jahre alt. Ich war verliebt. Ich wollte unbedingt Kinder haben. Ich hatte berufliche Ambitionen. Ich konnte nicht akzeptieren, dass es außer der konventionellen Chemotherapie und Bestrahlung keine andere Behandlung gab. Ich weigerte mich zu glauben, dass es für mich keine Zukunft gab.

Entschlossen eine Behandlungsmethode zu finden, stürzte ich mich in die Recherche. Ich war sicher, die Ärzteschaft habe etwas übersehen. Als Physiotherapeutin mit Universitätsabschluss hatte ich einen wissenschaftlichen Hintergrund, aufgrund dessen ich in der Lage war, rasch an Informationen zu kommen und sie zu verarbeiten. Krebs, so erkannte ich, verhält sich genau wie ein Parasit. Die Krebszellen in meinem Körper „stahlen“ mir Nährstoffe, Blut und Immunität und richteten sie als Waffe gegen mich. Parasiten gedeihen und vermehren sich unvermindert, bis sie ihre Nahrungsquelle entweder ausgeschöpft oder ihren Wirtsorganismus umgebracht haben. Bei Krebs ist es meist das Letztere.

Doch wie konnte ich dem Krebs diese Nährstoffe entziehen, ihn also aushungern, ohne dass ich selbst hungerte? Ich nahm mir vor, auf diese Frage eine Antwort zu finden und setzte mich selbst als Versuchskaninchen ein. Meines Wissens hatte das noch niemand gemacht. Niemand war bisher auf die Idee gekommen, verschiedene Therapien aus sicheren ehemaligen Medikamenten und natürlichen Wirkstoffen zusammenzustellen, die sowohl den abnormalen Krebsstoffwechsel als auch die entsprechende Genetik angreifen, das heißt, die Zellen aus jeder Richtung zu attackieren.

Krebs, so habe ich gelernt, ernährt sich aus vielen Quellen: Glukose, Glutamin, Fettsäuren und Ketonen. Er nutzt auch gesättigte Fette, um im Körper umherzuwandern. Ich wusste, ich würde meinen Krebszellen all das vorenthalten müssen, wenn ich sie zerstören wollte, insbesondere in einem fortgeschrittenen Krankheitsstadium. Ich würde ein großes Waffenarsenal brauchen. Aber dieses müsste bei mir selbst nur minimalen Schaden anrichten.

Ich begann also mit einer Ernährung, die die Krebszellen aushungerte, bei der ich Zucker und andere Nahrungsmittel wegließ, die den Krebs besonders füttern. Als das nicht ausreichte, nahm ich schlagkräftige Nahrungsergänzungen dazu. Schließlich war es eine Kombination aus gewöhnlichen, auf ungewöhnliche Weise genutzten ehemaligen Medikamenten, der Ernährung und den Nahrungsergänzungen, die meine Krebszellen in die Knie zwangen. Setzte ich alle diese Waffen **zusammen** ein, arbeiteten sie synergistisch, ihre Wirkung gegen den Krebs verstärkte sich. Wumms! Mein Krebs machte sich in Richtung Remission davon.

Seit 2004 ist er nicht wieder zurückgekommen.

Zu guter Letzt wurde das Konzept, „den Krebs auszuhungern", zum vielversprechenden Neuland in der Krebsforschung und bestätigt meine lang vertretenen Theorien. Mehrere Studien haben die Wirksamkeit von Ernährungsweisen, die den Krebs aushungern, gezeigt. Ich war absolut begeistert, als ich 2015 entdeckte, dass eine Klinik in London begonnen hatte, eine Kombination von Medikamenten zu erforschen, die fast identisch mit dem Cocktail war, den ich erfunden hatte. Und die Ergebnisse sind beeindruckend. Eine Klinik in Istanbul verwendet ebenfalls eine Kombination von Methoden, um den Krebs auszuhungern, ebenfalls mit hervorragenden Ergebnissen. Pharmaunternehmen überschlagen sich jetzt geradezu bei der Entwicklung metabolischer Arzneimittel zum Kampf gegen den Krebs.

Doch es existieren bereits Lösungen und sie kosten nur ein paar Cent pro Tag. Die Medikamente, die ich nahm, werden häufig bei anderen Krankheiten verschrieben. Dazu gehören Metformin, das gewöhnlich bei Diabetes verordnet wird; Statine, die häufig zur Behandlung eines hohen Cholesterinspiegels eingesetzt werden; der Arzneistoff Dipyridamol, der Schlaganfallpatienten gegeben wird, sowie ein entzündungshemmendes Medikament (Aspirin, später dann Etodolac). Und 2007 nahm ich drei Monate lang Cimetidin, einen Magensäurehemmer, der in vielen Ländern bei Magengeschwüren rezeptfrei erhältlich ist, doch ich nahm es wegen seiner immunstärkenden Wirkungen. Die Einnahme meines Medikamenten-Cocktails über lediglich ein paar Monate reichte aus, um den Krebs in seinem Versuch zu stoppen, sich meines Körpers zu bemächtigen.

Alle diese Medikamente sind billig und patentfrei, daher wurden sie von der Pharmaindustrie weitgehend ignoriert, obwohl die Forschung ihre Wirksamkeit gegen Krebs unterstützt. Pharmafirmen sind allzu oft mehr daran interessiert, Geld zu verdienen, als Menschen zu heilen. Erinnern Sie sich an die 1980er, als eine HIV-Diagnose ein Todesurteil war? Nun können die meisten HIV-Infektionen mit einem Medikamenten-Cocktail gesteuert werden. HIV-positive Menschen können ein gesundes Leben führen und haben eine fast normale Lebenserwartung. So könnte, glaube ich, auch die Zukunft bei Krebs aussehen.

Eine fundamentale Veränderung in der Onkologie ist lange überfällig. Die Prognosen gehen dahin, dass die Anzahl der Menschen, bei denen Krebs diagnostiziert wird, bis 2030 um 70 Prozent steigt. Ein neuer Ansatz ist dringend erforderlich, wenn wir diese zunehmend tragische Lage stoppen wollen, die darauf hinausläuft, zu einer "Goldenen Zeit" für die Pharmaindustrie zu werden. Wir leben meist länger, aber nicht gesünder. Das muss sich ändern. Es ist eine Notwendigkeit, dass wir für unser Wohlbefinden persönlich die Verantwortung übernehmen.

Es laufen gerade verschiedene Studien, bei denen alte vergessene Medikamente zur Behandlung einer Vielzahl von Krebsarten eingesetzt werden. Leider wird meist nur ein Arzneimittel neben den konventionellen Behandlungen getestet, daher ist der Fortschritt unglaublich langsam. Die schwer fassbaren Krebsstammzellen (die Krebs auslösenden Zellen, die von Chemotherapie und Bestrahlung unberührt bleiben) können mit vielen dieser Medikamente erreicht und vernichtet werden. Das bedeutet, dass sie in Kombination mit anderen Behandlungen – in weniger toxischen Dosierungen – die aufregende Möglichkeit bieten, den Krebs zu einer chronischen Langzeiterkrankung zu machen oder eine dauerhafte Remission (das heißt, eine Genesung!) herbeizuführen.

Dies ist die Geschichte, wie ich es entgegen aller Wahrscheinlichkeit geschafft und einen völlig neuen Weg irgendwo zwischen komplementärer und konventioneller Medizin erschlossen habe, der mich nicht nur vom Krebs befreit hat, sondern mir auf diesem Weg wieder zu strahlender Gesundheit verhalf. Auf dieser Reise entdeckte ich einige einfache Wahrheiten, die schließlich dazu führten, dass ich den Krebs besiegte: Aushungern, seine Verbreitung stoppen und ihn **dann** vernichten.

Ich klammerte mich hartnäckig an das Leben wie ein Yorkshire Terrier, der einen alten Schuh nicht loslässt und knurrend verteidigt, und ich möchte Ihnen zeigen, wie Sie sich genauso verbeißen können. Wenn man Ihnen gesagt hat, dass nichts mehr getan werden könne, dann bin ich hier, um Ihnen zu sagen, dass das mit an Sicherheit grenzender Wahrscheinlichkeit nicht stimmt.

Ich wünsche Ihnen ein gesundes, glückliches Leben, für das Sie sich auf die Hinterbeine stellen.

Den Krebs aushungern in zehn Schritten

Zunächst der Hintergrund ...

Otto Warburg entdeckte 1924, dass der Stoffwechsel bei allen Krebszellen verändert ist – dafür bekam er 1931 den Nobelpreis für Physiologie. Bei Krebszellen hat sich die Art und Weise, wie sie Nährstoffe zur Energiegewinnung nutzen, zurückentwickelt. Er stellte fest, dass die Mitochondrien (die „Kraftwerke“) ihre ordnungsgemäße Funktion einstellen und die Energie im Zytoplasma, dem gesamten lebenden Inhalt der Zelle, erzeugt wird. Damit arbeiten die Zellen wieder so wie in der Zeit, als die Atmosphäre anaerob war, das heißt, ein Mangel an Sauerstoff bestand. Tatsächlich lag Warburg nur zum Teil richtig. Die Krebszelle kann auch andere Wege ansteuern, um den Energiebedarf aufrechtzuerhalten, einschließlich den der oxidativen Phosphorylierung (einem biologischen Prozess, der in allen aeroben Lebewesen stattfindet, Teil des Energiestoffwechsels ist und der Energiegewinnung dient; Anm. d. Übers.)

Der anormale, veränderte Stoffwechsel benötigt riesige Mengen Glukose und Glutamin (eine Aminosäure), und der Lipidstoffwechsel (der Fettstoffwechsel) steigt ebenfalls an. So unglaublich es klingt, die Forscher brauchten bis 2011, um den Warburg-Effekt als Kennzeichen von Krebs zu erkennen und anzuerkennen. Noch schlimmer ist, dass die somatische Theorie, die Gentheorie von der Ärzteschaft immer noch als einzige treibende Kraft hinter dem Krebs akzeptiert wird. Andererseits haben Ärzte, die integrativ arbeiten, Warburg nie vergessen.

In den 1950ern entstand das Fachgebiet der Onkologie mit dem Einsatz von Chemotherapie und Bestrahlung, die die Gene der Zelle und den Zellzyklus ins Visier nahmen. Der genetische Ansatz wurde weiter gefördert, als man in den 1960ern entdeckte, dass das Gen p53 an vielen Krebsarten beteiligt war. Was man nicht zur Kenntnis nahm, war, dass sich p53 auf den Stoffwechsel auswirkte, die Glykolyse (den Abbau von Zucker zur Energiegewinnung) und die Glutaminolyse (den Abbau von Glutamin zur Energiegewinnung) steigerte, wie das bei vielen der wichtigsten Genmutationen der Fall ist (z. B. BRAF, c-MYK – es handelt sich um sogenannte Protoonkogene, menschliche Gene, die in mutierter Form zu Onkogenen werden und strukturell veränderte oder fehlregulierte Proteine synthetisieren können; Anm. d. Übers.). Diese Stoffwechselveränderungen lösen weitere mutagene Veränderungen aus.

Krebs besteht aus einer genetischen und einer metabolischen Komponente sowie einer anormalen Zellkommunikation. Gegenwärtig behandelt die etablierte Onkologie nur die genetische Komponente, sie konzentriert sich nur auf die anormale Zellteilung und mutierte genetische Ziele, obwohl in letzter Zeit Medikamente zugelassen wurden, die die sogenannten Immun-Checkpoints ins Visier nehmen mit einem geringen Grad an kurzfristigen Erfolgen.

Nicht ausreichend verstanden wird, dass die Behandlung des Stoffwechsels in Kombination mit diesen genetischen Ansätzen jede andere Krebstherapie verstärkt und oft eine „Medikamentenresistenz" rückgängig macht, ein häufiges Phänomen, bei dem es zu einer Mutation von Genen kommt, die auf eine Chemo- oder Immuntherapie nicht mehr ansprechen.

Die Erforschung des Zellkerns, der Doppelhelix der DNS (die als „Code des Lebens" gilt) und die Entschlüsselung des Genoms durch das Human Genome Atlas Project war dazu gedacht, alle Antworten zu offenbaren. Was man stattdessen entdeckte, war ein zufälliges Durcheinander. Es gab keine genetische Antwort auf Krebs. Doch man hat festgestellt, dass der veränderte Stoffwechsel, die erhöhte Aufnahme von Glukose und/oder Glutamin, allen Krebsarten gemeinsam ist.

Das Aushungern von Krebs ist jetzt das „heiße" Gebiet der Forschung und Entwicklung von Arzneimitteln, auch wenn es bereits billige, patentfreie und hochwirksame Lösungen gibt. Ich entdeckte sie zwischen 1999 und 2003 auf eigene Faust, ohne die Unterstützung aus dem medizinischen Bereich. Sie wurden mir einfach nie vorgeschlagen. Stattdessen musste ich mehrere Ärzte aus der komplementären und der konventionellen Medizin davon überzeugen, sie mir zu verschreiben.

Da diese Medikamente, die ich entdeckte, keinen Patentschutz mehr haben, besteht für die großen Pharmafirmen kein finanzieller Anreiz für ihre Erforschung und sie werden weiterhin ignoriert. Es wird sogar versucht, diese alten Arzneimittel zu unterdrücken, da sie für die Großkonzerne und die großen Krebshilfeorganisationen eine Bedrohung darstellen.

Mit Beginn besserer Nachweisverfahren (den bildgebenden Verfahren Kernspin MRT und Positronenemissionstomografie PET), die zeigten, wie schnell Chemotherapie und Bestrahlung Tumore schrumpfen ließen, ist die Schulmedizin von der somatischen Theorie weiterhin begeistert. Es ist eine vorschnelle Entscheidung, die der Panik und dem Verlangen nach schnellen Ergebnissen geschuldet ist. In dem verrückten Wettlauf, den Tumor zu beseitigen, kommt es zu einer Übertherapie des Patienten mit hohen Dosen von Chemotherapie, Bestrahlung oder zielgerichteten Therapieformen. Dieser Ansatz ist zum Scheitern verurteilt – er macht den Patienten lediglich resistenter gegenüber einer künftigen Behandlung. Die Konzentration auf die DNS beeinflusst die Krebs- „Stammzellen" nicht. Der Krebs kehrt heftiger und aggressiver als vorher zurück. Der Krebs verändert sich und wird gegenüber diesen „gezielten" Behandlungen resistent.

Dagegen dringt eine Behandlung des Krebsstoffwechsels neben gezielten Methoden zu den Stammzellen vor und bietet eine reale Chance zur Genesung. Doch diese Behandlungen verlaufen viel langsamer und brauchen mehrere Monate. Beim Patienten wie beim Onkologen ist Geduld gefragt.

*****

In den 1970er Jahren zeichneten sich zwei Lager ab, das alternative und das konventionelle. Sie bekriegten sich mit allmählich zunehmender Heftigkeit, das eine warf dem anderen vor, falsch zu liegen. Nun ist der Siedepunkt erreicht, und der arme Patient steckt mittendrin. Auf wen sollte er hören und was sollte er tun? Alles, was der Patient möchte, ist, dass es ihm besser geht. Es ist verwirrend und beängstigend.

Tatsächlich ist keiner der Ansätze ideal. Patienten werden regelmäßig mit zu viel Chemotherapie überbehandelt und vergiftet. Außerdem haben empfohlene Ernährungsweisen allein selten die erwünschte Wirkung, es sei denn, sie sind sehr extrem, und mit diesen tun sich die meisten Patienten schwer.

Ich entdeckte, dass das Ganze größer ist als die Summe seiner Teile. Mit anderen Worten, wenn man die metabolischen und die genetischen Ansätze kombiniert, erhöht sich die Wirksamkeit eines jeden um mehr als das Doppelte. Sie wirken synergistisch und vergrößern ihre gegenseitigen Wirkungen.

Was sollten Sie also tun, wenn Sie oder einer Ihrer Angehörigen eine Krebsdiagnose bekommt? Machen Sie sich vor allem sachkundig. Bemühen Sie sich um die Gemeinschaft und die Solidarität, die Sie brauchen, nicht nur um den Krebs zu überwinden, sondern um sich zu entwickeln. Und denken Sie daran, was immer Sie von der Schulmedizin zu hören bekommen, es gibt noch so viel mehr, was man tun kann.

1. **Schließen Sie sich meiner „Revolution“ an**
   In meiner Facebookgruppe „Jane McLelland Off label Drugs For Cancer“ (ein griffiger Name!) gibt es viele Chats und Diskussionen über verschiedene Medikamente, die off label, also für eine andere als der offiziell zugelassenen Indikation genutzt werden. Ich unterstütze wissenschaftliche und von Gutachtern geprüfte Artikel, und natürlich sind persönliche Erfahrungsberichte immer inspirierend!
   www.facebook.com/groups/off.label.drugsforcancer
   Besuchen Sie auch die Website www.howtostarvecancer.com und melden Sie sich für Aktualisierungen per E-Mail an. Persönliche Daten werden niemals weitergegeben.

Anmerkung der Übersetzerin:
Diese Empfehlungen sind natürlich nur für Menschen hilfreich, die über entsprechende Englischkenntnisse verfügen. Schließen Sie sich einer Selbsthilfegruppe an, die bereits auf dieser Schiene ist oder sich dafür interessiert. Möglicherweise kann Ihre Ärztin oder Ihr Arzt Sie an eine verweisen oder Verwandte, Freunde und Bekannte verfügen über entsprechende Kontakte. Das Internet ist ebenfalls bei der Suche hilfreich und bietet Ihnen auch Material zum Thema.

2. **Gehen Sie in eine onkologische Klinik, die auch mit alternativen Ansätzen arbeitet**
   Suchen Sie sich eine Klinik, in der mit einer Kombination von Metformin, Atorvastatin (einem Cholesterinsenker), Doxycyclin (Antibiotikum) und Mebendazol (einem Wurmmittel) gearbeitet wird. Alle diese Medikamente, ihre Vorzüge und diejenigen, die ich verwendet habe, werden in diesem Buch und auf meinen Webseiten besprochen.

3. **Suchen Sie sich einen Arzt, der mit integrativer oder funktioneller Medizin arbeitet**
   Sie sollten die komplementäre Therapie sofort in Ihre Behandlung einbeziehen. Der entsprechende Behandler kann den Status Ihrer Mikronährstoffe überprüfen, Darmprobleme behandeln (das sogenannte Leaky Gut, den durchlässigen Darm, eine Dysbiose, ein Ungleichgewicht der Darmflora), Nahrungsergänzungsmittel und Vitamin C-Infusionen oder bei Bedarf andere Behandlungen empfehlen.

4. **Suchen Sie sich eine Ernährungsberaterin**
   Es sollte jemand sein, der Erfahrungen mit dem Intervallfasten, mit ketogener, niedrig glykämischer, makrobiotischer oder proteinreduzierter Ernährung hat (z. B. der Paläo-Diät, der sogenannten Steinzeit-Ernährung). Sie sollte Ihre Nährstoffzufuhr an Ihren persönlichen Bedarf anpassen und sicherstellen, dass die Ernährung weder unnötig aufwändig noch extrem ist, da die Medikamente das unterstützen. Auch wenn es zurzeit keine ausgebildeten onkologischen Ernährungsberater gibt, können Sie sich von Ihrem Wissen darüber,

welche Energiequellen Ihr Krebs bevorzugt (das Verhältnis Glutamin zu Glukose zu Fett) leiten lassen und die Nahrungsmittel wählen, die Ihren Krebs aushungern. Zum Beispiel reagieren praktisch alle Krebsarten auf eine reduzierte Glukosezufuhr, die Krebsarten, die Glutamin als Energiequelle nutzen, erfordern eine geringere Proteinzufuhr und bei Krebsarten, die Fett nutzen (z. B. Prostata-Krebs, Melanome), müssen ketogene Ernährungsweisen gemieden werden. Die Reduzierung gesättigter Fette ist für jede Krebsart ebenfalls wichtig. (In Deutschland gibt es auf dem Gebiet der Onkologie qualifizierte Ernährungsberater, Näheres unter https://www.krebsinformationsdienst.de/leben/alltag/ernaehrung/ernaehrung-links.php [Anm. des Verlages])

5. **Teilen Sie Ihrem Onkologen mit, was Sie selbst herausgefunden haben**
   Laden Sie entsprechende Artikel aus dem Internet herunter und zeigen Sie sie Ihrem Onkologen. Es ist wichtig, dass er auf Ihrer Seite steht. Betonen Sie ausdrücklich, dass Sie genetische mit metabolischen Ansätzen kombinieren möchten. Sie brauchen jemanden, der mit Ihnen zusammenarbeitet, nicht jemanden, der Ihnen Vorschriften macht! Leider befürworten derzeit die meisten Onkologen eine Kombination der Methoden aus tausenderlei Gründen nicht. Suchen Sie sich jemanden, der es tut. Auch hierbei können Selbsthilfegruppen und das Internet hilfreich sein. Vielleicht können Sie ja auch Ihren eigenen Onkologen überzeugen, dass er sich darauf einlässt.

6. **Bewegen Sie sich**
   Die neuere Diabetesforschung zeigt, dass Bewegung im entsprechenden Rahmen eine Krebstherapie enorm fördern kann. Das Geheimnis ist dabei vielleicht nicht, wie viel Bewegung Sie machen, sondern **wann**. Fünfzehn oder 20 Minuten nach dem Essen zieht ein schneller Spaziergang die Glukose aus dem Blut und schickt sie wieder in die Muskeln. Dadurch wird das Mikro-Milieu der Krebszellen wirksam ausgehungert.

7. **Überwachen Sie Ihren Blutzuckerspiegel und die Marker im Blut**
   Um herauszufinden, wie gut Sie Kohlenhydrate verstoffwechseln, ist die Kontrolle des Blutzuckerspiegels erforderlich, so wie das Diabetiker machen müssen. Lassen Sie Ihre Antigenmarker bestimmen und achten Sie darauf, sie zu kontrollieren.

8. **Schlafen Sie genügend und bauen Sie Stress ab**
   Die richtige Menge Schlaf zur richtigen Zeit sowie die Reduzierung von Stress verbessern die Immunlage und senken gleichzeitig den Kortisolspiegel und die Insulinresistenz. Yoga, Meditation, Bewegung, selbst Betablocker, etwa mit dem Wirkstoff Propanolol (der das Krebswachstum sehr wirksam hemmt), können dazu beitragen, Ihre Chancen im Kampf gegen den Krebs zu verbessern.

9. **Nehmen Sie immer genügend Flüssigkeit zu sich**
   Eine gute Flüssigkeitszufuhr ist wichtig, um die Glukosekonzentration im Blut zu senken. Eine vermehrte Salzaufnahme verändert das osmotische Potenzial des Blutes und fördert das Wachstum von Krankheitserregern. Dadurch entstehen Entzündungsherde um die Krebszelle (das „Milieu") und diese treiben das Krebswachstum voran.

10. **Geben Sie nicht auf**
    Bleiben Sie bei einer guten niedrig glykämischen Ernährung, den Nahrungsergänzungen sowie den Off-Label-Medikamenten und nehmen Sie viel Olivenöl zu sich (trotz seines Omega 6-Gehalts ein sicheres Fett). Meiden Sie Alkohol, bis der Krebs unter Kontrolle ist und die Marker stabil und normal sind; dann ist eventuell ein Glas Wein oder Schnaps (kein Bier) pro Woche erlaubt, doch Umsicht ist angesagt. Meiden Sie Rauch und karzinogene, krebserregende Substanzen streng, insbesondere solche, die das hormonelle Gleichgewicht beeinflussen. Die Überwachung des Blutzuckerspiegels und die Kontrolle des Triglyceridspiegels (Fette) ist ein unbedingtes Muss. Spezielle Nahrungsergänzungen, Bewegung und Medikamente halten den Insulin- und den Blutzuckerspiegel niedrig. Es ist möglich, mit Krebs zu leben, allerdings müssen Sie

eventuell ein langfristiges Konzept entwickeln (wie Menschen, die mit Diabetes leben).

Ein wesentliches Hindernis für das Erreichen der eben genannten zehn Schritte ist, dass Ihre Krebsdiagnose von einem Onkologen gestellt werden muss und die meisten von ihnen unterstützen gegenwärtig den kombinierten metabolischen und genetischen Ansatz nicht. Ich habe sogar schon erlebt, dass Ergebnisse, wenn die Patientin oder der Patient eine deutliche Besserung zeigt, durch eine Erhöhung der Chemotherapie-Dosis sabotiert werden, was sie oder ihn tatsächlich das Leben kostet. Manche Ärzte verweigern die herkömmliche Behandlung ganz, wenn Patienten Off-Label-Medikamente in ihr Behandlungsprogramm aufnehmen. Oder der Onkologe schlägt eine Studie vor, deren Aufnahmekriterien beinhaltet, dass alle metabolischen Medikamente abgesetzt werden müssen. Ich habe selbst viele Patienten gesehen, deren rasch fortschreitende Krankheit sich mit den Medikamenten des metabolischen Ansatzes stabilisierten, die dann für eine Studie gezwungen wurden, diese abzusetzen und es schnell zu einer Verschlechterung kam. Kombinierte Behandlungsmethoden funktionieren. Wenn Kliniken, die nach diesem Modell arbeiten, die sogenannten Care Oncology Clinics, ihre Zahlen veröffentlichen, zeigen sie Erfolge in beispiellosem Maße.

Bis der metabolische Ansatz als Behandlungsstandard akzeptiert wird, sollten Sie sich selbst sachkundig machen und sich um die Hilfe bemühen, die Sie brauchen. Ja, es ist ein zäher Weg, aber Sie können es auch schaffen – so wie ich.

Ich möchte Sie mit meiner Geschichte und mit meinen Erkenntnissen inspirieren und davon überzeugen, dass es wirklich mehr Hoffnung gibt, als Sie vielleicht glauben.

Handeln Sie. Seien Sie nicht passiv. Nichtstun ist keine Option.
Hungern Sie Ihren Krebs aus. Stoppen Sie seine Ausbreitung.
Vernichten Sie ihn.
Willkommen in Ihrem ganz neuen Leben.

„Es liegt in der Natur der Revolution, dem Umsturz einer bestehenden Ordnung, dass sich am Anfang nur eine sehr geringe Anzahl von Menschen daran beteiligt.

Der Prozess beginnt tatsächlich mit einem Menschen und einer Idee, einer Idee, die einen zweiten Menschen, dann einen dritten und einen vierten überzeugt und Kraft sammelt, bis diese Idee erfolgreich für Widerspruch gesorgt hat und in die herkömmliche Weisheit integriert wurde – oder die Welt tatsächlich auf den Kopf stellt.

Eine Revolution benötigt nicht nur Munition, sondern auch Waffen und Menschen, die bereit sind, sie zu benutzen und willens, in der Schlacht ihr Leben zu lassen.

Bei einer geistigen Revolution muss es Ideen geben und Verfechter, die bereit sind, einen ganzen Berufsstand herauszufordern, das Establishment selbst sowie willens, ihren Ruf und ihre Karriere zu opfern, um die Idee sowohl durch Worte als auch durch Taten zu verbreiten."

Jude Wanniski, The Way the World Works, Touchstone Books 1978

Schließen Sie sich der Revolution an. Verbreiten Sie die Nachricht.

Forschungsartikel, Podcasts, Interviews, Blogs von Überlebenden finden Sie auf meiner Webseite www.howtostarvecancer.com

Lebhafte Diskussionen, geprüfte medizinische Artikel zum Herunterladen, inspirierende Patienten (meine Facebook-Familie) gibt es bei www.facebook.com/groups/off.label.drugsforcancer

Entsprechende Englischkenntnisse erforderlich

Teil 1

Die Rolle des Stoffwechsels als alternativer Therapieansatz

Kapitel 1

Maracas

„Komm schon, wach auf!" Die Worte drangen leise an mein Ohr, als ich versuchte, meine Augen zu öffnen. Eine weitere unruhige Nacht lag hinter mir, in der ich von Albträumen geplagt wurde. Und gerade als ich endlich fest eingeschlafen war, stupste mich jemand wach.

„Es ist 6 Uhr. Du musst aufstehen. Wir müssen um 8 Uhr unten an der Küste sein." Mein Mann Andrew knuffte mich nochmals liebevoll.

„Okay, ich komm schon", log ich. Dann erinnerte ich mich, warum ich aufstehen musste, ich würde an einer Segelregatta teilnehmen! Ich grinste in der Dunkelheit. Aufgeregt, aber noch schlaftrunken schlug ich die Decke zurück und machte mich auf den Weg ins Bad.

Das letzte Mal, dass ich mit dem Team gesegelt war – in einem leichtfertigen Versuch, ein „normales" Leben zu führen –, hatte ich meine sechsmonatige Chemotherapie noch gar nicht beendet. Ich war noch nicht fit genug gewesen. Ich war sehr nahe daran, mich über den ganzen Spinnaker zu übergeben, und meine Arme waren bleischwer, als ich ihn an Deck in eine Segeltasche packte. Ich hoffte, diesmal würde es mir besser gehen. Es musste mir unbedingt besser gehen.

Neun Monate davor, im Sommer 1999, wurde Krebs im Stadium IV bei mir diagnostiziert. Fast fünf Jahre, nachdem der Primärtumor in meinem Gebärmutterhals gefunden wurde, hatte er in die Lunge metastasiert. Meine Krankheit und die unablässigen Zyklen der Chemotherapie hatten dazu geführt, dass ich den Winter ganz zurückgezogen verbrachte und mich durch jeden Tag kämpfte. Nun tauchte ich mit dem

Frühling wieder auf und bemühte mich bewusst, gegen die Erschöpfung anzukämpfen, die meine Kraft aufzehrte. Ich hatte beschlossen, dass ein wenig Sport gut gegen die Müdigkeit sein könnte. Ich schnappte meine verschließbaren Plastikbeutel mit den Nahrungsergänzungen aus der Küche, alles Pflanzenextrakte, abgesehen von einem niedrig dosierten Aspirin, ging zur Tür und stopfte sie tief in eine Tasche, sodass sie außer Sichtweite waren. Andrew wartete am Steuer, und ich ließ mich dankbar in den Beifahrersitz sinken.

Mit dem Auto braucht man eineinhalb Stunden nach Lymington. Vielleicht konnte ich unterwegs noch ein Nickerchen machen.

Der Versuch, Nahrungsergänzungen während der Chemotherapie zu nehmen, war schwierig gewesen. Ich hatte den Rat meiner Onkologin ignoriert, überhaupt nichts zu nehmen und meine eigenen Recherchen gemacht. Manche Nahrungsergänzungen wie EGCG (Epigallocatechingallat, ein Antioxidans) aus grünem Tee und Kurkumin aus Kurkuma, der Gelbwurz, optimierten die Chemotherapie. Da ich nun diese schrecklichen Infusionen hinter mir hatte, war die Anzahl der Nahrungsergänzungen, die ich einnahm, in die Höhe geschnellt. Ich wollte jede Hilfe haben, die ich bekommen konnte. Und genau sie könnten da viel ausmachen.

Als wir ankamen, hatte sich die Mannschaft schon am Kai versammelt. Mein Freund Louay schleppte einen Arm voll T-Shirts an. Alle 12 Teammitglieder bekamen eines, auf dessen Rückseite der jeweilige Spitzname aufgedruckt war, den man in der Mannschaft bekam.

Mein Mann breitete seines aus, auf dem sein Spitzname „SPOTTER“ prangte, was so viel wie Späher bedeutet. Da er ein ausgesprochener Boot-Freak ist, kann er aus einiger Entfernung sofort sagen, um welches Fabrikat und Modell es sich handelt, wie groß der Motor ist, sowie wer es wann und wie gut gebaut hat (gähn). Ich kicherte und war schon ganz aufgeregt, welchen Spitznamen Louay mir zugeteilt hatte.

„Jane, dieses hier ist für dich“, sagte er mit einem Grinsen. Als ich das T-Shirt umdrehte, las ich: „MARACAS“. Ich lachte. „Verflixt! Ich dachte, du hättest die ganzen Pillen gar nicht bemerkt!“ (Maracas sind Rasseln, wie sie in der südamerikanischen Musik verwendet werden. Der Spitzname bezieht sich auf das „Rasseln“ der vielen Nahrungsergänzungen in ihren Behältnissen; Anm. d. Übers.).

Louay sah mich ungläubig an. „Machst du Witze? Wir alle haben deine kleinen Plastikbeutel gesehen, die du überallhin mitschleppst. Und das grüne Zeug, das du trinkst? Falls du versucht hast, das zu verbergen, dann bist du kläglich gescheitert."

Mist. Ich war also nicht ganz so diskret gewesen wie ich dachte. Diese Pillen und das grüne Getränk – das ich gerne als meine „Ursuppe" bezeichnete – waren mein Rettungsanker. Ich hatte meine Krankheit geheim halten wollen, als privaten Albtraum. Niemand anders sollte mit hineingezogen werden. Meine Zukunft, die, wenn ich die Ärzte reden hörte, extrem kurz sein würde, machte mir Angst. Wie lächerlich war es da zu glauben, ich könnte vor einer zwölfköpfigen Mannschaft auf einem Schiff von knapp 15 m Länge irgendetwas verbergen! Es gab keine Geheimnisse, so sehr ich es auch versuchte.

Das Mischen des täglichen Getränks – Spirulina, Chlorella und Strauchwerk aller Art in Pulverform – sowie das Einteilen der täglichen Päckchen an Nahrungsergänzungen erforderte schon eine gewisse Zeit. Doch dafür, dass ich dadurch ein wenig aus dem Haus kam und am Leben teilnehmen konnte, war der Preis gering. Bitte, lieber Gott, betete ich stumm, lass nicht zu, dass ich immer so leben muss. Es war so schwer, angesichts all der Ungewissheit optimistisch und positiv zu bleiben.

Ich mochte die Aufmerksamkeit überhaupt nicht auf meine Probleme lenken. Ich konnte den Gedanken nicht ertragen, dass meine Mannschaftskameraden mich als Kranke behandelten, als jemanden, den man bemitleiden musste. Ich wollte weiterhin Jane sein, ihr robuster und schrulliger Segel-Kumpel. Ich wollte, dass sie Späße mit mir machten wie immer und nicht, dass sie sorgenvoll fragten, wie es mir gehe. Ich verstehe, dass manche Menschen stolz auf ihren durch die Chemotherapie kahlen Schädel und auf ihre Kompressionsstrümpfe sind – ihre Operationsnarben sind Ehrenzeichen im Kampf ums Überleben. Ich bin es nicht. Ich konnte das einfach nicht so sehen. Mein leichtes Lymphödem im rechten Bein, das einer ausgedehnten Operation zur Entfernung der Lymphknoten geschuldet war, blieb unter langen Röcken und Hosen verborgen.

Zum Glück bemerkten es die meisten Menschen nicht einmal, außer ich wies darauf hin. Und als ich durch die Chemotherapie alle Haare verlor, trug ich keinen Schal oder eine Mütze. Das war zu offensichtlich.

Ich wollte so normal wie möglich aussehen. Ich trug Perücken, auch wenn sie unerträglichen Juckreiz verursachten, teilweise, weil ich nicht einmal vor mir selbst zugeben wollte, dass etwas nicht stimmte und teilweise, weil sogar ich schockiert war, wenn ich meine kahle Rübe im Badezimmerspiegel sah. Da blieb mir die Luft weg. Selbst nach mehreren Monaten wurde der Schrecken, den mir mein Spiegelbild einjagte, nicht besser.

Sobald mein Haar begonnen hatte auszugehen (in großen Büscheln), lief ich zu Selfridges, dem großen Londoner Warenhaus und kaufte einige anständige Perücken. Ich kaufte gleich drei auf einmal, mit drei verschiedenen Frisuren. Wenn ich mich mondän fühlen wollte, konnte ich die mit den langen, welligen Haaren tragen. Sportlich? Den Bob. Alltäglich? Mittellanges glattes Haar. „Was für eine Frau möchtest du heute haben?", fragte ich Andrew, wenn ich mich morgens anzog. Es verwirrte die Bauarbeiter sicher, die zu der Zeit gerade unseren Dachboden ausbauten, wenn ich an einem Tag mit kurzen und am nächsten mit langen Haaren herunterkam.

Die kürzeste Perücke trug ich zum Segeln, denn sie ließ sich leichter unter meiner Kappe festklemmen. Segeln war meine Leidenschaft. Es half mir, meinen Verstand zu behalten, wenn ich gefährlich nahe daran war zu verzweifeln. Dass ich so von einem Team enger Kameraden umgeben war, dass wir über unsere gegenseitigen Geschichten lachten und uns in einem harten Wettbewerb maßen, war eine Hilfe, wenn auch nur für eine ganz kurze Zeit. Die Aktivität und die Freundschaft lenkten mich von den Schmerzen, der Entstellung und davon ab, dass es diejenige, die ich einmal war, nicht mehr gab. Und vom Tod. Ich glaubte verzweifelt daran, dass dies nicht mein letzter Sommer mit einer Segelregatta war.

Obwohl meine Behandlungen mich völlig erschöpften, wollte ich unbedingt so tun, als würde nichts Außergewöhnliches geschehen. Es war alles wie immer. Ich zwang mich dazu, weiterhin zu segeln, obwohl ich an den Tagen, an denen Regatten stattfanden, morgens am liebsten wieder unter meine Bettdecke abgetaucht wäre. Aber sobald ich bei der Mannschaft war, bestand ich darauf, an Bord voll in Aktion zu treten, obwohl einige Crewmitglieder befürchteten, ich sei dem nicht gewachsen. Im Nachhinein betrachtet war das eventuell egoistisch gewesen und hat das Team gebremst. Ich brauchte viel länger, um wieder voll einsatzfähig zu werden und das sportliche Niveau des Teams zu halten.

Im Aufwind würde ich auf Deck sein und den riesigen Spinnaker üblicherweise allein einholen. Es kann schwierig sein, ein Segel von der Größe eines Tennisplatzes im 45-Grad-Winkel zusammenzufalten, wenn nur wenige Meter Platz sind, insbesondere, wenn das Boot ständig die Richtung wechselt und in einer Schräglage von 45 Grad ist. Das war schon anstrengend, wenn es einem nicht schlecht ging – insbesondere, wenn das Segel nass geworden war. Als wir die obere Markierung erreichten und das Boot wendeten, um vor dem Wind zu segeln, war ich der „Trimmer", derjenige, der ständig die Einstellung des Spinnakers prüft, um sicherzustellen, dass wir mit größtmöglicher Geschwindigkeit segelten.

Ich liebte das Gefühl der Anstrengung, den Wind im Gesicht, den Sauerstoff und die Schärfe der Gischt, wenn das Boot das Wasser mit leichtem Schwung durchschnitt. Es besänftigte meine Sorgen, dieses Schachspiel auf dem Wasser, dieses Ausnutzen der sich drehenden Windrichtungen und der Tiden. Taktik und Strategie waren mehr Andrews Gebiet, aber jeder von uns an Bord musste seinen Platz kennen und wissen, was zu tun war, um voranzukommen und vorn zu bleiben – und um sich auf plötzliche Manöver vorzubereiten.

Das Segeln lag mir seit Generationen im Blut. Mein Vater besaß eine Reihe von Booten in Guernsey, wo ich aufwuchs. Zu meinen frühesten Erinnerungen gehört, dass ich mit meiner älteren Schwester Suzie auf einer kleinen, etwa acht Meter langen Yacht segelte. Wir kreuzten meist um die anderen Kanalinseln, insbesondere Herm und Sark, aber in manchen Sommern flitzten wir hinüber nach Saint-Malo in der Bretagne an der Nordwestküste Frankreichs. Es war eine paradiesische Kindheit, eine, die ich mit glitzernden Meeren und überwältigenden Inselstränden verband.

Selbst inmitten der hektischen Aktivität während einer Regatta gab es Augenblicke der Ruhe und Gelassenheit, nur untermalt vom beruhigenden Klang der Wellen. Ich war oft in Gedanken versunken und versuchte, das längst verlorene stressfreie Gefühl purer Glückseligkeit meiner Jugend zurückzuerobern. Es war Dankbarkeit, gemischt mit einem Hauch von Schwermut darüber, dass meine Liebe zum Segeln, zum Meer und zum Leben selbst bald ein vorzeitiges Ende nehmen würde.

In meinen Teenagerjahren wollte ich mich unbedingt aktiver an Yachtregatten beteiligen. Mit meinem Vater zu segeln war enorm frustrierend, denn er war sehr altmodisch, und ich durfte nie irgendwelche Seilwinden oder Seile anfassen (ich war schließlich ein Mädchen). Letztendlich gab ich es auf, arbeitete in den Ferien und sparte mir ein Surfbrett zusammen. Ich liebte die Herausforderung, eine neue Fähigkeit zu erwerben, wurde total verrückt nach dem Surfen und war im Sommer gar nicht mehr vom Strand wegzukriegen. Doch die auf Wettbewerb ausgerichtete Seite in mir wollte immer noch Regatten segeln.

Die Gelegenheit bot sich in Form eines hübschen Segelbootes namens „Assuage" (von unserer Konkurrenz liebevoll „Sausage" genannt, was Würstchen bedeutet). Die „Assuage" war ein knapp 13 Meter langer Swan (Schwan), ein Boot, das für seine stabile, aber stromlinienförmige Konstruktion bekannt war, die perfekte Verbindung zwischen sicherem Kreuzen und Geschwindigkeit. Es kam Anfang der 1990er Jahre für die Teilnahme an den Europäischen Swan-Segelmeisterschaften nach Guernsey herüber und brauchte noch ein Teammitglied. Ich packte die Gelegenheit beim Schopf. Sobald ich erst mal an Bord war, kriegten sie mich nicht wieder los!

Segeln auf der Assuage war ein großartiger Spaß. Jahrelang waren meine Wochenenden und Ferien mit Segelregatten rund um die Südküste Englands ausgefüllt. Ich hatte auch das Glück, in Antigua (Karibik), Mallorca und Sardinien zu segeln und an vielen Langstreckenrennen in Küstennähe, den Off-shore-Rennen, nach Frankreich teilzunehmen – sogar an dem berüchtigten Fastnet Race, einer berühmten Segelregatta für Hochseeyachten im Ärmelkanal vor England und im Atlantik vor der Küste Irlands. Mein Onkel ist dabei im großen Sturm von 1979 ertrunken, daher habe ich mich immer innerlich gegen eine Teilnahme gesträubt. Als ich mich selbst zur Teilnahme überredete, hatte unser Team schon eine eindrucksvolle Reihe an Trophäen geholt. Es war immer noch ein Hobby, aber ein totaler Kontrast zu meinem Hauptberuf als akademisch ausgebildete Physiotherapeutin, in dem ich mit Schwerkranken arbeitete.

Anfangs hatte ich in der Neurologie gearbeitet. Einen Großteil meiner Zeit verbrachte ich mit der Rehabilitation von Menschen, die Kopfverletzungen und Schlaganfälle erlitten hatten. Ich unterstützte sie dabei, ihren Körper wieder benutzen zu lernen, ihre Hände und Beine zu bewegen. Das war körperlich sehr anspruchsvoll gewesen. Später spezialisierte ich mich auf Orthopädie und Sportverletzungen. Viele Spitzensportler waren auf meine Fachkompetenz angewiesen.

Obwohl ich jahrelang mit Andrew auf der Assuage segelte, hatte es eine Ewigkeit gedauert, bis wir zueinanderfanden. Er hatte meinen damaligen Freund und ich seine damalige Freundin nicht gemocht, also hatten wir kaum Kontakt miteinander gepflegt. Wir hatten beide ein paar Mal daneben gelangt, servierten unsere Partner aber schließlich ab. Ein Jahr später ertappten wir uns nach einem feucht-fröhlichen Tag, als wir einen Sieg in einem harten Offshore-Rennen feierten, dabei, dass wir draußen vor dem Yachtclub von Cherbourg Zärtlichkeiten austauschten.

Sie mögen Segeln für ein äußerst gesundes Hobby halten, doch das ist weit entfernt von der ganzen Wahrheit. Sicher, wir hatten Bewegung und waren an der frischen Luft. Aber wir konsumierten auch ziemlich viele Schokoriegel und schnell verdauliche Kohlenhydrate während der Regatten und genehmigten uns größere Mengen Cola mit Rum an den Abenden. Das Schlechte überwog das Gute bei weitem. Unser Crew-Mantra war „Essen ist Nebensache". Wenn man stattdessen lieber etwas „Ordentliches" essen ging, wurde das mit Stirnrunzeln quittiert. Ich zucke zusammen, wenn ich nur daran denke. Ganz eindeutig gab es mehr als nur ein paar erhebliche Fehler in meiner Lebensführung. Wenn ich an meine Zeit als Physiotherapie-Studentin zurückdenke, an die Zeit, in der der Krebs meiner Ansicht nach begonnen haben musste, kann ich einsehen, dass meine Ernährung schrecklich war. Zu einem guten Essen gehörte ein Berg Kartoffelpüree, geschmolzener Käse und Schinkenspeck. Grünes Gemüse? Was für grünes Gemüse? Idiot(isch).

Nun, da ich Krebs im Endstadium hatte, konnte ich die Todesangst, die mich bei jedem meiner Atemzüge verfolgte, im Eifer des Regatta-Gefechts für einen kurzen Moment abschütteln. Doch dann holte mich die Realität meiner Diagnose mit regelmäßiger und furchtbarer Wucht wieder ein und schlug mir voll ins Gesicht. Es war, als stünde der Sensenmann die ganze Zeit genau hinter mir, ein ständiges Schreckgespenst, dessen Atem ich im Nacken spürte und das auf den passenden Moment wartete, um zuzuschlagen.

Als das Team die Rennen für die nächste Saison zu planen begann, war mein erster Gedanke der, ob ich wohl dann noch hier sein würde. Der Gedanke an die Zukunft machte mich ungeheuer traurig, eine Zukunft, in der die Welt ohne mich weitergehen würde.

Jetzt nahm ich meine Ernährung ernst. Keine sogenannten „Energie-Riegel“ und zuckerhaltigen Getränke mehr. Die Mannschaft gewöhnte sich daran, dass ich meine seltsamen Snacks an Bord brachte und stellte mir nie Fragen zu meiner kohlenhydratarmen Auswahl. Segeln war mehr als nur ein leichtfertiges bisschen Spaß. Ich konnte leicht auf alle diese zuckerigen Nahrungsmittel verzichten. Alles wonach ich mich sehnte, war, ein bisschen in mein altes Leben zurückzukehren, und wenn das bedeutete, dass ich meine Ernährung vollkommen umstellen und eine Handvoll Nahrungsergänzungen schlucken musste, dann wäre das ein geringer Preis dafür.

Da stand ich also, an jenem hellen Apriltag 2000, nicht einmal ein Jahr nachdem ich eine zweite Diagnose – Krebs im Endstadium – bekommen hatte. Ich hatte zwar kurz zuvor meine Chemotherapie abgeschlossen, doch ich hatte immer noch einen peripheren Venenkatheder im Arm, der bis zu einer Vene in der Brust führte. Ich hatte ihn für Vitamin C-Infusionen dort belassen (in Deutschland wird für die Chemotherapie in der Regel ein Portkatheder gelegt, Anm. d. Verlags). Er war vollkommen bandagiert, damit er nicht beschädigt werden konnte, trotzdem war das nicht die beste Kleidung für eine Regatta! Mit meinem Maracas-T-Shirt, das ich unter vielen wasserdichten Schichten trug, verließ ich zusammen mit meinen Mannschaftskameraden den Kai und machte mich auf den Weg zur Startlinie. Die Sonne schien und die Windgeschwindigkeit betrug konstant 15 bis 18 Knoten (etwa 28 bis 33 km/h). Windig. Perfekt.

Auf dem ersten Schlag – der Strecke zwischen zwei Wenden – ritt unser Boot gegen den Wind in einem knappen Zweikampf mit einem anderen Boot auf den Wellen und schlug hart mit dem Bug auf dem Wasser auf. Eine schnelle Wende führte zu einem Wechsel von einer Seite des Bootes zur anderen. Während eines Wendemanövers muss die Mannschaft so schnell wie möglich zur anderen Seite des Bootes gelangen. Das hieß, ich musste meinen Kopf bis unterhalb der Reling einziehen, bevor ich quer über das Deck lief, um schließlich auf der anderen Seite auf der Reling zum Sitzen zu kommen.

Da ich mich ziemlich „zusammenfalten“ musste, war es schwer, aus dieser Haltung hochzukommen. In der Eile schätzte ich die Entfernung falsch ein und spürte, wie die Reling mir meine Segelkappe vom Kopf schob. Wie in Zeitlupe streckte ich die Hände aus und versuchte sie zu fassen – doch sie wurde bereits vom Wind über die Seite des Bootes weggefegt und saß dabei immer noch auf meiner Perücke. „Neeeiiin", schrie ich und beobachtete mit Entsetzen, wie beide zusammen die Meerenge von Solent hinuntertrieben. „Verdammter Mist", sagte ich und sah meine hübschen Locken wie eine ertrinkende Ratte unter den Wellen verschwinden.

Andrew sah mich mit einem Ausdruck an, der auf die stillschweigende Frage hinauslief, ob wir zurückfahren sollten. Na gut, nur eine Millisekunde lang. Wir alle wollten gewinnen und umkehren wäre verheerend gewesen. Das war nie eine Option. „Lass es!" schrie ich.

Alle starrten mich fassungslos an. Es war das erste Mal, dass mich jemand kahlköpfig gesehen hatte. Der kalte Wind peitschte über meine Ohren hinweg. Plötzlich fühlte ich mich verletzlich, entblößt. Ich hielt die Hände an den Kopf und versuchte, seine Nacktheit zu bedecken. Ich war beschämt. Ein Mannschaftskamerad sah meinen entsetzten Blick, nahm seine eigene Kappe ab und gab sie mir ohne zu überlegen.

„Also, alle zurück zum Geländer! Wir müssen eine Regatta gewinnen!" rief er mit einem Grinsen. Wie ich ihn dafür liebte – und das ganze Team. Sie machten sich keine Gedanken über meine Kahlköpfigkeit oder meine Krankheit. Sie behandelten mich immer noch als die, die ich war. Na klar mussten wir eine Regatta gewinnen. Das war doch keine Flussparty mit Gin und Tonics! Augenblicke später waren wir wieder am anderen Geländer und lachten schallend.

Ich wurde schon alles Mögliche genannt, doch „Maracas" war der Spitzname, der mir während der vielen Jahre blieb, die ich mit der Assuage Regatten segelte. Ich rasselte mit den Pillen, wenn ich sie mehrmals täglich nahm. Es war jede Menge komplizierter Planung nötig (und ich bin die Erste, die zugibt, dass Organisation nicht das ist, was ich am besten kann!), doch ich schaffte es.

Wenn ich mir nachträglich diese lange Liste an Nahrungsergänzungen anschaue, sehe ich, dass sie mehrere Fehler enthielt, manche doppelte Dinge, manche unnötige Dinge und manchmal sogar solche, die krebsfördernd waren. Ich hatte begonnen, mich zu wehren, aber ich musste noch eine ganze Menge dazulernen. Raue Winde und harte Wellen waren nichts im Vergleich zu dem turbulenten Weg, der vor mir lag.

Kapitel 2

Ein wunder Punkt

Im Jahr 1994 traf mich der Krebs zum ersten Mal. Das klingt nach einem plötzlichen Ereignis, doch das war es nicht. Kein Krebs kommt über Nacht. Jahrelang war ich immer wieder wegen anormaler Veränderungen am Gebärmutterhals bei einem Facharzt gewesen.

Gebärmutterhalskrebs ist völlig vermeidbar und behandelbar, wenn man ihn frühzeitig erkennt und ihm die notwendige Beachtung schenkt. Ich hatte natürlich angenommen, dass ich vom Gynäkologen richtig behandelt wurde. Ein paar Jahre zuvor, 1989, war eine sogenannte Kolposkopie, eine Untersuchung der Vagina und des sichtbaren Teils des Gebärmutterhalses, gemacht worden, und man fand ein paar leicht veränderte Zellen. Nach mehreren Nachuntersuchungen im Krankenhaus und da man mir jahrelang gesagt hatte, dass keine Anomalien mehr zu sehen waren, dachte ich, meine Sorgen seien vorbei und nahm an, das Problem habe sich für immer erledigt.

Doch ich lag falsch. Ein in der Praxis meines Arztes vor Ort durchgeführter Abstrich hatte ergeben, dass das Problem als „gravierende Dyskaryose“ zurückgekehrt und behandlungsbedürftig war. (Unter einer Dyskaryose wird in der Frauenheilkunde eine Gewebeveränderung am Gebärmutterhals verstanden, die als Präkanzerose gilt, das heißt, es besteht ein erhöhtes Risiko, dass sich ein bösartiger Tumor daraus entwickelt; Anm. d. Übers.).

Der Gynäkologe im Krankenhaus hatte mir jedoch gesagt, dass die Biopsie, die innerhalb derselben vier Wochen gemacht wurde, keine solchen Anomalien gezeigt hatte. Dieser Widerspruch überraschte mich natürlich und so fragte ich mich, wem ich vertrauen solle, dem Ergebnis des Allgemeinmediziners oder dem des Krankenhauses. Mein Instinkt sagte mir, ich sollte dem Krankenhaus und dem Facharzt vertrauen, da eine Biopsie doch sicher zuverlässiger ist als ein Abstrich, oder?

Mein Allgemeinarzt sagte mir, es gebe ein paar Fälle, in denen sich Gewebeanomalien wieder zu normalem Gewebe zurückbilden. „Sie könnten eine von diesen Glücklichen sein", sagte er. Vielleicht war ich das ja. Er fragte, ob ich an ein anderes Krankenhaus überwiesen werden wolle. Aber das South London Hospital war das größte Lehrkrankenhaus der Universität. Ein Verwandter hatte hier seine ärztliche Ausbildung erhalten. Es war doch sicher eines der Besten? Ich wechselte nicht und ahnte kaum, welchem Schicksal ich mich überließ.

Wie jeder, bei dem eine potenziell schwerwiegende Krankheit diagnostiziert wird, wollte ich unbedingt glauben, dass mein Körper in der Lage sei, sich selbst zu heilen. War es möglich, dass die anormalen Veränderungen ohne irgendeinen chirurgischen Eingriff von selbst wieder verschwunden waren?

Bei dem Gedanken an diese Besuche im South London Hospital erschaudere ich. Erst bei meinem letzten Besuch machte mich das Verhalten des Facharztes und sein übermäßig beiläufiges, gleichgültiges Auftreten misstrauisch. Jedes Mal, wenn ich dort war, verschrieb er mir eine Progestin-Tablette gegen die Symptome der „Schmierblutung", doch ich hatte keine Ahnung, dass das eine synthetische Form von Progesteron ist, die mein Brustkrebsrisiko erhöhte und den Gebärmutterhalskrebs vielleicht auch verschlimmert hätte.[1] Und nicht nur das, es erhöhte auch das Risiko von Blutgerinnseln und kardiovaskulären Erkrankungen, also hätte Progestin vielleicht noch Öl ins Feuer gießen können. Der Facharzt verteilte sie wie Bonbons.

Im Klartext, er machte seine Arbeit nicht richtig, eine Tatsache, die vier Jahre später, 1998, bestätigt werden sollte, als es landesweit bei mehr als tausend seiner Patientinnen zu einer Rücknahme der Unbedenklichkeit kam. Bei all diesen Frauen waren bei einem Standardabstrich bereits mittlere bis schwerwiegende Anomalien entdeckt worden. Sie bekamen alle ein Schreiben, in dem es hieß, dass es

„schwere Bedenken" bezüglich der Früherkennung gab. Frauen, bei denen „Entwarnung" gegeben worden war, waren dabei, Krebs zu entwickeln.

Zu der Zeit wusste ich nichts davon, doch ich machte mir zunehmend Sorgen, als sich bei wiederholten Untersuchungen über ein Jahr hinweg ergab, dass sich die Symptome verschlimmerten.

Bei meinem letzten Besuch flehte ich diesen Arzt an, eine Gebärmutterspiegelung zu machen, eine Untersuchung, die mir vielleicht erklärt hätte, warum ich weiterhin Schmierblutungen hatte. Er antwortete und sah mich dabei nicht einmal an:

„Ich habe keinen Termin frei. Sie müssen damit bis nach Weihnachten warten."

Toll. Wirklich? Wir hatten erst September. Ich habe irgendwie daran gezweifelt, dass er mich zwischen September und Januar nicht einschieben konnte. Das hörte sich nicht richtig an.

„Aber ich nehme ständig ab. Glauben Sie mir, das ist mir ausgesprochen recht, aber es betrifft Stellen, an denen ich bisher noch nie abgenommen habe. Ich bin äußerst beunruhigt. Ich muss einfach wissen, was los ist. Es ist nicht besser geworden."

Da ich gerade begonnen hatte, mich mit Andrew zu treffen, versuchte ich mir anfangs einzureden, dass meine Pfunde im ersten Rausch des Verliebtseins purzelten. Aber die Stellen, an denen ich an Gewicht verlor, waren anders. Ich hatte noch nie an meinen Oberschenkelinnenseiten abgenommen. Die „Oberschenkellücke" der Supermodels blieb mir versagt, wie viele Übungen für die Oberschenkel ich auch machte. Und doch konnte ich zusehen, wie dieses normalerweise hartnäckige Fett verschwand.

Ohne aufzusehen fuhr er fort: „Sie machen sich wirklich Sorgen wegen gar nichts. Ich bin sicher, wir können das mit mehr Progestin in Ordnung bringen."

„Aber das hilft nicht!", protestierte ich.

War es so schlecht um den staatlichen Gesundheitsdienst bestellt, dass ich bis zum nächsten Jahr warten musste? Und wenn ich wirklich Krebs hatte? Ich war bereits wegen früher kanzeröser Zellveränderungen behandelt worden und jetzt hatte ich andere klassische Symptome. Nicht nur die anormalen Schmierblutungen wurden schlimmer, auch der Gewichtsverlust. Das war doch sicher dringlich?

Er lächelte dünn, ohne jede Spur von Mitgefühl. „Eine zusätzliche Blutung zwischen den Perioden kommt sehr häufig vor. Ich gebe Ihnen einen weiteren ambulanten Termin in zwei Monaten."

In zwei Monaten? Nur für eine weitere Plauderei? Das war völlig inakzeptabel.

Viele Jahre später sollte ich im Zuge der Aktion bezüglich der Rücknahme der Unbedenklichkeit bei seinen Patientinnen und einer daraufFolgenden Nachforschung erfahren, dass dieser Arzt typischerweise nur bei 64 Prozent seiner Patientinnen mit Veränderungen am Gebärmutterhals Biopsien vornahm und damit gegen die staatliche Mindestrichtlinie von 90 Prozent verstieß. Diese Frauen waren mit Anomalien in seine Klinik gekommen und bei allen waren weitere Abklärungen nötig, um Krebs auszuschließen. Bei einer Überprüfung der von ihm vorgenommenen Scheidenspiegelungen stellte sich heraus, dass sie ebenfalls mangelhaft waren. Bei den 64 Prozent seiner Biopsien war für eine fundierte Diagnose viel zu wenig Gewebe entnommen worden. Es war also kein Wunder, dass mein Problem wiederkam. Die Nachforschung sollte ergeben, dass nicht weniger als 19 Frauen mit Krebs im fortgeschrittenen Stadium fehldiagnostiziert oder falsch behandelt wurden. Und die Krebsrate lag bei seinen Patientinnen 34 Prozent über dem Durchschnitt.

Damals wusste ich von all dem nichts, doch mir kam ein böser Gedanke. Ich fragte mich, ob es wohl Ärzte gab, die den Krebs vorsätzlich fortschreiten ließen. Ich wischte ihn weg. Sicherlich nicht. Waren nicht alle Ärzte daran interessiert, dass ihre Patientinnen und Patienten gesund wurden? Hatten sie nicht den Hippokratischen Eid geleistet? Doch was, wenn ein Arzt einen schweren Behandlungsfehler gemacht hatte und, statt ihn zuzugeben und zu riskieren, dass er juristisch belangt wurde und seine Zulassung verlor, den Kopf in den Sand steckte und mit der unzulänglichen Behandlung weitermachte? Tote Patienten prozessieren nicht. Könnte es da draußen Ärzte geben, die ihren Patientinnen und Patienten nicht die nötige medizinische Aufmerksamkeit zukommen ließen, obwohl sie wussten, dass diese eine lebensverkürzende Krankheit hatten? Ich verwarf den Gedanken. Ich machte mich lächerlich.

Doch diese offensichtliche Gleichgültigkeit gegenüber meinen Bitten reichte aus, um mich für eine private Behandlung zu entscheiden.

Ich hatte die Nase voll. Ich wusste, dass es ein Problem gab, und er nahm es nicht ernst genug. Meine Gesundheit stand auf dem Spiel.

Mit diesen düsteren, quälenden Gedanken flog ich nach Guernsey zurück, doch ich redete mir ein, dass er wahrscheinlich recht hatte. Ich war von Natur aus Pessimistin und grundlos panisch. Die Tests im Krankenhaus waren bisher ohne Befund gewesen, nicht wahr? Aber warum hatte er keine Biopsien mehr gemacht? Was, wenn er sie im falschen Bereich gemacht hatte? Es war für jeden Gynäkologen einfach, Inkompetenz zu verschleiern. Wer würde je davon erfahren? Sein Wort stand gegen das der Patientin. Die Gerichte schlugen sich immer auf die Seite des Experten.

Ich widmete mich wieder meiner Arbeit in der Klinik und vereinbarte einen Termin bei einer gynäkologischen Privatpraxis vor Ort. Dieses Problem musste in Ordnung gebracht werden, auch wenn der Gynäkologe im Krankenhaus behauptet hatte, es gäbe nichts, worüber man sich Sorgen machen müsste. Abgesehen von allem anderen, ich hatte einen neuen Freund, und da waren die Schmierblutungen, gelinde gesagt, der Liebe nicht gerade förderlich. Sie waren peinlich und unangenehm.

Als der Facharzt in London erfuhr, dass ich eine Überweisung in eine Privatpraxis in Guernsey organisiert hatte, schlug er einen ganz anderen Ton an. Auf seinem Überweisungsschein bestand er darauf, dass die Behandlung dringend sei und sofort eine Gebärmutterspiegelung vorgenommen werden sollte. Es war, als hätte ihn jemand ganz anderer ausgestellt. Mir gegenüber hatte er so etwas niemals erwähnt. Er hatte fast ein Jahr lang nicht einmal mehr eine Biopsie gemacht.

Warum dieser plötzliche Wandel? Obwohl das alles höchst verdächtig war, blieb mir nicht viel anderes übrig, als dem System zu vertrauen. Was konnte ich sonst tun?

Die Gebärmutterspiegelung wurde an einem Donnerstagnachmittag vorgenommen, und ich erinnere mich, dass eine Menge Ärzte mit besorgten Mienen auf mich heruntersahen, als ich aufwachte. Ich sagte mir, das sei wahrscheinlich normal nach einer Narkose.

Am nächsten Tag flog Andrew herüber, um mich zu besuchen. Ich hatte das Wochenende, um das alles zu vergessen. Ich war mir sicher, die Operationsergebnisse am Montag würden zeigen, dass es nicht viel mehr als geringfügige Veränderungen gab, die höchstens noch eine Scheidenspiegelung nötig machen würden. Ich hatte keinen Grund, etwas anderes zu glauben.

Es war ein schöner, knackig kalter Herbstabend, als ich mit einem unbändigen Grinsen im Gesicht in der Ankunftshalle auf Andrew wartete. Ich war sicher, er war der Richtige für mich. Ich freute mich so darauf, das Wochenende mit ihm zu verbringen, auf den Klippen spazieren zu gehen, mit dem Boot meines Vaters zu segeln, auszugehen und Freunde zu besuchen. Die Flüge und Telefonate zwischen Guernsey und London kosteten uns beide ein kleines Vermögen, aber das kümmerte uns nicht. Das Geld war gut angelegt.

Einer meiner ehemaligen Freunde war anfangs charismatisch und charmant gewesen. Ich hatte gedacht, er wäre einer zum Heiraten. Doch dann begann er jeden Abend wegzugehen, und was als verbale Bedrohungen begann, wurde allmählich zu körperlichen. Am nächsten Tag war er immer sehr reumütig und versprach, es wiedergutzumachen. Aber es wurde immer schlimmer.

Ich mag Auseinandersetzungen nicht, doch ich war auch nicht bereit, mich misshandeln zu lassen. Ich gab kontra, was die Situation nur verschlimmerte. Eines Abends sagte er mir, ich dürfe ihn niemals verlassen, legte mir die Hände um den Hals und was dann geschah, beschreibe ich als Kurzschlusshandlung. Zum Glück war ich nicht verletzt, aber bis ins Mark erschüttert. Niemals verlassen? Ich war **fertig**. Am nächsten Tag packte ich meine Sachen und machte mich auf den Weg zurück in die Sicherheit meines Zuhauses auf der Insel. Ich glaubte nicht, dass mein Ex es wagen würde, zu kommen und mich inmitten meiner Familie zu bedrohen.

Andrew, das ganze Gegenteil von ihm, war genau das, was ich brauchte. Er war ruhig und zuverlässig, lieb und fürsorglich, sah nicht schlecht aus und war zudem ein Spitzensegler. Das war eine unwiderstehliche Verbindung. Er hatte auch schon über etwas Längerfristiges gesprochen und klar gemacht, dass er sehr angetan war. Keine Streitereien, keine Gewalt – es ging bergauf.

Nachdem ich mich wieder in Guernsey etabliert hatte, fand ich eine großartige Arbeit in einer privaten Physiotherapiepraxis. Sie war sehr gut ausgelastet und ich verdiente gutes Geld. Und Guernsey war wunderschön. Nach der Arbeit war ich mit dem Auto in zehn Minuten am

Yachthafen, konnte in ein Boot springen und den Abend mit Segeln verbringen.

Doch wohin würde mich meine Beziehung mit Andrew führen? Würde ich mein Paradies in Guernsey aufgeben müssen, um in London zu leben? Und wenn Kinder kämen, würde ich sie in England großziehen müssen oder wäre er bereit, in Guernsey zu leben? Ich überlegte hin und her, als ich in der Ankunftshalle auf und ab ging. Meine Hoffnungen und Träume, und wir zwei, die sich eine gemeinsame Zukunft aufbauten.

Und dann war er da, lief auf mich zu und umarmte mich lange und herzlich. „Hi, Schatz", sagte er, als ich seine Hand nahm und ihn zum Wagen brachte. Der Weg zu dem gemieteten Haus, das ich mit einer anderen jungen Frau teilte, war kurz. Auf dem Weg fragte er mich vorsichtig nach meiner Operation am Tag vorher.

„Ich möchte wirklich nicht darüber sprechen. Können wir das nicht einfach vergessen und Essen gehen? Am Resultat kann ich eh nichts ändern, also lass uns keinen Gedanken daran verschwenden."

Doch das sollte nicht sein. Wir bogen in die Einfahrt ein, und als ich zum Haus hinaufschaute, sah ich meine Mitbewohnerin Carol-Ann die Treppe zu mir herunterlaufen. Noch bevor ich aus dem Auto ausgestiegen war, platzte sie heraus: „Jane, dein Hausarzt hat dich gesucht! Er war vor einer halben Stunde hier."

Was? An einem Freitagabend um 7 Uhr? Ich sah Andrew entsetzt an. Wir wussten beide, dass das kein gutes Zeichen war.

„Ich muss ihn anrufen", sagte ich mit zitternder Stimme. Ich lief hinauf, schloss die Schlafzimmertür hinter mir und wählte seine Nummer. Mein Arzt bestand darauf, zu mir zu kommen. „Nein, sagen Sie es mir einfach jetzt", bettelte ich. „Ich weiß, es ist eine schlechte Nachricht, sonst wären Sie nicht herübergefahren. Ich kann nicht warten, ich muss es jetzt hören."

Also sagte er es mir widerstrebend. Er hatte mit dem Gynäkologen gesprochen, der mich gerade operiert hatte. Die Gebärmutter würde entfernt werden müssen. Es war Krebs.

Er sagte, sie hätten die Operation bereits für den folgenden Dienstag in der Londoner Hammersmith Clinik angesetzt. Der Chirurg hatte bei einem seiner Freunde in London einen Gefallen eingefordert, damit sie schnell gemacht wurde. Ich fragte mich, ob sie wohl dachten, der Krebs müsse sehr aggressiv sein, da er so schnell fortschreiten konnte, ohne dass es jemand bemerkte. Oder war er ignoriert worden? Die Diagnose überforderte mich zu sehr, als dass ich danach fragen konnte.

In meinem Kopf drehte sich alles. Ich versuchte, seinen Worten einen Sinn zu geben, aber ich fühlte mich, als würde ich ein Gespräch mit jemand anderem belauschen. Das konnte doch nicht wahr sein.

Ich legte mein Telefon hin, starrte es eine Minute lang an und begann dann hemmungslos zu schluchzen. Meine Welt war in sich zusammengefallen. Ich war dreißig. Ich hatte Krebs. Ich hatte keine Kinder und nun schien es, als würde ich nie welche haben. Ich muss mehr als eine Stunde in meinem Schlafzimmer geblieben sein. Als ich schließlich hinunterging, gelang es mir nur, das eine Wort zu stammeln: „Krebs“. Das hatten sie schon herausgefunden. Mein verschmiertes Make-up und die verschwollenen roten Augen sagten alles. Andrew nahm mich in die Arme und schlug vor, ein wenig an die frische Luft zu gehen.

Warm angezogen fuhren wir an einen Küstenweg und setzten uns im Mondlicht auf eine Bank, von der aus man die Klippen und das Meer sah. Ich stand unter Schock. Andrew auch. Diese strahlende, glückliche neue Beziehung war plötzlich nicht mehr so strahlend. Wir waren erst seit zwei Monaten zusammen. Würde unsere junge Beziehung diese unerwartete Herausforderung überdauern? Ich war von der Diagnose und davon, was sie für uns beide bedeutete, völlig erschüttert.

Ich war jung. Ich würde überleben. Dessen war ich ganz sicher. Gebärmutterhalskrebs war vollkommen heilbar, wenn er in einem frühen Stadium erwischt wurde. Hatte man mir gesagt. Nun, ich konnte nur hoffen, dass er noch in diesem Stadium war.

Aber ich würde nie eigene Kinder austragen. Vielleicht könnte das jemand für mich machen? Ich hatte davon gehört, dass es Möglichkeiten einer Leihmutterschaft gab. Meine Eierstöcke würde ich ja immer noch haben. Das Thema Tod kam mir nur kurz in den Sinn. Ich hatte so viele andere Sorgen. Wie sehr würde die Operation mein Liebesleben beeinträchtigen? Würde ich trotzdem mithilfe meiner Eizellen noch eigene, biologische Kinder haben können? Ich wollte nicht einmal mit Andrew über diese Dinge sprechen, mir graute zu sehr davor, dass er die Beziehung beenden und sich von mir abwenden würde. Ich hatte bereits das Gefühl, als habe sich ein unsichtbarer Vorhang zwischen uns gesenkt. Diese Diagnose veränderte alles.

Andrew sprach nicht sehr viel. Ich konnte seine Gedanken nicht lesen, ich war zu sehr von meinen eigenen beansprucht. Er hatte das nicht kommen sehen. Er hatte keine Erfahrung mit einer solchen Situation und fühlte sich vollkommen überfordert. Wären wir segeln gewesen und wäre der Mast gebrochen oder das Steuerruder abgefallen – er wäre der Erste gewesen, der gewusst hätte, was zu tun war. Aber mit einer verzweifelten Dreißigjährigen umzugehen, die dabei war, ihre Gebärmutter an den Krebs zu verlieren?

Während ich mich in meine Unfruchtbarkeit hineinsteigerte, machte er sich Sorgen darüber, wie ernst es sein könnte. Es war tröstlich, dass er mich nicht verlieren wollte. Doch ich fragte mich, ob eine Art Selbstschutzinstinkt ansprang, der ihn davon abhalten würde, sich näher auf mich einzulassen. Wenn er sich aber von mir abwandte, wäre meine Situation noch sehr viel schlimmer. Ein bedrückendes Gefühl von Isolation begann sich über mich zu senken.

Nur wenige Stunden nach meiner Diagnose wurde mir klar, dass sich der Krebs weit über meine körperliche Erkrankung hinaus auswirken würde. Ich versuchte Andrew zu versichern, dass ich nicht das Gefühl hatte, am Rande des Todes zu stehen, doch ich konnte sehen, dass er nicht überzeugt war. Eine Krebsdiagnose hat für verschiedene Menschen eine unterschiedliche Bedeutung. Manche gehen besser damit um als andere, doch diese Diagnose hatte Konsequenzen für uns beide. Sie würde kurzfristig sicher unsere sexuelle Beziehung zerstören, und davon, was langfristig sein würde, hatte ich keine Ahnung.

Der Gynäkologe im South London Hospital hatte mir erst ein paar Wochen zuvor gesagt, dass es nichts gäbe, worum ich mir Sorgen machen müsste. Er hatte mir immer versichert, dass Gebärmutterhalskrebs sehr langsam wächst. Ich hatte vorausschauend gehandelt, hatte eine Gebärmutterspiegelung machen lassen und bin zu den Nachuntersuchungen gegangen. Also musste ich doch früh genug gewesen sein? Ich ignorierte den nagenden Zweifel im Hinterkopf, dass der Krebs eventuell schon jahrelang wuchs und dass der Gynäkologe in dieser ganzen Zeit vielleicht seine Arbeit nicht richtig gemacht hatte.

Als wir da saßen und auf das Meer hinaussahen, redete ich mir ein, dass alles irgendwie klappen würde, dass ich schließlich auf die Füße fallen würde, selbst wenn meine Pläne geändert werden mussten. Ich könnte meine Eierstöcke retten, vielleicht Eizellen einfrieren lassen.

Dann könnte ich vielleicht eine Leihmutter finden, die mein Kind austrug. (Leihmutterschaft ist in Deutschland illegal; Anm. d. Übers.) Ich hatte in der folgenden Woche eine riesige Operation vor mir, doch ich war jung, ich würde damit fertig werden.

Der Tod war nicht meine unmittelbare Sorge. Kinder zu haben, war das, was mir wichtig war. Ein glückliches Zuhause, das von Kinderlachen erfüllt war, davon hatte ich immer geträumt. Irgendwie, egal, wie schwierig es sein würde, musste ich einen Weg finden, um mir diesen Traum zu erfüllen.

Der Rest des Wochenendes verlief in einer anderen Stimmung. Wir sagten das Treffen mit Freunden ab, aber wir gingen trotzdem segeln. Andrew und ich trafen praktische Vorkehrungen, aber die Leidenschaft in unserer Beziehung war verschwunden. An ihre Stelle waren Angst und Sorgen getreten. Meine Gefühle reichten von Zweifeln und Wut bis zu intensiver Traurigkeit und darüber hinaus. Es schien alles so unfair. Gerade, als ich dachte, ich hatte mein „Glücklich-bis-ans-Ende" gefunden.

Ich wusste, dass ich meinen Eltern Bescheid sagen musste. Sie würden am Boden zerstört sein, insbesondere, da sie sich Sorgen über die Art und Weise gemacht hatten, wie ich im South London Hospital behandelt worden war. Ich konnte es ihnen nicht von Angesicht zu Angesicht sagen, also entschloss ich mich, es telefonisch zu machen. Ich kann sagen, dass meine Mama sehr erschüttert war, doch sie bot sofort an, am folgenden Montag mit mir nach London zu fahren, um mir bei der Vorbereitung auf die Operation am Dienstag zu helfen. Unser Verhältnis war zeitweise schwierig gewesen, wie Verhältnisse zwischen Mutter und Tochter sein können, doch ich begrüßte ihre Unterstützung. Ich wollte ihre Gesellschaft nicht ablehnen, obwohl ich wusste, dass das für sie äußerst schwer sein würde.

Meine Mama hatte ein paar Jahre zuvor die Diagnose Brustkrebs im Frühstadium bekommen, doch sie hatte die Behandlung für sich behalten und erzählte uns allen, es sei nur ein „kleines Problem". Wir waren nicht sehr gut darin, einander unsere Gefühle zu zeigen, doch ich wusste, meine Diagnose und der Verlust der Fruchtbarkeit würde sie schwer traumatisieren. Sie hoffte wirklich, Großmutter zu werden und war enttäuscht, dass ich immer wieder Verlobungen auflöste (es waren zwei, um genau zu sein). Von der körperlichen Gewalt des einen Partners hatte ich ihr nie etwas erzählt.

Ich hatte sehr geringe Grundkenntnisse was das Thema Krebs betraf, nur das, was ich als Physiotherapiestudentin gelernt hatte, doch es schien offensichtlich, dass die frühen Entscheidungen äußerst wichtig waren. Manche Ärzte und Chirurgen waren auch besser als andere. Das hatte ich bereits gelernt, zu einem sehr hohen Preis. Es beunruhigte mich, dass es von meiner Entscheidung abhängen konnte, ob ich überlebte oder nicht.

Ich wurde zur Operation gedrängt, ohne dass ich Zeit hatte nachzudenken oder den Werdegang meines Chirurgen zu überprüfen. Wenn ein aggressiver und schnell wachsender Krebs festgestellt wird, ist es wichtig, dass man rasch fundierte Entscheidungen treffen kann, doch ich hatte nicht die Chance bekommen, Zeit zum Recherchieren zu haben. War er so aggressiv, dass ich keine Woche länger warten konnte? Bei all dieser Eile fragte ich mich, wie schlimm es wohl sein mochte. Ich hatte nur einen einfachen Computer, aber 1994 keinen Internetzugang. Es war nicht möglich, nach Wegen zu suchen, wie ich meine Eierstöcke retten oder mich auf die ausgedehnte Operation vorbereiten konnte.

Als ich am folgenden Montag in der Klinik ankam, schien der Chirurg recht nett zu sein. Ich hatte eine lange Liste von Fragen, die ich ihm stellen wollte, nicht zuletzt zum Thema der Rettung meiner Eierstöcke. Ich wollte unbedingt, dass sie verschont blieben. Ich wollte wissen, was passieren würde, wenn der Krebs schlimmer wäre, als jeder gedacht hatte.

Er sagte mir, wenn der Krebs schon irgendwelche Lymphknoten befallen hätte, würde ich eine Chemotherapie brauchen und mich einer Bestrahlung unterziehen müssen. Er machte keine Vorschläge zur Rettung der Eierstöcke, aber ich wusste, dass durch diese Behandlungen, vor allem durch die Bestrahlung im Beckenbereich, das Risiko bestand, dass sie funktionsunfähig wurden. Ich fragte ihn, ob Eizellen eingefroren werden könnten, für den Fall, dass er weitere Behandlungen für nötig hielt. Er sah mich an und nickte weise. Hieß das ja? Ich nahm es an. Er ging rasch zur Operation und den Risiken über.

Am nächsten Tag wachte ich nach der siebenstündigen Operation ganz benommen auf. Sobald ich den Chirurgen zu Gesicht bekam, musste ich genau herausfinden, was er gemacht hatte. „Haben Sie

Eizellen eingefroren?“ Ich wollte das unbedingt bestätigt bekommen. Es war schockierend, dass er das verneinte. Vielleicht dachte er ja, der Krebs sei nicht so schlimm. Doch als die histologischen, also die feingeweblichen Untersuchungsergebnisse kamen, zeigte sich, dass der Krebs in viele der Lymphknoten gestreut hatte.

Als er mir das sagte, zitterte ich vor Angst, Wut und Enttäuschung. Es stand außer Frage, dass Chemotherapie und Bestrahlung folgen würden und die würden die Funktion meiner Eierstöcke für immer stilllegen. Warum hatte er keine Eizellen eingefroren, wie ich ihn gebeten hatte? Wie hat er diese Bitte einfach beiseite wischen können?

Doch als ich so dalag, wurde mir klar, dass noch nicht alles verloren war. Ich hatte ein Zeitfenster von ein paar Wochen, bevor die Chemotherapie begann. Ich würde schauen, ob ich noch einen Reproduktionsmediziner finden konnte, jemanden, der mir helfen würde, meine Chance auf eine Mutterschaft zu retten. Die Zeit war der entscheidende Faktor und sie verging schnell.

Es war eine große Operation gewesen, und es vergingen zwei Wochen, bevor ich überhaupt entlassen werden konnte. Noch während ich stationär in der Klinik war, schlug mein Chirurg vor, ich solle einen renommierten Reproduktionsspezialisten im Erdgeschoss der Hammersmith-Klinik aufsuchen.

Meine Hoffnungen wurden auf einen Schlag zunichte gemacht. Der Spezialist glaubte nicht, dass es medizinisch möglich sei, Eizellen bei mir entnehmen zu können und er hielt eine Leihmutterschaft auf alle Fälle für zu grausam und emotional belastend für die Leihmutter. Ich hatte meine Schwester Suzie mitgenommen, und trotz ihres großzügigen Angebots, sich dafür zur Verfügung zu stellen, sagte mir der Reproduktionsspezialist ziemlich unverblümt, dass nichts zu machen wäre. Es war die Härte seines Tons, die so schockierend war. Ich war so verzweifelt, dass ich kaum in der Lage war, die Praxis aufrecht gehend zu verlassen. Ich wankte zurück auf die Station, gestützt von Andrew und Suzie, fix und fertig vor Trauer. Mein Traum von Kindern war für immer verloren, und ich hatte nicht die Macht, ihn zurückzuholen.

Die Unfruchtbarkeit quälte mich. Wohin ich auch schaute, überall, auf der Straße oder im Fernsehen sah ich Babys, Kinder und glückliche Familien. Bei jeder Werbung schien es um Windeln oder Milchnahrung für Säuglinge zu gehen. Wenn ich mich nicht völlig aus der Zivilisation zurückzog, wurde ich ständig mit meinem Verlust konfrontiert. Es gab kein Entkommen. Der Schmerz der Unfruchtbarkeit tat weh wie ein Messer, das in meiner Brust steckte. Jeden Tag, wenn Andrew zur Arbeit ging, lag ich auf dem Bett und schluchzte vor Verzweiflung und Trauer um die Kinder, die ich nie haben würde. Meine Hoffnungen und Träume für die Zukunft waren in die Brüche gegangen. Ich fühlte mich leer. Zerbrochen. Ich fühlte mich, als sei ich schon gestorben.

Zorn braute sich in mir zusammen. Ich fühlte mich von dem ersten Gynäkologen verletzt, vom Spezialisten in der Hammersmith Clinic getadelt, meiner Weiblichkeit und der Familie beraubt, die ich immer hatte haben wollen. Ich wollte sie vor den Kadi zerren, aber das würde unmöglich sein, wenn ich gesund werden wollte. Diese Aufgabe allein würde mir alles abverlangen, was ich hatte. Emotionen an die Oberfläche zu lassen, die Wut und meine tiefe Traurigkeit, wäre nicht hilfreich. Ich wusste, dass Stress potenziell alles verschlechterte.

„Die Chemotherapie dauert nur ein paar Monate, um Ihre Krebszellen für die Bestrahlung zu sensibilisieren“, hatte mein Onkologe gesagt.

„Wenn die Chemotherapie aber doch für die Bestrahlung sensibilisiert, warum ist dann ein Abstand von einem Monat zwischen den beiden Behandlungen? Warum behandeln Sie nicht in kürzeren Abständen?“, fragte ich verwirrt. Das ergab für mich keinen Sinn.

„Nun, da mögen Sie recht haben, aber bisher fehlen uns die Nachweise dafür. Es hat noch keine Studien gegeben, in denen sie parallel angewendet wurden.“ Es wäre doch sicher besser, sie zu kombinieren? Es schien unlogisch.

Auch wenn der Zyklus der Chemotherapie nur kurz war, verlor ich einen Großteil meiner Haare und mir war speiübel. Ich konnte nicht sicher sein, dass meine Eierstöcke dadurch schon ihre Funktion eingestellt hatten, aber ich hatte keinen Zweifel, dass die intensive Bestrahlung, die danach kam, dafür sorgen würde.

Als die ersten Strahlen in mich eingedrungen waren und jede Chance darauf, dass meine Eierstöcke ihre Arbeit wieder aufnehmen würden, zunichte gemacht hatten, hatte ich auf der Bestrahlungsliege geweint. Die Strahlentherapeuten wuselten herum, unsicher, was sie sagen oder wie sie helfen konnten und reichten Papiertaschentücher.

„Sind Sie in Ordnung?", hatten sie gefragt. Natürlich war ich, verdammt nochmal, nicht in Ordnung. Ich wollte ausflippen, schreien und kreischen: „Wisst Ihr, was Ihr gemacht habt? Ihr Mörder! Ihr habt meine künftigen Kinder umgebracht!" Sie machten natürlich nur ihre Arbeit. Sie konnten nichts dafür. Stattdessen lag ich still da, und Tränen rannen mir über die Wangen.

Meine Hormone stürzten auf Null ab. Davor war ich nicht gewarnt worden. Ich, eine heißblütige Dreißigjährige mit einem gesunden Triebleben, stürzte augenblicklich in die Menopause ab. Nur wenige Menschen werden verstehen, wie das ist. Es ist für viele Frauen schlimm genug, wenn ihr Östrogenspiegel mit zunehmendem Alter ganz natürlich absinkt, aber für eine kokette, temperamentvolle junge Frau, die über Nacht aller ihrer Hormone beraubt wird, ist das nicht weit von einer traumatischen Erfahrung entfernt. Ohne jede Vorwarnung setzten die Hitzewallungen meinen Körper in den peinlichsten Augenblicken in Brand. Jede Nacht war ich so durchgeschwitzt, dass ich die Decke wegziehen und unter die Dusche rennen musste.

Eierstöcke bilden nicht nur weibliche Hormone, sondern auch eine geringe Menge Testosteron. Da ich so ein sportlicher Typ war, denke ich, dass ich mehr davon hatte, als mir eigentlich zustand. Ohne meine normale Mischung war ich niedergeschlagen, meine Libido verständlicherweise auf null und meine Haut fahl und trocken. Auf lange Sicht würde mein Haar eventuell ausdünnen und es bestand das Risiko, Osteoporose zu bekommen und herzkrank zu werden. Niemand hatte mir eine Hormonersatztherapie angeboten, was ich trübsinnig so deutete, dass ich davon lieber die Finger lassen sollte. Vielleicht trieben die Hormone ja den Krebs auch mit voran. Meine Mutter hatte einen östrogenabhängigen Brustkrebs gehabt.

Zumindest hatte ich keine Menstruationen mehr, aber das war kein Ersatz für all das, was ich verloren hatte. Meine Stimmung war jetzt durchgehend niedergeschlagen. Ich hatte keine Lebensfreude mehr. Keine Strahlkraft. Nichts. Hormone spielen eine riesige Rolle dabei, sich als Person zu definieren. Ohne sie war nur noch wenig von „mir" übrig.

Wenn ich in den Spiegel schaute, erkannte ich mich nicht wieder. Ich ähnelte der alten Jane entfernt, doch die Person, die mir da entgegenstarrte, sah anders aus. Und ich fühlte mich anders. Ich war fast kahl und hatte dank der Steroide (die chemisch eine Klasse der Fette sind), mehrerer Runden Antibiotika und Frustessen fast 10 kg zugenommen. Wo war das optimistische, unbeschwerte Segel- und Surf-Mädchen? War das für immer verschwunden?

Meine Beziehung mit Andrew geriet völlig aus dem Gleichgewicht. Wir fanden uns in einer völlig unerwarteten Situation wieder, auf die keiner von uns vorbereitet war. Ich wusste, dass er es nur schwer zulassen konnte, mir nahe zu sein. Obwohl ich es verstand, war es unglaublich schmerzlich, das zu akzeptieren. Er sagte Dinge, die ich lieblos und verletzend fand, wie etwa: „Bist du jetzt immer gekränkt und wütend?“ Nun, ja, wenn du es so formulierst, ja. Ich war aufgebracht, dass er offenbar unfähig war zu verstehen oder sich einzufühlen oder mir die Zeit zu geben, die ich brauchte, um über diese verheerende Diagnose hinwegzukommen. Im Nachhinein ist mir klar, dass ich an einer Art von posttraumatischer Belastungsstörung gelitten haben musste.

Ich hatte nicht das Gefühl, dass meine niedergedrückte Stimmung in irgendeiner Weise ungerechtfertigt war. Ich hatte jedes Recht, aufgebracht, wütend, von Kummer zerfressen zu sein. Das hatte eine katastrophale Wirkung auf uns als Paar. Wir konnten nicht über die Zukunft sprechen, wir konnten keine Pläne machen. Wir hatten keine Ahnung, was uns bevorstand. Gespräche waren unnatürlich und oberflächlich. Nach ein paar Monaten begann unsere Beziehung abzukühlen und langsam zu zerbrechen. Wir hatten echte Schwierigkeiten. Für Andrew stand eine Vaterschaft nicht an erster Stelle. Das war nicht Teil seines Wesens, wie es die Mutterschaft bei mir war.

Aufgrund der Operation war der Sex auch nicht mehr, was er mal gewesen war. Zwangsläufig gab es ein paar Monate der Abstinenz, und als wir ihn schließlich wieder aufnahmen, war es eine Qual. Es war unglaublich deprimierend, aber ich versuchte, mir nichts anmerken zu lassen. Ich wollte nicht, dass er wusste, wie schmerzhaft es wirklich war. Gott sei Dank war er als Liebhaber besonnen und rücksichtsvoll, doch ich hatte keine Ahnung, ob der Sex jemals wieder „normal“, schmerzfrei und genussvoll sein würde. Die Ärzte versicherten mir, dass sich die Dinge langsam bessern würden, doch dieser Aspekt unserer Beziehung machte mich unglaublich unsicher. Warum sollte irgendjemand bei mir bleiben wollen?

Früher hatte ich nie irgendwelche Probleme damit gehabt, einen Freund zu finden und zu halten, ich war zweimal verlobt gewesen. Ich hatte mich noch nie verzweifelt darum bemühen müssen, geliebt und gebraucht zu werden. Aber nun sah es so aus, als habe sich all das verändert. Ich war nicht mehr attraktiv. Stattdessen gehörte ich jetzt zum alten Eisen und wurde vom anderen Geschlecht abgelehnt. Ich war verzweifelt, wie sehr sich der Krebs in jeden Aspekt meines Lebens drängte. Es war erdrückend, dass ich nicht nur mit der Krankheit, sondern auch mit den emotionalen und finanziellen Schwierigkeiten umgehen musste, die damit einhergingen. Ich behielt für mich, wie es mir ging, um Freunde und Verwandte bei Laune zu halten; ich hörte zu und ließ zu, dass andere bei meinen Behandlungen mitredeten. Ich machte mir ständig darüber Gedanken, mich vor allen zu beherrschen und trug eine Maske zur Schau, die vorgab, dass es mir gutging, wenn ich nichts anderes wollte als einfach nur weinen. Und die Uhr zurückdrehen.

Meine Beziehung mit Andrew gestaltete sich so schwierig, dass ich äußerst zögerlich und schweren Herzens beschloss, es sei angebracht, sich für einige Zeit zu trennen. Es war mir bewusst, dass mein Bedürfnis, über Kinder und eine Zukunft zu sprechen, geradezu zwanghaft und erstickend wurde. Er konnte nicht sehen, wie sehr ich mich um Hoffnung bemühte und war zu diesen Diskussionen nicht bereit.

Obwohl ich instinktiv bleiben wollte, wusste ich, dass ich wieder Fuß fassen und einen Weg finden musste, stark zu sein und zu zeigen, dass ich allein zurechtkam. Ich war zu sehr von ihm abhängig. Er musste sich die Zeit nehmen, die er brauchte, um zu entscheiden, dass er mich immer noch wollte. Es verletzte mich tief, doch wieder einmal war ich es, die aus einer Beziehung ausstieg und weglief, einen Flug zurück nach Guernsey buchte, meinem Insel-Zufluchtsort. Ich sagte ihm, ich gehe zu meinen Eltern zurück und fange wieder an zu arbeiten.

Doch dass meine Eltern sahen, wie tief traurig und verzweifelt ich war, wollte ich auch nicht. Ich mietete ein Häuschen und sträubte mich gegen ihre Hilfe, obwohl mich die Behandlungen schwach und müde gemacht hatten.

Das Alleinsein verschlechterte meine Stimmung nur noch mehr. Ich fühlte mich so isoliert und so missverstanden. Um mein Elend noch zu vergrößern: Das Knie, das ich mir bei einem Skiunfall verletzt hatte, wurde so schmerzhaft, dass ich kaum laufen konnte. Und am anderen Bein machten sich durch die operative Entfernung all der Lymphknoten Anzeichen eines frühen Lymphödems bemerkbar, ein chronischer Zustand, der Schwellungen des Körpergewebes verursacht. Duch die Entzündungen und Hormone herrschte bei mir ein Durcheinander, mein Körper war nicht viel mehr als ein mit Narben übersätes Wrack.

Meine ganze Welt war eingestürzt. Ich wusste, ich würde nie wieder ganz in Ordnung kommen. Ich fühlte mich verloren in einem Körper, den ich nicht wiedererkannte und hing Gedanken nach, die ich niemals zuvor gehabt hatte. Mein Kummer fraß mich auf, nicht nur wegen des verheerenden Verlustes der Möglichkeit, künftig Kinder haben zu können, sondern weil ich mich auch selbst verloren hatte. Ich wollte einfach nur sterben.

Als ich an meinem Tiefpunkt angekommen war, wählte ich die Nummer der Telefonseelsorge. Als ich das Telefon weglegte, schämte ich mich. Wie hatte es dazu kommen können? War ich wirklich selbstmordgefährdet? Ich konnte meiner Familie und meinen Freunden diese Art von Schmerz niemals zumuten.

Nein. Ich nahm mich selbst ernsthaft ins Gebet. Durch Selbstmitleid wurde gar nichts besser. Wo war Jane, die Kämpferin? Die Frau, die ich vor dem Krebs gewesen war? War ich wirklich im Begriff zuzulassen, dass er mich tötete? Würde der inkompetente Facharzt gewinnen? Ich musste etwas in meinem Leben finden, das mir Freude machte. Ich brauchte Sinn und Erfüllung.

Ich unternahm einen kurzen Versuch, wieder als Physiotherapeutin zu arbeiten, was ich immer gerne getan hatte. Aber jetzt irritierten mich Patienten, die über die geringfügigsten Probleme jammerten. Mein Mitgefühl war verschwunden. Ich hatte dummerweise gedacht, die Arbeit könnte mir helfen, mich abzulenken, aber wie konnte ich Verständnis für einen verstauchten Knöchel aufbringen, wenn ich mit Krebs umzugehen hatte? Es war hoffnungslos.

Ich kündigte und konzentrierte mich auf den Verkauf von *BATHrobics*, einem Übungsbuch für spaßige Übungen in der Badewanne, das ich gestaltet hatte, bevor ich krank wurde und das sich bisher über Buchhandlungen und den „Innovations Catalogue“ gut verkauft hatte (diesen

Katalog für ausgefallene und ungewöhnliche Geschenke gibt es seit 2003 in Großbritannien nicht mehr; Anm. d. Übers.). Das Buch ließ sich zu einem Schaubild aufklappen, das man mit einem Saugnapf an der Wand neben der Badewanne befestigen konnte. Dieses neuartige und praktische Modell erfreute sich großer Beliebtheit. Ich steckte meine Energien in die Förderung des Projekts und die Steigerung der Verkaufszahlen. Ausgerechnet bevor ich krank geworden war, hatte ich gerade begonnen, eine spezielle Übungsreihe für Schwangere zu schreiben. Ich beschloss, es fertig zu schreiben und noch vor Jahresende zu veröffentlichen, so qualvoll es auch war. Ich war entschlossen, eine Möglichkeit zu finden, um Mutter zu werden und schwor, ich würde eines Tages *BATHrobics für die Schwangerschaft* der Leihmutter geben, die mein Baby austrug. Ich würde dafür sorgen, dass es dazu kam. Das war die einzige Möglichkeit, mit meinem Schmerz umzugehen.

Es gab immer noch ein wenig Freude in meinem Leben. Zum Glück kamen mir meine Leidenschaft für das Segeln und das Meer zu Hilfe. An den Abenden ging ich in Guernsey segeln und an den Wochenenden fuhr ich zurück ins Vereinigte Königreich, um mit der Assuage an Regatten teilzunehmen. Allmählich spürte ich, wie meine innere Kraft wiederkam. Ich wurde fitter. Letztendlich verschrieb mir der Arzt Hormone, um diejenigen zu ersetzen, die ich eingebüßt hatte. Ich begann mich wieder mehr wie früher zu fühlen.

Andrew begann zu verstehen, dass ich trotz des Elends immer noch derselbe Mensch war und dass das schmerzerfüllte Geschöpf, das vor ihm stand, ganz tief drinnen immer noch die Frau war, die er liebte. Eines Tages ging er nach dem Segeln mit mir zum Abendessen.

„Es wird eine Weile dauern, dich wieder auf die Beine zu bringen, bei dem ganzen ‚Maschinenfeuer'", sagte er. „Aber ich bin da, ganz an deiner Seite, um dir zu helfen, all das durchzustehen. Ich glaube an dich und ich liebe dich. Ich wünsche mir wirklich, dass du zurück zu mir nach London kommst."

Ich weinte vor Erleichterung. Gott sei Dank! Ich wollte den Krebs unbedingt vergessen und mein Leben weiterführen, meinen kaputten Körper zusammenflicken und festhalten, was ich verloren hatte. Aber meine Fruchtbarkeit zurückzubekommen lag außerhalb meiner Reparaturfähigkeiten und das Thema Kinder stand immer noch zwischen uns.

Ich weinte weiterhin an jedem einzelnen Tag, für mich allein, wenn niemand dabei war. Wenn ich zu Nachuntersuchungen ging, fiel es mir schwer, meine Gefühle und meine Trauer zu verbergen. Die Ärzte machten sich verständlicherweise Sorgen über meine geistige Gesundheit. Sie boten mir an, ein Antidepressivum zu verschreiben, doch ich lehnte ab. Kein Antidepressivum konnte mir meine Fruchtbarkeit zurückgeben oder meine Lymphödeme beseitigen. Also schickten sie mich stattdessen zur psychologischen Beratung. Ich hatte meine Zweifel, dass das helfen würde, doch ich war bereit, es zu versuchen.

Die Therapeutin hörte sich meine Probleme an und äußerte sich gelegentlich seltsam banal, doch ihre Hauptaufgabe bestand bei diesen Sitzungen darin, mir zahllose Papiertaschentücher zu reichen, denn mein Kummer ergoss sich sintflutartig. Sie war sehr nett, doch sie bot keine praktischen Lösungen an. Andrew, der mich ein paarmal begleitete, war ein großer Teil der Lösung. Letztlich verschlimmerte die Therapie meine Probleme nur, da Andrew sich in Bezug auf Kinder nicht bewegte. Ich wusste, dass ihn die Aussicht beunruhigte, vielleicht als alleinerziehender Elternteil dazustehen. Trotzdem wusste ich, dass er felsenfest an meiner Seite stand.

Um eine Leihmutterschaft in Anspruch nehmen zu können, mussten wir verheiratet sein, und er schien auch von diesem Thema nichts wissen zu wollen. Sein mangelndes Engagement machte mich fertig. War er tief in seinem Inneren ein Romantiker, der die Dinge einfach in seinem eigenen Tempo erledigen musste? In meiner Situation brauchte ich beruhigende Gewissheit. Ich rang mit meiner inneren Stimme, die zeitweise sagte, ich solle gehen. Mein früheres Selbst hätte damit kein Problem gehabt, doch Unfruchtbarkeit und Krebs komplizierten Entscheidungen erheblich. Ich wollte durchhalten, weitermachen und wieder dahin zurückkommen, wo wir am Anfang waren, wenn das möglich war.

Was ich nicht erkannt hatte, war, dass die Ärzte ihm gegenüber sehr viel ehrlicher gewesen waren als mit mir. Mir gegenüber waren sie optimistisch und positiv gewesen und vermittelten mir den Eindruck, dass ich am Leben bleiben würde, während sie Andrew und meiner Familie etwas ganz anderes erzählten. Wie sich gezeigt hat, ist das bei Krebspatienten nicht ungewöhnlich. Sie sind oft die Letzten, die vom Ernst ihrer Lage erfahren.

Zu einem Wendepunkt kam es eines Abends, als Andrew und ich zu Hause waren. Wir hatten uns gerade einen Film angeschaut, ich war müde und wollte vom Sofa aufstehen und ins Bett gehen, als er sich zu mir wandte und mich zurückhielt.

„Ich habe viel über Kinder nachgedacht. Es tut mir leid, dass ich es bisher so schwer fand, darüber zu sprechen, aber jetzt bin ich dazu bereit“, sagte er.

„Was? Wirklich? Du willst wirklich Kinder? Du sagst das nicht nur, um mich aufzumuntern?“

„Glaub mir, ich habe unentwegt daran gedacht! Ich wollte immer Kinder haben. Ich weiß, du hast noch keine Entwarnung bekommen, und ich mache mir immer noch Sorgen um dich. Ich musste mir Gedanken darüber machen, was schlimmstenfalls passieren würde, aber ich glaube, ich kann damit klarkommen, alleinerziehender Vater zu sein, wenn das Schicksal es so bestimmen würde.“

Ich schlang meine Arme um ihn und schwor, dass ich nicht sterben werde. Nie im Leben. Wir planten gerade eine Zukunft! Die Erleichterung war riesengroß. Wir blieben lange auf und diskutierten die Alternativen. Andrew hielt eine Adoption für den besten Weg, obwohl ich die Leihmutterschaft stark bevorzugte. In seinen Augen würden wir gemeinsam das Problem lösen müssen, dass es irgendwie selbstsüchtig wäre, wenn unser Kind im Falle einer Leihmutterschaft seine, aber nicht meine Gene hätte. Was er nicht erkannte, war, dass die Entscheidung für ihn die Entscheidung für seine Gene **einschloss**, das, was ihn ausmachte. **Andrew** war Teil der Gleichung. Wenn ich eine biologische Mutter auswählen musste, musste ich dann nicht faktisch beide Sätze der Gene des Babys auswählen? Das Kind würde trotzdem meine Schöpfung sein.

Doch ich wusste, der Prozess der Leihmutterschaft würde nicht einfach sein. Würde das jemand für eine Frau übernehmen, die Krebs durchgemacht hatte?

Ich wollte keine Optionen ausschließen, so begrenzt wie sie waren, daher schrieb ich Briefe und wartete. Ich nahm Kontakt zu Adoptionsagenturen auf und trotz Andrews Bedenken schrieb ich an die Organisation COTS (Childlessness Overcome Through Surrogacy, zu Deutsch etwa: Kinderlosigkeit durch Leihmutterschaft überwinden), die 1988 von Kim Cotton gegründet wurde. Ich erwartete, dass ich mich mit den Adoptionsagenturen würde herumschlagen müssen und nahm an, sie würden mich wahrscheinlich aus gesundheitlichen Gründen ablehnen.

Ich lag nicht falsch. Eine Absage von einer Adoptionsagentur traf schon bald ein, in der erklärt wurde, ich müsse mindestens fünf Jahre krebsfrei sein, bevor ich überhaupt in Betracht gezogen werden konnte. Das war genau die Antwort, die ich erwartet hatte.

In fünf Jahren würde ich 35 werden, zu alt, um nach den strengen Kriterien der Agenturen überhaupt in Betracht zu kommen. Einmal mehr lief die Zeit gegen mich. Die Altersgrenze schien mir zu niedrig – viele Frauen bekommen ihre Kinder mit 40 – aber so war es halt. Andrews Chance, als lediger Mann ein Kind zu adoptieren, war viel größer als unsere Chance als Ehepaar.

Der Brief war zwar in einem entschuldigenden Tonfall gehalten, doch es wurde weiter argumentiert, das Kind könne zusätzlich zu dem, was es schon durchgemacht hatte, einen weiteren emotionalen Verlust erleiden, wenn ich sterben würde. Ich verstand diese Ansicht und mir war klar, dass es wenig Sinn hätte, die Entscheidung anzufechten. Trotzdem musste ich die Bilder von den Kindern einfach wieder anschauen, die ihre kleinen Gesichter in die Kamera hielten und so verzweifelt geliebt werden wollten. Mir blutete das Herz. Ich hätte ihnen ein stabiles, sicheres und liebevolles Zuhause bieten können. Mit diesen strengen Regeln und engstirnigen Ansichten würde ich nirgendwohin kommen. Ärgerlich warf ich den Brief in den Papierkorb.

Da nun die Adoption aus dem Rennen war, überzeugte ich Andrew davon, seine Energien auf eine Leihmutterschaft zu konzentrieren. Er machte sich immer noch Sorgen, dass das eine ungerechte Regelung sei, aber da keine anderen Optionen zur Verfügung standen, war er damit einverstanden. Durch die Leihmutterschaft würde ich, so hoffte ich, schließlich die in meinem Leben fehlenden Teile bekommen.

Und so begann die Suche nach einer geeigneten Leihmutter und vielleicht auch einer Eizellenspenderin. COTS war eine junge Agentur und es dauerte ewig, bis wir auf ihre Listen kamen.

Es ist vielleicht die sensibelste aller zwischen Menschen möglichen Beziehungen, einer fremden Frau die eigene Schwangerschaft anzuvertrauen, weil man das Kind selbst nicht austragen kann. Und daher kommt allen Beteiligten eine hohe Verantwortung zu. Es mag Motive geben, die gegebenenfalls die Eignung einer Kandidatin infrage stellen und die es im Vorfeld abzuklären gilt, doch Frauen, die bereit sind, diese Aufgabe zu übernehmen, vollziehen einen außerordentlichen Akt der Selbstlosigkeit. Voreingenommene und sensationsheischende Medienberichte sind nicht hilfreich und führen zu verzerrten Vorstellungen in der Öffentlichkeit.

Ich wusste, dass ich bis zur magischen Fünfjahres-Entwarnung warten sollte, bevor wir diesen Prozess einleiteten, aber es war nichts dabei, in der Zwischenzeit schon einmal auszukundschaften, wie man dabei vorging. Ich hatte bereits heimlich Informationen gesammelt, ohne dass ich Andrew etwas davon erzählte. Ich brauchte dieses Stückchen Hoffnung unbedingt.

COTS schickte mir schließlich eine Liste möglicher Leihmütter und ihrer Profile: Wo sie lebten, ihr Alter, Gewicht, Ausbildung, Arbeit, Hobbys usw. An einem Donnerstagabend war ich gerade damit beschäftigt, einige dieser Profile durchzusehen und den COTS-Newsletter zu lesen, als das Telefon läutete.

Es war mein Vater. Er rief nie an, immer nur meine Mutter. Ich wusste, dass etwas Ernstes passiert sein musste.

Mit gebrochener Stimme erzählte er mir, dass ihr Brustkrebs gestreut hatte und nun in der Leber war. Ich ließ beinahe das Telefon fallen. Ich wusste, wenn die Krankheit erst einmal die Leber, die Lunge oder das Gehirn befallen hatte, bedeutete das nur eines. Sie war im Stadium IV, dem Endstadium und erst 60 Jahre alt. Sie war viel zu jung zum Sterben.

KAPITEL 3

Ich will die Wahrheit wissen

Ich verspürte sofort ein starkes Gefühl der Solidarität mit meiner Mutter. Ich wusste, wie allein und isoliert man sich fühlte, wenn man die Diagnose bekam. Noch schlimmer war, dass die jetzige nun ihr Todesurteil bedeutete. Wie schrecklich das war, konnte ich nur vermuten. Sofort begann ich mit der verzweifelten Suche nach irgendetwas, das ihr vielleicht helfen könnte, wusste aber sehr wohl, dass sie die Zeit gegen sich hatte und die Schulmedizin allein vergeblich sein würde.

Das Internet wurde 1996 noch ziemlich wenig genutzt, doch es gab ein paar Geschichten von Menschen, die den Krebs mithilfe einer radikalen Umstellung der Ernährung überlebten. Je mehr ich mich umsah, desto mehr wunderte ich mich, warum manche dieser Behandlungen und Ernährungsumstellungen nicht von mehr Krebspatienten empfohlen oder ausprobiert wurden.

Ich tauchte in die Welt der alternativen Behandlungsmethoden ein und begann Fakten über Krebs aufzuspüren, die mir nie jemand erzählt hatte. Ich lernte zum Beispiel, dass Glukose die meisten Krebsarten anfüttert und dass der Wachstumsfaktor IGF-1 (ein insulinartiges Hormon, das in großen Mengen in Milchprodukten und in Fleisch vorkommt) an der Förderung seines Wachstums beteiligt war.

Donnerwetter. Warum habe ich das nicht vorher gewusst? Krebszellen besitzen auf ihrer Oberfläche viele Glukoserezeptoren, um sich Glukose und damit die enormen Energiemengen zuzuführen, die sie zu ihrer Vermehrung brauchen. Ich lernte, dass sie immer „hungrig“ sind. Ihr „unersättlicher Appetit“ auf Nährstoffe hilft ihnen, sich unaufhörlich zu verbreiten und liefert ihnen die Bausteine und die Energie, um sich immer weiter zu teilen. Es schien, dass sich alle konventionellen Behandlungen nur auf die genetischen Mutationen und die Teilung im Zellkern konzentrierten. Und wie wäre es, wenn man auch den veränderten Stoffwechsel ins Visier nähme? Warum kümmerte man sich darum gar nicht?

Ich lernte, dass Krebs in einem sauerstoffreichen Milieu nicht überlebt. Er bevorzugt anaerobe, sauerstofffreie, Bedingungen und einen Prozess, der Glykolyse genannt wird (was den Abbau von Glukose im Zytosol – den flüssigen Bestandteilen des gesamten lebenden Zellinhalts – nicht in den Mitochondrien, den „Kraftwerken“ der Zelle, beschreibt), zum „Vergären“ und Wachsen, der ein wenig der Hefegärung ähnelt. Der Prozess der „Gärung“ ist eine extrem ineffiziente Art der Energiegewinnung, fast als wäre die Zelle in die primitiven Zeiten zurückgefallen, als es noch keinen Sauerstoff auf der Welt gab. Ich lernte, wie der Krebs Botschaften und Signale aussendet, um neue Blutgefäße zu bilden (ein Prozess, der als Angiogenese bezeichnet wird) und dass es noch anderer Faktoren bedarf, damit er exponentiell wachsen kann. Und ich entdeckte, wie wichtig es ist, das Immunsystem funktionsfähig zu erhalten, das ironischerweise durch zu viel Chemotherapie ruiniert wird. Nichts davon war je mit mir besprochen worden.

Als gut ausgebildete Physiotherapeutin hätte ich all das wissen oder erfahren sollen, als ich die Diagnose bekam. Ich hatte das Gefühl, dass ich sehr nachlässig gewesen war, doch es hatte den Anschein, als haben nicht einmal die Ärzte selbst diese Fakten verstanden oder sie stritten ihre Bedeutung ab. Als ich sie fragte, antworteten sie, die Ernährung habe sich noch nie als hilfreich erwiesen. Ich fragte, ob Studien gemacht worden seien. Es habe keine gegeben. Ernährungsstudien seien bekanntermaßen schwierig. Aber das sei kein Beweis dafür, dass die Ernährung keinen Einfluss nimmt, richtig? Und wie wäre es, wenn man gezielt das Immunsystem behandelte? Nutzlos. Das Immunsystem sei so überfordert durch den Krebs, dass der Versuch, es wie eine Eingreiftruppe zu behandeln, zum Scheitern verurteilt sei. Wenn es den Krebs einfach für einen weiteren Körperbestandteil halte, dann greife es ihn nicht mehr an, also nutze es wenig, es gezielt zu behandeln. Das schien mir ein pessimistisches Argument zu sein. Aber vielleicht musste der Tumor irgendwie „abgeschaltet“ werden, damit das Immunsystem wieder angeschaltet werden konnte. Wie könnte man das erreichen? Vielleicht indem man den veränderten Stoffwechsel des Krebses verlangsamte oder ausschaltete?

Die Onkologie war ein Fachgebiet, in dem ich mich als Physiotherapeutin nicht auskannte. Infolgedessen hatte ich mein ganzes Vertrauen in meine Kollegen aus der Ärzteschaft gesetzt, um mit ihrer Hilfe wieder gesund zu werden. Damals hatte ich die Behandlungen, die ich bekam, nicht einmal infrage gestellt. Ich verbrachte nicht viel Zeit damit zu recherchieren, wie wirksam sie wirklich waren oder ob es Komplementärtherapien gab, die helfen könnten. Ich war natürlich davon ausgegangen, dass ich die bestmögliche Behandlung erhielt. Ich glaubte den Versicherungen der Ärzte, dass ich wieder gesund werden würde.

Im Laufe der folgenden Wochen, in denen ich meine Mutter sterben sah, wurde die Last meines Kummers noch stärker. Es war eine deprimierende Erkenntnis, dass die Onkologie den Krebs nicht von ausreichend vielen Seiten her in Angriff nahm. Mein emotionaler Zustand muss meinem Immunsystem massiv geschadet haben, und ich fühlte mich schuldig, dass meine eigene Krebsdiagnose wiederum meiner Mutter stark zugesetzt haben musste. Nichts was ich sagte, konnte sie davon überzeugen, auf Zucker und hoch glykämische, raffinierte Kohlenhydrate, die den Blutzuckerspiegel rasch ansteigen lassen, zu verzichten oder sie wenigstens zu reduzieren. Und zur Einnahme von Nahrungsergänzungen war sie auch nicht bereit.

Ich glaube jedenfalls, dass es wahrscheinlich ohnehin zu spät war, um sie zu retten. Wie viele Menschen ihrer Generation verehrte sie ihren Arzt. Sie tat blind alles, was er ihr sagte, wie etwa, Kuchen und Kekse zu essen, um sie „aufzupäppeln“ und damit sie „Energie bekommt“. Ich war die Einzige, die ihr sagte, sie solle einmal etwas anderes ausprobieren. Doch ich war nur Physiotherapeutin, während andere Familienmitglieder Ärzte waren. Sie stellten sich nicht offen gegen das, was ich sagte, aber ich hatte das Gefühl, sie dachten, meine Bemühungen seien fehl am Platz und ohne großen Wert.

Es war frustrierend und schmerzlich zu sehen, wie meine Mutter dahinsiechte, doch damals war ihr Körper sowohl durch den Krebs als auch durch die Chemotherapie schon zu sehr geschädigt. Sie wurde langsam immer schwächer, bis sie gar nicht mehr aufstehen konnte und eines Abends Anfang Oktober starb sie schließlich friedlich zu Hause; mein Vater, mein Bruder und ich hielten sie in ihren letzten Augenblicken in unseren Armen.

Und auch wenn alles friedlich verlief, war es verheerend, es mitansehen zu müssen. Ich werde es nie vergessen. Ich hatte mich so hilflos und machtlos gefühlt. Wieder war ich am Boden zerstört. Die moderne Medizin hatte mich im Stich gelassen und meine Mutter auch. Der Tod fühlte sich plötzlich so ganz real an, nicht mehr wie etwas, das nur anderen Menschen widerfuhr. Ich war erst Anfang Dreißig und fühlte mich plötzlich nicht mehr so unbesiegbar wie vor der Zeit als ich zum ersten Mal Krebs bekam.

Ich wusste, dass ich tiefer recherchieren und mich vorbereiten musste, falls der Krebs wiederkam. Aufgrund der teils verwirrenden offiziellen Typisierung und Einstufung von Gebärmutterhalskrebs begann mir erst jetzt klarzuwerden, dass mein „Stadium Ib"-Krebs in Wirklichkeit im Stadium III war, da bereits viele Lymphknoten befallen waren. Ich war nur noch einen Schritt vom Stadium IV, dem Krebs im Endstadium, entfernt.

In den Monaten nach dem Tod meiner Mutter ging mir der Verlust sehr zu Herzen, doch ich wurde auch von Vorstellungen verfolgt, in denen ich mich auf diesem Totenbett sah. Ich malte mir aus, dass nicht sie, sondern ich dort lag, in die Ferne starrte und meine letzten Atemzüge tat.

Das war ein lauter Weckruf. Ich brauchte keine weitere Ermutigung mehr. Der Schock und das Trauma dieser Erfahrung ließen mich mein Leben mit ganz anderen Augen sehen. Es gab noch zu viel, wofür ich leben wollte. Damals wusste ich es nicht, aber ihr Tod rettete mir das Leben. Ihr Ableben wurde zur Grundlage für eine Wende bei meiner eigenen Gesundheit. Ich begann meine Ernährung zu verändern, mehr Sport zu machen, mehr zu recherchieren und der Tatsache mehr Aufmerksamkeit zu schenken, dass mein Körper an Krebs gelitten hatte. Ich hatte mich mit meiner ganzen Energie auf die Unfruchtbarkeit konzentriert, doch jetzt versuchte ich nicht mehr länger, die Krankheit unter den Teppich zu kehren, als ob es sie nie gegeben hätte. Ich wusste, dass meine Gesundheit meine volle Aufmerksamkeit beanspruchte, dass der Krebs eine Lektion war, auf die zu hören ich mich bisher geweigert hatte.

Ich musste allermindestens meinen Blutzuckerspiegel senken, also verbannte ich viele einfache Kohlenhydrate, die beispielsweise in Brot und Zucker enthalten sind, von meinem Speiseplan (obwohl ich in diesem Stadium damit nicht weit genug gegangen bin) und verzichtete auf Milch und Milchprodukte, in denen das Hormon IGF-1 (das das Krebswachstum vorantreibt) vorkommt sowie die meisten Fleischsorten, die es ebenfalls enthalten . Ich aß ohnehin selten rotes Fleisch, doch nun ließ ich Nahrungsmittel weg, die ich als entzündungsfördernd ermittelte, wie etwa Kartoffeln, Tomaten, Rhabarber, Grapefruit und Erdbeeren. Diese sind wohl basisch, aber ich hatte trotzdem das Gefühl, dass sie bei mir zu stark säuernd waren und eine Entzündungsreaktion in meinem Körper zu stimulieren schienen, vor allem die Nachtschattengewächse Kartoffeln und Tomaten. Ich wusste das. Ich hatte gerade eine Knieoperation wegen eines Schi-Unfalls hinter mir, und meine Gelenke ließen es mich am nächsten Tag wissen, wenn ich einen Ernährungsfehler gemacht hatte. Entzündungsherde schienen eine treibende Kraft bei Krebs zu sein, und wenn das, was ich aß, zu einer Entzündung in meinem Knie führte, könnte es vielleicht auch weiteren Krebs anfachen?

Wenn ich meine Ernährung so sorgfältig überwachen wollte, hieß das, dass ich sehr genau darauf achten musste, wie die Nahrung mich beeinflusste, ob ich mich nach dem Essen müde fühlte, ob ich einen Blähbauch oder Gelenkschmerzen hatte. Ich ließ Nahrungsmittel weg, machte Listen von allem, was ich gegessen hatte und versuchte, herauszufinden, welche mir nicht bekamen. Das hatte viel mit Versuch und Irrtum zu tun und dauerte eine ganze Weile, bis ich aussortiert hatte, welche der Nahrungsmittel problematisch waren. Heute gibt es Tests, die IgG-Antikörper aufspüren, womit die Nahrungsmittel, die einem nicht guttun, leicht zu identifizieren sind. Das ist sehr viel einfacher als aufs Geratewohl vorzugehen, was zeitaufwändig und ungenau war. Weizen, Milch und Milchprodukte waren am schlimmsten. Ich ersetzte schwarzen Tee durch grünen und begann, Säfte frisch zu pressen. Ich fuhr meinen Alkoholkonsum zurück und begann, mehr Nahrungsergänzungsmittel zu schlucken. Ich war hundertpro sicher, dass ich darauf vorbereitet sein würde, wenn der

Krebs wiederkam. Ich nahm schon die Glukosamin-Ergänzungen für mein Knie, doch ich erhöhte die Zufuhr von Vitamin C und anderen Vitaminen.

Es stellte sich heraus, dass Glukosaminsulfat eine gute Sache war. Es ist ein großartiges Präbiotikum, ausgezeichnet, um den Darm gesund zu halten; eine Sache, die immer noch weitgehend unbekannt ist und die ich entdecken sollte, war, dass es auch ein Matrix-Metalloproteinasen-Inhibitor ist (mehr darüber gibt es später, jetzt nur so viel, es hilft, das Fortschreiten [von Krebs] zu stoppen). Im Nachhinein begreife ich, dass ich meine Krankheit vielleicht durch die orale Einnahme von Vitamin C und Vitamin E angefacht habe. Ich hatte angenommen, dass ich dadurch eine Metastasierung verhindere, bei der der Krebs eine große Menge kleiner Tochtergeschwülste in einen anderen Bereich des Körpers ausstreut. Was ich noch zu lernen hatte, war, dass man zur **Krebsprävention** ganz andere Nahrungsergänzungen braucht als diejenigen, die man nimmt, wenn man schon Krebs hat.

Die Annahme, dass ich ihn besiegt hatte, erwies sich als vollkommen falsch.

Ende 1998 bekam ich einen hartnäckigen Husten. Ich gehöre nicht zu den Patienten, die bei der kleinsten Kleinigkeit zum Arzt rennen, doch ich machte mir Sorgen. Ich wusste inzwischen genug über meinen Krebs, um zu wissen, dass die Lunge der Ort war, wohin er am ehesten streute. Also fand ich diese neuen Beschwerden natürlich extrem stressig. Ich war in höchster Alarmbereitschaft.

Der Arzt meinte, ich habe eine Infektion der Atemwege, das sei alles, doch eine Antibiotikabehandlung half nicht. Ich versuchte es mit einer weiteren Runde, die auch nichts brachte. Also beschloss ich zu warten, bis das von selbst verging. Tat es aber nicht. Bei jedem Arztbesuch wurde mir wieder eine Antibiotikabehandlung verschrieben und ein weiterer Erreger wurde entdeckt, als ob ich mich wie eine Zwiebel schälte. Eine Infektion überdeckte eine andere.

Zwei Monate später hustete ich immer noch stark. Ich wollte nicht mehr länger akzeptieren, dass es sich wieder nur um eine weitere Infektion handelte. Ich ging erneut zum Arzt und bat darum, dass sofort eine Röntgenaufnahme gemacht wurde. Mein Allgemeinarzt kam dieser Bitte pflichtgemäß nach, und noch am selben Nachmittag ging ich ein

Stück weiter die Straße hinauf in die Röntgenabteilung des Chelsea and Westminster-Hospital, die Röntgen-Anforderung in der Hand und voller Angst, was dabei herauskommen würde.

Ich sagte der Röntgen-Assistentin, dass ich bereits eine Krebsbehandlung gehabt hatte und fürchtete, dass sich Metastasen gebildet haben könnten. Ich bat sie, neben der Vorderansicht auch ein Röntgenbild von der Seite zu machen, da der Hausarzt nur eine Ansicht angefordert hatte. Eine Aufnahme aus einem anderen Winkel hilft einen Verdacht auszuschließen. Etwa eine halbe Stunde später kam sie lächelnd wieder und sagte, die Aufnahme sei angeschaut worden, es sei nichts festgestellt worden, was Anlass zur Sorge gebe, alles sei klar ersichtlich und eine seitliche Aufnahme sei nicht erforderlich.

Puh! Ich sollte wirklich versuchen, mir keine Sorgen mehr zu machen, sagte ich mir. Ich verhielt mich wie ein typischer Krebspatient, ängstlich wegen jeder kleinen Unpässlichkeit und bei jedem Wehwehchen. Aber ich bin schon mal von Tests enttäuscht worden.

Nach weiteren zwei Monaten kam und ging der Husten noch immer. Mein nagender Zweifel wurde stärker. Ich hatte einen Prozess gegen den ersten Gynäkologen und das South London Hospital angestrengt, und mein Vertrauen in die Ärzteschaft war auf einem Allzeit-Tief. Warum hatte meine Lunge plötzlich begonnen, mir diese ganzen Schwierigkeiten zu machen und warum konnten sie mit Antibiotika nicht beseitigt werden? Ich verließ das Behandlungszimmer immer als „Bedenkenträgerin“.

An einem Sonntagnachmittag im August hatte ich dann nach einem Hustenanfall den Geschmack von Blut im Mund. War das wirklich Blut gewesen? Ich sagte Andrew nichts davon, ging aber leise nach oben, um in das Waschbecken im Bad zu husten. Genau vor mir befand sich ganz eindeutig eine große Blutspur. Oh Gott. Konnte das irgendetwas anderes bedeuten? Ich setzte mich auf die Bettkante und versuchte, nicht in Panik zu geraten. Denk nach, Jane! Hatte ich vielleicht etwas gegessen, das zu einer Wunde im Hals geführt hat? Ich hustete wieder und es kam noch mehr Blut. Mist. Mist. Mist.

Ich rief Andrew herauf. Er starrte auf das Blut, blieb aber irgendwie ruhig. Vielleicht verstand er es nicht ganz. Doch selbst als ich erklärte, wie ernst das war, was er da gerade anschaute, blieb sein Gesicht immer noch ausdruckslos. Er wäre ein begnadeter Pokerspieler. Ich fand seinen äußerlichen Mangel an Emotionen oft irritierend, aber in einer Krisenzeit wie dieser war seine logische, ruhige und praktische Herangehensweise unglaublich hilfreich.

Wir saßen da und versuchten herauszufinden, wie wir am besten vorgehen sollten. Wohin sollten wir gehen? Ich konnte dem Chelsea and Westminster-Hospital nicht mehr vertrauen. Ich hatte den Verdacht, dass man dort mein Röntgenbild nicht richtig gedeutet hatte. Wir beschlossen, wieder in die Hammersmith Clinic zu gehen, in der 1994–95 alle meine bisherigen Behandlungen stattgefunden hatten.

Es war eine längere Fahrt und ich hätte alles getan, um zu vermeiden, dass ich dieses Krankenhaus jemals wieder betreten musste. Die Erinnerungen und das ganze Trauma hatten eine tiefsitzende Angst bei mir hinterlassen, und ich verabscheute diesen Ort. Widerstrebend gingen wir zurück in dieses düstere, heruntergekommene Gebäude, das Hammer House of Horror. (Sie spielt auf eine gleichnamige Serie von Grusel- und Horrorfilmen im Fernsehen an, die 1989 als deutsche Erstausstrahlung in Sat. 1 gesendet wurden; Anm. d. Übers.).

In der Notaufnahme an jenem Sonntagabend versuchte das diensthabende Team, mit Scharen von anspruchsvollen und ärgerlichen Patienten zurechtzukommen. Ein älterer Mann, der ganz klar ordentlich über den Durst getrunken hatte, hatte sich versehentlich den Finger abgeschnitten. Er tobte herum, schrie und beschuldigte alle, dass sie zu nichts zu gebrauchen seien, seinen Finger hatte er in einem Beutel mit Eis dabei. Vielleicht waren sie ja zu nichts zu gebrauchen. Schwer zu sagen. Jemand sollte ihn doch besser sofort in ein Behandlungszimmer bringen.

Jedes Mal, wenn ich hustete, hatte ich Blut im Mund. Wie lange würden wir warten müssen? Nach etwa einer Stunde kam ein junger, nervöser Assistenzarzt, der uns in eine Kabine mit einem Vorhang davor (s. weiter unten) führte. Er stellte die üblichen Anamnesefragen, dann versuchte er, aus jeder Vene, die er an meinen Armen und Händen finden konnte, Blut abzunehmen. Er wollte es gerade an meinen Füßen versuchen, als ich vorschlug, jemand anders sollte es doch einmal versuchen. Andrew hatte schon immer Probleme mit Blut und Nadeln gehabt und musste die Kabine verlassen, da er das Gefühl hatte, ohnmächtig werden. „Sei ein Mann!“, stichelte ich durch den Vorhang. Ich fühlte mich wie ein Nadelkissen.

Danach wurde ich zum Röntgen geschickt. Ich redete mir immer noch ein, dass ich mittags etwas Raues gegessen haben musste. Doch es kam immer noch Blut, es hatte nicht aufgehört. Es war schlimmer geworden. Wie mein Unternehmensberater immer sagte: „Es lohnt sich nicht, sich über irgendetwas Sorgen zu machen, es sei denn, Sie werden sterben. Und wenn Sie sterben werden, dann bringt es nichts, sich Sorgen zu machen." Ein Mantra, das im Zusammenhang mit Krankheit irgendwie nicht passte, wo einem die reale Möglichkeit von Schmerzen und Leiden bevorstand, doch ich beschloss, dass er recht hatte. Ich würde ruhig und positiv bleiben, bis wir genau wussten, worum es ging, wenn es überhaupt um etwas ging. Bleib im Hier und Jetzt, Jane. Tiefe, langsame, ruhige Atemzüge.

Ich sorgte dafür, dass Röntgenaufnahmen von vorne und hinten sowie von den Seiten gemacht wurden. Dann setzten Andrew und ich uns hin und warteten. Und warteten. Ein Assistenzarzt kam und holte uns. Er sah ernsthaft besorgt aus. „Ich muss das noch jemanden überprüfen lassen", sagte er. Prima, ich wollte, dass das richtig überprüft wurde. Selbst wenn er zurückkam und sagte, alles sei in Ordnung, würde ich eine Kopie verlangen und mindestens eine weitere Meinung einholen. Ich wollte hundertprozentig sicher sein, dass da nichts war. Ich hatte den Glauben daran verloren, dass ich mich bei allem, was mit Krebs zu tun hatte, nur auf eine Meinung verlassen konnte.

Wir begannen Zeitschriften durchzublättern und versuchten, nicht zu viel daran zu denken. Trotzdem fragten wir uns gelegentlich: „Was wäre, wenn?" Ich machte mich auf alle schlechten Nachrichten gefasst und entschied, was auch immer das Ergebnis war, ich war in Bezug auf Krebs im Stadium IV nun sachkundig genug, dass ich wenigstens versuchen konnte, ihn zu besiegen. Wo ich beginnen musste, nach Informationen zu suchen, hatte ich schon herausgefunden. Ich hatte einen Vorsprung.

Wir warteten und warteten. Ein paar Stunden vergingen. „Okay, das ist normal für eine Ambulanz, in der viel los ist", sagte ich mir. Das war einfach der typische staatliche Gesundheitsdienst, zu viele Patienten, zu wenig Personal. Es war nun bereits etwa 21 Uhr und Andrew wurde hungrig und dadurch gereizt. Ich war zu beunruhigt, um zu essen und ich wollte nicht, dass er wegging und mich alleinließ, falls wir aufgerufen wurden. Wir saßen da und versuchten optimistisch zu bleiben. Aber das Personal an der Rezeption verhielt sich seltsam. Es sah aus, als würden sie leise über uns sprechen. Ich sagte mir, dass ich mir das nur einbildete und versuchte sie zu ignorieren.

Warum brauchten sie so lange? Wo waren sie? Ich wusste die Antwort bereits, aber ich verleugnete sie weiter vor mir selbst.

Schließlich kam ein Arzt und bat uns in einen Nebenraum. Ich hielt Andrews Hand und drückte sie. Wir sahen einander an und gestanden uns im Stillen ein, dass das kein gutes Zeichen war. Wenn die Röntgenbilder in Ordnung gewesen wären, hätte man uns schon längst weggeschickt, uns nicht warten lassen und dann hier hineingeschleppt. Ich atmete tief durch und beschwor jedes Quäntchen Mut, das ich aufbringen konnte.

Drinnen setzte ich mich auf die Kante der Untersuchungsliege und versuchte bestmöglich, mich ganz normal zu verhalten. Der Arzt schloss die Tür und kam direkt damit heraus.

„Es scheint leider so, dass in Ihrer rechten Lunge ein Schatten ist."

Ich wusste es bereits. Er klemmte die Röntgenaufnahme auf den Bildbetrachter und zeigte uns einen unregelmäßigen runden Knoten in meiner rechten Lunge. Ja, da war er, der Krebs. Er war wiedergekommen, und ich wusste, ohne dass er es sagte, dass ich nun im Stadium IV, dem sogenannten Endstadium, beziehungsweise unheilbar krank war. Versuche ruhig zu bleiben, Jane. Ich sah an mir hinunter, meine Hände zitterten unkontrollierbar.

„Wie viele Tumore können Sie sehen?", fragte ich und meine Stimme klang trotz der turbulenten Emotionen in meinem Inneren gefasst. „Nun, wir können nicht ganz sicher sein, dass es ein Tumor ist. Wir brauchen die Ergebnisse der Blutuntersuchung, um sicherzugehen und natürlich eine Biopsie", sagte er.

„Schauen Sie. Ich bin Physiotherapeutin und ich weiß, dass es so gut wie sicher ein Tumor ist. Ich hatte Gebärmutterhalskrebs, die wahrscheinlichste Stelle für einen Sekundärtumor ist die Lunge und nun huste ich Blut und habe einen Schatten genau hier. Bitte seien Sie ehrlich zu mir! Die Chance, dass es etwas anderes ist, ist ziemlich gering. Wie viele Tumore können Sie sehen?"

Der Arzt sah mich ein paar Sekunden lang still an und erkannte, dass der Versuch wenig Sinn hatte, die Informationen zu frisieren, wie es normalerweise gemacht wird oder die Nachricht sanft zu Halbwahrheiten herunterzubrechen und nicht völlig ehrlich mit dem Ernst der Lage umzugehen.

„Nun, ja, es ist aller Wahrscheinlichkeit ein Tumor, doch die gute Nachricht ist, wenn es eine gibt, dass es so aussieht, als wäre es nur einer, auch wenn er größer als ein Golfball ist. Die schlechte Nachricht ist leider, dass Sie im Krankenhaus bleiben müssen. Wir befürchten, dass Sie eventuell notoperiert werden müssen, falls ein großes Gefäß platzt, also haben wir ein Bett auf einer der Stationen für Sie bereitgestellt."

Langsam. Okay, das traf mich wie ein Faustschlag auf die Nase. Sie dachten also, ich könnte kurz davor sein, jeden Augenblick den Löffel abzugeben? Mist. Andrew sah mich an und ich murmelte: „Es ist alles in Ordnung mit mir, keine Sorge. Ich bin sicher, sie sind nur übervorsichtig." Obwohl ich überhaupt keine Ahnung hatte, ob sie es wirklich waren. Es mag seltsam scheinen, dass ich hier war, gerade die Diagnose Krebs im Endstadium bekommen hatte und es wesentlich besser aufnahm als fünf Jahre zuvor. Die Gebärmutter zu verlieren, meine Weiblichkeit und die Familie, nach der ich mich immer mehr als nach allem anderen auf der Welt gesehnt hatte, war weitaus schlimmer gewesen.

Ich würde mich als hochgradig emotional beschreiben. Ich weine bei den rührendsten Werbespots im Fernsehen. Doch jetzt überfiel mich eine seltsame Ruhe. Ich fühlte, wie mich eine Welle von Kraft, ein neuer Sinn und Zweck durchflutete. Der Selbsterhaltungstrieb strömte durch meine Venen. Ich wurde gerade neu geboren.

Ich wusste, was ich zu tun hatte. Ich verstrickte mich nicht in Tränen, eine passive Rolle oder darin, mich nur auf die Ärzteschaft zu verlassen. Ich war zu oft enttäuscht worden. Ich hatte als Physiotherapeutin so sehr an den staatlichen Gesundheitsdienst und an das medizinische System geglaubt und war ganz sicher gewesen, dass man sich um mich kümmern und mich wieder in Ordnung bringen würde. Es war eine schmerzhafte und verletzende Lektion zu entdecken, wie ineffektiv es zuweilen sein konnte.

Schließlich war es eine deprimierende Erkenntnis, dass Krebsbehandlungen nicht annähernd so wirksam waren, wie sie in der tonangebenden Presse dargestellt wurden. Menschen, die etwas ganz Neues wagten, waren selten. Das System war naturgemäß fehlerhaft, es war auf den Nutzen der Pharmaindustrie eingerichtet und weniger darauf, dem Patienten zu nutzen. Patienten wurden laufend im Stich gelassen, weil es keine vorausschauende Behandlung gab. Prävention schien nicht zu existieren. Es ging eher darum zu warten, bis der Krebs wiederkam, bis das Fallbeil niederging, bevor sie bequemten, einem ihr neuestes Sortiment an toxischen Chemikalien zu verabreichen.

Der Arzt fragte mich, wie hoch meine letzten Plattenepithelkarzinom-Marker gewesen waren. „Meine was?“ Er sagte, man hätte bei mir die Blutmarker bestimmen können, die eventuell eine Entwicklung hätten anzeigen können, doch das war mir nie angeboten worden, überhaupt nie. Warum? Das war so einfach und nicht invasiv. Warum hatte mir das niemals jemand vorgeschlagen? Wo war der vorausschauende Anteil in der ganzen sogenannten Fürsorge?

Als der Arzt uns alleinließ, damit wir überlegen konnten, was wir tun wollten, umarmte ich Andrew und wir lagen einander einfach ein paar Minuten still in den Armen. Ich hatte keine Kleidung und keine Zahnbürste für einen Aufenthalt über Nacht dabei.

„Komm, du solltest besser nach Hause fahren und meine Sachen holen“, sagte ich.

„Ich möchte dich nicht hierlassen“, sagte er. „Ich kann heute Nacht nicht heimfahren, und du bist hier ganz allein nach allem, was er dir gesagt hat. Das ist nicht richtig. Ich möchte bei dir bleiben.“

„Schau, es geht mir wirklich nicht so schlecht. Ich bin sicher, sie sind einfach lächerlich vorsichtig wegen des ganzen Dings mit dem platzenden Blutgefäß“, sagte ich und versuchte, beruhigend zu klingen. „Wir können das durchstehen. Lass es uns Schritt für Schritt machen.“

Ich war ganz überrascht, dass ich sogar sprechen konnte, ohne dass ich panisch klang. Es war eine innere Kraft entstanden, von der ich überhaupt nicht wusste, dass es sie gab. Ich hatte mich nie stärker gefühlt. Ich fühlte mich, als würde ich wie Phoenix aus der Asche steigen. Ich konnte das schaffen. Ich war ganz sicher. Ich wurde gerade mit der größten Herausforderung meines Lebens konfrontiert und ich würde sie hundertprozentig annehmen, mit Mut. Es war an der Zeit, „mich zusammenzureißen“, wie ich vorher zu Andrew gesagt hatte.

Mit dieser endgültigen Diagnose rückte plötzlich alles andere in den Blick. Trotz all des Kummers, der mich vorher übermannt hatte, erkannte ich, dass ich kein Quäntchen Energie mehr an diese zerstörerische Emotion verschwenden konnte. Ich musste alles in Richtung Überleben lenken. Sterben war keine Option. Es mochte naheliegend scheinen, das zu sagen, doch ich kenne viele Patienten, die ihr Schicksal annehmen und ihm wenig Widerstand entgegensetzen. Es fast achselzuckend annehmen. „Nun, ich hatte ein gutes Leben“, sagen sie und räumen ein, dass es vorüber ist, ohne dass sie auch nur in Betracht ziehen, dagegen anzukämpfen. Dass das Pech irgendwie seine Karte ausgespielt hatte und dagegen nur wenig auszurichten sei.

Nein, bei mir war noch zu viel Leben übrig. Ich war erst 35 Jahre alt und entschlossen, alles zu recherchieren, was mir möglich war. Es hieß, es gebe keine Heilung, doch ich war sicher, die Lösung musste irgendwo da draußen sein, vielleicht in alten Papieren oder in einer übersehenen Studie vergraben. Ich würde sie irgendwie finden.

Ich weigerte mich, mich als verwundete Soldatin zu sehen, die ihrem letztendlichen Abgang entgegen humpelte. Ich war eine Kämpferin und zurück an der vordersten Front. Auch wenn ich viele tiefe körperliche, seelische und emotionale Narben hatte, es waren nicht genug, um mich davon abzuhalten, dass ich mich aufraffte und wieder ins Getümmel zurückging.

War ich bereit? Versuch’s doch mal.

Kapitel 4

Kooperation statt Diktatur

Es bedurfte einer Menge Überzeugungsarbeit, um Andrew dazu zu bringen, dass er mich in jener Nacht im Krankenhaus ließ. Ehrlich gesagt, ich hätte mich fast geweigert zu bleiben. Die Wärme und Annehmlichkeit des eigenen Bettes, die Normalität, zu Hause zu sein, die Beruhigung, am nächsten Morgen neben ihm aufzuwachen, das war das einzige, was ich im Augenblick wollte. Doch die Situation war offensichtlich lebensbedrohlich.

Also fuhr Andrew widerstrebend nach Hause, packte ein paar Sachen für mich zusammen und eilte zur Klinik zurück, wo er mich auf der Station antraf.

Die offizielle Besuchszeit war längst vorüber, doch das Personal zeigte Mitgefühl, und er durfte noch eine Stunde bleiben. Ich hatte einen Nebenraum für mich allein, was mir sehr guttat. Das letzte, was ich wollte, war der Trubel einer Krankenstation. Ich brauchte Abstand, um nachzudenken. Ich hustete immer noch Blut und das erinnerte mich unangenehm daran, was in meinem Körper vor sich ging. Ansonsten ging es mir körperlich gar nicht so schlecht.

Aber natürlich hatte ich schreckliche Angst. Was wäre, wenn sie recht hatten, und mitten in der Nacht platzte ein großes Gefäß, und ich musste notoperiert werden?

Andrew hatte ebenfalls Angst, doch er beschloss, über andere Dinge nachzudenken, über Praktisches, wie wir uns organisieren konnten, um mit dieser ungeheuren Veränderung unserer Situation umzugehen.

Unsere Hochzeit war in drei Monaten geplant. Die Kirche, der Empfang, alles war gebucht und die Einladungen waren verschickt. Ich begriff bestürzt, es bestand das Risiko, dass ich wieder einmal eine Chemotherapie bekam. Mir würde es nicht nur schlecht gehen, ich hätte auch keine Haare mehr, was – machen wir uns nichts vor – eine Braut nicht besonders gut aussehen lässt. Es würde nicht die Hochzeit sein, die ich mir immer erträumt hatte, bei der ich großartig, gesund und strahlend aussah. Dieser verdammte Krebs. Er hatte meine Chance auf eine Familie ruiniert und jetzt ruinierte er auch noch meine Hochzeit.

Wir würden sie verschieben müssen. Wir würden warten, bis wir wussten, wie weit sich der Krebs genau ausgebreitet hatte, bevor wir irgendjemanden informierten, außer meine Schwester Suzy, die Ärztin war. Ich würde mit ihr sprechen. Sie hatte mir unglaublich über die erste Zeit hinweggeholfen, aber ich hatte mich zu sehr auf sie verlassen und selbst nicht genug recherchiert. Sie wusste wenig über alternative Behandlungsmethoden, und ich wusste, dass die Schulmedizin diesmal nicht ausreichen würde, um mich zu retten.

In jener Nacht kam um 23 Uhr die Stationsschwester und sagte, es tue ihr sehr leid, aber sie könne Andrew nicht gestatten, länger zu bleiben. Wir umarmten uns lange. Es war so schwer loszulassen. „Ich verspreche dir, es wird mir nichts passieren. Ich habe ein Telefon. Ich werde dich gleich morgen früh anrufen." Er ging nicht gern, blieb an der Tür stehen. Nachdem die Ärzte ihm Angst gemacht hatten, dass mein Tod unmittelbar bevorstand, war er nicht sicher, ob dies das letzte Mal sein würde, dass er mich sah.

„Na komm, fahr nach Hause! Mir wird absolut nichts passieren!" Er wandte sich langsam zum Gang und warf mir eine letzte Kusshand zu. Ich war allein mit meinen Gedanken.

Sobald Andrew zu Hause war, ging er sofort ins Internet und sah sich die Statistiken und meine Überlebenschancen an. Niemand konnte sich 1999 durch Anklicken eines Buttons auf einem Handy Informationen besorgen. Für mich, die ich in jener Nacht auf der Station feststeckte, war das wahrscheinlich gut, doch für Andrew war es anders. Ich glaube nicht, dass er in dieser Nacht ein Auge zugemacht hat.

Allein in meinem Krankenzimmer, acht Kilometer von zu Hause entfernt und ohne deprimierende Statistiken verarbeiten zu müssen, begann ich mich ein wenig optimistischer zu fühlen. Ich entschied, dass ich die Röntgenaufnahme sehen wollte, die Monate zuvor im Chelsea and Westminster Hospital gemacht worden waren. Ich musste wissen, ob damals schon Krebs vorlag, da ich den starken Verdacht hatte, dass er übersehen worden war. Danach konnten wir herausfinden, in welcher Zeit sich die Größe des Tumors verdoppelte, also wie schnell er wuchs. Ich hatte mir schon ein wenig Wissen über Krebs angeeignet, als ich mich um meine Mutter kümmerte, aber bei weitem nicht genug. Warum hatte ich nichts über die Bluttests gewusst?

Erstaunlicherweise schlief ich gut. Als die Ärzte gleich am Morgen in mein Zimmer drängten, lächelte ich und war gutgelaunt. Ganz ehrlich, das waren bestimmt zehn, und es kam mir so vor, als seien sie krankhaft fasziniert davon, diese 35-Jährige mit Krebs im Stadium IV zu sehen. Ich fühlte mich wie ein Ausstellungsstück, das einen Preis bekommen hat.

Ich denke, sie waren mehr als nur ein bisschen überrascht von meiner optimistischen Einstellung. Vielleicht dachten sie, ich habe den Ernst der Lage nicht ganz begriffen. Nun, ich lebte immer noch, oder? Ich war in der Nacht nicht verblutet. Das war schon mal ein guter Anfang.

Sie sahen sich das Röntgenbild genau an und entschieden, die großen Blutgefäße seien genügend weit vom Tumor weg, um eine unmittelbare Bedrohung für mein Leben darzustellen. Also konnte ich nach Hause, vorausgesetzt ich kam im Laufe des Tages noch einmal für weitere Tests. Hurra! Ich beeilte mich, so schnell wie möglich aus dem Hammer House of Horror herauszukommen. Ich rief Andrew an, der mich sofort mit dem Auto abholte.

Die Erleichterung wieder zu Hause zu sein, war überwältigend. Nachdem ich meine wunderschönen Katzen geknuddelt hatte, ließ ich meinen Tränen zum ersten Mal freien Lauf. Ich schluchzte von ganz tief unten und vergrub meinen Kopf in Andrews Armen. Aber während ich weinte, wusste ich, dass ich mich an die Arbeit machen musste. Ich hatte keine Zeit für Selbstmitleid. Ich musste die Sache unter Kontrolle haben. Ich wollte auch wissen, wie die Statistiken aussahen. Andrew riet mir, nicht nachzuschauen, doch ich musste es wissen. Was ich sah, traf mich bis ins Mark.

Alles, was die Ärzte von diesem Moment ab mit mir machten, konnte meine Überlebenschancen beeinträchtigen, und es waren schon zu viele Fehler gemacht worden. Diesmal würde ich bei der Auswahl meiner Behandlungsmethoden ein gewaltiges Wort mitreden, ob es meinen Ärzten passte oder nicht!

Beim ersten Mal war ich durch meine Diagnose zu sehr traumatisiert und entmutigt worden, sodass ich nicht anders konnte, als den Vorschlägen einfach zuzustimmen und mich widerstandslos und gehorsam auf den ersten Weg einzulassen, der mir angeboten wurde. Ich war zu passiv und zu verzweifelt gewesen, aber ich wollte ja den Krebs unbedingt loswerden.

Diesmal würde es anders werden. Es war mein Körper, den sie behandelten. Ich würde bestimmen, wo es langging, und die Ärzte würden eine wichtige, aber nicht die führende Rolle spielen. Das war mein Teil, danke.

Viele Ärzte fühlen sich von einem Patienten etwas vor den Kopf gestoßen, der mit einer langen Liste von Fragen „bewaffnet" ist, vor allem über alternative Behandlungsmethoden. Und wenn Sie es wagen sollten, die Ernährung zu erwähnen, dann rechnen Sie mit einer schnellen und verächtlichen Ablehnung (denken Sie nicht einmal daran, das Thema ernährungsbedingte Ketose anzusprechen – das klingt einer Ketoazidose zu ähnlich – Ihr Arzt wird Ihnen sofort sagen, dass Sie die vermeiden sollen!). Onkologen spielen im Großen und Ganzen in einer ganz eigenen Liga, manche von ihnen überzeugt davon, dass sie mit einem Konzept von „so oder gar nicht" wissen, was für Sie am besten ist. Doch trotz dieser durch viele Jahre der Ausbildung verinnerlichten meist dogmatischen Haltung, wusste ich, dass es unter ihnen hervorragende Leute gab, die bereit waren, ihren Patienten zuzuhören und ihre Wünsche zu respektieren.

Gute Onkologen räumen sogar ein, dass sie von Patienten am meisten lernen können. Mir sind zu viele arrogante begegnet, die es zu genießen scheinen, die Menschen in ihrer Obhut herabzusetzen. Das fördert das Vertrauen des normalen Patienten nicht, dem angesichts des überlegenen medizinischen Wissens des Arztes das Gefühl von Unwissenheit und Dummheit vermittelt wird. Das dient lediglich dazu, das Ego des Onkologen zu streicheln.

Haltungen ändern sich langsam, doch selbst heute kenne ich noch einen Arzt, auf dessen Kaffeebecher steht: „Sie verwechseln Ihre kurze Internetrecherche mit meinem langen, sechs Jahre dauernden Medizinstudium.“ Den platziert er strategisch günstig auf seinem Schreibtisch, bevor er den unheilbaren Hypochonder empfängt. Die sozialen Medien und das Internet haben dazu geführt, dass viele Patienten nun zum Experten für ihre eigene Krankheit geworden sind.

Zweifellos gibt es sehr fähige und kompetente Ärzte, die die Krankheiten ihrer Patienten verstehen. Sie sind sich der Wechselwirkungen von Arzneimitteln bewusst und sie wissen, wie der Krebs verläuft, kennen die Statistiken und die schulmedizinischen Optionen. Sie sind dazu da, um Sie durch das medizinische Minenfeld mit seiner verwirrenden Terminologie und den verborgenen Fallstricken zu führen. Ich habe großen Respekt vor ihrem Wissen. Trotzdem schien es mir, als habe mein Onkologe das große Ganze aus dem Blick verloren.

Ich musste selbst Expertin werden. Ich würde alle medizinischen Begriffe lernen müssen, wenn ich die Forschungsarbeiten verstehen und auf Augenhöhe behandelt werden wollte und die Ärzte mir zuhören sollten, anstatt mich wie eine Patientin zu behandeln, die einen Knoten hatte, der dazu gebracht werden sollte zu schrumpfen. Und ich würde schnell lernen müssen. Die Zeit – die Ärzte erinnerten mich daran – war mir nicht wohlgesonnen. Aber ich verfügte bereits über ein großes medizinisches Wissen – das kam mir zugute. Und ich hatte bei der Recherche für meine Mutter viel über Krebs gelernt. Begriffe wie „Angiogenese“ (Bildung neuer Gefäße) und „Apoptose“ (programmierter Zelltod) waren mir schon geläufig.

Ich habe der schulmedizinischen Behandlung nie völlig den Rücken gekehrt, aber es musste andere Optionen als Operation und Chemotherapie geben. Es schien, als sei der medizinische Fortschritt jahrzehntelang nur wenig vorangekommen. Um zu überleben, musste ich die Behandlung weiter treiben, über das hinaus, was jemals jemand vorher gemacht hatte, ich musste Behandlungsoptionen hinzufügen, nicht nur, um die genetischen Mutationen anzugehen, sondern auch die metabolischen Probleme, die damit einhergingen – ein Gebiet, das die Schulmedizin trotz der Forschung von Otto Warburg, die bereits im Jahr 1924 in diese Richtung wies, zu ignorieren schien.

Um meinen Feind zu besiegen, musste ich ihn kennen. Ich musste jede kleinste Nuance an ihm entdecken, seinen kleinsten Schwachpunkt, seine Achillesferse ausnutzen und alle zusammen treffen. Ich würde ihn von jeder nur möglichen Seite angreifen, ob mit konventionellen Arzneimitteln, Nahrungsergänzungen oder alternativen Therapien. Es musste doch mehr geben als Operation und Chemo.

Als Physiotherapeutin war ich in wissenschaftlicher und evidenzbasierter Medizin ausgebildet worden. Ich wusste, dass andernorts Tests mit Medikamentenkombinationen liefen, wie beispielsweise für HIV-Infektionen. Mehrere unterschiedliche Arzneimittel mit unterschiedlichen Wirkungen wurden zusammen benutzt, eine Kombination, die manchmal als Medikamenten-Cocktail bezeichnet wurde. Krebs verlief tatsächlich über viele komplexe anormale Bahnen und Zellsignale, also, wo waren die Kombinationen, die dazu passten? Es gab sie nicht.

Als ich am folgenden Abend mit meiner Schwester sprach, versuchte diese, optimistisch zu bleiben, obwohl sie ganz eindeutig bestürzt war. „Oh nein. Du hast ein anderes kleines Problem", sagte sie und benutzte Mamas Ausdruck für ihren Krebs. Ein kleines Problem. Nahm sie eine ablehnende Haltung ein? Nein, sie versuchte, die emotionale Wirkung zu minimieren. „Ja, lass uns so darüber denken, ein lästiges kleines Problem, ein ungehorsames Kind, das eine Auszeit braucht. Nicht ein unbesiegbarer Feind."

Ich begann meinen Plan aufzustellen. Ich zeichnete eine Karte, wie ich angreifen würde. In die Mitte setzte ich einen kleinen gezackten Kreis, das „kleine Problem", und darum herum zeichnete ich Pfeile, die es aus jeder Richtung beschossen. Von Norden her schwirrte der Chirurgie-Pfeil heran. Von Süden aus griff die Chemo an. Aber diese beiden Pfeile waren nicht genug. Ich wusste, der Kreis in der Mitte musste auch von Pfeilen vom Osten, vom Westen her und von überall dazwischen getroffen werden. Ich stellte mir das sogar in 3D vor.

Eines wusste ich ganz sicher, nämlich, dass ich meine Ernährung noch drastischer ändern musste. Der Krebs wollte Glukose haben. Mengen davon. Wenn ich hier reduzieren konnte, würde das zumindest seinen Widerstand schwächen. Das ergab doch sicher einen logischen Sinn? Ich ignorierte die Ärzte, die mir erzählten, die Ernährung würde nichts bewirken. Wie könnte sie nicht?

Während der ersten drei Tage, nachdem ich begonnen hatte, Blut zu husten, wurden CTs und Ultraschalluntersuchungen gemacht und ich wurde von verschiedenen Mitarbeitern des Krankenhauses von einer

Untersuchung zur nächsten gebracht. Am Mittwoch in jener Woche war das Stadium klassifiziert worden. Die Suche nach anderen Tumoren war vorüber. Zu meiner enormen Erleichterung gab es keine weiteren, doch meine Diagnose lautete immer noch Stadium IV. Die Erkenntnis, dass ich nur ein „kleines Problem" hatte, machte es ein bisschen leichter, die Diagnose zu akzeptieren. Ich war überzeugt gewesen, dass der Krebs, hätte er schon die ganze Zeit in meinem Inneren gelauert, anderweitig hätte streuen müssen.

Hatte ich Glück gehabt oder hatte meine Nahrungsumstellung seit dem Tod meiner Mutter schon dazu beigetragen, ihn zu verlangsamen? In diesem Stadium war die Krankheit normalerweise ungezügelt und aggressiv. Ich wusste, was auch immer ich getan hatte, es musste sich ausgewirkt haben. Das war inmitten all dieser Trübsal merkwürdigerweise beruhigend. Ich war sicher, dass die geringe Zuckerzufuhr und die Nahrungsergänzungen, die ich genommen hatte, helfen müssen. Die Ernährung bewirkt nichts? Unsinn, ich hatte mir bereits selbst bewiesen, dass sie etwas bewirkte.

Der Onkologe wollte auch eine Biopsie von meinem Tumor machen. Das würde ich auf gar keinen Fall zulassen! Wofür denn, zum Kuckuck? Nur, um zu beweisen, dass es ein Tumor war? Das war eine Maßnahme um ihrer selbst willen. Es war höchst unwahrscheinlich, dass es sich um etwas anderes handelte und es würde an meinem Therapieplan nicht das Geringste ändern. Sie würden ihn trotzdem operieren.

Wenn es nach mir ging, konnten sie warten und die histologische, die feingewebliche Untersuchung machen, nachdem er ordnungsgemäß herausgeschnitten war. Ich wollte nicht riskieren, dass die Kapsel, von der der Krebs umgeben war, verletzt und so die Wahrscheinlichkeit erhöht wurde, dass er irgendwohin streute. Das war doch sicher vernünftig? Meiner Meinung nach waren Biopsien eine todsichere Möglichkeit, sich in den Versuch des Körpers einzumischen, der den Schaden begrenzen wollte.

Tumore haben eine Art bindegewebige Kapsel. Ein Tumor von der Größe einer Bleistiftspitze kann Milliarden von Krebszellen enthalten, und Chirurgen setzen alles daran, diese Kapsel bei der Operation nicht zu beschädigen, insbesondere bei einer Lungenoperation. Es war mir inzwischen bewusst, dass die postoperative Metastasierung ein weitverbreitetes Phänomen war, etwas, das Chirurgen dem Patienten gegenüber nie erwähnen oder einzuräumen scheinen. Was hatte es für einen Zweck, mit einer Biopsiezange dranzugehen und damit das Scheunentor weit zu öffnen? Das schien völlig absurd. Ich wollte nicht, dass noch mehr Tumorzellen in meinem Körper umherschwirrten und sich ein anderes gemütliches Plätzchen suchten, wo sie sich niederlassen konnten.

Diese unterschiedliche Meinung führte zu einer gut dreißigminütigen hitzigen „Diskussion" mit dem Arzt. Ich sagte ihm unmissverständlich, dass er das sein lassen sollte. Schließlich kamen wir zu einem Kompromiss. Ich gestattete ihm, über eine Bronchoskopie eine Sputumprobe aus dem benachbarten Gewebe zu entnehmen, aber auf gar keinen Fall in den Tumor einzudringen. (Unter Sputum versteht man die ausgehustete Absonderung der Atemwegsschleimhaut; Anm. d. Übers.) Er hatte es kapiert. Ich begann mich zu fühlen, als habe ich eventuell ein wenig Kontrolle, als könne ich vielleicht in diesem medizinischen Karussell eine Stimme haben, aber lieber Himmel, das würde nicht einfach werden.

Ich war mit dem Onkologen in der Hammersmith Clinic, dem ich zugeteilt war, nicht einer Meinung. Ich kann mich nicht einmal mehr an seinen Namen erinnern, da ich nur zweimal mit ihm zu tun hatte. Er war schroff, abweisend und voller Verachtung für meinen Standpunkt gewesen. Da er in seiner unbeugsamen Haltung feststeckte, konnte er viele meiner Fragen nicht beantworten und schien mir übelzunehmen, dass ich sie überhaupt stellte. Es dauerte nicht lange, bis ich ihn aus meinem Team kegelte.

Ich wollte die Professorin ausfindig machen, die mich das erste Mal behandelt hatte. Sie war von London nach Guildford gezogen, eine Stunde entfernt, aber ich wusste, die Fahrt zu ihr würde sich lohnen. Ich würde den längeren Weg auf mich nehmen für jemanden, der mich kannte und mein schwieriges und seltsames Verhalten eher tolerierte. Sie hörte mir zu und respektierte mich. Ich brauchte jemanden, der mit mir zusammenarbeitete, keinen Diktator.

Es war für mich eine Entdeckung gewesen, dass bei jeder meiner im Laufe der letzten fünf Jahre zwischen der Primär- und der Sekundärdiagnose routinemäßig vorgenommenen Untersuchungen ein einfacher Bluttest hätte gemacht werden können, mit dem Veränderungen entdeckt worden wären. Ich war verzweifelt, dass mich das System auf so vielen Ebenen enttäuscht hatte. Nun wies der Test einen hohen Plattenepithelkarzinom-Antigenwert auf – er lag um 190. Normal waren weniger als 150. Je höher der Messwert, desto höher die Aktivität. Ein Wert von 190 war zwar schlecht, aber nicht katastrophal. Ich hatte das sichere Gefühl, dass er durch meine Ernährung und die gesündere Lebensweise niedriger war, als er hätte sein können. Musste man dem Krebs entziehen, was er brauchte, um zu wachsen – ihn sozusagen aushungern?

Ich setzte mich mit dem Chelsea and Westminster Hospital in Verbindung und kam an die Röntgenaufnahme heran, die man dort von meiner Lunge gemacht hatte. Als ich sie meiner Onkologin zeigte, konnte sie ganz klar einen Tumor darauf erkennen. Das konnte ich nicht einfach so hinnehmen, also schrieb ich an die Klinikleitung. Überraschenderweise bekam ich einen zerknirschten Entschuldigungsbrief, aber immerhin hatte sie ihre Schuld eingestanden.

Dass ich nun im Besitz des Röntgenbildes war, sollte nicht heißen „ich habe es Ihnen doch gesagt", obwohl die Versuchung sehr groß war. Ich wollte den Ärzten einfach zeigen, wie sehr er im Laufe der Zeit gewachsen war. Da war wirklich ein Tumor an derselben Stelle, ein wenig kleiner, aber es gab ihn. Sobald ich wusste, wo er war, war er leicht zu erkennen. Er hätte jedem ordentlichen Radiologen auffallen müssen. Und er war seit dem letzten Röntgenbild nicht schnell gewachsen, nicht so schnell wie ich befürchtete, was auch bedeutete, dass ich etwas richtig machte.

Obwohl ich ihn schon mehrere Monate in mir hatte, war ich nicht in großer Panik. Vielleicht konnte ich ihn ja mit einer noch radikaleren Ernährungsweise und Nahrungsergänzungen unter Kontrolle halten? Das hatte große Vorteile für mich. Ich entschied, ich würde mich nicht zu einer Behandlung oder Operation drängen lassen. Ich musste weiter recherchieren und mir Zeit nehmen, bevor ich die Ärzteschaft wieder auf meinen Körper losließ. Ich fasste den Entschluss, mit der Operation ein paar Wochen zu warten, um eine Bestandsaufnahme zu machen und mich auf den bevorstehenden Kampf vorzubereiten.

Meine anderen Geschwister waren verständlicherweise schockiert, als wir ihnen die schlechten Nachrichten überbrachten. Ich habe zwei jüngere Brüder sowie eine ältere Schwester. Die Krankheit unserer

Mutter hatte uns alle ziemlich eng zusammenrücken lassen. Meine neue Diagnose, die so bald nach der Beerdigung unserer Mutter kam, war für sie alle ein Schlag. Würden sie diesen Schmerz und den großen Kummer noch einmal erleiden müssen?

Obwohl wir im Kampf gegen Krebs vereint waren, wurde mein Weg zur Gesundheit dadurch komplizierter, dass wir Ärzte in der Familie hatten und unsere Ansichten unterschiedlich waren. Sie waren den Vorschlägen gegenüber skeptisch gewesen, die ich meiner Mutter gemacht hatte, also beschloss ich, meine „alternativen" Pläne nicht mit ihnen zu besprechen, für den Fall, dass sie sie mir ausredeten oder mich in irgendeiner Weise beeinflussten. Ich wollte für meine Entscheidungen ganz allein verantwortlich sein, wenn ich mich entschloss einen anderen Weg zu gehen. Ich stand ihren Ideen und Verschlägen offen und aufgeschlossen gegenüber, aber ich wollte meinen eigenen Kurs steuern. Sie fassten den weisen Entschluss, mich mein eigenes Ding machen zu lassen, ohne ein Urteil abzugeben.

Suzie, so erfuhr ich später, hatte die Familie insgeheim davon in Kenntnis gesetzt, dass sie glaube, ich werde kein Jahr überleben. Ich bin so froh, dass ich davon nichts wusste. Es wäre schlimmer gewesen, wenn man es mir gesagt hätte. Zum Glück hatte mir das nie jemand unverblümt gesagt, obwohl ich so viel im Internet über Überlebenszeiten gelesen hatte. Zwölf Wochen waren es durchschnittlich. Vorhersagen wie diese können selbsterfüllend sein, insbesondere von jemandem aus der Ärzteschaft. Dieser verdammte weiße Kittel hat einfach zu viel Macht.

Ich habe mich oft gefragt, ob die Ärzte den Patienten sagen sollten, wie lange jemand, dessen Krankheit sich in einem bestimmten Stadium (Staging) und Grad (Grading) befand, im Durchschnitt noch zu leben habe. Einerseits ist das zutiefst deprimierend. Doch jeder Patient ist anders. Manche spinnen sich in einen schützenden Kokon ein, aus dem sie nie mehr herauskommen. Andererseits ist es wichtig zu wissen, wie tief man im Sumpf steckt, damit man in entsprechender Weise in Aktion treten kann.

Nachdem ich mich nun schon mit einigen Kenntnissen „bewaffnet" hatte, war ich robust genug zu erfahren, wie die Statistik für mich aussah. Niemand würde so hart dagegen ankämpfen wie ich. Ich würde diesem Todesurteil die Stirn bieten. Ich konnte erkennen, dass der

Krebs, je weiter er fortschritt, immer schwerer zu behandeln war und immer schlechter auf konventionelle Therapien ansprach. Im Stadium IV betrachten die Onkologen die Krankheit als unaufhaltbar. Sie sind weiterhin der Überzeugung, dass der Kampf vergebens sei, dass Behandlungen schließlich fehlschlagen werden, dass wir lediglich „das Unausweichliche hinausschieben".

Ich musste etwas Drastisches versuchen. Mit nur einem Eimer Wasser ist wütendes Feuer nicht zu löschen. Es war eine drängende Situation, die eine sofortige Reaktion erforderte. Stadium IV bedeutet in den meisten Fällen, dass man noch höchstens ein Jahr zu leben hat, wenn man sich an schulmedizinische Definitionen hält. Stadium III bedeutet, dass man im Allgemeinen noch mindestens ein Jahr lebt, mit der Möglichkeit, den Krebs ganz zu überwinden, wenn man Glück hat. Je größer er ist, je aggressiver er ist und je weiter er sich ausgebreitet hat, bedeutet, dass die Reaktion proportional dazu größer sein muss. Und, so mutmaßte ich, von mehreren Seiten aus angegriffen werden muss. Entsprach das nicht dem gesunden Menschenverstand? Warum nur blieben Onkologen beharrlich bei ihrem monotherapeutischen Ansatz, nur die genetische und nicht die metabolische Seite anzugreifen?

Es war klar, dass ich jede Menge Arbeit hatte. Monotherapie bedeutete, jeden einzelnen Krebspatienten so zu behandeln, als wäre er ein Versuchskaninchen im Rahmen eines tollen großen Experiments. Alle glauben an Studien, weil man sie uns als „dem Allgemeinwohl" dienend verkauft. Aber eine so komplexe Krankheit erfordert eine ebenso komplexe Lösung. Eine Kombination von Stoffwechsel **und** Genetik. Der metabolische Ansatz wurde nicht einmal anerkannt, so, als habe er überhaupt keine Bedeutung. Und wie war es mit der Wahlmöglichkeit des Patienten? Ein Patient im Stadium IV gilt als „terminal" oder als „im Endstadium" befindlich. Durften wir bei den Entscheidungen über unsere Behandlung überhaupt nicht mitreden? Bei der Art unseres Todes? Waren wir nur Schachfiguren in einem System, das der Pharmaindustrie diente?

Ich würde mich in meinen Entscheidungen nicht von der Angst leiten lassen.

KAPITEL 5

Der Sherlock Holmes der Krebserkrankungen

Und so nahm mein Bestreben, Antworten zu finden, seinen Anfang.

Ich begrenzte meine Suche nicht auf alternative Behandlungen, wie das viele Patienten tun. Ich konnte der Schulmedizin nicht ganz den Rücken kehren. Tatsächlich schienen viele hilfreiche Gebiete der konventionellen Onkologie völlig außer Acht gelassen zu werden. Ich wurde zur „PubMed“-Entdeckerin und durchforstete unzählige dort veröffentlichte medizinische Artikel. (PubMed ist eine riesige englischsprachige textbasierte Meta-Datenbank, die Referenzen auf medizinische Artikel des gesamten Bereichs der Biomedizin der nationalen medizinischen Bibliothek der Vereinigten Staaten enthält; Anm. d. Übers.) Ich wurde also sozusagen zu einem weiblichen „Sherlock Holmes“ für Krebserkrankungen, der Anhaltspunkte zusammenstückelte und versuchte, sich auf das verwirrende und komplexe Bild einen Reim zu machen.

Die Forschung hatte sich hauptsächlich auf die Genaktivität bei Krebs konzentriert. Doch was war mit dem restlichen Tumor, etwa den Wachstumsfaktoren, die er zu seiner Energieversorgung nutzte? Diese Wachstumsfaktoren wie IGF-1 und der vaskuläre endotheliale Wachstumsfaktor (VEGF, für engl. Vascular Endothelial Growth Factor; die Abkürzung ist auch im Deutschen gebräuchlich; Anm. d. Übers.) standen ganz eindeutig in direktem Zusammenhang mit Entzündungsprozessen und Stoffwechselveränderungen, die durch die Zufuhr von Zucker, Fleisch, Milch und Milchprodukten nur noch verschlimmert wurden. Da die Krebsforscher, wie mir schien, den Schwerpunkt auf die genetischen Veränderungen legten, wurde ihnen der Blick für das Gesamtbild versperrt und das führte dazu, dass sie den allgemeinen Gesundheitszustand ihrer Patienten ignorierten. Krebs ist eine systemische Erkrankung; es sind Marker im Blut nachweisbar, er beeinflusst also den ganzen Körper. Es handelt sich nicht nur um „einen Knoten“, der herausgeschnitten werden muss. Patienten sprechen oft davon, dass sie „gesund“ waren, bevor sie Krebs bekamen, doch das stimmt fast nie, wenn man ein wenig tiefer schürft. Es gab immer frühere Infektionen oder Darmprobleme oder beides. In der medizinischen Literatur fand ich Verweise auf Cyclooxygenase- oder COX-Hemmer, die bei Krebs hilfreich sind. (Es handelt sich um eine Substanzgruppe, die körpereigene Enzyme, die Cyclogenasen, hemmt und auch als nichtsteroidale Antirheumatika, kurz NSAR, bezeichnet wird; Anm. d. Übers.). Ich hatte keine Ahnung, was zum Kuckuck das war, als ich zum ersten Mal darauf stieß, aber ich würde das todsicher herausfinden.

Bei COX (Cyclooxygenase) handelt es sich um ein Enzym, das in engem Zusammenhang mit Entzündungen steht. COX scheint an der Stimulierung zur Bildung neuer Blutgefäße um den Krebs herum beteiligt zu sein und den VEGF anzuregen. Diese neuen Blutgefäße führen dem Krebs Nährstoffe zu, damit er weiterwachsen kann und seine zunehmende Biomasse mit Energie versorgt wird. Da mein Knie unangenehm und oft geschwollen war, fragte ich mich, ob ich geringgradige Entzündungsherde im ganzen Körper hatte. Vielleicht dauerte es deshalb so lange, bis es besser wurde. Ich zweifelte kaum daran, dass meine Krankheit einen entzündlichen Anteil hatte und mein Bauchgefühl sagte mir, dass ich diesen eindämmen musste.

Würde ein einfacher Entzündungshemmer dieses Enzym, COX, stoppen? Aspirin war tatsächlich ein COX-2- und ein VEGF-Hemmer. Das schien mir eine gute Idee zu sein – ich brauchte nur in die Apotheke zu gehen, wo ich es rezeptfrei bekam. Aber warum haben meine Ärzte es nicht schon erwähnt oder eingesetzt?

„Wie viel COX-2 exprimiert mein Tumor“, fragte ich meinen Thorax-Chirurgen, der mich bald an der Lunge operieren sollte.

„Meine Güte“, sagte er etwas herablassend, „Sie haben aber **wirklich** Ihre Hausaufgaben gemacht.“

„Ja, das habe ich. Ich möchte wissen, ob Sie glauben, dass ich einen Entzündungshemmer nehmen könnte“, sagte ich, etwas erzürnt darüber, dass er unterstellte, es übersteige den Horizont eines reinen Laien (er hatte vergessen, dass ich Physiotherapeutin bin), diese Dinge zu recherchieren, geschweige denn, sich darum zu bemühen, sie auch zu verstehen. Und dann war er zudem verschnupft, dass ich die unverfrorene Dreistigkeit besaß, mich der speziellen ärztlichen „Geheimsprache“ zu bedienen.

„Es gibt nicht genügend Nachweise, um ihn als nutzbringend empfehlen zu können“, sagte er.

„Eine Operation verursacht doch sicher eine Entzündung? Wäre in diesem Fall ein Entzündungshemmer vor und nach der Operation nicht hilfreich?“ Ich hakte nach und ließ mich von seiner herablassenden Art nicht im Mindesten beunruhigen. Ich hatte gelesen, dass Tumormarker nach der Operation ausnahmslos in die Höhe schnellten. Wurde dieser Anstieg durch eine Entzündung verursacht? Oder durch das Übertreten von Krebszellen ins Blut? Oder durch eine Schwächung des Immunsystems? Oder womöglich durch alles zusammen?

„Nun, ich würde mir Sorgen wegen einer Magenblutung machen“, fügte er hinzu. „Ich empfehle ihn nicht. Es liegt bei Ihnen, ob Sie das riskieren möchten, doch wenn Sie ihn nehmen, möchte ich nicht, dass Sie ihn zu kurz vor der Operation nehmen, da Sie dann stärker bluten.“

Verständlich. Ich wollte wissen, ob ein anderer nicht-steroidaler Entzündungshemmer wie Ibuprofen in der Zeit vor der Operation besser wäre, da es kein Blutverdünner war wie Aspirin. Er dachte, das sei auch riskant. Es schien unlogisch. Oder wollte er eigentlich damit sagen, dass alles, was ich versuchte, ohnehin vergeblich sei?

Ich fragte mich, wie hoch das tatsächliche Risiko war, wenn man Aspirin nahm. Andere nicht-steroidale Entzündungshemmer waren mit einem höheren Risiko für Magengeschwüre verbunden. Soweit ich wusste, schien Aspirin großzügig zur Prävention von Schlaganfällen und Herzinfarkten verschrieben zu werden. Wenn es für diese Patienten gut genug war, war es das auch für mich. Ich würde mir die Statistiken ansehen, wenn ich nach Hause kam.

Ich beschloss, Aspirin in einer niedrigen Dosierung zu nehmen, obwohl sich der Chirurg negativ geäußert hatte, doch seine Worte schlängelten sich auf eine Weise in meine Psyche, die sich Jahre später als katastrophal erweisen sollte. Ja, hätte ich nur gewusst, dass das Risiko bei Aspirin lediglich zwei Prozent betrug, wäre mir, verglichen mit meinem Risiko zu sterben, das **100 Prozent** betrug, die Entscheidung leichtgefallen. Jede Verbesserung meiner Überlebenschancen war es sicher wert, das Risiko auf sich zu nehmen! Außerdem wäre es besser, die Krebszellen zirkulierten, als dass man ihnen die Möglichkeit gab, sich an den Blutgefäßwänden festzusetzen und sich irgendwo anders anzusiedeln. Ich sondierte weiter.

„Okay … diese Operation. Ich weiß, dass es sich jetzt nur um einen Tumor handelt, aber ich mache mir wirklich Sorgen, dass er irgendwann später wiederkommen und ich dann mehrere Tumore haben könnte. Haben Sie schon mal mehr als einen Tumor operiert?"

„Oh ja. Viele", sagte er mit einem beruhigenden Lächeln.

„Wie viele haben Sie denn auf einmal rausgeholt?" Meine Neugier war makaber.

„Oh … ungefähr zwanzig!" Er sagte das mit offensichtlichem Stolz. Meine Güte. Zwanzig! War danach überhaupt noch Lungengewebe übrig? Ich wollte einfach wissen, wie erfahren und geschickt er war.

„Hat der Patient überlebt?" Ich bereute diese Frage sofort und kannte die Antwort schon, bevor er seinen Kopf schüttelte. Wieder traf mich die Realität meiner Lage wie ein Keulenschlag. Ich würde sterben.

Wenn ich schon sterben würde, dann könnte ich doch genauso gut mein Leben genießen und mich gut fühlen, solange ich es noch konnte. Blut zu husten war ein ständiger Anlass zur Sorge, aber ansonsten fühlte ich mich wirklich nicht krank im eigentlichen Sinne. Müde, aber nicht krank. Ich wusste, dass es die bevorstehenden barbarischen Behandlungen waren, die mich fertigmachen würden und durch die es mir furchtbar schlecht gehen würde, nicht der Tumor selbst.

Ich fuhr fort, Fragen zu stellen, setzte mein tapferes Ich-kann-das-einstecken-Gesicht auf und versuchte, nicht vor Angst zu stottern oder erschrocken auszusehen durch das, was er mir da enthüllte.

„Andrew und ich haben gerade geheiratet. Wäre es in Ordnung, die Operation um ein paar Wochen zu verschieben, solange wir in den Flitterwochen sind?"

„Ich bin sicher, das ist eine gute Idee. Nur zu, ich werde Sie für Ende September einplanen.“

Donnerwetter. Noch fünf Wochen Zeit. Eine Ewigkeit, insbesondere, da ich nur eine mittlere Überlebenszeit von zwölf Wochen hatte. Entweder machte er mir nicht viel Hoffnung und wollte mir daher noch einen letzten Urlaub gönnen oder er hatte wirklich das Gefühl, ich könne mir etwas Zeit zum Ausruhen leisten. Ich entschied, wahrscheinlich falsch, dass es das Letztere war. Mein Gehirn weigerte sich zu akzeptieren, dass er meine Chancen für null hielt. Es war alles zu deprimierend. Auf jeden Fall hatte ich das Gefühl, es sei wichtig, mich auf die Attacke durch die Operation vorzubereiten. Fünf Wochen wären eine sinnvoll genutzte Zeit. Ich hatte definitiv keine Eile. Als ich das Krankenhaus verließ, hatte ich bereits entschieden, dass der schulmedizinische Ansatz nichts für mich war. Ich hatte von ihm in Bezug auf Aspirin kein eindeutiges Ja oder Nein bekommen und wie alle risikoscheuen Ärzte war er auf Nummer sicher gegangen, aber was soll’s. Ich hatte Krebs im Stadium IV, dem „Endstadium“. Ich entwickelte die Theorie, dass alles, was den Tumor schwächen könnte, gut sein musste.

Angriff von allen Seiten. Das war mein Mantra. Das war ein Krieg. Keine Frage, ich würde Aspirin nehmen! Für die Ärzte war es ein Klacks, eine hochdosierte Chemotherapie zu empfehlen! Warum war es so schwer, ein einfaches Aspirin vorzuschlagen, wenn mein Darm in Ordnung war? Akzeptierte er einfach blind, was er für mein vorbestimmtes Schicksal hielt, dass jede Maßnahme, wie gering sie auch sein mochte, letztendlich Zeitverschwendung war? Vielleicht beunruhigte ihn auch die harte Hand des General Medical Council (die Organisation ist in etwa mit der deutschen Ärztekammer vergleichbar; Anm. d. Übers.), die ihn wegen der fehlenden randomisierten klinischen Studien treffen würde? Mit ihren sog. Goldstandards in den Behandlungsleitlinien stellen sie sicher, dass kein Arzt aus der Reihe tanzt. Gott bewahre, dass Ärzte versuchen sollten, etwas Innovatives wie niedrig dosiertes Aspirin auszuprobieren, um einem sterbenden Patienten zu helfen!

Es stimmte, dass wir gerade geheiratet hatten. Vier Tage, nachdem der Tumor in meiner Lunge entdeckt worden war, hatte ich erkannt, dass es nichts brachte, mit der Hochzeit zu warten, bis mein Haar wieder nachgewachsen war. Ich hatte keine Ahnung, wie ich auf die

Chemo reagieren würde, falls ich mich tatsächlich dazu entschloss. Und wenn ich einmal ganz brutal ehrlich zu mir war, dann wusste ich auch nicht, wie viel Zeit ich auf diesem Planeten noch hatte. Ich musste realistisch und positiv sein. Trotz meiner größten Bemühungen könnten es eventuell nicht einmal mehr sechs Monate sein. Mein Gefühl war, dann könnten wir die Hochzeit genauso gut gleich durchziehen.

Nachdem feststand, dass Andrew mich trotz dieser neuen Diagnose immer noch heiraten wollte, fasste ich nach: „Wie wäre es am kommenden Samstag?“ Ich wollte verheiratet sein, aber durch die Planung nicht abgelenkt werden. Meine Träume von einer Märchenhochzeit hatten sich bereits zerschlagen, und ich wollte das erledigt haben. Vor mir lag eine größere Aufgabe, die meine volle Aufmerksamkeit erforderte.

Ich war erfreut über Andrews Antwort: „Gute Idee! Das machen wir!“ Also nahm ich es auf mich, das Ereignis in letzter Minute zu organisieren, nachdem ich gerade erst alle Vereinbarungen in Guernsey abgesagt hatte. Um ehrlich zu sein, ich glaube, Andrew war mächtig erleichtert. Er mag keine großen Partys (ich liebe sie) und fand den Gedanken an ein riesiges Ereignis, das von meiner umfangreichen Familie beherrscht wurde, nicht besonders reizvoll. Die Angelegenheit auf dem Standesamt schnell zu erledigen, war viel mehr nach seinem Geschmack, auch wenn mir das nicht so gefiel.

„Also mache ich den Termin fest“, sagte ich und war froh, dass ich bei so vielen deprimierenden Nachrichten mal etwas Positives zu tun hatte.

Ich rief im Standesamt Chelsea an, doch da es ein so beliebter Ort für Trauungen war und wir August hatten, waren alle Termine ausgebucht. Auch das Standesamt in Fulham hatte an diesem Wochenende keinen Termin mehr frei. Doch nachdem ich aufgelegt hatte, ging ich persönlich hin und sprach direkt mit dem Standesbeamten. Als ich kaltschnäuzig die „unheilbar krank“-Karte ausspielte, schob er mich zwischen zwei anderen Bräuten ein, die nicht allzu erfreut über das „Heiraten am Fließband“ gewesen sein dürften, dem sie sich an diesem Tag ausgesetzt sahen.

Die einzigen beiden Aufgaben, die Andrew bei diesem ganzen Ereignis zu erledigen hatte, waren 1. zu erscheinen und 2. einen Ring mitzubringen. Irgendwie schaffte er es, die zweite Hälfte dieser umfangreichen Liste völlig zu vergessen.

„Du hast doch den Ring, oder?“, fragte ich morgens, da ich treuherzig angenommen hatte, dass er ihn, wie am Tag vorher besprochen, besorgt hatte, während bei mir die Bronchoskopie gemacht wurde. Er sah mich mit einem Gesichtsausdruck an, als würde er bemerken, dass eine Vogelspinne an seinem Bein hinauflief und er, wenn er eine falsche Bewegung machte, tot umfallen würde.

„Hm … ah … oh.“

Er drehte sich ohne ein weiteres Wort um und stürmte aus der Tür. Er erzählte mir später, er habe die Reinigungsfrau im Juweliergeschäft (das noch gar nicht geöffnet hatte) zu Tode erschreckt, als er so laut an die Tür hämmerte, während sie mit dem Staubsauger unterwegs war, dass sie dachte, es gehe um einen versuchten Raubüberfall. Zum Glück hatte er meinen Verlobungsring wegen der Größe dabei und der Juwelier löste das Problem blitzschnell. Andrew kam sehr verlegen zurück, doch ich war nicht sauer. Wir lachten! Er war durch die jüngsten Ereignisse verständlicherweise ein wenig zerfahren.

Unser Hochzeitstag war wunderschön. Die Sonne schien, wir tranken Champagner im Garten und hatten 23 nahe Familienangehörige und Freunde um uns, von denen einige aus Guernsey herübergeflogen waren. Wir nahmen auch die Cocktails draußen im Garten; dank meiner legendären Tante Jane in Guernsey kam eine Kiste Champagner Rosé an, dann gingen wir alle gemeinsam zu Fuß über die Wiese zum Standesamt hinüber.

Nach der Trauung fuhren wir in ein französisches Restaurant in Pimlico zum Mittagessen. Es flossen Freudentränen, die Probleme waren vergessen, es gab noch mehr zu trinken (für alle außer mir) und viel Fröhlichkeit.

Das Foto wurde an jenem Tag im Jahre 1999 gemacht. Ich habe den Tumor in der Lunge, aber ich glaube eigentlich nicht, dass ich krank aussehe. Ich fühlte mich sicher nicht so. Ich kaufte dieses Kleid am Donnerstagnachmittag (mein eigentliches Hochzeitskleid war erst halbfertig) und die Blumen wurden am Abend vorher ausgesucht. Erstaunlich, wie viel man in ein paar Tagen organisieren kann. Und all das in weniger als einer Woche nach meiner Diagnose Krebs im Endstadium.

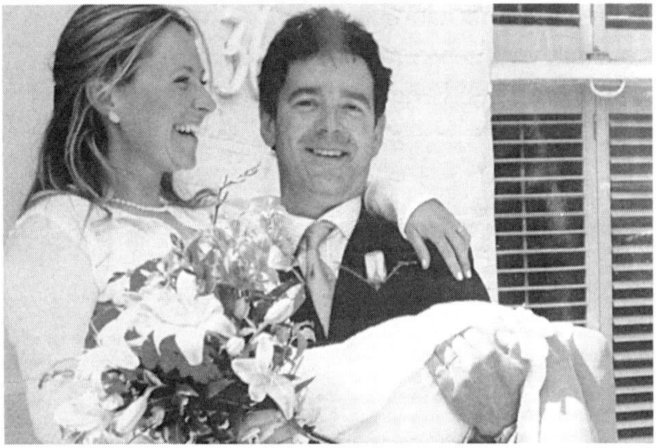

Verheiratet!

Sehe ich schwach und erledigt aus? Nein. Auf diesem Bild ist eine starke, entschlossene Jane zu sehen. (Und ein besonders starker, frischgebackener Ehemann).

Der Abend endete schließlich in einer fantastischen Art-Deco-Suite im Claridge's (einem Londoner 5-Sterne-Hotel), die größer war als die meisten Wohnungen in London. Damit hatten unsere lieben Freunde uns total überrascht – wir dachten, wir würden nach Hause zurückfahren. Ich fühlte mich glücklich und war selig über so viel Unterstützung und Zuneigung. Was dann folgte, war schon eine ganz besondere Party. Wir mussten die Leute um 2 Uhr morgens hinauskomplimentieren.

Am nächsten Morgen wachte ich als verheiratete Frau auf. Es fühlte sich gut an.

Doch als die Hochzeit vorbei war, ging es wieder an die ernsthafte Recherchearbeit. Wie jeder Krebspatient dabei bald feststellt, gestaltet sich das zu einer exponentiell ansteigenden Kurve von Entdeckungen. Ich war überzeugt, dass es Anhaltspunkte für das Überleben da draußen gab, wenn ich sie nur finden könnte. Ich konnte nicht glauben, dass es nach all diesen Jahren des medizinischen und wissenschaftlichen Fortschritts keine Medikamente oder Behandlungen gab, die meinen Krebs zerstören konnten.

Es war das Jahr 1999. Wir flogen Menschen zum Mond, setzten spezielle Fahrzeuge auf dem Mars aus, verbanden die Welt über das

Internet, bauten die Internationale Raumstation ISS und wir hatten das Schreckgespenst von gentechnisch veränderten Nahrungsmitteln heraufbeschworen. Wie und warum war es nicht möglich, Krebs zu heilen?

Kapitel 6

Jeden Stein umdrehen

„Du lieber Himmel!“, rief Andrew entsetzt, als er eine Quittung aus dem Reformhaus in die Hand bekam. Ich hatte sie zufällig – leichtsinnigerweise – auf der Arbeitsplatte in der Küche liegengelassen. „Ich wusste, du würdest eine ‚teure Gattin‘ sein“, fügte er grinsend hinzu.

„Ich weiß. Es tut mir leid“, sagte ich verlegen, als er die Rechnung durchsah.

„Nun, solange du das alles wirklich brauchst und die teuren Sachen nicht nur die Toilette hinuntergespült werden“, sagte er und beobachtete, wie ich gekonnt fünf Nahrungsergänzungen auf einmal schluckte.

Er hatte natürlich recht. Wie konnte ich sicher sein, dass sie irgendetwas bewirken würden? Waren sie hauptsächlich Füllmittel? Hatten sie den richtigen Wirkstoffgehalt? Wie viel Blei, Cadmium, Arsen und andere schlimme Sachen enthielten sie? Spülte ich einfach mein Geld direkt die Toilette hinunter? Es war so schwer zu sagen. Ich kaufte hochwertige Markenartikel, die wir uns meinem Empfinden nach leisten konnten und drückte die Daumen. Wenn ich nur ein wenig davon resorbierte, könnte es ausreichen, damit mein Körper sich wieder in Richtung Gesundheit ausrichtete, und das könnte den Unterschied zwischen Tod und Überleben ausmachen.

Jedes Mal, wenn ich von einer spannenden neuen Nahrungsergänzung las, die auf den Krebs abzielte, landete sie in meinem Cocktail, ein weiterer Punkt auf meiner „Tabelle für das kleine Problem“. Was ich bis dahin noch nicht gelernt hatte, war, dass es eine klare Unterscheidung zwischen Nahrungsergänzungen gibt, die zur **Vorbeugung** von Krebs dienen und solchen, die zur **Behandlung** von Krebs eingesetzt werden. Es gibt eine entscheidende Wende in der Entwicklung der Krebserkrankung, an der manche Antioxidantien, die zur Prävention dienen (niedrig dosiertes Vitamin C, E und N-Acetylcystein, auch NAC genannt und ein Vorläufer von Glutathion, das ein zentrales Antioxidans ist), dann die Seiten wechseln und den Feind unterstützen, indem sie seinen Widerstand gegen die Apoptose (den Zelltod) fördern und anfachen, ihn also am Leben erhalten. Das sollte ich später erfahren. In dieser Anfangszeit nahm ich das ganze Zeug einfach.

Im Laufe der nächsten paar Monate steckte ich meinen Kopf zwischen den Terminen im Krankenhaus in jedes Fachbuch, das ich finden konnte, entdeckte, lernte und versuchte zu enträtseln, was Fakten waren und was Fiktion. Gerüchte und Geschichten reichten nicht aus, um mich davon zu überzeugen, dass ich etwas ausprobieren sollte. Ich machte meine Onkologin und die Ärzte, die mit integrativer Medizin arbeiteten, mit meinen Fragen ganz verrückt und trieb sie fast zum Wahnsinn. Ich wühlte mich durch endlose wissenschaftliche Arbeiten. Es musste wirkliche handfeste wissenschaftliche Nachweise geben. Auch wenn oft keine reale „Wissenschaft" hinter den Geschichten steckte, waren die Erzählungen vom Überleben allen Prognosen zum Trotz auch Therapie. Ich kaufte so viele wie möglich davon und suchte nach einer Art von wiederkehrendem Muster, das sie miteinander verband. Ich wollte unbedingt Hinweise finden, dass das überhaupt möglich war.

Jedes ungewöhnliche Verschwinden der Krankheit wurde von den Ärzten als „Spontanremission" beschrieben, ein herabsetzender Ausdruck, wenn man begriff, welcher übermenschlichen Anstrengung es bedurfte, um das zu erreichen. Jedes Mal war offensichtlich eine radikale Umstellung der Ernährung damit verbunden. Das Weglassen von Zucker war ein häufiges Thema. Bei manchen Krebspatienten funktionierte es zwar, doch nur wenige Antikrebsdiäten, die ich recherchierte, schienen bei der Reduzierung von Zucker weit genug zu gehen. Den Begriff ketogene Diät, eine niedrig glykämische Ernährung der extremeren Art, hatte es damals noch nicht einmal gegeben. Komischerweise ließen einige Ernährungsweisen immer noch Honig und Pizza sowie Brot und andere stärkehaltige Nahrungsmittel zu, die ich als hoch glykämisch einstufen würde, weil sie eine Menge Glukose freisetzen. Infolgedessen erhöhen sie noch immer den Insulinspiegel. Das wäre für Krebspatienten sicherlich katastrophal.

Dies war die Ernährung, die von der Professorin Jane Plant in ihrem Bestseller *Your Life In Your Hands* (deutsche Ausgabe: Das Leben in deiner Hand; München 2004) befürwortet wurde. Sie hatte den Schwerpunkt auf die Senkung von IGF 1 (den insulinähnlichen Faktor 1) durch Reduzierung von Fleisch, Milch und Milchprodukten gelegt. Bei ihrer Ernährungsweise wurde vorgeschlagen, Zucker durch Honig auszutauschen, was mir unlogisch erschien. Wie würde dadurch dem Krebs die Glukose entzogen werden? Zucker ist Zucker, hinter welcher Maske er sich auch versteckt, Honig eingeschlossen.

Meine „Tabelle für das kleine Problem" enthielt bisher nur Behandlungen, von denen ich im Zuge meiner Recherche für meine Mutter gehört hatte. Wir schrieben das Jahr 1999 und Informationen waren immer noch schwer zu bekommen. Jetzt wird Facebook überschwemmt von „Heilmethoden" und alternativen Ärzten, die bereit sind, den neuesten Trend weiterzugeben. Tatsächlich ist es inzwischen zu unübersichtlich geworden, um den Durchblick zu behalten.

Damals fand ich durch ein bisschen „Graben" im Internet die Gerson-Diät (Gerson, ein deutscher Arzt, der 1936 in die USA emigriert war, richtete sein Augenmerk auf den Zusammenhang zwischen Ernährung und Krebs; Anm. d. Übers.), die Makrobiotik, proteolytische Enzyme, Bittermandeln und Vitamin C Infusionen. Ich war bei meiner Ernährung nicht radikal genug gewesen, doch ich war auch nicht davon überzeugt, dass Gerson mit dem ganzen zuckerarmen Ansatz weit genug gegangen war. Kartoffeln waren am Anfang erlaubt – sie waren definitiv auf meiner Liste der zu meidenden Nahrungsmittel! Sie erhöhen nicht nur potenziell den Insulin- und den Glukosespiegel, sie gehören auch zur Familie der Nachtschattengewächse und können zu Darmreaktionen führen. Kartoffeln sind zwar basisch und neutralisieren saure Nahrungsmittel, doch sie können auch Entzündungen verursachen, was – und das wusste ich – ein wichtiger Faktor bei meinem Krebs war. Heutzutage gibt es Testsets zu kaufen, mit denen man nur mit ein paar Tropfen Blut selbst testen kann, ob Entzündungsreaktionen gegenüber Nahrungsmitteln vorliegen. Interessanterweise schien die Gerson-Methode am besten bei Patienten mit einem Melanom, dem schwarzen Hautkrebs, zu funktionieren. Was war an diesem Krebs so anders? Unterschied er sich vom Stoffwechsel her von anderen Krebsarten, wurde er weniger von Glukose gesteuert? (Es stellte sich heraus, dass er eher von Fett und Glutamin gesteuert wurde – also sind ketogene Ernährungsweisen für Melanom-Patienten eine Katastrophe.)

Bücher über die Ernährung bei Krebs konzentrierten sich 1999 hauptsächlich entweder auf die Makrobiotik oder auf Gerson. Meiner Meinung nach hatten beide ihre Verdienste und Fallstricke, doch der niedrig glykämische Ansatz der Makrobiotik mit Schwerpunkt auf vollwertigen, ballaststoffreichen, komplexen Kohlenhydraten schien mir sinnvoller zu sein. Der Meeresalgenbestandteil, so unappetitlich er klang, war wahrscheinlich hilfreich; ich hatte mich gefragt, ob ich eventuell eine Schilddrüsenunterfunktion hätte, und wollte meinen Jodspiegel auf natürliche Weise anheben. Es hieß, dass Meeresalgen genau das tun. (Eine eventuelle Schilddrüsenfehlfunktion sollte man immer zuerst ärztlich feststellen lassen; Anm. d. Übers.)

Ich spürte instinktiv, dass mein Schwerpunkt darauf liegen sollte, den Krebs auszuhungern, doch die Informationen darüber, wie man den Blutzuckerspiegel niedrig halten konnte, waren dünn gesät. Ich konnte speziell in Bezug auf Krebs nichts finden.

Einer meiner Freunde, der Diabetiker war, hatte mit mir über niedrig glykämische Ernährungsweisen gesprochen, als ich ihn physiotherapeutisch behandelte. Ich hatte ihn vor einer großen Rückenoperation bewahrt. Damals hatte ich für meine Mutter recherchiert und als Dankeschön schenkte er mir ein Buch von einem Franzosen namens Michel Montignac. Dieser Autor war der Erste, der öffentlich aktiv für eine niedrig glykämische Ernährung warb. Sein Buch hieß *Eat Yourself Slim* (zu Deutsch *Die Montignac-Methode*; Anm. d. Übers.) Vielleicht wollte mir mein Freund damit wirklich nur sagen, dass ich ein Dickerchen sei!

Die Montignac-Methode erlangte in den 1990ern in Europa große Beliebtheit. Sie war zum Abnehmen konzipiert, um Herz-Kreislauferkrankungen und Diabetes zu vermeiden, aber nicht für Krebs. Montignac war als junger Mann ziemlich pummelig gewesen und hatte letztendlich für die Pharmaindustrie gearbeitet. Er begriff, dass es die hoch glykämischen Nahrungsmittel waren, die die Gewichtszunahme und die Gesundheitsprobleme verursachten. Er war der Erste, der den

Schwindel des Kalorienzählens aufdeckte. Die Qualität und die Auswahl dessen, was man aß, war viel wichtiger, als die Energiezufuhr gegen den Energieverbrauch aufzurechnen. *Die Montignac-Methode ... essen und dabei abnehmen* war ein sehr beliebtes Buch. Es schien sicher eine gute Idee zu sein, die Prinzipien der niedrig glykämischen Ernährung zu übernehmen.

Ich entdeckte, dass Fett allein offenbar kein Problem für den Insulin- und Glukosespiegel darstellte. Es war nicht das Schreckgespenst, als das es für die Gesundheit von Herz und Kreislauf hingestellt wurde. Ich merkte mir den glykämischen Wert von verschiedenen Nahrungsmitteln, die Insulinmenge, die von der Bauchspeicheldrüse freigesetzt wurde, damit der Körper eine plötzliche große Glukosemenge nach einer Mahlzeit bewältigen konnte. Und wie entscheidend sich die Zubereitung und die Methode des Kochens auf den glykämischen Index auswirken konnten.

Die Senkung des Blutzuckerspiegels war mein Hauptschwerpunkt, doch ich machte mir auch Sorgen über die Art von Fett, das ich zu mir nahm. Fettreiche Ernährungsweisen waren auch mit Krebs in Zusammenhang gebracht worden. Ich fand heraus, dass Michel Montignac bereits mit 63 Jahren an Prostata-Krebs gestorben war. Sein Herz und sein Insulinspiegel waren völlig in Ordnung. Ich sollte lernen, dass Prostata-Krebs von Fett und Protein gesteuert wurde.

Niedrig glykämische Ernährungsweisen sind absolut sinnvoll, um den Blutzuckerspiegel zu senken. Ich hatte noch immer keine weiteren speziellen Informationen darüber, wie genau ich meinem Krebs die Nährstoffe entziehen konnte, auf die er scharf war. Doch die Reduzierung der Glukose und der gesättigten Fette schien wesentlich zu sein. Ich machte mir Sorgen, dass fettreiche Ernährungsweisen für die Leber und die Gallenblase zu belastend sein könnten.

Die Montignac-Methode war ein Vorläufer der berühmteren Atkins-Diät und des neuesten Buches von Dr. Mark Hyman *Eat Fat Get Thin* (deutscher Titel: *Iss Fett, werde schlank)*, der mehr den gesunden Fetten – von Eiern, Nüssen, Avocados, Oliven- und Kokosöl – nachgegangen ist. Der Schwerpunkt beider Bücher liegt auf dem Abnehmen; sie wurden nicht für Krebspatienten geschrieben. Die Ernährung bei Krebs bedarf fachlicher Betreuung über das Abnehmen und Herzerkrankungen hinaus. Die Grundsätze der Ernährung waren allerdings die entscheidende Botschaft. Dadurch erfuhr ich, welche Nahrungsmittel den Blutzucker- und den Insulinspiegel anhoben (hoch glykämische Nahrungsmittel); wie man Nahrungsmittel am besten kombiniert; wie man sie am besten zubereitet und dass langsames Garen dem schnellen sowie dem zu langen Kochen vorzuziehen ist.

Einfache Kohlenhydrate – raffiniertes Getreide, Zucker, manches Obst – lösen Blutzucker- und Insulinspitzen aus. Die Leber wandelt überschüssige Kohlenhydrate und Fett in noch mehr Fett um. Das war das Problem. Kohlenhydrate, die langsamer freigesetzt werden, führen nicht zu einer Insulin- oder Blutzuckerspitze. Fett ohne Zucker wird einfach aus dem Körper hinausbefördert (durch das reverse Cholesterin-Transportsystem, wie ich später lernen sollte).

Aber ich war immer noch nicht sicher, wie ich es mit dem Fett halten sollte. Zu viel Omega-6-Öle (Sonnenblumenöl, Rapsöl), die routinemäßig zum Kochen verwendet werden, fördern die Angiogenese – die Bildung neuer Blutgefäße zur Versorgung des Tumors mit Nährstoffen. Sie standen definitiv auf der Verbotsliste.

Vielleicht war es ein Mangel an Omega-3-Fettsäuren in unserer Ernährung? Sie kommen in Fisch vor, dämmen Entzündungen ein und bremsen das Krebswachstum. Fördern folglich manche gesättigten Fette den Krebs? Kokosöl ist ein gesättigtes Fett. Konnte man ihm vertrauen? Es ist heutzutage das angesagte Öl und gehört zu einer ketogenen Ernährung. Kokosöl ist teilweise vielleicht gut-- die mittelkettigen Triglyzeride, MTC, die 13 bis 15 Prozent des Kokosöls ausmachen, doch der Rest ist eventuell weniger zuträglich. Ich beschloss, beim Olivenöl und geringen Mengen Butter zum Kochen zu bleiben. Butter aus der Milch von Weidetieren enthält einen wichtigen Bestandteil, CLA (konjugierte Linolsäure), die mit der Senkung der Krebsraten in Verbindung gebracht wurde. Ich nahm CLA auch als Nahrungsergänzung (Sanddornöl ist vielleicht noch besser).

Das Recherchieren von Krebsbehandlungen war so transparent wie “im Trüben fischen“. Insbesondere, wenn keine ordentlichen Studien durchgeführt wurden oder die Daten manipuliert worden waren.[2] Ich lernte, dass die Gesundheit des Darms für das Immunsystem von entscheidender Bedeutung ist, doch diese Kaffeeeinläufe, die das Gerson-Programm vorsah, waren für mich mehr als zweifelhaft. Sie „reinigten“ zwar angeblich den Dickdarm, was wahrscheinlich eine gute Sache ist, doch ich war besorgt, dass eventuell wertvolle Nährstoffe oder Elektrolyte wie etwa Magnesium ausgespült werden, wenn man sie im Übermaß machte (und die Gerson-Diät schien sie dreimal täglich zu empfehlen!).

Laut Gerson-Diät konnten die Einläufe eine erhöhte Freisetzung von Glutathion aus der Leber fördern, was, wie ich bald erfuhr, das Fortschreiten von Krebs eventuell sogar unterstützte. Wäre das vielleicht eine potenzielle Katastrophe? Wie die meisten Patienten, denen ich begegnet bin, machte ich den häufigen Fehler zu glauben, Glutathion sei bei Krebs hilfreich. Sollte ich Einläufe ausprobieren, dann wären das eindeutig Darmspülungen nur mit Wasser und zwar nach meiner Chemotherapie.

Proteolytische Enzyme bildeten auch einen großen Teil der Gerson-Therapie und würden mir nicht schaden, soweit ich das beurteilen konnte. Sie würden zumindest dazu beitragen, dass ich die Nahrung besser resorbierte. Doch es wurde vorgeschlagen, sie zwischen den Mahlzeiten zu nehmen, angeblich, um das Fibrin aufzulösen, das die Krebszellen von außen schützt. Ich war nicht sicher, ob das der Grund war, dass die Enzyme funktionierten. Krebs war oft mit Parasiten in Zusammenhang gebracht worden. Vielleicht trugen sie zur Beseitigung von Parasiten im Darm bei, indem sie ihre Proteinmembranen auflösten. Ich wusste gar nicht, ob ich in diesem Stadium überhaupt welche hatte.[3] Bittermandeln oder Laetrile (eine Blausäureverbindung, wird oft auch als Amygdalin oder Vitamin B17 bezeichnet und kommt in bitteren Aprikosenkernen vor; Anm. d. Übers.) schienen interessant zu sein. Könnten sie dazu beitragen, meinen Krebs selektiv abzutöten? Jedes Mal, wenn ich etwas fand, das aussah, als sei es hilfreich, gab es in einem anderen Buch oder auf einer Webseite etwas, das dagegensprach.

Ich kaufte viele Bücher, abonnierte Zeitschriften über integrative Krebsbehandlungen und Gesundheit und verbrachte Wochen in der Bibliothek, trank grünen Tee, schluckte zunehmend mehr Nahrungsergänzungen und kippte (so schnell wie möglich) meine widerliche „Ursuppe“ hinunter. Ich durchkämmte medizinische Fachzeitschriften, die Online Datenbanken PubMed und Medline, eine öffentlich zugängliche bibliografische Datenbank des US-amerikanischen National Center for Biotechnology Information (NCBI). Ich las viele Selbsthilfebücher und

Wälzer über alternative Krebstherapien, in denen ich verzweifelt nach Hinweisen suchte. Diejenigen von Dr. Ralph Moss und Burton Goldberg waren spannend und informativ, was komplementäre Behandlungsmethoden anging. Wie viele davon würden mir eventuell helfen? Iscador, ein Mistelpräparat, schien interessant zu sein. Coleys Toxine (eine spezifische Mischung von Bakterienbestandteilen, die zu Beginn des 20. Jahrhunderts zur Krebsbekämpfung eingesetzt wurde; Anm. d. Übers.)? Essiac-Tee, ein Kräutertee gegen Krebs? Ich drehte jeden Stein um. Doch wofür gab es die besten Nachweise? Hochdosierte Vitamin C-Infusionen schienen zur Erhöhung des Sauerstoffgehalts im Bereich eines Tumors gut nachgewiesen zu sein. Das würde helfen, ihn zu vernichten.

Ich fragte mich, was passieren könnte, wenn ich die Chemotherapie mit Vitamin C-Infusionen kombinierte. Würde das die Wirkung verstärken und helfen, mein Immunsystem aufrechtzuerhalten? Ich war versucht, diese beiden Möglichkeiten abwechselnd auszuprobieren, doch dann gewann die Angst vor dem Unbekannten die Oberhand. Ich würde das machen, sobald ich mit der Chemo fertig war, und vielleicht würden ja die Nahrungsergänzungen auch ausreichen, um das Immunsystem aufrechtzuerhalten.

Nach meinem Besuch bei Dr. Etienne Callebout, einem sehr kompetenten Arzt für integrative Medizin, füllte sich meine Tabelle für das „kleine Problem“ sichtlich. Ich trug alle Informationen zusammen und machte mit den Dingen weiter, die mein Bauchgefühl sowie meine Recherchen befürworteten und von denen ich das Gefühl hatte, dass sie bei mir am besten wirkten.

Dr. Callebout wollte eine vollständige Untersuchung machen, eine Stuhlprobe für eine sorgfältige Analyse meiner Darmbakterien wegschicken und eine Blutprobe nehmen, um meinen Vitamin-, Aminosäuren und Fettsäurestatus zu bestimmen. Doch als er hörte, dass ich eine Chemotherapie bekommen sollte, entschied er, dass das nicht viel Sinn hatte, bevor ich sie hinter mir hatte. Ich setzte Blut- und Stuhluntersuchungen auf meine Liste der Dinge, die noch zu erledigen waren. Nach der Chemo würde ich eine Woche warten, damit sich mein armer Körper beruhigen konnte.

Dr. Callebout nahm auch an, dass mein Folatspiegel zu niedrig war, da ich nach meiner ersten Diagnose Methotrexat bekommen hatte.

Folat ist notwendig zur Neubildung von Nukleosid, einem Baustein der DNS, speziell Thymin. Methotrexat entzog dem Krebs faktisch dieses lebenswichtige B-Vitamin, das zur Bildung einer neuen Tochterzell-DNS benötigt wurde.

Interessant. Konnte ich Folat wieder gefahrlos in mein Programm aufnehmen? Dr. Callebout sagte, wenn ich kein Methotrexat oder 5-FU (5-Flourouracil, ein Krebsmedikament) nahm, dann sollte ich B-Vitamine ergänzen – sie waren wichtig, um meinen Körper von übermäßigem „schlechten" Östrogen (Östradiol) zu entgiften, welches, wie ich wusste, das Krebswachstum anregte. Er empfahl mir auch das B-Vitamin Niacin, obwohl ich davon ein paar Minuten lang eine seltsame Hautrötung bekam. Das passiert den meisten Menschen, die es nehmen. Es ist vollkommen normal und deutet nicht auf eine Toxizität hin.[4] Ich glaube inzwischen, dass Niacin Bestandteil der meisten Krebsbehandlungsprogramme sein sollte – es hilft, den Krebs auszuhungern, indem es Fett abbaut.

Ich nahm nun Nahrungsergänzungen, von denen ich hoffte, dass sie verschiedene Verbreitungswege und Wachstumsfaktoren von Krebs ins Visier nehmen würden, Gesichtspunkte, die von der Schulmedizin ignoriert werden. Die Betreiber meines Reformhauses vor Ort und ich waren bald so gut bekannt, dass wir uns mit den Vornamen ansprachen – ich bin ziemlich sicher, ich sorgte im Alleingang dafür, dass ihr Laden lief. Alle weiteren Kassenzettel wanderten umgehend in den Papierkorb, sodass Andrew sie nicht zu sehen bekam.

Zuerst konnte ich nur schwer glauben, dass man potenziell hilfreiche Behandlungsmethoden absichtlich in Vergessenheit geraten ließ. Doch je mehr ich recherchierte, desto klarer wurde es, dass viele Studien tendenziös waren, dass Daten oft zurückgehalten wurden und die Methodik verzerrt wurde, um die Ergebnisse zu verkomplizieren. Mit meinem Wissen wuchs auch meine Erkenntnis, dass Krebs in erster Linie ein Geschäft ist. Alles, was keinen Patentschutz hatte, wurde von der Industrie schlechtgemacht, insbesondere von einigen der großen Krebshilfsorganisationen.

Das Überleben durch alternative Methoden schien mit Fehlschlägen gespickt zu sein, doch dann war das auch bei den schulmedizinischen so. Ich vermutete, das lag vielleicht zum Teil daran, dass die Patienten oft zu spät anfingen, sich um komplementäre Therapien zu kümmern.

(Die beiden Begriffe komplementär und alternativ werden häufig synonym verwendet. Streng genommen bedeutet komplementär die herkömmlichen Methoden ergänzend und alternativ, etwas anstelle der herkömmlichen Medizin zu machen, zum Beispiel im Sinne einer Volksmedizin. Im englischsprachigen Raum wird die Komplementär- und Alternativmedizin unter der Abkürzung CAM, complementary and alternative medicine, zusammengefasst; Anm. d. Übers.) Im Allgemeinen gilt, je länger der Krebs besteht, desto schwerer ist er zu behandeln. Also blieb ich aufgeschlossen.

Ich stellte fest, dass Menschen dazu neigen, ihr Vertrauen nur auf eine Methode auszurichten. Heute sind Patienten nicht nur von der Chemotherapie entsetzt, und mehr als je zuvor verweigern sie, aber es scheint eine Fixierung auf Cannabisöl zu geben, egal wie hoch der Gehalt an THC (Tetrahydrocannabinol) oder CBD (Cannabidiol) ist. Ich begegne vielen Patienten, die Cannabis oder DCA anwenden (Dichlorethansäure, Dichloressigsäure, wird auch in Bezug auf den Einsatz gegen verschiedene Krebsformen untersucht; Anm. d. Übers.) oder sich ketogen ernähren – und alles andere ausschließen. Eine Kombination von Methoden erschien mir eindeutig weitaus wirksamer.

Doch das Kombinieren von Behandlungsmethoden erfordert eine große Portion Mut. Wie werden sie zusammenwirken? Birgt es keine Gefahren? Gleichzeitig auf verschiedene Verbreitungswege von Krebs abzuzielen war sicher der richtige Ansatz, doch der Patient braucht die Anleitung eines kompetenten Arztes, der Erfahrung mit ernährungsbedingten und medizinischen Maßnahmen hat. Die steigende Anzahl von Behandlern, die mit funktioneller Medizin arbeiten, ist für alle Krebspatienten eine große Hilfe. Da jedoch die meisten Menschen sich diese Art der Hilfe nicht leisten können, und da es zu wenig integrativ arbeitende Onkologen gibt, handeln viele auf gut Glück im Alleingang.

Die erste Regel in einem Krieg lautet: Kenne deinen Feind. Diese Regel war die Grundlage all meinen Handelns. Ich musste die Angst vor dem Unbekannten beiseiteschieben. Wir haben keine Zeit für „Schwäche und Kraftlosigkeit“, wie meine Schwester immer sagte, wenn ich mich ausgelaugt fühlte. Sie hatte recht. Mir ging eine Menge davon im Kopf herum. Bleib stark, bleib immer positiv und höre nie auf, nach Lösungen zu suchen. Ich war davon überzeugt, dass es sie da draußen gab, auch wenn weder die schulmedizinische noch die komplementäre Seite die vollständige Lösung hatte. Was hatte ich übersehen, was keine Seite nutzte?

Ein Kennzeichen von Krebs ist, dass die Leukozyten, die weißen Blutkörperchen des Patienten, ihren eigenen Krebs nicht als Feind erkennen. Der Krebs scheint sie auszuschalten. Sie müssen wieder aktiviert werden. Wäre es möglich, das Immunsystem irgendwie zu reaktivieren? Wenn jede Behandlungsmethode, die ich entdeckte, einen anderen Teil der „Rüstung" des Krebses schwächte und „ausschaltete", dann hätte das Immunsystem, würde man sie alle zusammen anwenden, am Ende vielleicht eine Chance, die Oberhand zu gewinnen. Könnte es dann den endgültigen Schlag ausführen?

Da ich immer noch unsicher hinsichtlich der Chemotherapie war, stieß ich auf eine neue Option, die sogenannte Insulin-potenzierte Chemotherapie. Das Insulin macht die Krebszellen durchlässiger für die Chemo, daher brauchte man nicht so viel davon. Berichten zufolge war sie sehr erfolgreich. Trotzdem gefiel mir die Idee des ganzen zusätzlichen Insulins nicht. Es machte die Zellen eventuell auch durchlässiger für Glukose. Ich beschloss, das zurückzustellen, für den Fall, dass alles andere fehlschlug.

Andrew und ich setzten uns zusammen und unterhielten uns darüber, wie wir mit dem Problem umgehen sollten, dass wir so viele Optionen und keine klaren „Fahrplan" hatten.

„Die einzige Möglichkeit ist, es wissenschaftlich anzugehen", sagte ich. „Wir müssen wissen, wie alle diese verschiedenen Optionen meinen Krebs tatsächlich beeinflussen. Ich lasse jetzt die Blutmarker bestimmen. Vielleicht zeigen sie ja, was funktioniert und was nicht."

Andrew erstellte mit dem Excel-Programm ein entsprechendes Arbeitsblatt, und wir begannen, die Höhe meiner Antigen-Marker aus dem Blut in einem Diagramm darzustellen. Auch wenn sich wahrscheinlich geringfügige Veränderungen ergaben, könnte ich vielleicht einen Trend entdecken, wenn ich mit einer neuen Behandlungsreihe begann. Ich wollte meine Entscheidungen aufgrund von Nachweisen, nicht von Spekulationen treffen, auch wenn ich wusste, dass ich Fehler machen konnte. Es war mir bewusst, dass alles ganz schrecklich schiefgehen und die Zeit ablaufen könnte, bevor ich irgendetwas herausgefunden hatte.

Die Suche im Netz nach einem zuverlässigen Rat führt ebenso in die Irre wie der Versuch, im dichten Nebel zu segeln. Und ist potenziell genauso gefährlich. Ich stieß auf widersprüchliche und alarmierende Ratschläge, insbesondere in Bezug auf den Einsatz von Nahrungsergänzungen, Vitaminen und die eigene Herstellung von Säften. Der Versuch, daraus etwas zu schließen und die Wahrheit herauszufiltern, kann schwierig sein.

Deshalb kann „Dr. Suchmaschine" Ihr Feind sein. Nach einer halben Stunde auf der Webseite von Cancer Research UK (deren Ziel es ist, die Anzahl der Todesfälle durch Krebs zu senken) wird die Strategie deutlich, mehr Patienten für Studien zu gewinnen – dahinter stecken, kaum verborgen, die „Pharmariesen". Oder auf Wikipedia (der Gründer Jimmy Wales ist seit langem ein entschiedener Kritiker alternativer und komplementärer Therapien) werden Sie meilenweit von allem weggelockt, was unkonventionell ist. Die Pharmaunternehmen möchten nicht, dass Sie irgendetwas anderes ausprobieren wollen als ihr unheiliges Dreigespann aus Chemotherapie, Bestrahlung und Operation oder die neuesten zielgerichteten Medikamente und Immuntherapien. Ich musste tiefer schürfen. Viel, viel tiefer.

Die großen Pharmaunternehmen sähen es lieber, wenn Sie nichts von einer natürlichen Substanz erführen, bevor sie eine Möglichkeit gefunden haben, die positiven Wirkungen mit einem lukrativen, patentfähigen Medikament nachzuahmen. Wenn man zum Zeitpunkt der Entstehung dieses Buches bei Wikipedia nach „unbewiesenen Krebsbehandlungen" nachschlug, konnte man zwei große gemeinnützige Krebshilfsorganisationen in Aktion erleben. Vielleicht ist es ja immer noch so, beeilen Sie sich, bevor das geändert wird! Einer davon versucht seit Jahren, ein Patent auf eine synthetische Rezeptur von Resveratrol zu bekommen (das ist ein Wirkstoff, der u. a. in Trauben, vor allem Rotwein, Himbeeren und Pflaumen steckt; Anm. d. Übers.), leugnet aber gleichzeitig, dass es als Nahrungsergänzung (OPC) in irgendeiner Form hilfreich sei, obwohl Forschungsarbeiten über seine positive Wirkung leicht zu finden sind.

Dasselbe gilt für Hydroxycitrat, eine Nahrungsergänzung für die sogenannte Scheinfasten-Diät, was die Wirksamkeit der Chemotherapie verbessert. Derselbe gemeinnützige Verband versichert Ihnen, dass eine Diät oder ein Kurzzeitfasten gefährlich sei – trotz zunehmender gegenteiliger Nachweise. Und wie ist es bei Krebs im Stadium IV, dem Endstadium? Ist es da nicht noch gefährlicher? Es wird geraten, es weder mit einer Diät, noch mit einer Nahrungsergänzung zu versuchen, bis ein hübsches Medikament mit Patentschutz zur Verfügung steht.

Diskussionen und Auseinandersetzungen waren bereits 1999 so augenfällig wie heute. Damals fiel mir die Forschung nicht auf Knopfdruck in den Schoß. Es gab kein Facebook, keine Selbsthilfegruppen, keine Chaträume im Internet, keine Listen mit Angaben von hilfreichen Verbänden wie Yestolife.org.uk. Alles, was mir zur Verfügung stand, waren Zeitschriften, Bücher und medizinische Internet-Datenbanken wie PubMed und Medline.

Nur ein paar Wochen nach meiner Diagnose und einer intensiven Recherche war ich angefüllt mit neuem Wissen und bereit, eine dringend benötigte Pause zu machen. Wir flogen für ein paar Tage nach Mallorca, um unsere Hochzeitsreise nachzuholen und etwas unentbehrliches Vitamin D (durch das Sonnenlicht) zu tanken; den Rest meiner Nahrungsergänzungen in ihren verschließbaren Plastikbeuteln nahm ich mit. Ich war ganz sicher, ich würde bei der Sicherheitskontrolle aufgehalten werden und müsste erklären, warum ich diese verdächtig aussehenden Drogen dabei hatte.

Andrew hatte für uns die Flitterwochen-Suite in einem Viersternehotel gebucht. Unser Zimmer führte hinaus zu einem privaten Pool. Wir wurden mit Rosenblättern begrüßt, die herzförmig auf unser Bett gestreut waren. Es herrschte eine entspannte, beruhigende Atmosphäre. Der Ehemann hatte es gut gemacht! Haken dran.

Das war genau das, was ich brauchte. Fünf Tage lang meditierte und schwamm ich jeden Tag, machte lange Spaziergänge in malerischer Umgebung und ernährte mich mit gesunder kohlenhydratarmer mediterraner Kost mit viel Olivenöl extra vergine. Ich war im Himmel.

Das war eine präoperative Strategie, die ich jedem, der das möglich machen kann, wärmstens empfehle. Da ich nicht davon ausgegangen war, dass ich dem Tod schon auf der Schippe saß, weil der Tumor nicht auf lebenswichtige Arterien oder andere lebensbedrohliche Strukturen drückte, nahm ich mir die Zeit, um sicherzustellen, dass ich für die Operation psychisch und körperlich fit war. Ich wusste, welche Behandlungstraumata ich vor mir hatte.

Meine Operation zu verschieben war eine Entscheidung, die ich nie bereuen werde. Die spontane Reaktion fast eines jeden Krebspatienten ist, den Tumor so schnell wie irgend möglich entfernen zu lassen. Der Gedanke, eine parasitäre fremde Struktur im Körper zu beherbergen, führt dazu, dass sie sich gar nicht schnell genug zur Operation anmelden können. Viel zu viele frühe Entscheidungen werden von Panik beeinflusst, und Patienten fühlen sich oft zu einer raschen Operation gedrängt. Nach der Beurteilung der Gefahren in Bezug auf meine Situation entschied ich, dass ich Zeit brauchte, um das Aspirin, meine radikale Ernährungsweise und die Nahrungsergänzungen ihre Wirkungen entfalten zu lassen. Ich wollte nicht gehetzt werden.

Durch die Operation kommt es wieder zu den Entzündungsprozessen einer massenhaften „Apoptose" (Zelltod) mit nachfolgender Bildung von Fibrinogen (Narbengewebe), wodurch die wichtigen T-Zellen und die natürlichen Killerzellen unterdrückt werden, also genau diejenigen, die der Körper braucht, um den Krebs außer Gefecht zu setzen. Die Operation verursacht eine Entzündungsreaktion im Körper, ein Grund, warum ich nicht-steroidale Entzündungshemmer (NSAR) wie Aspirin für so wichtig hielt. Das Problem der postoperativen Metastasierung ist ein Bereich, den Schulmediziner immer noch ignorieren und daher nicht anpacken, obwohl hier ein riesiges Potenzial besteht die Überlebensraten zu verbessern – mit wenig Aufwand oder Toxizität.

Die Wissenschaft hat mittlerweile gezeigt, dass meine Entscheidung, **vor** der Operation Aspirin zu nehmen, richtig war. Entzündungshemmer, die zwei oder drei Wochen lang vor der Operation und danach bis zu einem Jahr genommen wurden, führten nachweislich zu einer enormen Verbesserung der Überlebensstatistiken. Etwa 90 Prozent der Krebsarten sind nicht unmittelbar tödlich, aber führen zum Tod durch die Metastasierung. Krebspatienten leben oft mit großen Tumoren, wichtig war also, eine weitere Metastasierung zu stoppen. Durch niedrig dosiertes Aspirin (75 mg) kommt es zu etwa 20 Prozent weniger Metastasen[5], größere Erfolge bis zu 70 Prozent können bei manchen entzündlichen Krebsarten durch kurzfristig eingenommene stärkere NSAR erzielt werden. Unmittelbare Verbesserungen der Überlebensraten durch diese einfachen Maßnahmen werden von den Chirurgen weiterhin übersehen; sie brüsten sich damit, dass eine richtig durchgeführte Operation der Hauptgrund für das Überleben von Krebspatienten ist. Sie könnten die Statistiken erheblich verbessern, wenn sie ihre ausgezeichneten chirurgischen Fähigkeiten einfach nur durch einen Entzündungshemmer vor und nach der Operation ergänzen würden.

Ich wusste, dass meine natürlichen Abwehrkräfte während der Operation in Höchstform sein mussten. Warum sollte ich meinen ohnehin schon gestressten Körper noch mit all der zusätzlichen Arbeit belasten?

Nachdem sich mein Chirurg so negativ geäußert hatte, machte ich mir nach wie vor Sorgen wegen einer Magenblutung und bat daher meinen Allgemeinarzt um seine Meinung.

„Viele Menschen nehmen niedrig dosiertes Aspirin, um Herzinfarkten und Schlaganfällen vorzubeugen, also sollte das in Ordnung sein“, sagte er nach kurzem Nachdenken.

„Würde ein Antazidum, ein Säureblocker, meinen Magen schützen?“, fragte ich.

„Da bin ich mir nicht sicher. Wir empfehlen die gleichzeitige Einnahme von mehr als einem Medikament nicht gerne, und ich weiß nicht, wie sich das auf Ihren Krebs auswirken würde, lassen Sie es also am besten“, fügte er hinzu.

Hätte ich damals nur schon den Wirkstoff Cimetidin (Handelsname unter anderem Tagamet) entdeckt gehabt. Dieser fand breite klinische Anwendung bei Magengeschwüren und war das erste Antazidum auf dem Markt. Es war in Großbritannien rezeptfrei erhältlich und zeigt seitdem ein enormes Potenzial, den Krebs über verschiedene Wege anzugreifen. Der Langzeitgebrauch wurde allerdings mit Magenkrebs in Zusammenhang gebracht, doch eine kurzfristige Anwendung hätte eine große Hilfe sein können.

Als ich viele Jahre später, 2007, auf Cimetidin stieß, nahm ich es drei Monate lang wegen seiner immunsteigernden Wirkung und nehme es gelegentlich immer noch. Ich begreife jetzt, dass es auch geholfen hätte, meinen Magen vor dem Aspirin zu schützen und beide zusammen hätten vielleicht sogar eine größere Schlagkraft gegen den Krebs entwickelt. Die Kehrseite ist, dass dieses Antihistaminikum ein Entgiftungsenzym der Leber (Cytochrom P450) hemmt, was bedeutet, dass es die Dosierung jedes anderen Medikaments verstärkt, das Sie vielleicht sonst noch nehmen. Doch dies könnte auch positiv genutzt werden, indem entweder der Spiegel eines Medikaments im Plasma erhöht oder seine Ausscheidung verzögert wird, um die Antikrebswirkungen im Körper aufrechtzuerhalten.

Eine potenzielle Anwendung könnte postoperativ erfolgen. Für Patienten nach einer Krebsoperation gibt es einen kritischen Zeitraum von sieben Tagen, in dem es zu einem Anstieg von T-Suppressorzellen kommt. Diese unterdrücken bestimmte Leukozyten, die sogenannten tumorinfiltrierenden Lymphozyten (TIL), das sind die „guten Jungs", die Ihre Tumorzellen bekämpfen. Die Unterdrückung dieser „Verbündeten" ist ein Grund, warum es nach einer Operation im Entzündungsgebiet eventuell wieder zu Krebswachstum kommt, wobei die Auswirkungen etwa zehn Monate nach der Operation sichtbar werden.

Cimetidin trägt dazu bei, die Unterdrückung durch die T-Suppressorzellen rückgängig zu machen, wodurch wiederum die Höhe der tumorinfiltrierenden Lymphozyten aufrechterhalten bleibt. Hätte ich diesen maßgeblichen Nachweis vor meiner Lungenoperation gefunden, hätte ich das Präparat zweifellos in den kritischen sieben Tagen danach genommen.[6]

Cimetidin wirkt manchmal auch gegen das Epstein Barr-Virus, selbst wenn es ruht, und das wird (zusammen mit dem humanen Papillomavirus HPV und dem Maus-Mammatumorvirus MMTV – das bei bestimmten Mausstämmen Tumore der Brustdrüse auslösen kann; Anm. d. Übers.) mit der Aktivierung vieler Arten von Brustkrebs in Verbindung gebracht. Als das Patent erloschen war, kam Cimetidin in Großbritannien „aus der Mode", und wenn Sie nicht Freunde in Kanada, den USA oder in Deutschland haben, wo es nach wie vor frei verkäuflich ist, kann es schwierig werden, es zu bekommen.

Ranitidin (ein H2-Blocker; unter anderem unter den Handelsnamen Sostril [D], Zantac [A] und Ranimed [Ch] sowie als Generika erhältlich) und Cetirizin (ein H1-Blocker, unter anderem unter dem Handelsnamen Zyrtec [D, A, CH] sowie als Generika auf dem Markt) sind problemlos zugängliche, rezeptfreie Antihistaminika. Diese sind eventuell beide wegen ihrer antiviralen und gegen den Krebs gerichteten Wirkungen sinnvoll, da sie die tumorinfiltrierenden Lymphozyten fördern, vor Magenblutungen schützen und möglicherweise bestens zusammenarbeiten. (Wie immer sollten Sie darüber mit Ihrem Behandler sprechen.)

Vielleicht hätte ich von der Einnahme meines Aspirins überzeugter sein müssen, welches ich nur periodisch nahm, mal ein paar Wochen, dann ein paar Wochen nicht, abgeschreckt durch meinen Chirurgen. Eine Studie[7] von Professor Peter Elwood an der medizinischen Hochschule der Universität Cardiff, die das Gesamtrisiko von Magenblutungen durch den Gebrauch von Aspirin untersuchte, hatte ergeben, dass Menschen, die es regelmäßig niedrig dosiert (75mg) nahmen, kein erhöhtes Risiko hatten, an einer Magenblutung zu versterben, und dass die Spontanblutungen bei Menschen, die es nicht nahmen, weitaus gefährlicher sind.

Elwood hoffte, seine Studie würde dazu führen, dass Ärzte Aspirin mit einem besseren Gefühl verschrieben. Andere Forschungen stimmen dem zu. Geringe Dosen Aspirin, die zusammen mit der Chemotherapie verabreicht werden, steigern die Wirkungen dieser Therapie und erhöhen das fünfjährige progressionsfreie Überleben (86,6% gegenüber 67,1%) mit einem geringeren Risiko von Metastasen.[8] Im Allgemeinen ist bei der Anwendung von Aspirin neben der Chemotherapie Vorsicht geboten, weil dadurch, wie schon erwähnt, das Blutungsrisiko erhöht werden könnte, doch es gibt Vorteile, wenn man es zusätzlich zur Strahlentherapie verabreicht. Meine Grundüberlegung war und ist noch immer, dass alle diese kleinen Zusätze nicht nur akkumulieren, sondern synergistisch arbeiten, und die jeweiligen gegenseitigen Wirkungen vervielfältigen. Wenn ich aus allen diesen verschiedenen Richtungen gegen den Krebs vorging, würde ich dann die Chancen zu meinen Gunsten drehen und einen Kurs in Richtung Gesundheit steuern?

Die frühe Anwendung von Entzündungshemmern und Wachstumsblockern wie etwa des einfachen Aspirins ergab für mich so viel Sinn. Wie kam es, dass sich Onkologen und Chirurgen, die diese Fakten kennen sollten, immer noch widersetzten? Warum war es angesichts einer überwältigenden Wahrscheinlichkeit, dass herkömmliche Methoden versagen, nicht zumutbar, eine Kombination auszuprobieren, die sich eventuell als synergistische und potente Rezeptur gegen den Krebs erweisen könnte?

Wenn 90 Prozent der Todesfälle eine direkte Folge von Metastasierungen sind, würde es die Krebsüberlebensstatistiken deutlich verbessern, wenn man 20 Prozent der Metastasen unterbinden könnte. Und das nur mit Aspirin. Es ist schockierend, dass die Organisation Cancer

Research UK erst 2016 mit einer Aspirin-Studie – der „Aspirin-Zugabe-Studie“ – begonnen hat, allerdings mit gefährlich hohen Dosen von 100 mg, 300 mg und sogar 600 mg! Es handelt sich um eine Doppelblind-Studie, das heißt, weder Patient noch Arzt kennen die verabreichte Dosis. Für den Fall, dass Patienten Magenblutungen infolge dieser höheren Dosierungen bekommen, werden die Verantwortlichen dann behaupten, das Risiko sei zu hoch, den Krebspatienten die Einnahme ausreden und damit die Pharmaindustrie am Leben halten? Jede zweite Forschungsarbeit weist darauf hin, dass eine Dosis von 75 mg ausreicht, und der Nachweis ist vorhanden. Professor Peter Rothwell hat viele Studien zu Aspirin gemacht, über alle wird in den Fachzeitschriften *The Lancet* oder *Lancet Oncology* berichtet. Ich glaube einfach, diese laufende Studie wird in der Form gar nicht gebraucht und ist eine Verschwendung öffentlicher Gelder. Es wäre für die Krebshilfe produktiver, auf NICE (National Institute for Health and Care Excellence; zu Deutsch etwa: Staatliches Institut für Gesundheits- und Fürsorgekompetenz) Einfluss zu nehmen, damit die Richtlinien geändert werden und niedrig dosiertes Aspirin als Antikrebs-Medikament gelistet wird.

Falls Sie zu den angestrebten 11 000 Probanden der Aspirin-Zugabe-Studie gehören, lege ich Ihnen dringend ans Herz, die Literatur zu überprüfen und mit einem Arzt zu sprechen, der mit Problemen des Magen-Darm-Trakts vertraut ist, bevor Sie potenziell schädliche Mengen von Aspirin nehmen. Erwägen Sie, eine geringere Menge Aspirin zu nehmen, sonst gehen Sie eventuell ein unnötiges Risiko ein, Schaden zu nehmen. Inzwischen könnten Patienten ohne diese geringe vorbeugende Dosis sinnlos sterben. Benjamin Franklin drückte es so aus: „Eine Unze Vorbeugung ist so viel wert wie ein Pfund Behandlung.“ Ach ja, aber mit Verbeugung ist allerdings kein Geld zu verdienen.

Viele natürliche Substanzen können dazu beitragen, Entzündungen einzudämmen. Ich hatte meinem Operationsvorbereitungsprogramm schon etliche hinzugefügt: Ingwer, Kurkumin aus der Gelbwurz und natürlich Omega-3-Fischöle, deren entzündungshemmende Wirkung klinisch nachgewiesen ist und die zunehmend anstelle von Medikamenten bei Krankheiten wie der rheumatoiden Arthritis eingesetzt werden. Alle diese Nahrungsergänzungen haben gut untersuchte Antikrebs-

Wirkungen. Selbst Ärzte der alten Schule wissen von Kurkumin! Allerdings schlagen sie es nicht vor.

Als ich mich daranmachte, noch mehr über Krebs zu entdecken, erkannte ich, dass ich einen Parameter senken musste, nämlich den sogenannten vaskulären endothelialen Wachstumsfaktor (VEGF). Dieser ist ein Hauptstimulator für das Tumorwachstum und fördert die Entwicklung neuer Blutgefäße als Energielieferanten – ein Prozess, der, wie erwähnt, als Angiogenese bezeichnet wird. Aspirin dämmt nicht nur Entzündungen ein, sondern reduziert auch die Angiogenese.

Bis hierhin sah mein Nahrungsergänzungsmenü folgendermaßen aus:

- grüner Tee mit einem hohen Anteil des Katechins ECGC (Epigallcatechingallat)
- Ellagsäure (die in Granatäpfeln, Himbeeren, Walnüssen vorkommt und damals sehr schwer als Nahrungsergänzung zu bekommen war!)
- Resveratrol
- Silibinin (Mariendistel)
- Pycnogenol (ein Pflanzenextrakt aus der Rinde der französischen Seekiefer)
- B-Vitamine (die sublinguale, unter die Zunge zu gebende, methylierte Form von B_{12} – also Methyl-cobalamin – und Folat)
- Glukosaminsulfat
- Kurkumin
- CLA (konjugierte Linolsäure)

Pycnogenol kann wie Aspirin das Blutungsrisiko erhöhen, daher muss es mit Bedacht genommen werden. Es ist eine patentgeschützte Mischung aus mehreren Rindenextrakten (Aspirin stammt auch aus einer Rinde. Ursprünglich wurde die Salicylsäure aus der Weidenrinde gewonnen; Anm. d. Übers.), kann aber auch den Blutzuckerspiegel senken. Ich nahm es zusammen mit Aspirin, obwohl ich ihre Risiken mit der Argumentation, dass Krebspatienten ein weitaus höheres Risiko von Blutgerinnseln haben, eventuell verdoppelt hätte. Wie angewiesen, setzte ich alle Antikoagulantien mehrere Tage vor meiner Operation ab (manche Chirurgen sprechen sich für eine Woche aus). Ich hatte nicht die Absicht, auf dem Operationstisch zu verbluten!

Die Operation verlief gut und ohne Komplikationen. Ein Drittel meiner Lunge war weg. Na gut. Damit konnte ich leben. Vor der Operation war mein Lungenvolumen außergewöhnlich groß, besser als normal, also war es jetzt in etwa durchschnittlich. Verflixt nochmal, ich war gar nicht gerne durchschnittlich.

Nach der Operation wurden wieder meine Antigenmarker im Blut bestimmt. Wie bereits erwähnt, ist die postoperative Metastasierung ein häufiges Problem, und ich wusste, dass die Blockierung von VEGF mit Aspirin peri-operativ, also im zeitlichen Umfeld der Operation, geholfen hätte. Doch das Warten auf die Ergebnisse machte mir fürchterliche Sorgen.

Es dauerte den ganzen Tag, bis ich den Mut aufbrachte, anzurufen und danach zu fragen. Einerseits wollte ich die Augen weiterhin vor der Wahrheit verschließen, andererseits wusste ich, dass ich diese Marker in meine Tabelle aufnehmen musste. Schließlich siegte mein Kopf. Ihn in den Sand zu stecken war nicht hilfreich.

Andrew stand neben mir, als ich die Nachricht bekam. Ich war enttäuscht zu hören, dass meine Marker auf ein neues Hoch angestiegen waren und nun von 190 (vorher) bei nahezu 600 lagen, trotz aller meiner Anstrengungen. Normal war alles unter 150. Das bedeutete, dass nun Tumorzellen mit dem Blutstrom in meinem Körper umherwanderten. Ich konnte diesen Gedanken nicht ertragen.

Ich war so entsetzt. Ich redete mir ein, das sei zu erwarten gewesen, bei Operationen kam es immer dazu, doch ich war unglaublich enttäuscht. Ich hatte das Gefühl, dass ich bereits im Scheitern begriffen war. Meine positive Stimmung sank wieder. Würde ich jemals das Steuer noch einmal in die Hand bekommen oder steuerte der Krebs nun mich? Durch die medizinischen Maßnahmen ging es mir schlechter, doch ich hoffte, dass das nur ein vorübergehendes Problem war. Hatte ich die Sache so weit gekippt, dass eine Kontrolle nicht mehr möglich war? Hatte ich keine Kraft mehr, dagegen zu kämpfen? Wie könnte ich diese Marker senken? War die Operation ein Fehler gewesen?

Andrew dachte weitaus praktischer. „Wir wussten, dass das passieren würde, du hast mir gesagt, die Marker würden ansteigen. Versuche dir nicht zu viele Sorgen darüber zu machen. Das bringt nichts. Du hast immer gesagt, es würden Tumorzellen austreten und es würde zu einer Entzündung kommen. Halten wir uns an den Plan und sorgen wir dafür, dass diese Tumorzellen weiter in Bewegung bleiben. Du hast mir erzählt, sie können erst zu Metastasen werden, wenn sie an der Wand von Blutgefäßen hängenbleiben."

Er hatte recht. Ich hatte entschieden, die beste Strategie wäre, diese lästigen Zellen im Blutkreislauf zu halten und ihnen keine Gelegenheit zu geben, sich an den Wänden der Blutgefäße (dem Endothelium) festzusetzen und irgendwo anders im Körper „ihre Zelte aufzuschlagen". Es sind die Metastasen, der Sekundärkrebs, der zum Tod führt. Wenn ich die kleinen Quälgeister mit Aspirin, einem Antikoagulans, in Bewegung hielt, wäre dann meine Armee von krebsabtötenden Leukozyten in der Lage, sie „einzusammeln"? Aspirin war auch ein thrombozytenhemmendes Medikament. Wenn die Thrombozyten davon abgehalten wurden, kleine Thromben, Blutgerinnsel, zu bilden, in denen sich die Tumorzellen verstecken, würden dann meine natürlichen Killerzellen, meine Leukozytenarmee, es einfacher finden, die Oberhand zu gewinnen?

Ich nahm nun auch noch Nattokinase, ein Enzym-Ergänzungsmittel, das Fibrin aufschließt, um meine Tendenz zu einer ausgedehnten Narbenbildung zu verringern. In Kombination mit dem Aspirin würde das dazu beitragen, dass mein Blut nicht zu klebrig wurde. Im Nachhinein wären ein paar Blutgerinnungstests (statt sich selbst zu piesacken) hilfreich gewesen. Gerinnungsprobleme können heikel und sehr individuell sein, was professionellen Rat erforderlich machte. Es kann gefährlich sein, hier etwas falsch zu machen.

Nach der Operation bestand mein Leben aus einem täglichen Ritual aus grünen und Apfel/Karotten/Sellerie/rote Bete-Säften, Pillenschlucken, Meditieren und sanftem Sport wie einem forschen Spaziergang oder einer Radtour. Dann kam das Dilemma der Chemotherapie.

Ich war mir nicht sicher, was ich tun sollte, doch nun, da meine Tumormarker so in die Höhe geschossen waren, schien eine Chemo die richtige Wahl zu sein. Sie würde die potenziellen „Mikro-Metastasen", alle kleinen Klümpchen von Krebszellen „wegputzen". Sie würde jedoch auch mein Immunsystem unterdrücken.

Was wäre, wenn ich nur so viel Chemo machen würde, um den Krebs abzutöten, aber nicht genug, um die Immunzellen im Darm zu zerstören? Vielleicht konnte ich nur die Hälfte der normalen Dosis bekommen, aber doppelt so lange? Das könnte weniger Schaden anrichten. Warum musste ich überhaupt die „maximal verträgliche Dosis" haben? War mehr wirklich besser? Es schien so brutal zu sein. Und so eindimensional. War es angesichts der Tatsache, dass ich den Krebs bereits von so vielen Seiten bekämpfte, möglich, dass die Chemotherapie bei viel geringeren Dosen gleichermaßen wirksam sein könnte?

Und gab es Medikamente oder Nahrungsergänzungen, die eventuell durch eine Synergie mit der Chemotherapie Vorteile bringen würden? Ich hatte entdeckt, dass grüner Tee, Resveratrol und Kurkumin die Wirksamkeit der Chemotherapie steigerten und beschloss, damit weiterzumachen, wenn die Übelkeit es zulassen würde.[9]

Als ich meiner Onkologin gegenüber das Thema der Nahrungsergänzungseinnahme zusammen mit der Chemotherapie ansprach, war ihre Reaktion sofort negativ gewesen.

„Sie müssen versuchen, das so effektiv wie möglich zu gestalten. Antioxidantien können die Wirkkraft der Chemotherapie zerstören. Es ist am besten, Sie meiden sie alle."

Doch grüner Tee ist ein Antioxidans. Resveratrol auch. Beide hatten in Kombination mit der Chemo gut dokumentierte Antikrebswirkungen. Ich schloss daraus, dass es bestimmte Antioxidantien gab, die in Synergie mit der Chemotherapie arbeiteten und andere, die sie eventuell störten. Ich war aber nicht überzeugt davon, dass die Onkologin recht hatte. Die Artikel, die ich gelesen hatte, stellten ganz eindeutig fest, dass es einen Nutzen gab.

Schließlich kam ich zu dem Schluss, dass die Chemo etwas war, dem ich mich wahrscheinlich unterziehen musste, trotz meiner großen Vorbehalte. Ich stand unter großem Druck, nicht nur seitens der Onkologin, sondern auch von meiner Familie. Ich wusste, es würde enormen Stress für sie bedeuten, wenn ich sie verweigerte. Sie wären entsetzt, dass ich ablehnen, „nichts tun" und passiv warten würde, bis der Krebs wiederkam. Doch für mich fühlte sich die Chemo wie eine passive Hinnahme an.

Es wurde mir klar, dass viele Patienten aus Höflichkeit gegenüber ihrem Onkologen sterben und aus Angst, ihre Angehörigen aufzuregen. Das passiert weitaus öfter als sich irgendjemand vorstellen kann. Verwandte und Freunde legen sich mit ihren persönlichen Ansichten darüber, was man tun sollte, mächtig ins Zeug und drängen auf hochdosierte toxische Behandlungen, denn das ist das, was die Damen und Herren in den weißen Kitteln empfehlen. Umgekehrt reden manche wohlmeinende Verwandte den Patienten die Chemo ganz aus, wenn sie so viel wirksamer sein könnte, würde man sie variabel einsetzen. Onkologen geben entweder die maximal tolerierbare oder eine palliative, lindernde Dosis. Zu viel oder zu wenig. Keine von beiden bringt Heilung. Wo ist der vernünftige Mittelweg? Einer, der das Immunsystem nicht ans Kreuz nagelt? Vielleicht eine geringe Dosis Chemotherapie, die in Kombination mit anderen Behandlungen eingesetzt wird?

Krank zu sein ist schon Kampf genug, ohne dieses zusätzliche emotionale Gepäck. Jeden mit Samthandschuhen anzufassen, um sicherzugehen, dass alle seine Wünsche und Bedürfnisse berücksichtigt werden. Das Ziel meiner Familie war natürlich, dass ich am Leben blieb und sie redete mir zum Glück in meine Entscheidungen nicht hinein, obwohl ich sicher war, dass sie sie nicht immer guthießen. Sie rechneten damit, dass die Krankheit zurückkam, dass sie den „Aufprall" in Zeitlupe miterleben würden. Den Ärzten unter ihnen war gesagt worden, dass es keine Heilung gebe und der Tod unausweichlich sei. Sie waren stille Beobachter, unsicher, was sie sagen sollten und fragten sich, ob ich mir selbst schaden oder die Dinge verschlimmern und mein Ende beschleunigen würde.

Die Chemotherapie reduziert die Größe des Tumors. Einverstanden. Dagegen konnte man schwer argumentieren. Aber wurde ich den Krebs los? Ich hatte gelesen, dass die Chemotherapie bei Patienten im Stadium IV den Tumor darin unterstützte, schneller und aggressiver als vorher zurückzukommen. Das liegt daran, dass Chemo und Bestrahlung nicht bis zu den Krebsstammzellen vordrangen. Meine Onkologin stimmte zu, dass es sich um eine grobe und schonungslose Methode handelte und dass sie viele Kollateralschäden verursachte, aber sie hatte mir wenig anderes zu bieten. Wie konnte man an diese lästigen Krebsstammzellen herankommen? Würden sie darauf reagieren, dass man sie aushungerte? Mithilfe entsprechender Nahrungsergänzungen oder Mithilfe einer veränderten Ernährung?

Ich hatte also zu wählen zwischen einer hohen Dosis oder gar nichts. Eine niedrige Dosierung war 1999 noch nicht einmal eine Option und wird immer noch nicht angeboten, obwohl es gute Belege dafür gibt, dass sie ebenso wirksam ist und dem Immunsystem weniger schadet

Krebs war ein unbesiegbarer Feind, der mit den barbarischsten aller Möglichkeiten behandelt werden musste, nicht wahr? Voller Angriff mit riesigem Potenzial für persönliches Leid. Wie sonst könnte er besiegt werden? Alles, was weniger wäre, wäre sicher nicht genug.

Doch so sehr ich mir das auch einredete, eine andere Stimme flüsterte in meinem Inneren, dass es Alternativen gab. Vielleicht konnte ich mit einer hohen Dosis anfangen und sie reduzieren? Vielleicht konnte ich meine Onkologin nach ein paar Monaten davon überzeugen, sie allmählich zu reduzieren, wenn ich gut darauf ansprach. Das hörte sich nach einem guten Kompromiss an. Ich musste aber eventuell dick auftragen, mich laut über Nebenwirkungen beklagen, um sie zu überzeugen.

Ich wusste, dass die Stärkung meines Immunsystems der Schlüssel für das Überleben war. Es ist letztlich die Leitsteuerung, das letzte Stück des Puzzles und würde dazu gebraucht, um die Krebszellen auf natürliche Weise hinaus zu fegen. Im Gegensatz dazu war die hochdosierte Chemo etwas, was das Immunsystem zerstörte, und die Statistiken zeigten eindeutig, dass sie bei meinem Krankheitsstadium in allen Fällen scheiterte. Vielleicht würde eine reduzierte Tumorlast es meinem Körper leichter machen, damit fertigzuwerden? Selbst als ich mir das sagte, war ich nicht davon überzeugt.

Die Reduzierung des Stresshormons Cortisol wäre unerlässlich. Der erhöhte Spiegel unterdrückte die Lymphozyten im Darm, in einem Gebiet, das als GALT (darmassoziiertes lymphatisches Gewebe (von engl. Gut associated lymphoid tissue), das zentrale Drehkreuz meiner Immunzellen, bekannt ist. Auf den Rat von Dr. Callebout hin senkte ich meine Nahrungszufuhr erheblich. Nach 18 Uhr aß ich nichts mehr (obwohl er 15 Uhr vorschlug) und frühstückte spät. Ich nahm zusätzlich Heilpilze, die Maitake-D-Fraktion sowie Beta-Glucane, einen Reiskleie-Extrakt, das sogenannte MGN3, DHEA und Melatonin am Abend. All das würde dazu beitragen, die Anzahl der natürlichen Killerzellen (NK-Zellen) in meinem Körper zu steigern, um den immunschwächenden Auswirkungen der Chemotherapie gegenzusteuern.

Obwohl ich nach außen hin positiv und optimistisch war, musste ich mich unbedingt um meinen in die Höhe schnellenden Stresspegel kümmern. Mein Leben wurde von der ständigen Recherche bestimmt und es blieb nicht aus, dass ich regelmäßig auf die zutiefst deprimierenden

Überlebensstatistiken stieß, die mich betrafen. Egal wie sehr ich dagegen ankämpfte, sie warfen mich tagelang zurück.

Ich wusste, wenn ich sechs Monate durchhielt, wäre das ein Erfolg. Wenn ich nicht aufpasste, konnte jeder Augenblick mein letzter sein. Der Krebs forderte meine volle Aufmerksamkeit. Jemand sagte mir, ich müsse „180 dunkle Seelentage" durchmachen, bevor ich beginnen könne, mich mit der Diagnose zu arrangieren. Würde ich überhaupt so weit kommen? In meiner Seele sah es bereits sehr düster aus, denn ich spähte über den Rand in den unergründlichen Abgrund unter mir.

Ich musste diese negativen Gefühle vertreiben. Ich quälte mich mit solch makabren Gedanken. Der Krebs fraß alles auf, er ließ mir nur herzlich wenig Zeit für Freude, Lachen und Spaß.

Ich hatte gelesen, dass die Hypnosetherapie hilfreich sein könnte, also machte ich einen hervorragenden Hypnosetherapeuten in Putney ausfindig. Er war wunderbar. Nach jeder Sitzung händigte er mir eine personalisierte Kassette seiner Behandlung aus, damit ich sie zu Hause abspielen konnte. Als ich ihn zum ersten Mal aufsuchte, war meine Zukunft schon nach sechs Monaten zu Ende. Letztendlich überredete er mich dazu zu glauben, dass ich eine Zukunft habe, die Jahre dauern werde. Ja! Seine Sitzungen halfen mir, meine Ernährung zu verbessern und ermunterten mich, mehr auf meinen Flüssigkeitshaushalt zu achten – ich war sehr dehydriert gewesen. Er konzentrierte sich auch auf die Leukozytenarmee, die in meinem System unterwegs war. Mithilfe von Visualisierungen konnte ich diese Zellen als Soldaten sehen, die die fiesen Eindringlinge einen nach dem anderen aufsammelten.

Außer der Hypnotherapie erhielt ich auch spirituelle Unterstützung von einem Heiler vor Ort. Ich lernte zu meditieren, machte Spaziergänge im Park und verbrachte Zeit damit, mich mit der Natur zu verbinden. Wenn alle anderen sich über das feuchte, stürmische Wetter beklagten, packte ich mich warm ein, spazierte mit einem Schmunzeln im Park umher und bekam die großartige Kraft von Mutter Natur zu spüren. Ich sah das Schöne, wenn alle anderen das Banale sahen. Das Glitzern der Tautropfen, das Grün der Blätter, das Majestätische der Bäume und die Hügel, das Funkeln der Gischt beim Segeln. Warum beklagten sich nur alle so? Warum freuten sich die Menschen nicht an jedem Morgen, dass sie gesund und am Leben waren? Es war, als wäre der Rest der Welt zu beschäftigt, völlig in Anspruch genommen von dem täglichen

Kleinklein, um zu erkennen, was für ein unglaubliches Geschenk es war, Teil der Schöpfung zu sein.

Ich legte mich auf den Boden, blickte in den Himmel und fühlte meine Verbundenheit mit dem unendlichen Universum. Wie klein und unbedeutend ich war. Welches Glück ich hatte, am Leben zu sein. Ich fühlte mich wiedergeboren, als würde ich das Leben mit den Augen eines Kindes sehen.

Nur drei Monate, nachdem mein „kleines Problem" in der Lunge entdeckt wurde. Ich hatte riesige Fortschritte gemacht. Meine Liste der Nahrungsergänzungen wuchs, auch wenn sie schier endlos schien. Ich wollte, dass das Gebiet, das Milieu um die Krebszelle herum, so unwirtlich wie möglich war und der restliche Körper so gut funktionierte wie er nur konnte. Meine Ernährung wurde immer extremer, da ich allmählich mehr niedrig glykämische Nahrungsmittel hinzufügte und einfache Kohlenhydrate und entzündungsfördernde Nahrungsmittel wegließ. Zu meiner Überraschung hatte ich durch diese Ernährung weniger Hunger und mein Energieniveau stieg sprunghaft an. Ich fühlte mich wirklich lebendig!

Das Einkaufen von gesunden Nahrungsmitteln war 1999 ein weiterer Albtraum. Die Auswahl war äußerst begrenzt. Selbst von grünem Tee hatte man damals praktisch noch nichts gehört. Die Bedienungen starrten mich verwirrt an, wenn ich in einem Café danach fragte. „Meinen Sie Pfefferminze?" fragten sie. Mann! Ich gewöhnte mir an, einen Vorrat an Teebeuteln dabeizuhaben, egal wohin ich ging, zusammen mit meinen kleinen Plastikbeuteln für die Pillen.

Ich war noch immer auf der Suche nach Nahrungsergänzungen, die den Blutzucker senken konnten. Es schien zunehmend deutlich zu werden, dass die Ärzte das Offensichtliche ignorierten. Die Wahrscheinlichkeit an Krebs zu erkranken, war bei Diabetikern um ein Drittel höher – sie hatten einen höheren Insulin- und einen höheren Blutzuckerspiegel, und beides förderte das Krebswachstum. Vereinfachte ich das Problem zu sehr? Ich glaube nicht. Ein inneres Wissen sagte mir, dass Diabetesmedikamente den Blutzuckerspiegel eventuell auch bei Krebspatienten unter Kontrolle halten konnten.

Damals wusste ich nichts vom Wundermittel Metformin. Ich brachte Diabetes lediglich mit der Zufuhr von Insulin in Verbindung. Doch Insulin, so folgerte ich, würde das Feuer schüren, indem es dem

Tumor ermöglichte, noch mehr Glukose aufzunehmen. Das war nicht die Lösung. Ich wollte dem natürlichen Weg folgen, den Nahrungsergänzungen oder einer Ernährung, die meinen Blutzuckerspiel senken würde, ohne den Insulinspiegel zu erhöhen.

Damals stieß ich unerwartet auf eine Forschungsarbeit in einer Fachzeitschrift über einen medizinischen Extrakt aus der Traditionellen Chinesischen Medizin, den, wie es schien, niemand in der westlichen Medizin bei Krebs anwandte. Er würde den Blutzuckerspiegel unter Kontrolle halten und mehrere andere unglaubliche Antikrebs-Eigenschaften bieten. Er würde bei jedem Aspekt meiner Behandlung helfen.

Kapitel 7

Meinen inneren Drachen beschwören

Berberin, einen Pflanzenextrakt, der in China jahrhundertelang zur Behandlung von Durchfällen und anderen Infektionen eingesetzt wurde, aber in der westlichen Welt fast unbekannt ist, entdeckte ich sozusagen ganz nebenbei. Ich befragte die Onkologin ausführlich über meinen Tumor. Ich musste nicht nur die Grundlagen der Krebsbiologie kennen, sondern genau wissen, wie mein Tumor gebildet wurde und woraus er bestand, die Zellarten kennen, wie schnell sie sich teilten, also die Zeit, die mein Krebs brauchte, um sich zu verdoppeln. Alle diese Informationen halfen mir festzustellen, dass ich einen keratinisierenden Tumor hatte. Keratin ist ein Protein, das in Haaren, Nägeln und in der Haut vorkommt. Er war auch ein Plattenepithelkarzinom, mit anderen Worten, ein Oberflächentumor. (Als Plattenepithel wird die oberste Zellschicht, die Deckschicht, an vielen äußeren und inneren Oberflächen verstanden, die aus flachen, miteinander verbundenen und daher besonders stabil bedeckenden Zellen besteht; Anm. d. Übers.)

Während ich meiner Onkologin zuhörte, fiel mir auf, dass die Beschreibung meines Tumors auffallende Parallelen zur Psoriasis, der Schuppenflechte, zeigte. Beide Krankheiten bestanden aus Plattenepithelzellen. Beide waren entzündlich, hatten einen schnellen Zellumsatz und bildeten zu viel Keratin. Das war interessant. Könnten Psoriasis-Behandlungen auch bei Krebs hilfreich sein? Ich beschloss, mich damit zu beschäftigen.

Als ich eines Nachmittags eine Gesundheitszeitschrift durchblätterte, stieß ich auf einen Artikel über Psoriasis. Er war im *Journal of Herbal Medicine* vom Februar 1999 von Dr. Maher Succar veröffentlicht worden, der, in der Ukraine ausgebildet, traditionelle chinesische Kräutermedizin an der University of Westminster lehrte. Er beschrieb, wie man festgestellt hatte, dass die Behandlung mit einem besonderen Extrakt einer Pflanze bei 80 Prozent der Psoriasis-Patienten wirkte. Es handelte sich um die Gemeine Mahonie, ***Mahonia aquifolium***, deren Hauptbestandteile Berberin und Berbamin waren. Er schrieb:

„In den letzten Jahren haben Wissenschaftler entdeckt, dass der Extrakt aus der Rinde und der Wurzel von Mahonia aquifolium Alkaloide enthält, die nachweislich stark **antimikrobiell und antimykotisch** (gegen Pilze) wirken – Berberin, Protoberberin, Berbamin und Oxycanthin.

Studien an Zellkulturen haben gezeigt, dass diese Alkaloide das **Wachstum zahlreicher Tumorzellen** hemmen sowie eine starke antioxidative Aktivität auslösen, dadurch das **Wachstum von Keratinozyten (anormalen Hautzellen) hemmen und Entzündungen lindern**. Die Wirkungsweise dieser Alkaloide erklärt, warum Mahonia aquifolium-Extrakt in der Behandlung einer Reihe von Hautkrankheiten (z.B. Psoriasis, Dermatitis, Ekzemen, Pilzerkrankungen) sowie bei Verdauungsstörungen und Blutkrankheiten erfolgreich eingesetzt worden ist."

Noch interessanter! Dieser Artikel enthielt so viel, das mich aufhorchen ließ. Der Schwerpunkt lag auch nicht nur auf der Hemmung von Tumorzellen. Alle Krebspatienten schienen Probleme mit dem Darm zu haben, daher klang auch alles gut, was das ekelhafte Zeug dort abtöten könnte. Vielleicht half es, Pilze, Parasiten und andere Bazillen abzutöten? Ein gesunder Darmtrakt war für das Immunsystem von vorrangiger Bedeutung.

Dr. Succar fuhr fort:

„Untersuchungen von US-amerikanischen und kanadischen Forschern ergaben, dass Mahonia aquifolium zu den **fünf wirkungsstärksten pflanzlichen Antimykotika** gehört und dass sie einen **gesunden Fettstoffwechsel** fördert. Wissenschaftler am National Cancer Institute

NIH in Bethesda, USA, haben veranschaulicht, dass Mahonia aquifolium die Lipoxygenase und Lipid-Hydroperoxide hemmt, und dass dies ein wesentlicher Faktor sein könnte, der erklärt, warum sie bei Menschen mit Psoriasis eine so positive Wirkung zeigt."

Wow. Das war ganz klar ein großartiges Zeug.

Die weitere Suche nach Berberin förderte einen Bericht von 1995 zutage. Mit steigender Erregung las ich, Forscher in Changchun, China, hatten durch einen glücklichen Zufall entdeckt, dass Berberin auch den Blutzuckerspiegel senkte. Die Forschung war von Ni Yanxi geleitet worden, der Durchfälle bei Diabetikern behandelte.

Also, es senkte den Blutzuckerspiegel, reduzierte Entzündungen, förderte einen gesunden Fettstoffwechsel, wehrte Erreger im Darm ab **und** bekämpfte Krebs – erstaunlich! Genau das, was ich brauchte.

In dem Artikel stand, dass die Senkung des Blutzuckerspiegels mit Dosierungen zwischen 300 und 500 mg dreimal täglich erzielt wurden. Es gab keinerlei Nebenwirkungen, selbst nicht bei Dosierungen bis zu 2 g! Das war perfekt. Und es war auch gut bei Durchfällen – es half bei Infektionen und bei Diabetes. Ich wusste, es war äußerst wichtig für meine Abwehrkraft, dass der Darm gesund war, und auch wenn ich keinen Durchfall hatte, wollte ich, dass alle krankhaften Bakterien, die mich beeinträchtigen konnten, abgetötet wurden. Ich wollte, dass mein Immunsystem sich auf den Krebs konzentrierte.

Die Gesamtwirkung von Mahonia aquifolium und seinem Gehalt an Berberin und Oxycanthin kann einen ziemlich beflügeln:

- reduziert Entzündungen,
- senkt den Blutzuckerspiegel,
- wirkt antimikrobiell und antimykotisch,
- hat eine starke Antikrebs-Wirkung,
- verbessert das Lipidprofil und den Fettstoffwechsel,
- verringert die Keratozyten und bessert Psoriasis,
- verbessert die Darmgesundheit (und mindert dadurch das Risiko eines Leaky Gut, des durchlässigen Darms).

Was konnte man an dieser Nahrungsergänzung nicht mögen? Wenn jeder es nehmen würde, dann hätten die Ärzte eventuell nichts mehr zu tun! Ich musste es einfach haben.

Wenn Berberin dem Darm, bei Entzündungen und beim Blutzuckerspiegel half, dann half es eventuell auch bei vielen Krebsarten. Ich hüpfte vor Aufregung umher, als ich Andrew an jenem Abend davon erzählte. Er freute sich, dass ich so glücklich war, doch er war beunruhigt, dass es niemand sonst nahm.

„Bist du dir da ganz sicher? Es gibt dazu im Westen überhaupt keine Studien oder Forschungen."

„Was ist der Nachteil? Berberin war in der chinesischen Medizin jahrhundertelang eingesetzt worden. Wir im Westen sind den östlichen Präparaten gegenüber viel zu zurückhaltend und ablehnend und verlassen uns viel zu sehr auf randomisierte klinische Studien."

„Warum werden einfach keine mit natürlichen Pflanzenstoffen gemacht?"

„Weil damit kein Geld verdient werden kann. Das bringt keine neuen Medikamente auf den Markt. Ich habe keinen Zweifel, dass viele der östlichen Medikamente hochwirksam und nutzbringend sind. Ausgangspunkt moderner Medikamente ist meist die Entdeckung von Pflanzen, die dann synthetisch reproduziert und patentiert werden. Ich werde solange suchen, bis ich es habe, es nehmen und schauen, wie es klappt", sagte ich.

Bei meinem nächsten Besuch brachte ich Mahonia aquifolium und Berberin gegenüber Dr. Callebout, meinem reizenden, mit integrativer Medizin arbeitenden Arzt, zur Sprache.

Zu meinem ersten Termin war ich mit einer langen Liste von Nahrungsergänzungen bei ihm erschienen und dachte, er würde sie sofort zusammenstreichen, doch zu meinem Entsetzen empfahl er noch eine ganze Menge mehr!

Diesmal strich er sich nachdenklich über den Bart und sagte, Berberin klinge „sehr interessant."

Für mich klang es mehr als interessant. Ich fühlte mich wie Alice im Wunderland am Boden des Kaninchenbaus in einem kleinen Zimmer, die auf eine Flasche starrt, auf der „Trink mich" steht. Ich hatte Krebs im Endstadium. Ich fühlte mich eingesperrt und Berberin klang wie ein Zaubertrank. Ich wollte allerdings nicht, dass er mich schrumpfen ließ, wie es in der Erzählung *Alice im Wunderland* geschah, sondern nur alle kleinen Tumore, die in meinem System lauerten, das wäre großartig, danke!

Ich fand eine Webseite für Psoriasis-Patienten, dort konnte es bestellt werden, es wurde per Post verschickt, und schon hatte ich es in meinem Programm.

Heute überschlagen sich die Forscher geradezu bei der Erschließung des erstaunlichen Potenzials von Berberin nicht nur gegen Krebs, sondern darüberhinaus, da es ein PPAR gamma-Agonist ist und als solcher antiviral, antimikrobiell, antimykotisch und entzündungshemmend wirkt. (PPAR steht für **P**eroxisom-**P**roliferator-**a**ktivierter **R**ezeptor γ; ein Agonist ist in der Pharmakologie eine Substanz, die durch Besetzung eines Rezeptors die Signalübertragung in der zugehörigen Zelle aktiviert; Anm. d. Übers.) Viele Phytotherapeuten beschreiben es nun als wirkungsstärkste Nahrungsergänzung der Welt. Es sind Bestrebungen im Gange, es verschreibungspflichtig zu machen – was natürlich dem rigorosen Vorgehen der großen Pharmakonzerne bezüglich unserer Wahlmöglichkeiten in die Hände spielt.

Ich begann unmittelbar vor der Chemotherapie mit der Einnahme von Mahonia aquifolium, ohne dass ich wusste, inwieweit sie synergistisch mit ihr wirkt und sie verstärkt. Nun hatte ich sechs Monate der Zytostatika Gemcitabin, Cisplatin und 5-Fluorouracil (das mit 5FU abgekürzt und im Englischen mit „five foot under", fünf Fuß unter [der Erde, also gestorben], verballhornt wird; Anm. d. Übers.) in Höchstdosis vor mir. Igitt. Konnte ich damit klarkommen? Mein Körper zuckte bei dem Gedanken zusammen. Ich wusste ganz genau, wie es mir gehen würde. Ich hatte fünf Jahre vorher schon einmal eine Chemo gemacht und mir war hundeelend gewesen. Diesmal war es eine viel heftigere Dosis und das Ganze dauerte wesentlich länger.

Ich hatte keine Ahnung (und um meinem inneren Sherlock Holmes gegenüber fair zu sein, die Wissenschaftler damals ebenso wenig), dass Berberin auch ein Kalziumkanalblocker ist, was bedeutete, wenn ich Chemo bekam, wurde das zytotoxische Medikament länger in meinen Krebszellen festgehalten. Die Chemo muss eine Krebszelle „schnappen", während sie sich gerade teilt, oder sie wirkt nicht. Weil die Ärzte die Toxizität mit der Wirksamkeit ausgleichen wollen, bevorzugen sie die maximale verträgliche Dosis, auch wenn diese hohe Dosis das Immunsystem zerstört.

Jede Zelle im Körper macht ein Ruhestadium durch, bevor sie sich teilt. Die Chemo-Mischungen bestehen aus verschiedenen zytotoxischen

Medikamenten, deren Wirkung darin besteht, dass sie den Krebs in verschiedenen Stadien der Teilung erwischen. Je länger man die Medikamente also in der Zelle halten kann, desto größer ist die Chance, ihn während seiner aktiven Teilungsphase zu kriegen und abzutöten. Die Ruhephasen von Krebszellen sind wesentlich kürzer und sie sind aktiver als gesunde Zellen. Doch andere Zellen teilen sich ebenfalls schnell, daher sind die gesunden Zellen im Darm (wo sich das Zentrum unseres Immunsystems befindet) und die Haare die Verlierer durch Kollateralschäden.[10]

Die hochdosierte Chemo verringert nur die Größe eines Tumors. Die Stammzellen im Inneren des Krebses werden, wie schon erwähnt, nicht angegriffen. Die schulmedizinischen Behandlungen, die sowohl mit Strahlentherapie als auch mit Chemotherapie arbeiten, berücksichtigen diese verschiedenen Krebszellen nicht, die anders agieren und sich anders verhalten als die sich schnell teilenden und eindeutigen Tumorzellen. In der überwiegenden Mehrheit der Fälle bietet die Chemotherapie keine Heilung[11] (den wirklichen Grund, warum sie bei der akuten lymphatischen Leukämie wirkt, beschreibe ich später in Teil 2) und der Prozentsatz positiver Ergebnisse beim Stadium IV ist gleich null. Sie nützt offenbar gar nichts. War es das wert? Wie konnte ich die Wirkung verbessern, ohne mein Immunsystem lahmzulegen, den Darm kaputtzumachen, eine Neuropathie, Hörprobleme, eine Schädigung des Herzens und andere entsetzliche Nebenwirkungen zu bekommen, vom Risiko, an einem Tumorlyse-Syndrom zu sterben mal ganz abgesehen? (Damit bezeichnet man einen potenziell lebensbedrohlichen Zustand, der beim raschen Zerfall von Tumoren – meist unter chemotherapeutischer Behandlung – auftreten kann; Anm. d. Übers.)

Ich machte mir auch Sorgen über das geradezu krankhafte Interesse der Ärzteschaft an der Größe eines Tumors. Was wäre, wenn ich sein künftiges weiteres Wachstum mit meiner radikalen Ernährung erst mal gestoppt hätte? Würde er schließlich ohnehin absterben, wenn ich ihm vorenthielt, was er zum Wachsen brauchte, ohne dass ich mich der Chemo unterzog? Warum bestand kein Interesse an irgendeinem der anderen Bereiche meiner Gesundheit, etwa an der Erforschung der Gründe, warum es ursprünglich zu Krebs gekommen war? Warum machte man sich nicht einmal die Mühe, meinen Vitaminspiegel im Serum zu bestimmen, Vitamin D etwa?

Die Krebszelle auszuhungern schien mir eine perfekte logische Maßnahme zu sein. Und neuere Forschungen zeigen, dass es eines Tages gängige Praxis sein wird, vor der Chemo zu fasten. Aber die Ärzteschaft wird davon erst Kenntnis erhalten, wenn die Krebshilfeorganisationen gewissermaßen Patentschutz auf ihre eigenen Diätempfehlungen bekommen haben (sie arbeiten daran, während ich darüber schreibe, obwohl sie den Patienten erzählen, dass Ernährungsumstellungen nichts bringen). Die richtige Ernährung schützt die normalen Zellen, sorgt für aktivere Immunzellen und verringert Nebenwirkungen.

Valter Longo, Professor für Gerontologie in Südkalifornien, hatte anfangs die Reduzierung der Nahrungszufuhr wegen ihrer bekannten Anti-Aging-Wirkungen untersucht und begann dann eine dreitägige Nulldiät vor der Chemotherapie zu erforschen. Die Ergebnisse waren so eindrucksvoll, dass er sich nun für eine Scheinfasten-Diät einsetzt.[12] Professor Thomas Seyfried, ein führender Forscher auf dem Gebiet der metabolischen Krebstherapie, ist auch ein Befürworter des Aushungerns von Krebs mithilfe der ketogenen Ernährung. Dr. Callebout schlug schon 1999 vor, dass ich ab 15 Uhr nichts mehr essen sollte, was ich ein paar Wochen machte. Er argumentierte, dass die Leber morgens wirksamer arbeite und Nahrung am Abend schwerer verdaulich sei. Außerdem schien es keine gute Idee zu sein, nach dem Abendessen auf der Couch herumzulümmeln, fernzusehen und nicht für die Verbrennung der Nahrung zu sorgen.

Den Begriff ketogene Ernährung kannte ich 1999 noch nicht, mein Schwerpunkt hatte nicht auf der Ketonbildung gelegen. Die Art, wie ich mich ernährte, würde man heute als „Paleo-Diät" bezeichnen, eine Ernährung, die wohl jener unserer steinzeitlichen Vorfahren ähnelte, wobei ich den Schwerpunkt auf das Vermeiden von entzündungsfördernden Nahrungsmitteln sowie der Reduzierung von einfachen Kohlenhydraten und der Senkung von IGF-1 setzte. Meine oberste Priorität hatte die Senkung der gefährlichen Insulinspitzen nach Mahlzeiten und des Blutzuckerspiegels im Blut, die jede kleine Krebskeimzelle füttern könnten.

In diesem Stadium war meine Tumorlast gering. Im Gegensatz zu anderen Menschen, die warten, bis der Krebs wiederkommt, bevor sie etwas unternehmen, war ich proaktiv. Ich würde ihm heftige Tritte versetzen, während er schwach und angreifbar war. Ich war überzeugt, dass ich vieles tun konnte, um die traurige Statistik seiner unvermeidlichen Wiederkehr zu verändern. Eine andere Art der Chemotherapie zu bekommen, die vorgesehenen Medikamente vielleicht gegen weniger aggressive auszutauschen, die Dosis zu verringern und längere Pausen für den Körper zwischen den Infusionen zu machen, würden mir mehr Zeit geben, den Krebs auszuhungern und meinem Immunsystem die Gelegenheit, sich zu erholen. Ich wollte unbedingt eine niedrigere Dosierung haben. Das würde weniger Übelkeit bedeuten, es wäre also theoretisch leichter, die Chemo mit anderen Behandlungen zu kombinieren, ihre Wirksamkeit zu steigern und aus verschiedenen Richtungen anzugreifen. Leider war das keine Option.

Für mich schien der grüne Tee fast magische Eigenschaften zu haben. Er erhöhte nicht nur die Wirksamkeit der Chemotherapie, sondern ist auch ein Wachstumshemmer, da seine beiden Extrakte Epigallocatechingallat (EGCG) und Catechingallat (CG) den vaskulären endothelialen Wachstumsfaktor VEGF blockierten. Doch seine Wirkungen schienen weit über das bloße Blockieren der Einsprossung von neuen Blutgefäßen (Angiogenese) hinauszugehen. Ich entdeckte später, dass sowohl EGCG als auch CG die Glutamatdehydrogenase (GHD) hemmen, einen Vorläufer der Aminosäure Glutamin, dem anderen Schlüsselnährstoff, den der Krebs zusammen mit Glukose für sein Wachstum nutzt.[13]

Auch wenn ich nichts über mTOR Signalwege (der Name eines in allen Säugetieren vorkommenden Proteins, Anm. d. Übers.) oder andere Stoffwechselbahnen wusste, die bei Krebs nicht normal sind, nahm ich viele Nahrungsergänzungen, die diese während der Chemo hemmten: Berberin, Hydroxycitrat, Gymnema (eine ayurvedische Pflanze) und Pycnogenol. Meine Onkologin interessierte sich dafür, was ich machte, sie war fasziniert zu erfahren, dass es mir nicht schlechter ging, wie sie es erwartet hatte, doch ich hatte Angst, es ihr zu sagen. Ich erwartete nur Negatives, was die Grundhaltung vieler Onkologen zu sein schien. Das wollte ich nicht. Ich war überzeugt von meiner Auswahl und ich hatte alles von Dr. Callebout nochmal überprüfen lassen. Doch bei der Onkologin redete ich um den heißen Brei herum. Ich fühlte mich nicht wohl dabei, sie irrezuführen und anzulügen. Das war mir sehr unangenehm.

Rückblickend (ein besonders wunderbares Gefühl – ich dachte nie, dass ich überhaupt einmal zurückblicken würde) stelle ich fest, dass in den letzten drei oder vier Jahren so viele Forschungsarbeiten über Berberin, dem natürlichen Pendant von Metformin, veröffentlicht wurden, dass ich ehrlich sagen kann, dieses hatte vermutlich die größte Einzelwirkung auf die Chemotherapie gehabt. Aber natürlich war es eine Kombination von allem gewesen, was ich genommen habe, der Synergieeffekt.

Ich kam immer mehr zu der Überzeugung, dass das Aushungern des Krebses, ihn zu stressen, indem man ihm den Zugriff auf Nährstoffe erschwerte oder unmöglich machte und dann den tödlichen Schlag der Chemotherapie nachlegte, der richtige Weg war. Warum Energie und Ressourcen an einen Feind verschwenden, ohne zuerst sein Versorgungssystem zu kappen, ihn auszuhungern und seine starke Verteidigung zu schwächen?

Traditionell war die Denkrichtung die, dass Patienten so viel Chemotherapie bekommen sollten, wie sie vertrugen, ohne zu sterben. Inzwischen ist die Expertenmeinung die, dass eine Reduzierung der Menge an Chemo um 50 bis 70 Prozent, über einen längeren Zeitraum verabreicht und (mit Ruhepausen) getaktet, vielleicht gleichermaßen wirksam und weitaus weniger toxisch sein kann, insbesondere bei Anwendung in Kombination mit anderen Medikamenten oder Verfahren.[14] Doch die hochdosierte Chemo ist als einziges Anwendungsschema so tief verwurzelt, dass Onkologen Angst haben, eine geringere Dosierung anzubieten, obwohl es dafür seit einiger Zeit Nachweise gibt. Würden sie sich für diesen anderen Weg entscheiden, würden sie nicht nur die Verachtung und den Spott ihrer Kollegen riskieren, sondern auch den Verlust ihrer Approbation, wenn der Patient vor den Kadi zieht oder ein Onkologen-Kollege behauptet, sie halten sich nicht an die Leitlinien der Fachgesellschaften. Genau das passierte einem Arzt in Australien. Es ist kein Wunder, dass sich die Krebsbehandlung in den letzten 50 Jahren so wenig verändert hat.

Wenn ich die Chemotherapie abbrach, widersetzte ich mich direkt den Anweisungen meiner Ärztin. Doch mein Instinkt sagte mir, eine hochdosierte Chemotherapie sei völlig falsch. Ich hatte das Gefühl, ich ließ meinen Körper im Stich, wenn ich ihr zustimmte und ich ärgerte mich über mich selbst. Doch ich hatte auch großen Respekt vor meiner

Onkologin. Sie war sehr überzeugend. Am Ende gab ich zögernd klein bei.

„Betrachten Sie es wie eine Antibiotikabehandlung – Sie müssen den Zyklus zu Ende machen“, sagte sie zu mir. Diese Argumentationslinie wurde von meinen offensichtlich besorgten Verwandten und meinem Mann jedes Mal wiederholt, wenn ich erwähnte, dass ich damit aufhören wolle.

„Aber die Chemo könnte mich umbringen! Was ist, wenn sie mein Immunsystem zerstört, und ich mich nie mehr erhole?“

„Ja, ich fürchte, ich könnte Sie damit auch umbringen, aber sie ist die beste Option, die wir anbieten können", sagte sie und versuchte, locker zu bleiben.

Mein Gott. Es war ja nicht so, dass ich das nicht schon wusste. War das wirklich die einzige Option? Wir schrieben nun das Jahr 2000, den Jahrtausendwechsel. Die Chemotherapie fühlte sich an wie eine Art von Folter aus dem Mittelalter.

Also machte ich, immer noch zögerlich, weiter. Und trotz allem, was ich machte, um die Nebenwirkungen zu lindern, fühlte ich mich schrecklich. Ich war noch nicht auf die frühen Forschungsarbeiten gestoßen, die darauf hinwiesen, dass eine dreitägige Nahrungskarenz vor der Chemotherapie dazu beitragen würde, das Immunsystem zu erhalten und die Nebenwirkungen zu verringern.

Ich versuchte mit den Nahrungsergänzungen weiterzumachen, wenn ich mich nicht krank fühlte und mich so fit wie möglich zu halten, mit regelmäßigen Spaziergängen und Sprüngen auf einem Minitrampolin, um die Sauerstoffzufuhr, die Energie und das Wohlbefinden zu erhöhen. Ich würde an den Wochenenden segeln gehen, wenn ich mich dem gewachsen fühlte und versuchen, meine Perücke aufzubehalten!

Berberin ist auch sehr hilfreich, um ein der Chemotherapie geschuldetes Leaky Gut, eine unvermeidliche Nebenwirkung der Behandlung, auszuheilen. Glutamin ist ebenfalls eine sinnvolle Nahrungsergänzung während der Chemotherapie; es wird so gut wie ganz von der Darmwand resorbiert, und obwohl manche Krebsarten es als Energiequelle nutzen, „füttert“ es den Krebs nicht in derselben Weise wie Glukose. Wenn ich half, meine Darmschleimhaut zu retten und eine bessere Darmflora (die im Darm befindlichen notwendigen Mikroorganismen) aufrechtzuerhalten, würde das dazu beitragen, mein wertvolles Immunsystem zu erhalten, das für mein langfristiges Überleben unverzichtbar war.

Die Wirkungen meiner Nahrungsergänzungen zum Aushungern des Krebses (Berberin, EGCG, Gymnema sylvestre, Hydroxycitrat, Pycnogenol, Silibinin) und eine niedrig glykämische Ernährung sorgten für eine weitaus erfolgreichere Chemo, auf die weder ich, noch meine Onkologin gehofft hatten. Zu meiner absoluten Freude reduzierten sich meine Tumormarker von fast 600 auf 130, unter den normalen Bereich von 150. Die Erleichterung, wieder in diesem „normalen" Bereich zu sein, war riesengroß, auch wenn ich wusste, dass das möglicherweise eine falsche Hoffnung und eine vorübergehende Atempause war.

Die Chemo für sich allein heilt meine Art von Krebs nie, sie legte ihn nur für eine Weile auf Eis. Doch es war Zeit zu feiern. Ich hatte eine kleine Schlacht gewonnen. Andrew und ich gingen an jenem Abend in das italienische Restaurant am Ort, um in Ruhe etwas zu essen. Vielleicht war ja die hochdosierte Chemotherapie am Ende doch in Ordnung.

Ich wusste, es war unwahrscheinlich, dass ich den Krieg gewonnen hatte, doch die Versuchung war groß, das zu denken. Und nach weiteren zwei Monaten toxischer Infusionen ging es mir permanent immer schlechter. Ich war nun vollkommen kahl und die Übelkeit war unerträglich. Würde mich diese maximal tolerierbare Dosis töten, wie meine Onkologin und ich befürchteten?

Genug war genug. Ich wurde hinuntergezogen und hatte nicht mehr das Gefühl, selbstbestimmt zu handeln und die Kontrolle zu haben. Ich fühlte mich hinfällig und schwach und wurde wieder einmal zu einer passiven und gefügigen Patientin. Ich musste die Kraft finden, um für meine Rechte aufzustehen und die Chemotherapie nach meinen eigenen Bedingungen zu machen.

Ich war in einer schwierigen Situation. Ich erkannte, dass die falsche Entscheidung den Unterschied zwischen Überleben, dauerhaften Nebenwirkungen, die mich außer Gefecht setzten oder, noch schlimmer, Tod bedeuten konnte. Doch ich fühlte mich wohl mit meiner Wahl. Eine niedrige Dosis könnte gleichermaßen wirksam sein und weniger Schaden anrichten.

Irgendwie musste ich meine Onkologin davon überzeugen, dass sie die Dosis reduzierte. Aber sie war so beharrlich gewesen, ich wusste, es würde nicht einfach werden, diese Diskussion für mich zu entscheiden. Ich war erschöpft, meine Willenskraft und meine Energie waren ausgelaugt, mein Geist war „zerknautscht“, wie würde ich sie überzeugen? Nach einem längeren Gespräch mit meinem Hypnotherapeuten beschloss ich, es mit der Taktik der rebellischen Patientin zu versuchen. Ich wollte starrsinnig, schwierig und übellaunig sein. Passive Patienten sterben. Laute überleben. Eine bekannte Tatsache.

„Es ist **Ihr** Körper, vergessen Sie das nicht. Sie haben jedes Recht, die Chemotherapie zu verweigern, wenn Sie wollen“, hatte er gesagt. Ich wusste das, doch es war so schwer, diese „Der Arzt hat immer recht“-Mentalität zu durchbrechen. Sie ist fest in unserer Psyche verdrahtet. Wir werden von Kind an darauf konditioniert, jeden Vorschlag zu befolgen, der ihnen über die Lippen kommt.

Onkologen schienen den Warburg-Effekt abzulehnen,[16] den unterschiedlichen Stoffwechsel von Krebszellen oder die Möglichkeit, ihn zu verändern. Wurde ich nun zu eben einer solchen Expertin hinsichtlich meiner eigenen Krebserkrankung wie die Onkologin? Stammte vieles von dem, was sie vorschlugen, aus den NICE-Richtlinien, daraus, dass sie den Empfehlungen der (immer tendenziösen) Pharmaunternehmen folgten oder aus der Angst, verklagt zu werden? (NICE steht ja für National Institute for Health and Care Excellence, zu Deutsch etwa Verbesserung der Gesundheits- und Sozialfürsorge durch evidenzbasierte Beratung, vergleichbar dem IQWIG in D, Anm. d.Verlags). Statt etwas zu riskieren und etwas anderes zu versuchen, laufen die meisten einfach mit der Herde mit? Ich weigerte mich, ein Schaf zu sein. Ich war ein 1964er Baby, im chinesischen Jahr des Drachens geboren. Es war an der Zeit, meinen inneren Drachen herbeizurufen und ein wenig Feuer zu speien.

Mein Therapeut sagte, ich solle mehrmals täglich wiederholen: „Ich habe die Kontrolle. Mein Körper kann heilen.“ Je öfter ich das sagte, desto mehr begann ich es zu glauben und das Gefühl wiederzubekommen, dass ich zurück am Steuer war. Ja. Ich konnte die Behandlungsrichtung zurück auf meinen Weg lenken. Ja. Ich wusste, dass die Dosis der Chemotherapie verringert werden musste. Ich konnte die Krankheit zu meinen eigenen Bedingungen bekämpfen. Die positiven Affirmationen halfen mir, meine pessimistische Haltung abzuschalten und stärkten mich enorm.

Als ich den nächsten Termin bei meiner Onkologin hatte, bat ich sie, die Chemo völlig zu stoppen. Ich wusste, es war unwahrscheinlich, dass sie das tat, aber ich sagte ihr, es gehe mir schrecklich, es sei unerträglich. Ich trug dick auf, beschrieb schlimme Magenschmerzen und sagte ihr, dass ich eine Woche lang krank gewesen sei. Natürlich stimmte das nicht alles, aber ich rief meine besten Fähigkeiten zur dramatischen Darstellung in mir hervor, lieferte eine Oscar-reife Vorstellung ab und ließ ihr keine Wahl.

Es funktionierte. Sie versprach, die Dosis in meinen letzten drei Monaten zu senken. „Da Ihre Tumormarker unter dem Normalbereich stabil geblieben sind, gehe ich mit der Dosis herunter", sagte sie. „Und wir behalten den Rest in Reserve, falls Sie je wieder mehr brauchen."

Ich umarmte sie beinahe! Ich war so erleichtert. Ich glaube, an jenem Tag rettete sie mir das Leben.

Trotz der niedrigeren Dosis war meine sechsmonatige Chemotherapie immer noch ein anstrengendes Ausdauerereignis, als würde ich ohne Unterbrechung an der Volvo Ocean Yacht-Regatta teilnehmen. Es war mir auch undeutlich bewusst, dass über die Chemo- und Strahlentherapie hinaus, die ich bereits bekommen hatte, dieser zweite Chemozyklus eine weitere Krebsart im Knochenmark fördern könnte, die Leukämie.

Ich schüttelte das ab. Nein, ich war stark und fit genug, dem standzuhalten, nicht wahr?

Kapitel 8

Das Ungeheuer darf nicht freikommen

Im Sommer 2000 war meine Chemotherapie schließlich beendet. Ich hatte nun neun Monate überlebt, wesentlich länger als die wenigen Wochen, die mir prognostiziert worden waren, und meine Tumormarker im Blut waren gut. Nun musste ich sie auf diesem Niveau halten oder noch besser, sie weiter absenken, soweit wie möglich. Wie weit runter konnte ich gehen?

Ich war kahlköpfig, erschöpft und immer noch abgefüllt mit chemischem Müll, aber ich war am Leben. Ich war misstrauisch, dass der Krebs nach der hochdosierten Chemotherapie tendenziell mit aller Macht zurückkehren würde, heftiger und schneller denn je, weil die Kontrolle durch das Immunsystem fehlte. Der Körper war durch die Behandlung mitgenommen und ruiniert, also war die Chemotherapie letztlich selbstzerstörerisch. Wenn Patienten zu diesem Zeitpunkt auf den geschrumpften oder verschwundenen Tumor schauen, nehmen die meisten den Fuß vom Gas, schalten jetzt auf Tempomat um, atmen erleichtert auf und nehmen an, sie seien geheilt. Sie nehmen ihre schlechten Angewohnheiten wieder auf und machen so weiter wie vor ihrer Diagnose. Das ist ein häufiger und fataler Fehler.

Es gab noch so viel mehr für mich zu tun. Ich war überzeugt davon, dass ich den Tumor durch Entzug der Glukose aushungerte, aber nicht überzeugt, dass Ernährung und Berberin ausreichen würden. Ich musste entgiften, mich von den Rückständen der Chemotherapie befreien und meinen Darm wiederaufbauen, der, wie ich annahm, schwer geschädigt sein würde. Ich hoffte, mein Knochenmark würde von selbst ausheilen, falls es auch in Mitleidenschaft gezogen worden war. Meine Haare würden schließlich nachwachsen – das war meine geringste Sorge. Ich musste nur wegen der Möglichkeit, später an Leukämie zu erkranken, die Daumen drücken und hoffen, dass mir das nicht passieren würde. Dazu konnte ich keine Statistiken finden, da Frauen mit Krebs in meinem Stadium nach wenigen Wochen starben. Leute wie ich waren offensichtlich schon abgeschrieben.

Mein Plan nach der Chemo sah folgendermaßen aus:

1. Drei Monate lang entgiften mit knallharter Makrobiotik, einem niedrig glykämischen Index, vegetarischem Essen mit Fisch, einer entzündungshemmenden Ernährung mit wenig gesättigtem Fett (dafür muss ich mir noch einen Namen ausdenken)
2. Überprüfung meiner Darmflora bei einem Speziallabor
3. Überprüfung meines Mikronährstoffstatus (Mineralstoffe, Vitamine, Fettsäureprofil)
4. Vitamin C-Infusionen und UVB (ultraviolette Blutbestrahlung) so bald wie möglich
5. Mehr Sport treiben, segeln gehen und das Leben genießen!
6. Mich beruflich neu orientieren (hmm …, vielleicht keine meiner besseren Ideen)

Zu diesem Zeitpunkt war ich Nahrungsergänzungs-Junkie geworden. Ich hatte das Gefühl, ich konnte mir den Luxus nicht leisten, meinen selbstauferlegten strengen Zeitplan auch für nur einen Tag zu lockern. Ich wollte den Blutzuckerspiegel bei jeder Mahlzeit kontrollieren und geriet total unter Stress, wenn ich es einmal versäumte, ihn zu messen. Würde der Krebs die Oberhand gewinnen? Jede Mahlzeit schien eine Entscheidung über Leben oder Tod zu sein, ob ich damit den Krebs füttern oder aushungern und dazu beitragen würde, meinen Körper zu heilen und meine Genesung zu verbessern.

Vorerst schien ich alles unter Kontrolle zu haben. Meine Blutuntersuchungen ergaben, dass ich immer noch in Remission war. (In der Medizin bedeutet dies das vorübergehende oder dauerhafte Nachlassen von Krankheitssymptomen, jedoch ohne Erreichen der Genesung; Anm. d. Übers.) Doch wie lange konnte ich diese Lebensweise aufrechterhalten? Musste ich wirklich so streng mit mir sein? Andererseits, tat ich genug? Würden die Nahrungsergänzungen und die Ernährung mich wirklich schützen? Würde der Krebs mutieren und in einem Sturm und mit einer Wucht zurückkommen, gegen die ich nichts ausrichten konnte? Die einzige Möglichkeit, den Überblick über meinen Verlauf zu behalten, war, die Tumormarker regelmäßig bestimmen zu lassen, auf diese Weise konnte ich mich sofort darum kümmern, falls er als ungebetener Besucher wiederkam.

Wenn Diabetiker bei jeder Mahlzeit ihren Blutzuckerspiegel kontrollieren mussten, dann musste ich das eben auch. Blutzucker und Insulinspiegel steigen nach einer Mahlzeit an, und das schien der kritische Zeitpunkt zu sein, um sie zu überprüfen, wobei das bei Insulin nur indirekt als Rückschluss über den Blutzuckerwert möglich ist. Ich kannte niemanden sonst, der in ähnlicher Weise an Krebs heranging, doch für mich schien das vernünftig zu sein. Ich hatte mich nach den Chemotherapie-Sitzungen zu krank gefühlt, um viel einzunehmen, von den Nahrungsergänzungen ganz zu schweigen, jedoch an den Tagen vor jeder Sitzung schluckte ich jede Menge Substanzen, die den Krebs aushungerten und mich durchhalten ließen. Jetzt ging es mir besser und ich holte es wieder nach.

Wenn Berberin die Glukose überwachte, die ins Blut freigesetzt wurde, dann wäre es, so folgerte ich, wahrscheinlich am besten, es direkt vor einer Mahlzeit zu nehmen. Das war nicht leicht, doch schließlich wurde das gewissenhafte Pillenschlucken zum Frühstück, Mittag- und Abendessen zur Gewohnheit. Der Nachteil war, dass mir bei der Menge, die ich nahm und sie mit grünem Tee und manchmal sogar mit Olivenöl hinunterspülte, wieder ein wenig übel werden konnte.

Schlaf war jahrelang ein Problem gewesen, seit der ersten Diagnose. Um Abhilfe zu schaffen, nahm ich abends eine Stunde vor dem Schlafengehen Melatonin. Es stärkt die Abwehr, etwa IL2 und IL12 (die guten Zytokine), die von der Epiphyse, der Zirbeldrüse, überwacht werden. Doch nun fragte ich mich, ob ich so viel nehmen musste. Ich befürchtete, dass ich meine entsprechende körpereigene Versorgung ausgeschaltet hatte und vermutete, dass ich lebenslang Melatonin nehmen müsste.

Ängste und Sorgen begleiteten mich auch in den Schlaf. Gedanken, die einem durch den Kopf rasen, kann man schwer zur Seite schieben.

Es schien, als gebe es kein Entrinnen aus dem Albtraum. Wenn ich mit den Nahrungsergänzungen aufhörte, könnte der Krebs wiederkommen. Das wollte ich nicht riskieren. Der Krebs durfte nicht geleugnet werden, ich konnte nicht in mein früheres unbeschwertes Leben zurückkehren.

Organisation wurde zur Priorität. Nichts konnte dem Zufall überlassen werden, wenn ich wollte, dass das Ungeheuer nicht freikommt. Ich legte eine Tabelle von allem an, was ich einnahm, schrieb eine Liste, wo ich jede Nahrungsergänzung bekam und notierte Telefonnummern und Webseiten für Nachbestellungen. Jeden Freitagnachmittag widmete ich mich eine Stunde lang der Vorbereitung auf die folgende Woche, der Befüllung meiner Plastikbeutel und der Nachbestellung jeder Nahrungsergänzung, die knapp wurde. Normale Pillenbehältnisse waren einfach nicht groß genug! „Maracas" in der Tat. Es war anstrengend, aber ich hatte die Wahl zwischen diesem Procedere oder womöglich dem Tod. Meiner Meinung nach also überhaupt keine Wahl.

Ich wurde außerordentlich streng mit mir. Krebs hing mit der Lebensweise zusammen, nicht wahr? Glaubte ich den Geschichten in den Medien, hätte ich niemals Krebs bekommen, wenn ich besser auf mich geachtet hätte. Doch die Lebensweise von anderen Menschen war viel schlimmer als meine. Ich wusste, es war nicht konstruktiv, mir wegen meiner Situation Vorwürfe zu machen. Stattdessen nutzte ich die Stärke meiner Gefühle, die Wut, die Schuld, den Kummer, die Traurigkeit, die Angst und die Sorge über meine Diagnose, um mich voranzutreiben.

Meine immer länger werdende Liste von Nahrungsergänzungen, die Besuche bei Ärzten, die mit integrativer Medizin arbeiteten, die Tests und die biologischen Nahrungsmittel kosteten ein kleines Vermögen, aber ich brauchte diese Rettungsleine. Wir waren nicht arm, aber trotzdem war es schwer. Wie konnte sich jeder Krebspatient all das leisten? Und nun entschied ich auch noch, dass ich Vitamin C-Infusionen brauchte. Eine weitere Ausgabe.

Andrew sprach nie mehr über die finanzielle Belastung. Er unterstützte mich zu 100 Prozent. Trotzdem fühlte ich mich schrecklich schuldig, dass ich den Urlaub verweigerte, den wir so sehr brauchten und unsere Altersversorgung und Rücklagen angriff. Es kann so viele nicht ausgesprochene Faktoren geben, die auf dem Unbewussten des Patienten lasten, kostbare Energie verbrauchen und der bereits überlasteten Psyche noch mehr Stress aufladen. Aber wenn es umgekehrt und Andrew der Betroffene wäre, würde ich, ohne zu zögern, dasselbe tun.

Die Obhut der Ärzte gibt einem ein Gefühl von Sicherheit, ein Netz, das einen auffängt, das Gefühl, dass etwas getan wird. Am Ende meiner sechsmonatigen Chemotherapie war ich auf mich gestellt. Ich war von der Leine gelassen und fühlte mich, wie viele Patienten in dieser Situation, schutzlos. Doch ich hatte meine mit integrativer Medizin und alternativen Behandlungsmethoden arbeitenden Ärzte bereits gefunden. Ich hatte mir auch Wissen angeeignet. Ich wollte nicht in der Luft hängen und darauf warten, bis der Krebs wiederkam. Es gab so viel mehr, was ich tun konnte.

Ich konnte mich nicht auf meinen Lorbeeren ausruhen, die Daumen drücken, hoffen, dass die Zeit meine Erinnerung an die furchtbaren Behandlungen und die Diagnose auslöschen würde und glauben, alles würde in Ordnung sein. Das hatte ich schon einmal gemacht, und es hat zu mehr Krebs geführt. Diesmal würde ich nicht selbstzufrieden sein. Meine Tumorlast war zwar gering und ich war immer noch in einem relativ guten Zustand, doch ich hatte das Gefühl, dies wäre der richtige Zeitpunkt, um proaktiv zu sein, die Kontrolle zu übernehmen und nicht darauf zu warten, bis das Fallbeil wieder fiel, denn ich wusste, dass der Krebs jedes Mal schwerer zu behandeln sein würde.

Ganz oben auf meiner Liste stand die Entgiftungsdiät für meinen geschädigten Darm. Und eine Reihe von Vitamin C-Infusionen, zweimal pro Woche bei Dr. Kingsley in Leicestershire, einem Arzt für integrative Medizin. Allein die Erwähnung von Infusionen mit hochdosiertem Vitamin C führt bei vielen Menschen zu einem Aufschrei: „Das ist widerlegt worden! Linus Pauling ist in Misskredit geraten!" Ich war vor kurzem in einer Besprechung mit mehreren Redakteuren von Gesundheitsthemen und dies war tatsächlich die Reaktion. Das nächste Mal bin ich besser vorbereitet. Ich werde die neueste medizinische Literatur zur Hand haben, die ihre Wirkung definitiv nachweist. Viele Patienten lassen sich von dieser wertvollen Therapie durch ärgerliche Ärzte abschrecken, die davon überzeugt sind, dass sie ihren Tod nur beschleunigt.

Diese vergessene und vielgescholtene Behandlung feiert tatsächlich zurecht ein Comeback. Die großen Pharmariesen haben sich wieder einmal nach Kräften bemüht, diese billigere Alternative zur Chemo zu unterdrücken, doch ihren großartigen Ergebnissen kann man schwer etwas entgegensetzen.

Linus Pauling, der 1954 den Nobelpreis für Chemie bekommen hatte, geriet in Misskredit, als er eine Hypothese über die Wirkung von Vitamin C aufstellte, die sich als falsch erwies. Seine Annahme, höhere Vitamin C-Dosen könnten hilfreich bei Krebs sein, war allerdings tatsächlich richtig, nur anders als er dachte. Er und Dr. Ewan Cameron waren beide überzeugt, es habe etwas mit der Senkung der Hyaluronidase zu tun, einem Enzym, das die Zellmatrix (die Grundsubstanz, von der Krebszellen umgeben sind) weich machte, sodass sich die Zellen voneinander lösen und der Krebs sich verbreiten konnte. Pauling war so sehr für das Vitamin C, dass alles, was seine Theorien zu widerlegen schien, zu erbitterten Auseinandersetzungen führte. Er ärgerte sich über die Art und Weise wie Studien durchgeführt wurden und machte sich viele Feinde unter denjenigen, die das verteidigten, doch sein Ärger war hauptsächlich Frustration. Denn die anderen untersuchten die Art nicht, die er für die Verabreichung von Vitamin C vorschlug, nämlich intravenös.

Der zweimalige Nobelpreisträger (1963 erhielt er für sein großes Engagement gegen Atomwaffentests rückwirkend für das Jahr 1962 den Friedensnobelpreis; Anm. d. Übers.) war ein Genie, das durch den Schmutz gezogen wurde; doch ein paar Jahrzehnte später stellte sich heraus, dass er recht hatte.[17] Wenn man sich die neueren Studien mit intravenöser Anwendung von Vitamin C-Ascorbat ansieht, zeigen sie, dass seine Ansicht korrekt war. Bevor Sie also dieses Buch in den Papierkorb werfen, möchte ich noch anmerken, dass die frühen Studien scheiterten, weil man dafür geringe Dosen **oral** verabreichte. Und später wurde die intravenöse Vitamin C-Gabe mit Glutathion, einem Antioxidans, kombiniert, das deren prooxidative Wirkung aufhebt, ein weiterer Grund, warum viele Menschen glauben, es sei nicht hilfreich.

Cameron und Pauling veröffentlichten 1978 die Ergebnisse einer Studie, in der nachgewiesen wurde, dass Menschen, die mit Ascorbat behandelt wurden, eine um das Zwanzigfache höhere Überlebenswahrscheinlichkeit hatten als diejenigen, die nicht behandelt wurden. Eine andere Studie von 1991 ergab, dass mit Ascorbat behandelte Patienten 343 Tage überlebten, in der Kontrollgruppe, die kein Ascorbat bekam, waren es 180 Tage. Entscheidend war, dass diese Studien mit intravenös verabreichtem Vitamin C kombiniert mit oralem durchgeführt wurden, das Vitamin C also nicht nur oral verabreicht wurde.

Zwei klinische Studien folgten Ende der 1970er und Anfang der 1980er von Moertel an der Mayo Clinic in Rochester im US-Bundesstaat Minnesota, die ergaben, dass mit oral verabreichtem Vitamin C solche Ergebnisse nicht erzielt wurden. Moertel und Mayo kamen zu dem Schluss, dass in Bezug auf die Überlebenszeit zwischen der mit Ascorbat behandelten und der unbehandelten Gruppe kein deutlicher Unterschied bestehe, doch Cameron hatte Ascorbat oral und intravenös zusammen verabreicht, wohingegen Moertel es ausschließlich oral anwandte.

Jeder gute Onkologe wird Ihnen sagen, dass freie Radikale, die die Bezeichnung „reaktive Sauerstoffspezies" bekommen haben, Krebs abtöten. Exakt so wirkt intravenös verabreichtes Vitamin C. In hohen Dosen wird es von einem Antioxidans zu einem Prooxidans, das freie Sauerstoffionen an das Gebiet um einen Tumor abgibt.

In diesem Fall ist die „reaktive Sauerstoffspezies" (ROS, von engl. reactive oxygen species) Wasserstoffperoxid (H_2O_2). Diese Sauerstoffbildung in der Nähe der Zelle führt zu einer Art von „Rosten" und dazu, dass die Zelle angegriffen und vernichtet werden kann. Das Gleichgewicht zwischen ROS-Bildung und Antioxidationsstatus von Zellen ist maßgebend für das Überleben oder das Absterben von Tumorzellen. Ich habe gesehen, dass bei Patienten in Bezug auf die vernünftige Verwendung von Antioxidantien weiterhin ein Missverständnis besteht. Viele nehmen große Mengen davon, die die Wirkungen von Vitamin C-Infusionen sabotieren und sind dann enttäuscht, dass sie nichts gebracht haben.

Bei jeder Arznei oder Nahrungsergänzung bestimmt die Dosierung, ob sie wirksam, unwirksam oder toxisch ist. Die Anwendung in der richtigen Kombination spielt ebenfalls eine maßgebliche Rolle. Vitamin C entfaltet das Optimum seiner krebszerstörenden Eigenschaften bei einer hohen Dosierung. Im Gegensatz zur Situation bei der Chemotherapie ist mehr hier ganz sicher mehr, und je größer die Menge ist (bis zu 75 g), desto stärker wird es selektiv toxisch für die Krebszellen, da es mehr H_2O_2 bildet. Die Patienten verstehen oft nicht, dass sie spezielle Antioxidantien wie Vitamin E, Cystein und N-Acetylcystein (einschließlich Molkeprotein) meiden müssen. Die Nahrungsergänzungen CoQ10 und ALA (Alpha-Liponsäure) recyceln das Vitamin C jedoch während der Infusionen, steigern also eventuell die Menge in den Geweben und erhöhen die Wirksamkeit, doch wären sie bei der Chemotherapie kontraindiziert. CoQ10 hebt auch die positiven Wirkungen von Statinen (Cholesterinsenkern) in der Krebstherapie auf (mehr dazu später).

Das bei der intravenösen Vitamin C-Behandlung entstehende Wasserstoffperoxid setzt eines seiner Sauerstoffmoleküle in das Mikromilieu des Krebses frei. Die Krebszelle bekommt es dann mit diesem zusätzlichen freien Radikal zu tun. Da Krebszellen es nicht neutralisieren können – ihnen fehlt das Enzym Katalase – sterben sie ab.

Und das Beste ist, bei einer solchen potenziell nützlichen Therapie werden die normalen Zellen überhaupt nicht geschädigt, da die extrazellulären – die außerhalb der Zelle befindlichen – Räume und die benachbarten gesunden Zellen das Enzym Katalase enthalten. Tatsächlich nimmt die Vitamin C-Infusion nachweislich die Mitochondrien in den Krebsstammzellen, den ursprünglichen Krebszellen, ins Visier, die sich der Chemo- und Strahlentherapie widersetzen, denn sie unterbindet einen entscheidenden Schritt im Glykolyseprozess, wodurch die Krebszelle wirksam ausgehungert und die Apoptose, der Zelltod, ausgelöst wird. Sie blockiert also einen der Hauptenergieversorgungswege für den Krebs.

Das macht sie deutlich sicherer als die Chemo. Nach dem Kontakt mit dem Tumor wird eines der Sauerstoffmoleküle freigesetzt, der Krebs wird abgetötet, dann wird das Wasserstoffperoxid (H_2O_2) zu ganz normalem Wasser (H_2O) und sicher von den Nieren ausgeschieden. Dieser chemische Vorgang ist so einfach, dass ihn sogar ein sechsjähriges Kind verstehen könnte.

Die Verabreichung von Vitamin C und ALA (Alpha-Liponsäure) in geringen Dosen sollte dagegen vermieden werden. Bei diesen Mengen, in denen sie antioxidativ wirken (und nicht prooxidativ) tragen Vitamin C und ALA dazu bei, dass Glutathion die übermäßige Toxizität in der Zelle neutralisiert und sie dauerhaft am Leben erhält. Kurzzeitig ließ ich mich dazu hinreißen zu glauben, dass die orale Einnahme in den Mengen bis zur Grenze der Darmtoleranz erfolgen könne, also so viel, wie der Darm verträgt, doch das ist eine gefährliche Strategie. Auf diesem Weg allein ist es nicht möglich, die Vitamin C-Menge im Blutplasma soweit zu steigern, dass der nötige prooxidative Wert erreicht wird, um zur Bildung von Wasserstoffperoxid zu führen, es sei denn, man nimmt große Mengen einer liposomalen Version.[18]

Wenn Sie den liposomalen Weg wählen, dann **muss** es Vitamin C-Ascorbat sein und es sollten **mindestens** 5000 mg (5 g) auf einmal genommen werden – um ganz sicher zu gehen, möglicherweise sogar etwas mehr, damit es zur Bildung von H_2O_2 kommt. Das ist ein wichtiger Punkt, denn es gibt immer noch viele Befürworter der Einnahme nach der „Darmtoleranz"-Methode. Doch dadurch wird, wie bereits erwähnt, der Vitamin C-Spiegel nicht wie benötigt angehoben, sondern stattdessen das Absterben der Krebszellen verhindert und ihr Wachstum gefördert.

Die Infusionsdosis beträgt normalerweise zwischen 25 und 75 g, je nach der Größe des Tumors und der Statur des Patienten. Die Infusionen werden dreimal pro Woche oder sogar täglich mehrere Wochen lang verabreicht. Ich wiederhole es nochmal: Die Verabreichung von Vitamin C-Infusionen erhöht den Plasmaspiegel des Vitamins im Blut, bis es von einem Antioxidans (das freie Sauerstoffradikale neutralisiert) zu einem Prooxidans wird, das Wasserstoffperoxid (H_2O_2) im Bindegewebe um den Tumor herum bildet und ansammelt, aber nicht im Blut. Vielleicht hat man deshalb festgestellt, dass intravenös verabreichtes Vitamin C bei soliden Tumoren, solchen, die an einem festen Platz am Körper sitzen, wirksamer ist als bei Blut- und Lymphkrebs, doch neuere Forschungen zeigen, dass es auch bei diesen Krebsarten zweckdienlich ist, da es sich normalisierend auf die aerobe Glykolyse, den anormalen Krebsstoffwechsel, auswirkt.

Während meiner Chemotherapie hatte ich ernsthaft in Erwägung gezogen, mir zusätzlich hochdosierte Vitamin C-Infusionen geben zu lassen, doch ich war nicht davon überzeugt, dass ich die Chemo durchziehen würde.

Rückblickend und aufgrund der neuen Forschungen der Universität von Iowa, würde ich mir nun wünschen, ich hätte sie machen lassen, zusammen mit einer Chemotherapie in regelmäßigen Abständen und niedrigen Dosen.[19]

Ärzte, die mit integrativer und alternativer Medizin arbeiten, standen da und haben die falsche Darstellung und die verzerrten Ergebnisse des vielversprechenden frühen Datenmaterials beobachtet. Die integrativ arbeitenden Mediziner wussten, dass die Vitamin C-Infusionen wirkten und setzen sie seit Jahrzehnten erfolgreich als Teil einer Gesamtstrategie bei der Krebsbehandlung ein. Sie sahen die positiven Wirkungen mit eigenen Augen. Doch manche von ihnen machten auch Fehler und zwar diejenigen, die versuchten, den Infusionen Glutathion hinzuzufügen. Das ist das wichtigste Antioxidans im Körper. Was dabei herauskommt, habe ich bereits geschildert, wiederhole es aber nochmal, denn man kann es nicht oft genug erwähnen: Das intravenös verabreichte Vitamin C wurde dadurch nutzlos, denn die prooxidative Wirkung wurde neutralisiert und hat die Situation von Krebspatienten vielleicht noch verschlechtert, weil es dazu beigetragen hat, die malignen, bösartigen, Zellen am Leben zu erhalten, die so dem normalen Apoptose-Mechanismus standhalten konnten.

Zweifel, Fassungslosigkeit und Diffamierung von Ärzten, die mit natürlichen, kostengünstigeren Alternativen arbeiten, sind immer wiederkehrende Themen in der komplementären Therapie. Es erfordert schon Mut von jemandem, der der etablierten Medizin angehört, vom gewohnten Weg abzuweichen, eine öffentlich in Misskredit geratene Behandlung zu erforschen und geltend zu machen, dass sie tatsächlich wirksam ist. Vor kurzem zeigte eine kleine Studie mit neun an Bauchspeicheldrüsenkrebs erkrankten Probanden, die zweimal wöchentlich Ascorbat-Infusionen mit 15 bis 125 g bekamen, eine gewisse Wirksamkeit.[20] Eine weitere Studie mit Patientinnen mit Eierstockkrebs[21] ergab, dass die Kombination von Vitamin C-Infusionen mit Chemotherapie die Überlebenszeit verlängerte und die Toxizität verringerte. Mark Levine, ein Autor der letzteren Studie, merkt an, dass „die Atmosphäre vergiftet war“ durch die früheren Fehlschläge mit oral verabreichtem Vitamin C.

Wenige Ärzte fühlen sich in der Lage, sich dem Risiko der Verachtung und des Spotts durch Kollegen auszusetzen, daher Hut ab vor Mark Levine. Öffentliche Kritik und Demütigungen auf Webseiten wie Quackwatch sorgen dafür, dass sich Ärzte endgültig davon abschrecken lassen, etwas Neues oder Alternatives auszuprobieren. Dank Levines Wagemut und dem der Kollegen, die nun seinem Beispiel folgen, steht eine Wiederaufnahme dieser Behandlung bevor, nicht als Wundermittel, sondern ergänzend zu anderen Behandlungen.[22]

Ich wollte sofort nach Beendigung der Chemo mit den Vitamin C-Infusionen beginnen, daher nahm ich eine Woche später den Zug nach Leicestershire und suchte Dr. Patrick Kingsley auf. Ich hatte die Ärzte gebeten, meinen zentralvenösen Katheder (ZVK) noch behalten zu dürfen, einen dünnen Kunststoffschlauch, der für die Chemotherapie durch eine Armvene in den Brustraum gelegt wurde. Er würde auch für das Vitamin C zweckmäßig sein.

Als ich bei Dr. Kingsley ankam, der die Praxis in seinem Privathaus hatte, verstand ich, warum Patienten aus dem ganzen Land zu ihm kamen. Er hatte eine so aufbauende Art, dass ich mich sofort wohlfühlte.

Meine Freundin Cathy erbot sich netterweise, mich das erste Mal zu begleiten. Als ich im Sprechzimmer saß, konnte ich plötzlich nicht anders und brach in Tränen aus. Zu meiner Überraschung liefen mir die Tränen einfach über die Wangen. Ich glaube, das war eine Art von emotionaler Befreiung und die Erleichterung darüber, dass es da draußen **tatsächlich** erstaunliche Ärzte gab, die bereit waren, die Behandlungen durchzuführen und die Hoffnung lebendig zu halten. Die Ärzte dachten selbstständig und forschten eher für ihre eigenen Zwecke als sich blind nach den von der Pharmaindustrie vorgegebenen Programmen, der Ärztekammer und NICE (etwa: Verbesserung der Gesundheits- und Sozialfürsorge durch evidenzbasierte Beratung) zu richten.

Cathy war mir eine riesige Hilfe, obwohl die Tränen sie etwas überraschten. Hatte ich doch im Zug die ganze Zeit gelacht und herumgealbert. Dr. Kingsley versuchte gar nicht, mich dazu zu bringen, dass ich aufhörte. Er ließ mich weinen, reichte mir Papiertaschentücher und ließ mich wieder zuversichtlich werden.

„Wenn noch Krebs vorhanden ist, dann müssen wir sichergehen, dass wir sein Wachstum gestoppt haben, dann zerstören wir ihn. Am Ende können wir alles, was noch übrig ist, aus Ihrem System herausspülen. Erst wenn wir das alles gemacht haben, können wir dafür sorgen, dass Sie wieder ganz gesund werden. Die Vitamin C-Infusionen werden helfen."

Dr. Kingsley gab mir keinerlei Garantien, versicherte mir aber, dass er einige große Erfolge gesehen hatte. Ich wollte unbedingt so bald wie möglich anfangen und alle restlichen Tumorzellen beseitigen. Ein paar davon genügten, um einen neuen Tumor zu bilden und angesichts der Tatsache, dass sich in einem Gebiet von der Größe einer Bleistiftspitze Milliarden von Tumorzellen befinden können, wollte ich sofort beginnen. Ich hatte eventuell nur noch wenig Zeit, um sie zu bekämpfen. Der Aufwand jetzt könnte sich später enorm auszahlen.

Ich entspannte mich in einem der bequemen Lehnstühle in seinem Wohnzimmer und las Zeitung, während das Vitamin im Laufe von ein paar Stunden langsam in meinen Körper lief. Hier erinnerte nichts an die klinische, sterile Atmosphäre eines medizinischen Umfelds. Dagegen brüllte das Hammersmith Hospital geradezu: „Du bist ein Patient. Du bist KRANK!“

Zuerst war ich ein wenig nervös, weil ich nicht wusste, wie sich das anfühlen würde. Andere Patienten berichten über ein gelegentliches leichtes Brennen. Doch mit meinem zentralen Zugang spürte ich gar nichts.

Nach jeder Infusion bekam ich eine ultraviolette Blutbestrahlung (UVB), die Bakterien und Viren abtötete. Gebärmutterhalskrebs wird (zusammen mit dem Kopf- und Halskarzinom – einer Gruppe bösartiger Tumoren, deren Ursprung sich im Kopf-Hals-Bereich befindet; Anm. d. Übers.) mit dem menschlichen Papillomavirus HPV in Zusammenhang gebracht, also fand ich das absolut sinnvoll.[23] Ein verändertes „Mikrobiom“ (die Mischung aus Bakterien, Pilzen und Parasiten, von denen Tumoren umgeben sind) wird allmählich als eine Krankheitsursache erkannt. Eben dieses Mikromilieu des Tumors, der Bereich, der die Krebszellen umgibt, ist jetzt Schwerpunkt der Forschung.

Für die UVB wurde mit einer großen Spritze Blut entnommen, mit einer UV-Lampe bestrahlt und wieder in den Körper zurückgegeben. Diese einfache, aber wirksame Technik (nach E. K. Knott Knott-Technik genannt) wurde bereits in den 1940ern regelmäßig und erfolgreich bei Polio und anderen Viruserkrankungen eingesetzt. Mit der Einführung von Massenimpfprogrammen geriet sie aufs Abstellgleis und wurde schließlich eingestellt; nur noch einige wenige ganzheitlich arbeitende Ärzte wandten sie weiterhin an. Heutzutage arbeitet die renommierte amerikanische Riodan Clinic in Kansas immer noch damit, doch die meisten Menschen, mit denen ich spreche, haben noch nie etwas davon gehört. Es gibt Kliniken, die jetzt eine modernere Version dieser Behandlung anbieten.[24]

Die UVB vollbringt ihre Wunder, indem sie als natürliches Antibiotikum wirkt und eine Immunreaktion stimuliert. Es steht außer Frage, dass ultraviolettes Licht Krankheitserreger abtötet – so wird das Wasser der städtischen Wasserversorgung und einiger Wellnesseinrichtungen oder Pools sterilisiert. Doch wie konnte es funktionieren, wenn man nicht das gesamte Blutsystem, sondern nur das Blut behandelt, das sich in ein paar Spritzen befindet?

Der Unterschied zwischen uns und einem Schwimmbecken (okay, ich geb's zu, nicht der einzige Unterschied) ist, dass wir ein Immunsystem besitzen, eine „Armee", die normalerweise Infektionen sehr wirksam beseitigt. Bei Krebs ist diese Armee des Immunsystems unterdrückt, doch die UVB löst eine Impfstoff-artige Reaktion aus, die es wieder hochfährt. Wenn Krankheitserreger absterben, bleiben sie im Blut als Trümmer zurück. Diese Rückstände können dann vom Immunsystem erkannt werden. Sie werden zu Antigenen, die Ihre weißen Blutzellen zu einem wirksameren Angriff auf die vielleicht im Zentrum Ihres Tumors sitzenden viralen, bakteriellen oder anderen Krankheitserreger stimulieren.

Selbst bei Behandlungen mit einer sehr kleinen Menge Blut scheint die UVB eine positive Wirkung zu haben. Ist das eine kostengünstigere, einfachere und wirksamere Alternative zu dem sich abzeichnenden Einsatz von Impfstoffen mit dendritischen Zellen, deren Wirkung auf der Stimulierung der Immunreaktion des Patienten beruht? Oder würde diese Therapie zusätzlich zu diesen Impfstoffen deren Wirkung verbessern? Die ultraviolette Blutbestrahlung führt nachweislich zu einer positiven systemischen Reaktion (im ganzen Körper) und verbessert das anormale Mikromilieu um die Krebszellen herum.[25, 26]

Es mag sich unlogisch anhören, doch wenn Sie Krebs haben, dann sollten, dann **müssen** Sie sogar einige freie Radikale haben, die Ihre Tumorzellen abtöten. Die Erzeugung von freien Radikalen ist genau die Methode, nach der die Schulmedizin mit der Chemotherapie und der ionisierenden Strahlung zur Abtötung von Tumorzellen vorgeht und der Grund, warum Vitamin C-Infusionen wirken. Es werden dabei jedes Mal so viele freie Radikale gebildet, dass die Selbstzerstörung des Krebses angestoßen wird. Ja, es geht um das, worum wir, wie uns immer gesagt wird, einen Bogen machen sollen, diese lästigen Radikale, die so viel Schaden anrichten und uns angeblich altern lassen (ich fürchte, daran sind meist die übermäßigen Mengen von Glukose und Insulin schuld, nicht nur die freien Radikale). Es wird uns gesagt, wir sollten sie um jeden Preis meiden, richtig?

Falsch. Nicht, wenn Sie Krebszellen loswerden wollen. Tumore wehren sich durch Neutralisierung von Ammoniak (der eine Folge des anormalen Krebsstoffwechsels ist), indem sie mehr des wichtigsten Antioxidans Glutathion bilden, um zu viel Schaden durch Oxidation und Ammoniak abzuwenden. Weil die Krebszellen das bewerkstelligen können, werden sie, wie Sie bereits wissen, nicht abgetötet und bleiben am Leben, denn sie widersetzen sich dem normalen Zelltod. Die Zufuhr von Glutathion ist also zu meiden, insbesondere, während einer Abtötungsphase.

Setzt man die Tumorzellen einem Übermaß an freien Radikalen aus, werden ihre Abwehrmechanismen überwältigt und bekommen den benötigten Anstoß, um durch einen normalen, in den Mitochondrien aktivierten Prozess abzusterben, wenn der Schaden zu groß ist. Chemo- und Strahlentherapie machen das gleiche, sie stellen freie Radikale zur Verfügung, wobei aber im Rahmen dieses Prozesses normalerweise gesunde Zellen ebenfalls geschädigt werden. Nicht allgemein bekannt ist, dass man diese Wirkung der freien Radikale durch hochdosierte Vitamin C-Infusionen effizient und selektiver als die Chemo- oder die Strahlentherapie reproduzieren kann.

Freie Radikale (die reaktive Sauerstoffspezies oder ROS, engl. reactive oxygen species) sind chemisch instabile Sauerstoffmoleküle. ROS sind chemisch **reaktive** Moleküle, die Sauerstoff enthalten, etwa Wasserstoffperoxid, die normalerweise in geringen Mengen während des normalen Zellstoffwechsels gebildet werden. Es ist seit fast hundert Jahren bekannt, dass Sauerstoff Tumorzellen selektiv abtötet. Um die Erzeugung von zu viel Sauerstoff während des Zellstoffwechsels zu vermeiden, gewinnen Krebszellen ihre Energie über einen Vergärungsprozess, der anaerob (ohne Sauerstoff) abläuft. Dieser alternative Weg der Energiegewinnung (der Warburg-Effekt) hält die Bildung von ROS geringer und stellt das Überleben des Tumors sicher. Wird eine normale Zelle verletzt (in den Mitochondrien, zum Beispiel), signalisiert eine Erhöhung von ROS den Leukozyten, dass sie sich des Problems annehmen, um die defekte Zelle entweder zu reparieren oder zu zerstören. Das Ziel der Chemotherapie, Strahlentherapie und tatsächlich der hochdosierten Vitamin C-Infusionen[27] ist die Bildung von übermäßig vielen ROS, instabilen freien Radikalen, denn wenn die Tumorzelle dann nicht mehr in der Lage ist, den durch die freien Radikale verursachten Schaden mit Glutathion auszugleichen, ist die Zelle zur Zerstörung gekennzeichnet.

Falls Sie jetzt ein wenig verwirrt sind, lassen Sie mich das mal kurz zusammenfassen: Bei Krebs sind ROS (die reaktive Sauerstoffspezies, freie Radikale) gut, da diese die Krebszellen abtöten, Glutathion (das Antioxidans) ist schlecht, denn es erhält die Krebszellen am Leben. Wenn Sie gesund sind, gilt das Gegenteil. Fast jeder scheint das zu verwechseln. Wirkstoffe, die der Krebsprävention dienen, sind zur Behandlung der manifesten Krebserkrankung nicht gleichermaßen hilfreich. Es handelt sich da um zwei völlig unterschiedliche Situationen. Es gibt große Organisationen, die sich der Bekämpfung der Krebskrankheit mit natürlichen Mitteln verschrieben haben und es gut meinen, aber diesen elementaren Fehler noch erkennen müssen, wenn sie Patienten die Einnahme von N-Acetylcystein (NAC), einen Vorläufer von Glutathion, zur Behandlung ihrer Krankheit empfehlen.

NAC, niedrig dosiertes **oral** eingenommenes Vitamin C in antioxidativer Dosis, Vitamin E und CoQ10, recyceln alle das wichtigste Antioxidans Glutathion. NAC kommt auch in Molkeprotein und Knochenbrühe vor. Knochenbrühe ist großartig geeignet, um den Darm auszuheilen, doch die Wahl des richtigen Zeitpunkts ist äußerst wichtig, damit sich die Wirkungen von einzelnen Behandlungen nicht gegenseitig aufheben. Die Einnahme von Glutamin mit Glukosamin ist meiner Ansicht nach eine bessere Strategie, um den Darm während einer Chemotherapie auszuheilen. Wenn Sie jedoch irgendwann die Leukozyten steigern, schädliche Metalle (NAC ist auch für die Entgiftung gut) oder die Auswirkungen von zu viel Chemotherapie entgiften müssen, dann suchen Sie sich kompetente Hilfe. Ein kurzer NAC-Stoß ist vielleicht hilfreich. Das ist allerdings umstritten und es gibt unterschiedliche Ansichten dazu. Wenn Sie Zweifel haben, machen Sie es nicht.

Ich bin auch bei Komplementärtherapeuten und anderen Behandlern auf unterschiedliche Meinungen darüber gestoßen, ob man während der

Chemotherapie die Aminosäure Glutamin nehmen sollte, die auch zur Bildung von Glutathion eingesetzt werden kann, doch das geht nicht ohne Cystein. Die Cysteinzufuhr zu senken ist eine bessere Strategie als Glutamin zu reduzieren. Glutamin kann tatsächlich die Krebszellen mit Energie versorgen, doch es ist auch für die Körperabwehr unverzichtbar. Es heilt die Darmschleimhaut aus und erhält sie gesund und es ist für die ordnungsgemäße Funktion des Immunsystems unentbehrlich. Es ist die Aminosäure, die im Körper am reichlichsten vorkommt. Der Krebs kann es von überall in Ihrem Körper abziehen, um seinen unstillbaren Appetit danach zu stillen, daher ist es eventuell keine gute Entscheidung, es während der Chemotherapie vom Speiseplan zu streichen. Wenn die Muskeln verkümmern, ist das ein Zeichen für einen hohen Glutaminbedarf des Körpers. Am besten ist es, dem Krebs das Glutamin indirekt zu entziehen, indem man an den Enzymen arbeitet, die Glutamin zur Energiegewinnung abbauen (zum Beispiel Glutaminase oder Ketoglutaratdehydrogenase – s. meinen „U-Bahn-Plan“). Ihre Krebszellen verlangen es zwar, aber Ihr Körper braucht es auch.[28] Der Krebs schnappt sich Glutamin aus jedem Gewebe, ob Sie es weglassen oder nicht und vor einem Wiederauffüllen sollte man keine Angst haben. Wenn man den Cysteinspiegel senkt, wird dabei die Bildung des Antioxidans Glutathion blockiert, was eine wichtigere Strategie zur Schwächung der Krebszelle ist.

Bei der Recherche über Diabetesbehandlungen entdeckte ich, dass ein erhöhter zirkulierender Insulinspiegel auch den insulinähnlichen Wachstumsfaktor (IGF-1) steigert, der seinerseits die Aufnahme von Cystein und anderen Aminosäuren stimuliert. Und das kurbelt wiederum den Glutathionspiegel an und ermöglicht es den Krebszellen zu überleben und die ROS auszuschalten[29] – ein Grund, warum Diabetiker viel häufiger an Krebs erkranken und viel schwerer zu behandeln sind.

Es ist bekannt, dass Sauerstoff Krebszellen angreift und abtötet. Tatsächlich zerstören Forscher damit Krebszellen am Ende eines Experiments. Normale Zellen sind aerob – sie können mit einer Sauerstoffumgebung umgehen –, die Stammzellen des Tumors können das, wie bereits erwähnt, nicht. Sie verstoffwechseln ihre Energie anaerob, wie die einzelnen Urzellen, Äonen, bevor die Erde mit Sauerstoff angereichert wurde. Mit einem niedrigeren Glutathionspiegel ist die Zelle durch eine Erhöhung von oxidierenden Substanzen viel angreifbarer und kann leichter zerstört werden (durch die „Caspase-Kaskade“. Der Name Caspase setzt sich zusammen aus engl. **c**ysteinyl-**asp**artate **s**pecific prot**ease**. Caspasen sind die wichtigsten Enzyme des programmierten Zelltods, der Apoptose; Anm. d. Übers.) Ich sollte ein paar Jahre später einen Weg entdecken, um diesen apoptotischen Prozess mithilfe einer besseren Kombination leichter auszulösen.

Bei dem Gedanken an die Sauerstoffanreicherung des Körpers haben die meisten Krebspatienten sofort die hyperbare Sauerstofftherapie (HBOT) im Kopf, eine Kammer, die ursprünglich für Tiefseetaucher genutzt wurde, um die Dekompressionskrankheit zu verhindern und jetzt bei MS-Patienten eingesetzt wird. Oder sie denken an Ozon oder DMSO (Dimethylsulfoxid), beides ist ebenfalls nützlich. Doch die Patienten sollten Vitamin C-Infusionen als wirkungsstarke sauerstoffanreichernde Methode ernsthaft in Erwägung ziehen, um den Krebs Seite an Seite mit der Chemotherapie abzutöten.

Eine hochdosierte Chemotherapie ruiniert den Darm. Das steht außer Frage. Viele Patienten werden so schwerwiegend davon betroffen, dass sie danach nicht mehr normal essen können. Ich war mir sicher, dass mein Darm auch Schaden genommen hatte, doch da ich auf der geringeren Dosis bestanden hatte, hoffte ich, besser weggekommen zu sein als die meisten Menschen. Ich war zuversichtlich, dass er wieder in Ordnung gebracht werden konnte.

Mittlerweile schwirrten mir so viele Informationen im Kopf herum, die mit einem „Chemo-Gehirn“ schwer zu verarbeiten waren. Ich lernte und nahm so viel auf. Es bestand kein Zweifel: Die Mediziner erkannten nicht, dass alles was sie verschrieben, auch nicht annähernd ausreichte, um die Krankheit zu bekämpfen. Es war schwer, alles zu nehmen, was ich während der Behandlung gerne nehmen wollte. Aus Sorge um meinen Magen hatte ich Aspirin abgesetzt und nahm stattdessen Pycnogenol, eine natürliche, aber nicht unbedingt gleichwertige Alternative. Kurkumin versuchte ich wegen seiner entzündungshemmenden Vorzüge, doch oft wurde mir davon übel. Stattdessen dämmte ich die Entzündungen durch mehr Fischöl ein.

Nach Beendigung meiner chemotherapeutischen Behandlung stieß ich auf ein weiteres Fischöl, Haifischleberöl, das mit seinem Omega-3-Gehalt nicht nur die Entzündungen unter Kontrolle halten würde, sondern auch noch große Mengen anderer hilfreicher Substanzen enthielt.

Haie bekommen selten Krebs, obwohl ein paar solide Tumore entdeckt worden sind. Aber ich konnte keinen Hinweis auf irgendeine Arte von Blutkrebs bei Haien finden. Die skandinavische Onkologin Dr. Astrid Brohult beschloss, Haifischleberöl zu erforschen, nachdem sie zum ersten Mal feststellte, wie positiv sich Knochenmark vom Kalb auf Kinder mit Leukämie (einem Blutkrebs) auswirkte. Sie entdeckte, dass Knochenmark vom Kalb aufgrund der in ihm enthaltenen Alkylglycerole (AKG, einer Gruppe von Lipiden) immunstimulierende Wirkungen zeigte. Dr. Brohult erkannte dann, dass die Substanzen in deutlich größeren Mengen im Haifischleberöl enthalten waren. Beim Menschen kommen AKG im Knochenmark und in der Milz (in sehr geringen Mengen) vor und sind an der Bildung der Leukozyten und Erythrozyten beteiligt. Diese Substanzen finden sich auch in der menschlichen Muttermilch (um das Zehnfache mehr als in der Kuhmilch), und man nimmt an, dass sie einen erheblichen Beitrag zum Immunsystem des Säuglings leisten.

Dr. Brohult entdeckte, dass Haifischleberöl die Wucherung von Krebs und die Übelkeit durch die Bestrahlung unterband. Eine Studie mit Patientinnen, die an Gebärmutterhalskrebs litten und dieses Öl vor, während und nach der Strahlentherapie nahmen, ergab, dass die bestrahlungsbedingten Schäden um ganz erhebliche 50 Prozent zurückgingen.[30] Dr. Brohult weist darauf hin, dass eine Dosis von 0,3–2,6 g dazu beiträgt, das mit einer Strahlentherapie einhergehende Absinken von Thrombozyten (Blutplättchen) sowie der Leukozyten gering zu halten.

Die starke Widerstandskraft des Hais gegen Krebs wurde nach dem Erscheinen des Buches von William Lane *Warum Haie gegen Krebs immun sind* im Jahr 1992 irrtümlich dem Haifischknorpel zugeschrieben, da der Autor diesen als die geheimnisvolle Zutat bezeichnete. Die Ärzteschaft beeilte sich sehr, diesen Vorschlag abzulehnen, nachdem wiederholte Versuche mit Haifischknorpel keine direkten krebsabtötenden Auswirkungen zeigten. Danach war alles, was mit „Hai“ zu tun hatte, mit einem Makel behaftet und es kam zu einem Aufschrei, als entdeckt wurde, dass William Lanes Sohn Haiknorpelpräparate verkaufte.

Haifischleberöl enthält vier Antikrebs-Substanzen: Squalen, Omega-3-Fettsäuren, Alkylglycerol und Squalamin.

Für die Substanz Squalen besteht eine teilweise hemmende Feedback-Schleife auf dem Mevolonat-Weg (einem Stoffwechselweg), demselben Wachstumsweg, den Krebszellen nutzen, um Cholesterin zu bilden, der von Cholesterinsenkern blockiert wird, wie ich später lernen sollte. (Cholesterinsenker, die Statine, sind insbesondere bei Blutkrebsarten wirksam.) Der Bestandteil Alkylglycerol in Haifischleberöl hat eine immunstimulierende Wirkung und verbessert die Bildung aller Blutbestandteile (Hämatopoese), daher werden die Nebenwirkungen der Strahlentherapie verringert, auch die Leukozytenzahlen gesteigert und die Thrombozytenzahl während der Chemotherapie verbessert.[31] Es gab eine Vermutung, dass die Zufuhr von Haifischleberöl über einige Monate das Blut zu sehr „verdicken" könnte. Doch bei den meisten Patienten leiden die Blutwerte furchtbar unter den schulmedizinischen Behandlungen, meine auch. Ich wünschte, ich wäre früher darauf gestoßen.

Die Alkylglycerole haben neben ihren immunstärkenden Wirkungen noch eine andere wichtige Funktion – sie reduzieren einen zentralen Wachstumsfaktor, der die Angiogenese fördert, den sogenannten elementaren Fibroblasten-Wachstumsfaktor.[32] Und der Squalamingehalt löst wegen seiner antiviralen Wirkungen eine Menge Begeisterung unter den Forschern aus. Haie haben ein rudimentäres Immunsystem, sind jedoch überraschend resistent gegen virale Infektionen. Viren sind bekannte Co-Faktoren, die mit vielen Krebsarten einhergehen. Anstatt das Virus direkt zu bekämpfen, werden Blut und Leber resistent gegenüber Infektionen gemacht, indem Proteine, die an den Innenwänden von Blutgefäßen kleben, „herausgekickt" werden. Diese Proteine dienen manchen Viren als Nahrungsquelle und ohne sie verhungern diese.[33]

Squalen findet sich in geringeren Mengen auch im Olivenöl (0,7% gegenüber 40% im Haifischöl) und im Amaranthöl (6–8%), das natürlich umweltschonender ist (meine Verwendung von Haifischöl treibt mir die Schamröte ins Gesicht, doch es war die einzige Option, die ich kannte). Es liegt vielleicht an diesem Bestandteil, dass das Olivenöl extra vergine so besonders gut bei der Krebsbekämpfung ist, nicht nur an der vielgepriesenen Oleinsäure. Ich verwendete es in großen Mengen bei meiner Ernährung – noch immer nehme ich jeden Morgen als erste „Amtshandlung" ein paar Esslöffel davon ein – zusammen mit

Lebertran wegen der entzündungshemmenden Wirkung der Omega-3-Fettsäuren DHA und EPA. Fischleberöle sind außerdem eine natürliche und ausgewogene Quelle für Vitamin A und D, die beide für den PPAR gamma-Weg wichtig sind. (PPAR steht für Peroxisom-Proliferator-aktivierter Rezeptor; Anm. d. Übers.)

Ich hoffe, dass inzwischen Alkylglycerole zur Verfügung stehen, ohne dass man den Populationen dieser majestätischen Meeresgeschöpfe schadet. Wenn Sie sich zur Einnahme von Haifischleberöl entscheiden, nehmen Sie es nur drei Monate lang, wie ich es gemacht habe, da dies vielleicht für eine langanhaltende Wirkung auf Ihre Immunlage ausreichend ist.

War ich dabei zu gewinnen? Ich konnte nicht absolut sicher sein, aber regelmäßige Blutuntersuchungen bestätigten, dass es mir vorläufig gut ging. Ich befand mich innerhalb „normaler" Werte. Ich musste mir meinen blinden Glauben erhalten, dass ich auf dem richtigen Weg war.

Die Ernährung war besonders schwer einzuhalten. Ich hatte zwar kein Verlangen mehr nach Süßem, aber konnte ich mich nie mehr mal wieder richtig gehen lassen? Musste ich mein Leben auf Messers Schneide verbringen, die ganze Zeit meine Nahrung überprüfen, konnte ich nicht ausgehen und mir ein paar leckere Drinks gönnen? Gab es keinen einfacheren Weg?

Kapitel 9

Jede Chance nutzen

Jeden Monat ließ ich die Marker in meinem Blut überprüfen. Selbst als Physiotherapeutin hatte ich gelernt, dass das Stadium IV den sicheren Tod bedeutete. Ich würde ihm nicht entgehen. Der Krebs würde wiederkommen.

Ich gab mir die größte Mühe, die negativen Gedanken abzublocken. Ich weigerte mich, das zu glauben. Ich wusste, dass es sehr wichtig war, den Krebs auszuhungern und sein Wachstum zu stoppen, um ein unerwünschtes Wiederauftreten zu verhindern. Die Diät war sehr hart, doch ich lernte mich anzupassen und erkannte bald, dass ich all die ungesunden Nahrungsmittel, die ich früher gegessen hatte, eigentlich gar nicht vermisste. Na gut, wenn ich vielleicht an einem Sonntagmorgen andere beobachtete, wie sie sich ein Schinkensandwich schmecken ließen, sehnte ich mich immer noch wehmütig nach einem Bissen.

Da meine Blutmarker im Normbereich blieben, wuchs allmählich der Glaube an meine eigenen Fähigkeiten. Und mit dem Schwinden des Selbstzweifels kam das Vertrauen in meine Fortschritte, sodass ich mich wieder in mein Geschäft rund um Kosmetik und Körperpflege stürzte, das ich begonnen hatte, kurz bevor der Sekundärtumor in der Lunge diagnostiziert wurde. Das war natürlich eine willkommene Ablenkung von den trostlosen Terminen im Krankenhaus, dem nervenaufreibenden Warten auf Ergebnisse und die traurigen und bedauernden Blicken der Ärzteschaft. Ich konnte ihnen ansehen, was sie alle zu denken gelernt hatten. „Stadium IV. Ich frage mich, wie lange sie wohl noch hat?"

Im Krankenhaus wehrte ich mich ständig gegen die unterschwellige Negativität, die, wie ich wusste, unter der Oberfläche lauerte. Ich war nicht immun gegen gedankenlose spontane Bemerkungen des Personals. Mein inneres Gleichgewicht konnte durch die geringste Spur von Pessimismus ins Wanken geraten.

„Ich bin wirklich zufrieden mit meinen Fortschritten", sagte ich zu einer Krankenschwester, die den Blutdruck maß. „Hoffen wir, dass ich ihn unter Kontrolle halten kann." „Wenn es wieder losgeht, bin ich sicher, dass es viele neue Therapien gibt, die man in Betracht ziehen kann."

„Meinen Sie nicht, für den Fall, dass es wieder losgeht?", antwortete ich und war über ihr mangelndes Einfühlungsvermögen entsetzt. Ich hätte wetten wollen, dass ich mehr darüber wusste, wie mein Krebs unter Kontrolle zu halten war als sie. Wie konnte sie es wagen anzunehmen, dass die Progredienz, das Fortschreiten, unvermeidlich war? Das bestärkte mich nur noch mehr in meinem Entschluss.

Zu Hause jonglierte ich mit Vertriebstagungen, neuen Rezepturen für Pflegeprodukte, den Entwürfen für Flaschen, Tuben und Geschenkverpackungen sowie dem Einkauf von Zutaten aus aller Welt. Das Kreieren einer ganz neuen Produktpalette war spannend. Es war auch eine Art von organisiertem Chaos, ein Gegenmittel zu meinem strukturierten und terminierten medizinischen Behandlungsplan.

Als eine Phase des „extremen Multitaskings" würde ich diese Jahre beschreiben. Doch ich hielt mir immer 20 Minuten für die tägliche Meditation frei. Sie kam gleich nach der morgendlichen Einnahme der Nahrungsergänzungen. Nach dem Mittagessen nahm ich mir Zeit für eine Tour mit dem Fahrrad oder einen forschen Spaziergang im Park. Das stärkte natürlich mein Immunsystem, weil das Blut mit Sauerstoff versorgt wurde und der Körper die Glukose aufnehmen konnte, die durch mein Essen freigesetzt wurde.

Den Krebs aushungern. Das wurde zu meinem Mantra. Ich skandierte es, während ich flott um den Block oder den Park ging, jede Pobacke bei jedem Schritt anspannte und hoffte, niemand würde meinen komischen Gang bemerken! Gelegentlich blieb ich bei einer Bank stehen und machte ein paar Kniebeugen. Ich wollte sichergehen, dass der Gluteus maximus, der größte Muskel im Körper (der Po-Muskel) ordentlich trainiert wurde. Man musste kein Genie sein, um herauszufinden, dass man idealerweise auf ihn (zusammen mit dem Quadrizeps, dem vierköpfigen Muskel im Oberschenkel) abzielen sollte. Unser Körper besteht zu 40 Prozent aus Muskeln, die wertvoll zur Aufnahme von überschüssiger Glukose sind. Sport erhöht auch die Insulinsensitivität in den Geweben, dadurch nehmen sie die Glukose besser auf und nutzen sie wirksamer.

Auch wenn ich durch den Aufbau eines Geschäfts abgelenkt wurde, informierte ich mich trotzdem weiter über Krebs, verinnerlichte Neues und versuchte, neue Antikrebs-Strategien auszuarbeiten. Falls, nach allem was ich getan hatte, der Krebs wiederkam, würde ich einen Plan B brauchen. Ich kaufte weiterhin Geschichten über Menschen, die ihn überlebt hatten, große Bände über alternative Medizin und viele andere Bücher und Zeitschriften. Meine häusliche „Krebsbibliothek“ füllte nun mehrere Regale.

Ich war sicher, dass es andere „schwere Geschütze“ gab, die ich eventuell übersehen hatte. Der grüne Tee mit seinem hochwirksamen Inhaltsstoff Epigallocatechingallat (EGCG) war definitiv so eines. Doch dessen Halbwertszeit war kurz, also müsste ich ihn den ganzen Tag hindurch konstant trinken, manchmal mindestens zehn Tassen! Andere natürliche Substanzen waren auch schwere Geschütze. Kurkumin zielte auf die Entzündungsbahnen ab, während Genistein, Silibilin (Mariendistel), Quercetin und Resveratrol alle das Wachstum und die Verbreitung von Krebs aufzuhalten schienen. Alle wurden zu Konstanten in meinem Tagesprogramm, neben meinem Nahrungsergänzungs-Cocktail und dem morgendlichen Saft aus roten Beten, Sellerie, Karotte und Apfel. Doch wie sie den Krebs aushungern konnten, musste ich erst noch herausfinden, aber was ich den Forschungsarbeiten über ihre Krebs abtötende Wirkung und die Aktivität gegen die Bildung von Blutgefäßen (Angiogenese) entnommen hatte, schien jeder Bestandteil sehr wirksam zu sein. Alle wurden zu jeder Mahlzeit genommen.

Es schien keine „Einheitsernährung“ zu geben. Jeder Alternativmediziner hatte einen eigenen Behandlungsstil, trotzdem konzentrierten sich alle auf die Behebung von Vitamin- und Mineralstoffmangel (zum

Beispiel Magnesium und die Vitamine A, B, D, K) oder die Zugabe von Nahrungsergänzungen, die andere Behandlungen verbessern würden. Doch vor allen Dingen waren sie alle völlig gegen Zucker.

Das Pressen von Gemüsesäften, die Bewegung und sportliche Betätigung, die Beschaffung von gesunden Nahrungsmitteln und die Suche nach neuen, das Recherchieren, die Termine im Krankenhaus, das Geschäft – all das kostete Zeit. Das war kaum die Lebensweise, die ich jemandem empfehlen würde, der nicht gerade die Diagnose einer tödlich verlaufenden Krankheit bekommen hat. Es war kraftraubend. Am Abend gönnte ich mir ein warmes Bad mit natürlichen Duftstoffen, zündete Kerzen an, ließ Musik laufen und entspannte mich eine halbe Stunde. Die Hektik des Tages auszusperren war wichtig. Ich brauchte meinen eigenen kleinen Zufluchtsort, nur zum Nachdenken. Oder zum Nichtdenken. Er wurde zu meinem nächtlichen Schutzraum.

Schließlich kreierte ich meine eigene Bade-CD für Gelassenheit, ein Entspannungsritual, das ein wenig Reflexzonenmassage, Affirmationen und Visualisierungen enthielt und vor allem für mich selbst konzipiert war – doch später habe ich zusammen mit Kerzen, mineralreichen Badesalzen und einem Badekissen ein Geschenkpaket daraus gemacht. Als ich es einführte, kam es in die engere Wahl als Geschenk des Jahres.

Die Badezeit war großartig, um über das Leben, das Geschäft, meinen Krebs und seine ganze Komplexität nachzudenken. Sobald meine rastlosen Gedanken zur Ruhe kamen, dachte ich darüber nach, wie sich mein Krebs verhielt und versuchte, das große Gesamtbild zu erkennen. In meinem Körper war kein Krebs mehr zu entdecken, aber ich war nicht bereit, mich zurückzulehnen und auszuruhen. Er konnte jederzeit zurückschlagen. „Wenn er zurückkommt" waren die Worte, die mich verfolgten. Die raffinierte Krebszelle war in der Lage gewesen, meinem Körper die Nährstoffe, die Blutversorgung und die Immunität zu „stehlen" und all das gegen mich einzusetzen. Wie konnte ich diesen Parasiten überlisten?

Parasiten geht es gut und sie vermehren sich unvermindert, bis entweder die Nahrungsquelle versiegt oder der Wirtsorganismus stirbt. Bei Krebs läuft es meist auf Letzteres hinaus. Wie konnte ich den Krebs aushungern, ohne selbst zu hungern und mir selbst zu schaden? Von außen schien er über die Maßen mächtig zu sein, den am stärksten toxischen Behandlungen zu widerstehen und genau dann zu mutieren, wenn man dachte, man sei dabei, die Oberhand zu gewinnen. Ein gerissenes kleines Biest. Aber war es wirklich so mächtig oder nahm es einfach jeden Weg, der nicht blockiert wurde? Was wäre, wenn man alle Wege blockieren würde? Wie viele gab es? War das eine Aufgabe, die man unmöglich lösen konnte? Waren es nur IGF-1 und die anaerobe Glykolyse, der Warburg-Effekt? Und wenn Ja, warum war dann die Behandlung so schwierig? Es musste andere Stoffwechselwege geben, die blockiert werden mussten.

Die Krebsforschung wird immer reduktiver, das heißt, Wissenschaftler untersuchen immer kleinere Teile des Krebsgenoms und richten ihre Aufmerksamkeit dann auf das Immunsystem, wenn die genetischen Behandlungen scheiterten. Was ist bei der Immunlage des Patienten schiefgelaufen, sodass der Krebs wachsen und gedeihen kann? Was war zuerst dagewesen, die veränderte Immunlage oder der Krebs? Und wenn die veränderte Immunlage eine Folge des veränderten Stoffwechsels und von Entzündungsherden war? Wenn dem so wäre, wäre eine auf das Immunsystem zielende Behandlung sinnlos, solange der veränderte Stoffwechsel bestand und die Entzündungsherde nicht eingedämmt wurden. Außerdem, wie hatte der Krebs angefangen? Hatten Forscher und Schulmediziner das große Ganze aus dem Blick verloren?

Ich lag da und dachte darüber nach, inwiefern sich die Krebszelle von einer normalen Zelle unterschied. Sie war darauf umprogrammiert worden, sich endlos zu teilen und jeweils zwei „Tochter"-Zellen zu bilden und dafür brauchte sie große Mengen von Nährstoffen. Auf sehr elementarem Niveau bestehen Zellen aus verschiedenen Proteinen (Enzymen, Organellen, Nukleinsäuren usw.), die von einer Lipidmembran ummantelt sind. Jede Krebszelle würde sowohl das Fett für neue Zellmembranen als auch das Protein brauchen, um neue innere Zellstrukturen zu bilden. Wie beim Bau eines Hauses braucht man Arbeitskräfte (die Energie zum Aufbau) sowie Ziegel und Mörtel. Bei Krebs schien die wichtigste Energiequelle Glukose zu sein, doch er musste auch Zugang zu Fett und Protein haben, um seine Zellstrukturen zu bilden.

Der Prozess war im Wesentlichen derselbe, egal, um welche Art von Krebs es sich handelte, ob in der Bauchspeicheldrüse, im lymphatischen

System oder in der Brust. Diesen Zellen Fett und Protein zu entziehen war sicher wichtig, ebenso, sie von der Glukose abzuschneiden, die sie für die Zellteilung nutzten. Bedeutete das, dass eine Nulldiät Wirkung zeigen könnte? Aber selbst wenn Patienten unter Auszehrung, der Kachexie, litten, wenn der Körper dahinzusiechen begann, wucherte der Krebs weiter und holte sich Nährstoffe aus anderen Körperteilen. Er schien jedenfalls ein systemisches Problem zu sein, das den ganzen Menschen in Mitleidenschaft zog, nicht nur einen bestimmten Bereich im Körper.

Ich sammelte Informationen von jedem Arzt, den ich aufsuchte und aus so vielen Zeitschriften, wie ich nur finden konnte. Ich wandelte meine Ernährung weiterhin ab. Meine Methode könnte man wahrscheinlich als niedrig glykämische, entzündungsarme, ballaststoffreiche, hauptsächlich Fisch enthaltende „Paläo"-Ernährung bezeichnen, doch mit wenig gesättigtem Fett – mit anderen Worten, als „Steinzeitmenschen"-Ernährung. Ich hatte Kartoffeln, Auberginen, Tomaten, Rhabarber, Erdbeeren und alle Zitrusfrüchte aus dem Speiseplan genommen. Grapefruit war am schlimmsten. Zu sauer oder zu entzündungsfördernd für mich. Ich nahm keine Milch und Milchprodukte zu mir, abgesehen von ein wenig Parmesan als Leckerei und gelegentlich ein wenig Bio-Joghurt. Es ging mehr darum, wie mein Körper die Nahrung verdauen konnte, um den glykämischen Index und wie er auf unterschiedliche Arten von Nahrung reagierte. Wenn ich nach einer Mahlzeit aufgebläht war, dann musste ich eine Entzündungsreaktion im Darm ausgelöst haben, und Entzündungen mussten um jeden Preis vermieden werden.

Mahlzeiten waren keine Quelle des Trostes und Wohlgefühls mehr, wie das früher der Fall gewesen war und Kochen war eine zusätzliche Belastung in meinem ohnehin vollgepackten Tag, daher waren meine Mahlzeiten sehr einfach. Einfache Salate mit ein wenig braunem Rundkornreis mit Olivenöl übergossen als Mittagsmahlzeit. Ich fragte mich, ob ein so hoher Grad an Engagement nötig war, ich konnte es wirklich nicht wissen, doch wenn ich an die Statistiken dachte, wusste ich, dass ich wenig Wahlmöglichkeiten hatte. Ich würde mich nie mehr so ernähren können wie vor dem Krebs.

Falls der Krebs sowohl Fett als auch Protein sowie Glukose als Energieträger brauchte, um jeweils jede Zelle zu verdoppeln, dann würde es knifflig sein, ihn auszuhungern. Ich musste alle drei Nahrungsquellen, die „Makros" in der Ernährung – Fett, Kohlenhydrate und Protein – kürzen und selbst zu hungern könnte mich bei diesem Vorgehen das Leben kosten. Das schien keine langfristige Lösung zu sein. Ich fragte mich, ob es einige Nahrungsmittel gab, die der Krebs nicht mochte, die ich also gefahrlos essen konnte.

Das Erste war, die Menge zu reduzieren. Über die Vorzüge der Kalorienbeschränkung bei Krebs wurde bereits 1914 von Peyton Rous berichtet[34], der auch entdeckte, dass Viren die Krankheit auslösen konnten. Seine Arbeit über eine virale Krebsursache wurde erst viel später angemessen gewürdigt – schließlich bekam er 1966 den Nobelpreis. Bisher hat noch niemand seine Beobachtungen über die Ernährungseinschränkung bei Mäusen oder seinen Hinweis bestätigt, dass sie bei vielen Krebsarten nutzbringend sein könnte. Die Auswirkungen der Unterernährung zog 1940 wieder Aufmerksamkeit auf sich[35], verlor jedoch mit dem Aufkommen der Chemotherapie und dem Gerangel um neue „spielentscheidende Veränderungen" an Schwung. Die neuesten Medikamente waren das vermeintliche Wundermittel.

Eine Verringerung der Nahrungsmenge schien mir naheliegend; auch ohne, dass ich mir diese Forschungsarbeit ansah, nahm ich allmählich immer kleinere Portionen zu mir. Vielleicht wäre das allein schon ausreichend und würde den Ausschlag geben, dass der Krebs geschwächt würde, sodass mein Immunsystem wieder Oberwasser bekam.

Protein zu reduzieren war relativ einfach, aber waren Bohnen und Linsen ein gesünderer Ersatz? Ich konnte nicht sicher sein.[36]

Auf meiner Suche, wie ich Fett und einfache Kohlenhydrate verringern konnte, weckten manche Nahrungsergänzungen mein Interesse. Gymnema sylvestre, Gurmar, ist eine Pflanze aus dem indischen Ayurveda, und eine Studie mit Diabetikern (Typ 1 und Typ 2) ergab, dass sie den Blutzuckerspiegel senkte. Sie schien auch den Insulinspiegel zu erhöhen, was sie eventuell zu einem Risiko machte. Vielleicht wirkte Insulin dadurch besser im Körper? Ich nahm immer noch Mahonia aquifolium-Tinktur, doch niemand anders hat über Berberin bei Krebs geschrieben, dem Hauptbestandteil von Mahonia aquifolium. Es gab in der Literatur keinerlei Spur.

Wenn niemand Berberin bei Krebs einsetzte, irrte ich mich vielleicht, es war eventuell gar nicht so gut wie ich dachte. Ich beschloss

2002, Berberin abzusetzen und stattdessen Gymnema auszuprobieren, da ich mich nicht mehr an den Artikel über Mahonia (in dem seine Wirkung gegen Krebs, seine antibiotische, entzündungshemmende sowie seine Blutzucker senkende Wirkung erwähnt wurde) im *Journal of Herbal Medicine* von 1999 erinnerte, der in dem Wust an zusätzlichen Informationen untergegangen war. Der Austausch war im Rückblick ein Fehler. Die Kombination von Berberin und Gymnema wäre vielleicht besser gewesen.

Hydroxycitrat aus einer Pflanze mit dem Namen Garcinia Cambogia (Tamarinde), die in Indien vorkommt, konnte Fett im Körper modifizieren und reduzieren. Mein Instinkt war zum Glück richtig, denn wie ich später entdeckte, konnte diese Substanz ATP-Zitratlyase blockieren, ein Enzym, das überschüssiges Pyruvat, das von Krebszellen gebildet wird, in Fettsäuren für den Aufbau von neuen Zellmembranen umwandelt.[37] (Pyruvat ist ein Zwischenprodukt bei der Energiegewinnung; Anm. d. Übers.) Aber würde der Krebs dadurch einfach dazu gedrängt werden, mehr glykolytische oder andere, fettgesteuerte Stoffwechselwege zu nutzen? Über Gymnestra und Hydroxycitrat gab es keine Forschungen in Bezug auf Krebs – es ging nur um Diabetes und Gewichtsabnahme. Aber ich nahm sie in mein Programm zum Aushungern von Krebs auf. Es war unerlässlich, jede Energieversorgung von Krebs zu blockieren.

Aber wie viele gab es? Blockierte ich genug von ihnen?

Chrompicolinat verbesserte nachweislich die Insulinsensitivität und die Blutzuckersteuerung, vielleicht würde Gymnestra dadurch besser wirken und den Insulinspiegel senken. Wenn man sie beide nahm, würden sie eventuell synergistisch wirken. Tatsächlich ergab eine spätere Überprüfung beider Behandlungen durch den Arzt Richard Nahas im Jahr 2009, dass sowohl Gymnema als auch Chrompicolinat den Blutzucker wirksam steuerten.[38]

Niacin (Vitamin B_3). Dieser Vorläufer des Koenzyms NAD (Nicotinamidadenin-dinukleotid) hatte auch fettsenkende Eigenschaften. Es wirkt sich zudem positiv auf den Insulinspiegel aus, obwohl dieser Mechanismus noch nicht so klar ist. NAD ist nicht nur für den Abbau von Fett, sondern auch für den Abbau und die Speicherung von Kohlenhydraten, Protein und Alkohol wichtig sowie als Zellsignal und für die DNS-Reparatur. Es ist vielleicht auch in der Nachbehandlungszeit sehr wichtig, wenn der Körper wieder Zellen aufbauen muss, deren Mitochondrien normal funktionieren. Mein mit integrativer Medizin arbeitender Arzt Dr. Callebout verschrieb mir eine Version, bei der es nicht zu Rötungen kam.[39]

Eine höhere Kalorienzufuhr geht mit einem aggressiveren Krebs und schlechteren Überlebensraten einher, aber handelte es sich um die Folge von zu viel Zucker, zu viel Fett und zu viel Protein oder einfach nur um zu viel von allem? Omega-6-Öle förderten das Krebswachstum, das war ganz eindeutig. Ich mied Sonnenblumenöl und andere verarbeitete Pflanzenöle völlig, da sie Entzündungen verschlimmerten. Im Gegensatz dazu gab es bei der mediterranen Ernährung sehr viel weniger Krebsfälle. Vielleicht war ja Olivenöl ein „sicheres" Fett, obwohl es Omega-6 enthielt. Ich lernte, dass sein hoher Gehalt an Omega-9 das Omega-6 neutralisierte. Butter verwendete ich sparsam, obwohl sie die Vitamine A, D und K enthielt sowie die sogenannte konjugierte Linolsäure (CLA, von engl. conjugated linoleic acid).

Es hieß, dass CLA sowohl zur Vorbeugung als auch bei der Behandlung von Krebs ungeheuer positiv wirkt. Viele natürliche Substanzen enthalten diese Fettsäure (Butter, Käse, gesättigtes Fett in rotem Fleisch), doch ich wollte gesättigtes Fett meiden, daher war die Einnahme einer Nahrungsergänzung die sicherere Variante. Die positive Wirkung war dem Omega-7-Anteil der CLA geschuldet, der Palmitoleinsäure, die ich inzwischen entdeckt habe. Man darf sie nicht mit der schlechten Palmitinsäure verwechseln (auch wenn diese von Omega-9 neutralisiert werden kann) und sie kommt sowohl im Olivenöl als auch im Sanddornöl vor. Und der vorteilhafteste Anteil der Palmitoleinsäure ist die Vaccensäure (auch als Rumensäure bekannt). Ein natürliches Transfett! Es wirkt sich positiv auf einen hohen Blutzuckerspiegel, einen erhöhten Lipidspiegel, Entzündungen und eine übermäßige Zunahme von Körperfett aus und erhöht die Insulinsensitivität – es ist ein Super-Nährstoff.

Anstatt CLA als Nahrungsergänzung zu nehmen, wie ich das damals machte, nehme ich jetzt täglich eine Kapsel Sanddornöl, das Omega-7 enthält. Doch es wirkt nur dann richtig, wenn sich Bifidobakterien im Darm befinden. Daher ist es erforderlich, die Zusammensetzung der Darmflora untersuchen zu lassen, ob sie genügend davon enthält und dass keine Dysbiose, also Fehlbesiedelung mit anormalen Mengen pathogener, krankheitserregender Bakterien, vorliegt. Ich glaube, um seinen Stoffwechsel gesund zu erhalten, sollte jeder Mensch Omega-7 neben ausreichend Omega-3 (Fischöle) und Omega-9 zu sich nehmen, um allen wichtigen Stoffwechselkrankheiten vorzubeugen: Alzheimer, Krebs, Schlaganfällen, dem metabolischen Syndrom (die Kombination aus gestörtem Kohlenhydratstoffwechsel [Insulinresistenz], Bluthochdruck, zu hohem LDL- und gleichzeitig zu niedrigem HDL-Cholesterin sowie zu viel Bauchfett; Anm. d. Übers.) und Herzkrankheiten. Da ich sowohl die Trends in der Medizin als auch die neuesten Trends in der Kosmetik- und Körperpflegebranche verfolge, stelle ich immer wieder fest, dass die Kosmetikindustrie die vorteilhaften Nährstoffe viel schneller übernimmt. Sanddornöl war eine Zeitlang eine Sensation in der Körperpflegebranche und als Nahrungsergänzung ist es praktisch immer noch unbekannt. Es sollte auch eine Sensation bei der Behandlung von Krebs und Herz-Kreislauferkrankungen sein!

In regelmäßigen Abständen überprüfte Dr. Callebout meine Nahrungsergänzungen und verschrieb zu meinem Entsetzen immer noch mehr. Er verschrieb Vitamin K_3 und eine Maitake-D-Fraktion (einen Pilzextrakt), die beide nachweislich das Immunsystem ankurbeln und die Wirkungen der Vitamin C-Infusionen verstärken. Er verschrieb auch DHEA (Dehydroepiandrosteron, das bei hormonbedingten Krebsarten nicht empfohlen wird), das mein Wohlbefinden und die Immunlage steigerte und auch „den Krebs aushungert", indem es den Pentosephosphat-Weg, einen Teil des DNA-Bildungsprozesses, blockiert.

Alle Krebspatienten, die über ihre Krankheit recherchieren, stoßen auf Artikel, die Krebs mit Zucker, schlechter Ernährung oder schlechten Lebensgewohnheiten in Verbindung bringen. Infolgedessen kommt zu Ihrem Krankheitsgefühl auch noch ein unausgesprochenes Gefühl von Schuld und Scham, dass Sie in irgendeiner Weise an der Verursachung Ihrer Krankheit beteiligt waren. Das ist vielleicht tatsächlich gar nicht der Fall, obwohl es Berichte gibt, die die Lebensweise und Umweltfaktoren (wie Krankheitserreger) sowie krebsauslösende Substanzen bis zu 90 Prozent für eine Krebserkrankung verantwortlich machen.[40] Krankheitserregern ist man zwangsläufig ausgesetzt, es sei denn, man lebt als Einsiedler am Nordpol. Parasiten, Bakterien und Pilze hängen ebenso damit zusammen wie bekanntermaßen auch Viren. Viele Viren werden mit Krebs in Verbindung gebracht wie etwa das

Epstein Barr-Virus, HPV[41] (das humane Papillomavirus), Hepatitis B und C, CMV[42] (das Zytomegalievirus), das humane T-Zell-lymphotrope Virus, das Kaposi-Sarkom-assoziierte Herpesvirus (KSHV) und das Merkelzell-Polyomavirus. Im Zuge der aktiven Suche nach einem Zusammenhang entdecken Wissenschaftler immer mehr; das Bovine Leukämie-Virus kam 2015 als Risiko für Brustkrebs dazu, ein Virus, das weltweit in hohem Maße in der Milch vorkommt. Ich vermute, künftig werden noch mehr Krebsarten mit Viren in Zusammenhang gebracht.

Viele Menschen ernähren sich furchtbar, ihre Lebensweise ist schockierend und trotzdem bleiben sie frei von Krebs, wohingegen Veganer, die so stolz auf ihre gesunde Lebensweise sind, auch daran erkranken können. Doch die Medien verbreiten diese Sündenbock-Kultur. Dem Patienten die Schuld unterzuschieben, ist für die Betroffenen eine nicht willkommene und nicht hilfreiche Belastung; die Betroffenen unterziehen sich stoisch quälenden und barbarischen Behandlungen ohne viel zu klagen, eine Strafe, die sie ohnehin verdient zu haben glauben, weil sie bis dahin kein Vorbild in Bezug auf ihre Gesundheit waren. Erwartet man bei Krebs nicht geradezu, dass man schrecklich leiden muss, um wieder gesund zu werden? Sorgt eine medizinische Behandlung nicht dafür, dass man sich schwer krank fühlt und schlimme Nebenwirkungen hat, dann kann sie doch diese lästigen Krebszellen wahrscheinlich gar nicht abtöten oder unter Kontrolle halten, nicht wahr? Ist es so gut wie unmöglich, den Krebs loszuwerden, außer man füllt sich mit großen Dosen toxischer Chemikalien ab? Nachdem wir uns jahrzehntelang mit diesen destruktiven Behandlungen, der „Standardtherapie", verbrannt und vergiftet haben, ist uns der Glaube an diesen Unsinn in Fleisch und Blut übergegangen.

Ich habe mir auch Vorwürfe gemacht. Ich habe meinem Körper mein ganzes Leben lang sehr viel angetan, habe gedankenlos Nahrungsmittel und Getränke in mich hineingestopft und hineingeschüttet, die mir nicht guttaten und mich aufblähten oder müde gemacht haben. Ich hatte auch das Gefühl, dass ich mit einer bestrafenden und strapaziösen Ernährungsweise streng und hart zu mir sein müsste.

Dr. Callebout drängte mich, es sei nötig herauszufinden, ob mit meiner Darmgesundheit etwas nicht in Ordnung sein könnte, und den Nährstoffspiegel im Blut zu überprüfen. Ich hatte nun die Chemotherapie hinter mir. Ich wusste, dass es wichtig war, sich einer ordentlichen Beurteilung zu unterziehen, den Stuhl kontrollieren und meine Mikronährstoffe, Fettsäuren, Vitamin- und Mineralstoffprofile untersuchen zu lassen. Meine medizinische Ausbildung hatte sich in dieser Beziehung nicht als hilfreich erwiesen. Die Ernährung und der Darm hatten immer eine untergeordnete Rolle gespielt und nie die Aufmerksamkeit bekommen, die sie unbedingt brauchten, denn sie sind der Grund, warum es in anderen Systemen im Körper falsch läuft.

Viele Krebspatienten können Ihnen von Infektionen erzählen, zu denen es im Darm oder an der Stelle kam, an der sich der Krebs entwickelte. Warum diese vorherigen Infektionen in der Onkologie als irrelevant behandelt und nicht anerkannt werden, ist wirklich erstaunlich. Onkologen betrachten Krebs als vollkommen organische Krankheit, die sich gewissermaßen aus dem Nichts entwickelte und ignorieren alle anderen vorausgegangenen Infektionen. Es gibt viele unterschiedliche Krebsursachen, bei vielen sind es Infektionskrankheiten, doch die meisten mit integrativer Medizin arbeitenden Ärzte werden Ihnen sagen, dass jeder Krebspatient irgendwann einmal ein Problem mit seiner Darmgesundheit gehabt hat.

Heute konzentriert sich viel neu entstehende Forschung auf das „Mikrobiom“, die gesamte Ansammlung der Organismen, die auf und in uns leben sowie auf die Art unserer symbiotischen Beziehung mit ihnen. Wissenschaftler versuchen festzustellen, warum die Verbesserung des Mikrobioms die Gesundheit des Krebspatienten so stark beeinflusst, egal, wo der Krebs sich entwickelt hat.[43] Jeder kleine Riss auf jeder Oberfläche in unserem Körper beheimatet Heerscharen winziger Mikroorganismen und der Darm besitzt bei weitem die meisten.

Ich bin mit der Annahme nicht allein, dass mein Darm schon fertig werden würde mit der Ernährung, die ich ihm zugemutet habe, wobei es ganz normal war, die Müdigkeit, das Blähgefühl und den unregelmäßigen Stuhlgang zu akzeptieren. Ich hatte nicht verstanden, wie leicht unsere Darmschleimhaut geschädigt wird, insbesondere in jungen Jahren, wenn man Antibiotika oder andere vermeintlich „sichere“ Medikamente nimmt. Wir beginnen erst allmählich zu verstehen, wie sie eventuell zu späteren Schäden und längerfristigen systemischen Auswirkungen und Krankheiten führen.

Meine eigenen Darmprobleme rührten vielleicht von einer Infektion her, die ich mit Anfang 20 hatte. Ich war mit meiner Familie im Urlaub in der Türkei beim Windsurfen abseits eines beliebten Touristenstrandes gewesen. Bei einer Reihe von missglückten Halsen-Manövern und den nachfolgenden „Gesichtsklatschern" (ich bin einfach im wahrsten Sinne des Wortes auf die Schnauze gefallen) schluckte ich eine größere Menge Meerwasser, als ich beabsichtigt hatte, und ein paar Tage später bekam ich eine Lobärpneumonie, eine Lungenentzündung in einem Lungenlappen. Allein das Atmen verursachte den brennenden Schmerz einer Pleuritis, einer Rippenfellentzündung, und als wäre das nicht schon Qual genug, war auch noch mein Herzbeutel entzündlich in Mitleidenschaft gezogen; die starken Schmerzen strahlten vom Nacken und der Schulter in den linken Arm aus. Ich konnte nicht liegen, also verbrachte ich die Nächte sitzend an Deck, schlaflos und beobachtete die Sterne. Ich hätte eigentlich ins Krankenhaus gehört.

Ein Arzt vor Ort verschrieb mir eine Kur mit einfachen, starken Antibiotika ohne Überzug, nach denen ich nichts mehr bei mir behalten konnte, nicht einmal Wasser. Ich war noch nie so dünn gewesen! Ich nahm in einer Woche fast sechseinhalb Kilogramm ab und wog nur noch etwa 47 kg. Und das bei 40 Grad Hitze und auf einem Boot. Ich war völlig ausgetrocknet und es ging mir so furchtbar schlecht, dass ich mich erinnere gedacht zu haben, ich würde mich nicht retten wollen, falls ich über Bord ginge. Ich wäre ganz glücklich unter die Wellen gerutscht, um niemals zurückzukehren

Diese Antibiotika damals müssen meinen Darm völlig ruiniert und mein mikrobielles Ökosystem durcheinandergebracht haben. Zu der Zeit hatte ich keine Ahnung von Probiotika. Niemand kannte sich aus. Da den guten und den schlechten Bakterien der Garaus gemacht worden war, befand sich meine Abwehr auf einem Rekordtief. Es kann gut sein, dass ich mir in dieser Zeit einen Parasiten eingefangen habe.

Als ich nun, Jahre später, gegen das Schreckgespenst Krebs kämpfte, wusste ich, dass der Darm der zentrale Sitz meines Immunsystems ist und dass ich nicht gesund wäre, solange ich ihn nicht in Ordnung gebracht hatte. Der Wiederaufbau einer ausgeglichenen Darmflora war ein ebenso unverzichtbarer Teil des Puzzles wie die „Reparatur" des Schadens im Inneren.

Ich entschied, dass ein zeitweises Intervallfasten es meinem Darm ermöglichen würde, zur Ruhe zu kommen, auszuheilen und Entzündungsherde einzudämmen. Als Physiotherapeutin war es mir geläufig, vor dem Genesungsprozess zu Ruhe und entzündungshemmenden Behandlungen (wie Eis und Ultraschall) zu raten, wenn ein Körperteil Schaden genommen hatte. Dr. Callebout war für eine Art des Intervallfastens, das dem Darm nach 15 Uhr bis zum nächsten Morgen Ruhe gönnen würde. Die Grundüberlegung war, dass die Leber morgens aktiver ist und die Nahrung besser verarbeiten kann. Das würde natürlich auch den Krebs aushungern.

Er erklärte mir den ständigen „Revierkampf", der im Darm stattfindet, das sich dauernd verändernde Gleichgewicht zwischen guten (den symbiotisch zusammenlebenden) und den schlechten (pathogenen, krankheitserregenden) Bakterien, insbesondere, wenn wir Antibiotika nehmen oder Ungesundes essen oder trinken. Ärzte empfehlen nach einer Antibiotikaeinnahme selten eine Probiotikakur oder raten kaum dazu, während der Behandlung auf zuckerhaltige Nahrungsmittel zu verzichten. Doch wenn sich das Gleichgewicht in die falsche Richtung verschiebt und die pathogenen Bakterien dominanter werden, scheiden sie vielleicht genügend „Exotoxine", Giftstoffe, aus, sodass es zu einem Aufbrechen des einschichtigen Epithels der Darmschleimhaut kommt. Nur diese eine Schicht in der Darmwand schützt uns vor Infektionen, die von außen in den Körper eindringen. Werden sie durch Exotoxine geschädigt, kommt es zu Entzündungen, und die festen Verbindungen zwischen den Zellen, die sogenannten Tight junctions, lösen sich. Werden sie getrennt, kommt es zum sogenannten „Leaky Gut", dem durchlässigen Darm oder, fachsprachlich, dem intestinalen Hyperpermeabilitätssyndrom, das, wenn man es erwähnt, viel Augenrollen bei den Medizinern hervorruft. Da es im Medizinstudium nicht behandelt wird und die Pharmaunternehmen erst noch ein entsprechendes Medikament entwickeln müssen, ist das Leaky Gut für viele Ärzte etwas, das es gar nicht gibt. Doch es ist in der Tat sehr real, macht uns zur leichten Beute für opportunistische Infektionen und kann auch Autoimmunerkrankungen auslösen.[44] (Als opportunistische Infektion bezeichnet man eine Infektion, die bei einer gestörten Immunabwehr auftritt. Sogenannte fakultativ pathogene Keime, solche, die beim Gesunden normalerweise keine Krankheit verursachen, machen sich diesen Umstand zunutze; Anm. d. Übers.) Wie es der Zufall wollte, nahm ich bereits eine der besten Substanzen zur Ausheilung des Darms im Rahmen meiner Selbstbehandlung, ich wusste das damals nur nicht. Ein Hoch auf Berberin!

Während ein gesundes Maß an guten Bakterien wichtige Nährstoffe wie Vitamin K und B bildet, sorgt ein ungesundes Maß an pathogenen Bakterien für ein Leaky Gut, wodurch anderen Pathogenen und ihren toxischen Nebenprodukten der Weg in unseren Körper leicht gemacht wird. Sind sie erst einmal drin, verändern die das Mikromilieu um die normalen Stammzellen herum, erzeugen Entzündungen und dadurch anormale Stammzellen, die sich im Zentrum eines jeden Krebses befinden. Dies ist, glaube ich, die dem Krebs zugrunde liegende Ursache, die zusammen mit anderen ortsständigen Viren, Hefepilzen oder anderen Pathogenen ein einladendes Milieu für Krebsstammzellen schaffen, damit sie einen anormalen Stoffwechsel in Gang setzen und gedeihen können.

„Ich habe Ihre Testergebnisse", sagte Dr. Callebout im Sommer 2000. „Ihre Bifidobakterien und die Lactobazillen-Werte im Dickdarm sind wirklich gut, aber ich fürchte, Sie haben eine ganze Menge sogenannter ***Blastocystis hominis***-Parasiten."

„Verflixte was?!", antwortete ich. „Parasiten? Krass! Wie kriege ich die wieder los?"

„Parasiten kommen viel häufiger vor als man denkt", sagte er. Erstaunt entdeckte ich, wie weit sie bei Menschen verbreitet sind: Bis zu 100 Prozent in manchen ärmeren Ländern – und anderswo steigen die Infektionsraten. In den Vereinigten Staaten waren im Jahr 2000 23 Prozent der Gesamtbevölkerung mit Blastocystis hominis infiziert.

„Sie loszuwerden wird nicht leicht. Sie müssen eine sehr strenge Kur machen", fügte er hinzu.

Na prima. Ich machte schon eine ziemlich strenge Kur, aber wer A sagt, muss auch B sagen. Ich wusste, dass weitere Nahrungsergänzungen zu meiner wachsenden Sammlung dazukommen würden.

„Dieser einzellige Parasit könnte die Ursache Ihrer niedrigen Schilddrüsenwerte sein. Zwischen den beiden besteht oft ein Zusammenhang", fügte er weiter hinzu.

Ich hatte bereits einige der klassischen Symptome, die mit einer Blastocystis hominis-Infektion einhergehen, deren hauptsächlichstes die starke Müdigkeit war. Ich hatte angenommen, dass das am Gebärmutterhalskrebs oder meinem hektischen Lebensstil lag, aber vielleicht war ja dieser „verflixte" Parasit der wirkliche Grund. Andere häufige Symptome können Blähbeschwerden, Durchfälle, Übelkeit, das Abgehen von Winden, Bauchschmerzen, Nesselausschlag und eine unterschiedliche Stuhlfrequenz sein.[45]

Parasiten infizieren nicht mehr nur Auslandsreisende. Durch die wachsenden Migranten- und Stadtgemeinden im Vereinigten Königreich können diese kleinen Biester aufgrund unzureichender Hygiene bei der Essenszubereitung, unsauberer Hände und sogar über unsere unschuldig dreinschauenden Katzen und Hunde verbreitet werden. Es gibt eine enge Verbindung zwischen Prostatakrebs und Toxoplasma gondii, den Erregern der Toxoplasmose, die in unseren flauschigen Stubentigern und im „besten Freund" des Menschen vorkommen. Wir Menschen scheinen zu glauben, dass wir gegen Parasiten immun seien, gewissermaßen darüberstehen und dass eine Entwurmung all unserer Haustiere unnötig sei. Doch ohne dass wir auf die einfachsten Hygienemaßnahmen achten, sind wir den winzigsten Lebewesen, seien es Bakterien, Protozoen, Mykoplasmen, selbst kalzifizierende Nanobakterien, bei denen es sich um unbelebte Kaliziumkarbonatpartikel handelt, den kleinsten von ihnen, schutzlos ausgeliefert.

Die Pharmazeutin Izabella Wentz, die an Hashimoto Thyreoiditis, einer Autoimmunerkrankung der Schilddrüse, leidet und Autorin des Bestsellers *Das Hashimoto-Programm* (VAK 2017) ist, hatte ebenfalls eine Blastocystis hominis-Infektion. Sie macht die Infektion teilweise für ihr Schilddrüsenleiden verantwortlich und sagt, sie habe sich erst richtig wohlgefühlt, als die Parasiten beseitigt waren.[46]

Wentz stellte fest, dass 35 Prozent ihrer Klienten einen positiven Blastocystis hominis-Testbefund hatten und damit war diese Infektion die häufigste, die mit Hashimoto einherging. Doch die meisten Ärzte halten den Einzeller für einen Symbionten und sehen trotz neuer Nachweise, die auf seine Pathogenität hindeuten, keine Notwendigkeit für eine Behandlung.[47]

Wentz hat sich eingehend mit dem kleinen Biest (Blastocystis hominis) befasst. „Zudem ist dieser Erreger bekannt dafür, dass er zahlreiche Nahrungsmittelunverträglichkeiten verursacht", schreibt sie. „Die Symptome einer „echten" Nahrungsmittelunverträglichkeit

… verschwinden meist, wenn man das unverträgliche Nahrungsmittel weglässt, doch Menschen mit einer solchen Infektion haben zahlreiche Unverträglichkeiten, die sich auf immer mehr Nahrungsmittel ausweiten.“

Ich hatte auch eine Unverträglichkeit gegen Weizen und Eier, aber auch gegen Milch und Milchprodukte, Tomaten und Zitrusfrüchte bei mir festgestellt. Ich wusste, dass es für mein Krebsbekämpfungsprogramm unumgänglich war, entzündungsfördernde Nahrungsmittel vom Speiseplan zu streichen und ich bin jetzt sicher, dass alle Krebspatienten routinemäßig auf Parasiten getestet und diese bei einem positiven Ergebnis durch eine entsprechende Behandlung beseitigt werden sollten.

Diesen Eindringling loszuwerden und einen gesunden Darm wiederaufzubauen war keine leichte Aufgabe. Dazu gehörte, sich mit der Ursache zu befassen, doch ich wusste, das war von entscheidender Bedeutung. Ohne einen ordnungsgemäß arbeitenden Darm gäbe es keine Hoffnung, dass die Schilddrüse oder das Immunsystem einwandfrei arbeiten würden. Ich würde nie ganz gesund werden, wenn ich diese Dinge nicht in Ordnung bringen würde.

Hätte ich einen Augenblick geglaubt, dass Schulmediziner die Parasiteninfektion ernst nehmen würden, hätte ich eventuell von einem kurzfristigen Schlag mit einer Antibiotikakombination parallel zu meinen Nahrungsergänzungen profitieren können.[48] Doch ich war besorgt, dass die Einnahme dieser Medikamente eventuell zu größerer Dysbiose, einem noch größeren Ungleichgewicht der Darmflora geführt hätte, obwohl es rückwirkend betrachtet nur ein vorübergehendes Ungleichgewicht gewesen wäre, das mit den richtigen Prä- und Probiotika leicht zu korrigieren war. Was schließlich bei mir funktionierte, war die Einnahme folgender Substanzen über mehrere Monate hinweg:

- ein Antiparasitikum als Nahrungsergänzung, eine Rezeptur, die Wermut, schwarze Walnuss, Gewürznelken, Olivenblätter, Knoblauch, Grapefruitextrakt und Bärentraube enthielt,
- Betain-Hydrochlorid, um den Magensäurespiegel zu erhöhen;
- proteolytische Enzyme zur Proteinverdauung, mit Bromelain (aus der Ananas) und Papain (aus Papaysamen), die zwischen den Mahlzeiten eingenommen werden;

- rohe Knoblauchzehen, in einen Avocadodip gedrückt;
- Zink;
- Mahonia aquifolium (Berberin);
- Fischöle;
- frisch gemahlener Leinsamen.

Es wird angenommen, dass die proteolytischen Enzyme die Proteinhülle verdauen, von der Parasiten umgeben sind und diese sich dadurch der Behandlung weniger widersetzen können. Die Enzyme müssen zwischen den Mahlzeiten genommen werden, sonst werden sie schon bei der Verdauung des Essens verbraucht. Der Leinsamen „fegte" meinen Dickdarm tatsächlich aus und trug dazu bei, die verborgenen Parasiten aus den Darmwänden zu entfernen. Flohsamenschalen werden auch zu diesem Zweck verwendet. Dies war natürlich an eine Auslassdiät gekoppelt, die schon keinen Weizen und keine Milch und Milchprodukte, keinen weißen Reis, Mais, keine kohlensäurehaltigen Getränke, keinen Schwarztee, Kaffee, Alkohol oder Obst mit einem hohen glykämischen Index mehr enthielt.

Als meine Schilddrüsenunterfunktion entdeckt wurde (man hatte T_3 und T_4 getestet), beschloss ich, es drei Monate lang mit einer makrobiotischen Ernährung und einer Entgiftung zu versuchen, um wirklich „ranzugehen". Ich aß mindestens zwei- oder dreimal pro Woche Makrelen und Sardinen wegen des Proteins, nahm Omega-3-Öl und natürlich Meeresalgen dazu. Letztere enthalten viel Jod, das die Bildung von Schilddrüsenhormonen unterstützt, doch selten hat eine nicht normal funktionierende Schilddrüse mit Jodmangel zu tun. (Daher sollten, wie bereits erwähnt, Menschen Schilddrüsenprobleme immer zuerst durch ihren Arzt abklären lassen; Anm. d. Übers.) Die Wurzel des Übels liegt fast immer im Darm. Dr. Callebout verschrieb auch eine geringe Dosis des getrockneten natürlichen Schilddrüsenhormons „Armour" – eine halbe Tablette.

Ich muss sagen, die Aussicht auf diese Ernährungsweise war nicht gerade verlockend. Informationen, Rezepte und Anregungen gab es im Jahr 2000 nur wenige, und ich bin nicht gerade ein Freund von Misosuppe und Wakame. Aber ich hielt durch.

Wenn ich mal abwich, ärgerte ich mich über mich selbst. Wollte ich nicht überleben? War mir das nicht wichtig genug, dass ich mich anstrengte? Der Ärger spornte mich an, es das nächste Mal besser zu machen. Ich lernte, mich nach einer missglückten Diät wieder aufzuraffen und weiterzumachen. Weiter zu schummeln, würde das Problem nur verschlimmern. Ich hoffte, meine kleinen „Sünden" würden keine schwerwiegenden Folgen haben, auch wenn ich keine Ahnung hatte, wo die Fehlertoleranz lag. Ich hatte auch keinerlei Informationen darüber, wie weit ich mit meiner Diät gehen sollte. Ein Blutzuckermessgerät wäre verdammt nützlich gewesen, um die Freisetzung der Glukose ins Blut zu überwachen und ich hätte konkrete Daten, um damit arbeiten zu können, sowie ein besseres Feedback und mehr Motivation bekommen.

Ich wurde immer zwanghafter darin, raffinierte Kohlenhydrate wegzulassen, doch ich aß immer noch welche, die langsamer freigesetzt wurden, mit einem hohen Anteil löslicher Ballaststoffe wie Süßkartoffeln, während ich weiterhin meine Nahrungsergänzungen einwarf und meine „Ursuppe", einen Gemüsesaft, grünen Tee oder Olivenöl runterkippte. Igitt. Doch das Gefühl, wieder die Kontrolle über einen Teil meines Lebens zu bekommen, war nicht zu unterschätzen. Ich war in eine Welt eingetaucht, in der es einfach gewesen wäre, sich hilflos den Ärzten und meiner Krankheit ausgeliefert zu fühlen. Ich musste wieder die Kontrolle übernehmen.

Dr. Callebout sagte mir auch, dass mein Folatspiegel sehr niedrig sei. Folat und Vitamin B_{12} waren beide für den „Methylierungszyklus" von Bedeutung, einen biologischen Weg, der zu fast jeder wichtigen Funktion im Körper beiträgt, etwa der Entgiftung in der Leber, der Zellreparatur und der Energieerzeugung. Er unterstützt auch die Entgiftung und Befreiung des Körpers von überschüssigem Östradiol, einem starken Hormon, das mit der Stimulierung des Krebszellwachstums einhergeht.

Es war keine Überraschung, dass ich zu wenig von diesen lebenswichtigen Vitaminen hatte. Ich hatte Methotrexat bekommen, ein Chemotherapeutikum, durch dessen Wirkung Folat aufgebraucht wird, sodass die DNS, die darauf angewiesen ist, sich nicht replizieren kann. Es war nicht vorgeschlagen worden, es danach wieder zu ergänzen – manche Ärzte sind von dem Gedanken angetan, dass ein langfristiger Abbau von Folat eine gute Strategie sei. Doch das führt zu weiterem Krebs, und einen besonders starken Zusammenhang gibt es mit Gebärmutterhalskrebs.[49]

B-Vitamine sind auch das natürliche Opfer des Stress-Hormons Kortisol, und natürlich ist jeder Krebspatient mehr oder weniger gestresst. Der Genuss von Alkohol geht ebenfalls mit einem niedrigen Folatspiegel einher. Eine Studie ergab, dass Frauen, die Folat als Nahrungsergänzung nahmen und im Rahmen der Studie gelegentlich Alkohol tranken, dasselbe Brustkrebsrisiko hatten wie Abstinenzlerinnen.[50]

Mit Dr. Calleboutś Segen nahm ich mehrere Monate lang eine Megadosis von 5 g Folat täglich als Nahrungsergänzung neben einer Megadosis Vitamin B_{12}, beide sublingual, unter die Zunge zu geben. Sowohl Folat als auch B_{12} werden normalerweise von den Darmbakterien gebildet, so war die Ergänzung zwar eine gute Idee, doch ich musste mich um die zugrunde liegende Ursache kümmern. Die Lactobazilluskulturen im Dickdarm sind verantwortlich für die Bildung dieser Vitamine und sie nur zu supplementieren konnte das Problem langfristig nicht lösen. Ich lernte, dass fermentierte, also milchsauer eingelegte Nahrungsmittel meine Lactobazillusmenge steigern würden. Ein üblicher Irrtum bei Krebspatienten ist jedoch, dass man sich zu sehr auf ein Mehr an fermentierten Nahrungsmitteln konzentriert, zum Nachteil der Mengen an Bifidobakterien, die auch aufgefüllt werden müssen und bei der Bekämpfung der Krankheit vielleicht tatsächlich wichtiger sind.

Man hatte mir zwar gesagt, dass mein Krebs nicht hormonabhängig sei, doch ich war trotzdem der Ansicht, dass die Hormonersatztherapie (HET), die ich bekommen hatte und die das starke Östrogen Östradiol enthielt, nicht gesundheitsfördernd war. Ich wollte zur schwächeren Form Östriol wechseln. Ich musste jahrelang bei meinen Ärzten nörgeln und argumentieren, bis ich meinen Hausarzt schließlich davon überzeugte, mich auf Ovestin-Tabletten zu setzen, die um ein Vielfaches schwächer sind als Östradiol, doch die Symptome bei einer Dosis von nur 2 mg täglich wirksam verringern. Ovestin-Tabletten verschwanden später aus dem Blickfeld der Öffentlichkeit[51], nicht weil sie unwirksam sind, sondern, weil das stärkere Östradiol viel billiger herzustellen ist. Das machte es schwierig, an bioidentische Hormone heranzukommen.[52]

Ich nahm auch ein natürliches Progesteron zum Schutz vor Brustkrebs, zuerst als Creme, was, so war immer mein Gefühl, keinen erkennbaren Unterschied zeigte. Wieder stritt ich mich mit meinem Hausarzt sechs Jahre lang, der darauf beharrte, dass ich kein Progesteron brauche, da ich keine Gebärmutter mehr hatte, und schließlich bekam ich eine mikronizierte natürliche, oral einzunehmende Form auf Rezept, weit entfernt vom synthetischen karzinogenen (krebserregenden) Progestin, auf das mein Gynäkologe am South London Hospital gedrängt hatte.

Ich hatte ja keine Ahnung gehabt, wie außergewöhnlich groß der Unterschied durch das orale Progesteron sein würde – es war, als würde ich aus einer Nebelbank segeln! Es war mir nicht klar gewesen, in was für einer stickigen Welt ich gelebt hatte.[53] Und nicht nur das, mein Schlaf war plötzlich tief und erholsam. Selbst mit Melatonin war ich nachts wachgeworden und hatte Mühe, wieder einzuschlafen. Ich hatte schon geglaubt, ich würde nie mehr eine ganze Nacht durchschlafen. Doch diese erste Nacht, in der ich Melatonin und Progesteron zusammen nahm, war eine völlige und sehr willkommene Überraschung.

Ich glaube an die Vorzüge des Verzehrs von Nahrungsmitteln in ihrer bestmöglichen bioverfügbaren Form. Brokkoli muss vier Minuten gedämpft werden. Spinat aß ich roh und gekocht. Obst aß ich nur sehr wenig, meist Äpfel und ein paar Beeren. Zu meinen Grundnahrungsmitteln in den ersten drei Monaten nach der Chemo gehörten Misosuppe oder heißer Haferbrei mit ein paar Beerenfrüchten zum Frühstück. Ich aß kleine Portionen Naturreis, Fisch, Salate, Brokkoli oder andere Gemüse aus der Familie der Kreuzblütler zu Mittag. Ich hätte das Ganze sehr viel interessanter gestalten können, hätte ich meine Fantasie nur ein wenig eingesetzt, aber ich war zu erschöpft, um viel Aufwand zu treiben, und schon der Gedanke an das Zubereiten von Mahlzeiten war zu anstrengend.

Das Einkaufen der Nahrungsmittel allein war schon schwer genug. Vor all diesen Jahren war die Auswahl sehr gering. Andrew bekam am Abend regelmäßig eine langweilige geschmacklose Mahlzeit vorgesetzt, ohne exotische Soßen oder Aromen und obwohl er sich gerne selbst etwas anderes hätte zubereiten können, zeigte er bewundernswerte Solidarität und aß meine kaum genießbaren Versuche ohne große Klagen. Jetzt gibt es Kochbücher und Rezepte, die meine anfänglichen makrobiotischen Mahlzeiten weniger zu einer Belastungsprobe gemacht hätten, aber damals noch nicht. Also ging ich dabei so vor wie bei jeder anderen Belastung. Ein mentaler Test, um zu sehen, ob ich meinem Feind ein ebenbürtiger Gegner war.

Außer Haus zu essen wurde zu einem Ding der Unmöglichkeit, nicht nur, weil ich selten etwas finden konnte, das ich glaubte, problemlos essen zu können (die Speisekarten waren damals weitaus vielfältiger), sondern auch, weil es noch kein Rauchverbot gab. Innerhalb von wenigen Minuten in einem rauchigen Lokal bekam ich Halsschmerzen, die mich stressten und mir Angst machten. Selbst ein Abstecher in die Kneipe, um Freunde zu treffen, war wegen des Rauchs angstbesetzt.[54] All das bedeutete, dass ich unter der Woche so etwas wie eine Einsiedlerin wurde, die nur an den Wochenenden auftauchte, um die reine Meeresluft einzuatmen und nicht die stinkenden Abgase von London.

Ich presste täglich frischen Saft. Rückblickend habe ich es vielleicht mit den roten Beten und den Karotten ein wenig übertrieben! Wegen meiner schönen vermeintlich sonnengebräunten Haut wurde ich oft gefragt, ob ich im Ausland gewesen war … ups. Meine Grundnahrungsmittel bestanden aus einer Kombination von Sellerie, Apfel, roten Beten und Karotten. Ich wusch die biologisch angebauten Karotten oder Bete nicht sorgfältig. Ich hatte von Bodenbakterien gelesen, die das Immunsystem positiv stimulieren, aber nur, wenn der Boden richtig bearbeitet worden war, die Gemüse biologisch angebaut wurden und aus einer vertrauenswürdigen Quelle stammten.

„Diese Zwanghaftigkeit hat einen Namen“, sagte eine meiner Freundinnen, als sie mir bei der Salatzubereitung zusah. „Man nennt sie Orthorexie“. (Orthorexia nervosa ist der vorgeschlagene Name für die übermäßige Beschäftigung mit der Qualität der Lebensmittel nach selbst auferlegten Regeln, die zu psychischen und/oder physischen Beeinträchtigungen führen kann. Sie ist nicht im internationalen Klassifikationssystem ICD 10 gelistet, und ihr Status als potentielles Krankheitsbild wird in der Fachliteratur und der populärwissenschaftlichen Literatur kontrovers diskutiert; Anm. d. Übers.)

„Wie bitte?“, fragte ich voller Überzeugung, dass ich keine Essstörung hatte.

„Ich habe darüber gelesen. Das ist ein andauernder Wunsch nach ausschließlich gesunden Nahrungsmitteln.“

„Also, ich mache das nicht, weil ich es möchte, sondern weil ich es muss! Ich glaube kaum, dass ich schon zu den … Öko-Freaks gehöre."

Ich war sauer, weil sie nicht verstand, dass das bei mir kein Spleen war oder ein krankhafter Zwang. Ich war verblüfft, dass jemand eine gesunde Ernährung als Störung einstufen konnte, geschweige denn, dass man mich in diese Ecke stellte.

Meine Freundin runzelte nur die Stirn. Offensichtlich verstand sie den Zusammenhang zwischen einer hoch glykämischen Ernährung und Krebs nicht. Noch konnte sie sich in mich hineinversetzen oder las die Forschungsarbeiten, die ich gelesen hatte. Wenn Menschen glaubten, ich würde zu weit gehen und mich hinsichtlich der Auswahl meiner Nahrungsmittel als zwanghaft betrachteten, dann war das deren Problem. Ich machte das, was ich für richtig hielt. Schließlich hatte ich nicht alle Kohlenhydrate vom Speiseplan verbannt und steigerte mich nicht in jedes Gramm hinein.

Als ich Dr. Callebout das nächste Mal aufsuchte, bezweifelte er, ob es klug war, sich hauptsächlich pescetarisch zu ernähren, also nur Fisch, Nüsse und Hülsenfrüchte als Proteinquellen zu sich zu nehmen.

„Es ist Ihnen klar, dass Sie bestimmte Aminosäuren brauchen, um Ihre Leukozyten zu bilden", sagte er. „Und Ihre Testergebnisse zeigen einen sehr niedrigen Argininspiegel. Arginin unterstützt die Stickstoffentgiftung und auch die Bildung von Leukozyten, insbesondere von natürlichen Killerzellen."

„Und Fisch enthält kein Arginin?"

„Das findet man in Wildfleisch wie Hirsch und Reh sowie Kaninchen. Die Zusammensetzung des Fetts ist auch besser, es enthält mehr Omega-3-Fettsäuren als das Fleisch von Zuchttieren."

Und so fanden ein wenig Arginin-reiches Fleisch von wildlebenden Tieren und Arginin-Nahrungsergänzungen Eingang in meinen Speiseplan, genau dann, als die Ausschwemmung meiner Parasiten zu Ende war. Neuere Forschungen haben das bestätigt und zeigen, dass ein erhöhter Argininspiegel die T-Zellen im Kampf gegen Tumore unterstützt. Sie verbessern auch die Wirkung von immuntherapeutischen Medikamenten.[55]

Mittlerweile war meine Onkologin mit meinen Fortschritten sehr zufrieden. Sie stellte kritische Fragen zu den Nahrungsergänzungsmitteln, die ich nahm, doch ich hielt es für besser, nicht zu viel preiszugeben. Die Liste war dafür einfach zu lang! Ich konnte ihr unmöglich von meinen Vitamin C-Infusionen erzählen, das war ein viel zu umstrittenes Thema. Und ich bin mir nicht sicher, was sie von den UV-Bestrahlungen des Blutes oder meiner niedrig glykämischen, jodreichen, Parasiten ausschwemmenden Ernährung mit vielen löslichen Ballaststoffen gehalten hätte. Also hielt ich standhaft den Mund. Ich war sicher, sie würde das nicht befürworten und sah keinen Grund, es zu einem Konflikt zwischen uns kommen zu lassen. Heutzutage würde ich einen vernünftigen Dialog anregen, insbesondere, da das Internet voll von weitaus mehr geprüften Forschungsarbeiten ist, die das unterstützen.

Es gelang ihr, mich in einer Studie über einen dendritischen Impfstoff unterzubringen. Ich bin mir bis heute nicht sicher, ob das half oder nicht (ich hatte eine schwache, „partielle" Remission), doch ich war sicher, dass es die Kombination der Modalitäten war, die half. Die UV-Blutbestrahlung ist ein natürlicher Impfstoff, die Vitamin C-Infusion ist großartig für die Bekämpfung von Krankheitserregern und um das Immunsystem wieder anzustoßen, außerdem verbesserte ich meine Darmgesundheit mit der abwehrsteigernden Ernährung, mit Kräutern und Nahrungsergänzungen, Probiotika, MGN 3 (Arabynoxylan-Nahrungsergänzungsmittel, das aus dem Abbau von Reiskleie mit Enzymen aus dem Shitake-Pilz hergestellt wird; Anm. d. Übers.), den Maitakepilzen sowie dem facettenreichen Berberin. All das muss eine direkte Wirkung auf meine Reaktion gegenüber dem dendritischen Impfstoff gehabt haben. (Dendritische Zellen gehören zu den Abwehrzellen des Immunsystems. Der Name leitet sich von dem verzweigten Aufbau der Zellen her (von altgr. dendron, Baum) und hat nichts mit den Zellfortsätzen von Nervenzellen [Dendriten] zu tun. Die Impftherapien gegen den Krebs gehören zu den aktiven Immuntherapien und stehen noch am Anfang. In diesem Fall geht es um die Impfung mit antigenbeladenen, also gewissermaßen „trainierten", dendritischen Zellen; Anm. d. Übers.)

Trotzdem war die Tatsache, dass ich noch immer am Leben war, vom medizinischen Standpunkt aus allein auf den dendritischen Impfstoff zurückzuführen. Die Ärzte waren ganz begeistert. Es tat mir leid, ihnen beibringen zu müssen, dass ich meine Chancen höchstwahrscheinlich schon vorher mit Vitamin C-Infusionen und der Verbesserung meiner Darmgesundheit erhöht hatte. Man sagte mir, ich solle nicht mit einer Langzeitwirkung rechnen. Der Impfstoff würde nur dazu beitragen, die Komponente des humanen Papillomavisrus (HPV) meiner Krankheit zu verringern, die als Initiator betrachtet wurde (obwohl sie nur ein Teil der größeren Gesamtgleichung ist), war aber nicht der Grund dafür, dass sich der Krebs weiter verbreiten würde. Tatsächlich entdeckte ich, dass ich die einzige von 14 Patientinnen der Studie war, die länger als nur ein paar Monate überlebt hatte.[56] Es machte mich traurig, dass andere Frauen gestorben waren und ließ mich einmal mehr erkennen, welches Glück ich hatte, jeden Morgen aufzuwachen, das Sonnenlicht auf meinem Gesicht zu spüren und froh sein zu können, dass ich eine gewisse medizinische Ausbildung habe. Ohne sie, dessen war ich sicher, würde auch ich schon nicht mehr am Leben sein.

Ich nutzte jede Chance. Ich blieb optimistisch und positiv und war mir zum Glück nicht bewusst, welche Zeitbombe ich in mir hatte.

Kapitel 10

Der Eiertanz

„Du wirst dich noch umbringen, wenn du so weitermachst!“, sagte Andrew, als er beobachtete, wie ich mich die Treppe hinauf in mein Büro quälte. „Es ist 10 Uhr, du solltest schlafen gehen! Du sollst doch Stress vermeiden!“

„Es ist nur eine E-Mail. Ich brauche nicht lang. Bin sofort wieder unten.“

Er hielt mich für verrückt, dass ich jetzt ein neues Geschäft aufzog. Er hatte recht. Ich war schon den ganzen Tag damit beschäftigt, mich um meine Gesundheit zu kümmern, auch noch ein Geschäft zu betreiben, war geradezu Wahnsinn. Aber ich konnte das nicht erkennen. Es war ein Grundbedürfnis, eine Aufgabe zu haben, die mich in Anspruch nahm, damit mein Schwerpunkt nicht nur auf dem Krebs lag. Ich wollte etwas haben, was ich der Nachwelt hinterlassen konnte, ich wollte die Pflegeprodukte und Rituale kreieren.

Bevor sich der Sekundärtumor in der Lunge zeigte, hatte ich bereits ganz allein zwei Bücher geschrieben und veröffentlicht. Ich hatte über eine Buchhandelskette und den Innovations Catalogue jeweils 10 000 bzw. 5000 Exemplare davon verkauft (*Bathrobics* und *Bathrobics for Pregnancy* – man könnte das vielleicht mit „*Aerobic in der Badewanne*“ und „*Aerobic in der Badewanne für Schwangere*“ übersetzen; Anm. d. Übers.). Nun wollte ich die jeweiligen Pflegeprodukte dafür entwickeln.

Ich hatte die Firmenzentralen einiger infrage kommenden Firmen aufgesucht und dort meine Ideen unterbreitet. Sie waren zwar alle interessiert, aber niemand schien bereit, grünes Licht für die Umsetzung zu geben. Das Problem bei großen Unternehmen ist, dass solche Entscheidungen unmöglich werden, es müssen zu viele Gremien daran beteiligt und zu viele Hürden genommen werden. Dasselbe Problem hatte ich schon vor Jahren, als ich einen Verlag für mein wasserfestes badewannentaugliches Buch suchte. Es war aus Polypropylen und hatte einen Saugnapf aus Gummi, ein unverwechselbares Design, wodurch man es zu einer Flipchart aufklappen und an der Badezimmerwand aufhängen konnte. Schließlich gab ich auf und veröffentlichte es im Selbstverlag.

Was soll's. Ich hatte ohne jede Erfahrung ein Buch veröffentlicht, ich war sicher, ich konnte auch Kosmetik- und Pflegeprodukte entwickeln! Ohnehin stellte keines der Unternehmen, mit denen ich gesprochen hatte, die Produkte exakt so her, wie ich sie für meine Rituale haben wollte. Wie schwer konnte es sein, einen Auftragsfertiger und einen Chemiker zu finden und sich dann um Bezugsquellen für Verpackung und Designs zu kümmern, und die Produkte schließlich in Apotheken und Warenhäusern zu verkaufen?! Wow. Es war anstrengend.

Durch meine Krankheit und das wachsende Bewusstsein für das Gift in unserer Umwelt wurde mir klar, dass meine anfänglichen Rezepturen nicht annähernd gut genug waren, um sie auf den Beauty-Markt zu bringen. Alle meine ersten Kreationen hatten Parabene enthalten, hormonaktive Konservierungsstoffe, und manche enthielten Sulfate und Triethanolamine. Ich hätte sie nie mit gutem Gewissen verkaufen können! Ich wollte stolz darauf sein, hundertprozentig glücklich darüber, dass sie von bester Qualität und giftfrei waren. Also wurden alle Rezepturen unter enormem Kostenaufwand mit reinen, reichhaltigen und natürlichen Inhaltsstoffen neu formuliert. Meine Pflegeprodukte sollten nicht einfach nur ein Werbegag für meine wasserfesten badewannentauglichen Bücher sein. Sie waren eigenständige hervorragende Produkte.

Zwischen Krankenhausbesuchen und Vitamin C-Infusionen hatte ich es geschafft, die Einkäufer verschiedener Firmen zu treffen und sie hatten alle große Bestellungen aufgegeben. Ich würde das Geschäft zum Erfolg führen, da war ich mir ganz sicher. Doch nach ein paar Jahren mit diesem hektischen Lebensstil war meine Erschöpfung überwältigend, und meine Blutmarker stiegen allmählich wieder auf den oberen Normbereich an. Ich machte mir Sorgen.

Ich hatte mich weiterhin an die Einnahme aller meiner Nahrungsergänzungen, an meine Ernährungsweise und an die sportliche Betätigung gehalten, und in den ersten Jahren hatte es den Anschein gehabt, als sei ich nahezu unbesiegbar und gegen jede Erkältung, die mir über den Weg lief, gefeit. „Kein Erreger, der etwas auf sich hält, nistet sich bei mir ein!“ So reagierte ich, wenn sich alle Menschen um mich herum Erkältungen und grippalen Infekten geschlagen geben mussten.

Ich wusste, dass nicht alles in Ordnung war. Ich würde mich so beschreiben, ich funktionierte, war aber ständig erschöpft. Eine Art von unablässiger Abgeschlagenheit, die einen wirklich herunterzieht. Morgens aufzustehen und eine Treppe hinaufzusteigen brachte mich schon außer Atem. Doch der Verkauf, die PR und die Bestellungen mussten parallel zur Produktion laufen, also konnte ich mir Müdigkeit nicht leisten. Ich wusste, dass ich mir zu viel zumutete, doch Scheitern war keine Option.

Die Erschöpfung wurde ständig schlimmer. Nachts wachte ich schweißgebadet auf. Ich schwitzte nicht nur ein bisschen, ich war patschnass. War das eine Nebenwirkung der ganzen Chemo? Hatte ich nicht genügend Hormone? Oder waren Erschöpfung und Nachtschweiß völlig normal? Mein sechster Sinn sagte mir, dass ich dem nachgehen musste.

Ich hatte Dr. Kingsley und Dr. Callebout aufgesucht. Zwei Meinungen waren gut, drei waren besser, also beschloss ich, auch zu Dr. Kenyon zu gehen.

Eine der Untersuchungen, die Dr. Kenyon macht, ist eine sogenannte Lebendblutanalyse, bei der das Blut im Dunkelfeldmikroskop untersucht wird. Viele spotten über diesen elementaren Test (wie üblich gibt es einen hübsch abfälligen Beitrag auf Quackwatch) und tatsächlich wurde er von Leuten wie Personal Trainern und in Fitnessstudios gemacht, um etwas aus dem Blut herauszulesen. Doch wenn jemand den Test kompetent interpretieren kann, ist er absolut faszinierend: Man kann in Echtzeit sofort sehen, was im Körper los ist.

Der Test ist auch ziemlich einfach durchzuführen. Man wird in den Finger gestochen, das Blut auf einer Reihe von Objektträgern ausgebracht und untersucht. „Dunkelfeld“ bedeutet, dass der Hintergrund dunkel ist, sodass es einfacher ist, die Erythrozyten und Leukozyten sowie eventuell vorhandene Pilze zu sehen.

Dr. Kenyon und ich saßen schweigend da. Wir sahen uns den Objektträger etwa eine Minute lang unter dem Mikroskop an, während er jeweils auf verschiedene Stellen fokussierte. Und das sahen wir:

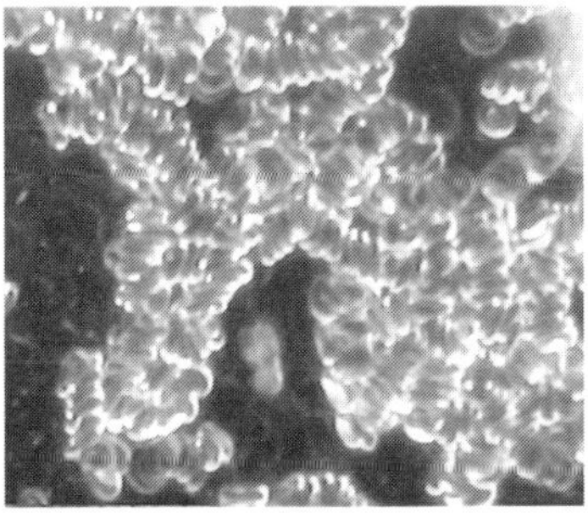

Lebendblutanalyse

„Hmm. Sie (gemeint sind die Erythrozyten; Anm. d. Übers.) haften alle in Geldrollenform aufeinander.“

„Ist das so üblich?“

„Na ja, bei einem Krebspatienten bilden sich ein paar Geldrollenformen. Es kommt zu einer anormalen Freisetzung von Gerinnungsfaktoren und von Entzündungsfaktoren, den sogenannten Zytokinen; dadurch bildet sich das klebrige Fibrinogen im Blut. Sie müssen darauf achten, dass die Verklumpungen aufhören.“

„Aber es sieht so aus, als wären da viele Geldrollenformen, überall im Blut! Und ich bin doch keine Krebspatientin mehr? Sind diese Geldrollen einfach das Ergebnis der Chemotherapie? Ist es bei mir schlechter oder besser als bei anderen Patienten?“, fragte ich.

„Wir werden das überwachen“, sagte er.

Kein Wunder, dass ich erschöpft war! Diese „Rollen“, die aufeinandergestapelten roten Blutkörperchen, die auf nicht normale Weise von klebrigem, durch Entzündungen entstandenen Fibrin bedeckt waren – wie um alles in der Welt sollten die durch die winzigen Blutgefäße, die Kapillaren, gelangen, in der Lunge wirksam Sauerstoff aufnehmen und ihn zu den Geweben transportieren? Es ist keine Überraschung, dass Blutgerinnsel und Herzinfarkte nach einer Krebsdiagnose häufig sind. Und das würde die extreme Abgeschlagenheit und Atemnot erklären. Es tauchte auch die Frage auf, ob ich anämisch geworden war.

Ich hatte mir eingeredet, dass es mir immer besser gehen musste, dass ich mit zunehmendem Abstand zur Diagnose durch meinen strengen Plan und Lebensstil zwangsläufig gesünder wurde, trotz der offensichtlichen Symptome, die auf das Gegenteil hindeuteten. Ich hatte die Augen vor der Wahrheit verschlossen.

Eine Wiederholung der Lebendblutanalyse ein paar Wochen später zeigte zu meiner Bestürzung, dass es mir immer schlechter ging. „Geldrollenformen", so habe ich inzwischen gelesen, sprechen für schwerwiegende Krankheiten, einschließlich Krebs.

Ich fragte mich, ob sich vielleicht irgendwo in meinem Körper wieder Metastasen bildeten, doch die SCC-Marker (für ein Plattenzellkarzinom, von engl. squamous cell carcinoma) waren immer noch im Normbereich, was darauf hinwies, dass das nicht der Fall war. Darüber war ich erleichtert. Was war also los? Entzündungsherde und Hypoxie – ein Sauerstoffmangel – sind jetzt als krebsfördernd bekannt. Bot ich Angriffspunkte für weitere Probleme?

Ich musste mich weiter verbessern. Aber ich war so gut gewesen, „orthorektisch", wie man mir gesagt hatte. Doch ich stellte fest, ich hatte mehrere meiner Ergänzungsmittel auslaufen lassen, auch Aspirin. Es war unglaublich entmutigend.

Ich machte mich niedergeschlagen auf den Heimweg und verlor Andrew gegenüber kaum ein Wort über meinen Arztbesuch. Ich wollte nicht, dass er wusste, welche Sorgen ich mir machte. Ich sagte ihm, es sei alles im grünen Bereich. Gleichzeitig war ich erleichtert, dass ich zumindest einen Grund für meine Müdigkeit entdeckt hatte. Hätte ich mich auf das staatliche Gesundheitswesen verlassen, hätte ich keine Ahnung davon gehabt, da niemand die Verbindung zu einer möglichen Blutkrankheit herstellte.

Als Erstes nahm ich ein wenig Aspirin. Der Chirurg hatte 1999 Zweifel diesbezüglich gesät, doch ich hätte mich mehr auf meinen eigenen Instinkt verlassen sollen. Nun fragte ich mich, ob ich diese ganze Situation hätte vermeiden können, wenn ich es täglich genommen hätte.[57]

Nach einem Monat Aspiringabe, größeren Mengen von Fischöl, Nattokinase, Pycnogenol und proteolytischen Enzymen hatten die Geldrollenformen begonnen, ein wenig aufzubrechen. Alle diese Dinge wirkten gerinnungshemmend, und das Aspirin brach auch zusammenklebende Thrombozyten auf. Es gab in Bezug auf das klebrige Fibrinogen und die reduzierten Entzündungsherde eine Verbesserung, doch das änderte nichts an Dr. Kenyons besorgter Miene.

Er fragte, ob sich das nächtliche Schwitzen gebessert habe.

„Nein, das ist noch immer ziemlich schlimm. Ist das eine verzögerte Reaktion auf die Chemotherapie?“

Er hielt inne, sah vom Dunkelfeldmikroskop auf und sagte: „Es sieht so aus, als haben Sie einige seltsam geformte Erythrozyten.“

Er befragte mich wieder zu meiner bisherigen Behandlung, der Menge an Chemo- und Strahlentherapie, die ich bekommen hatte. Mir wurde flau im Magen.

Er zeigte mir den Objektträger. Wenn man genau hinsah, konnte man viele rote Blutkörperchen sehen, deren Membranen verformt oder gebrochen waren.

„Wir müssen noch ein paar weitere Tests machen“, sagte er.

Bei mir setzte Panik ein. „Glauben Sie, ich kriege eventuell Leukämie?“ Ich erinnerte mich, dass dieses Risiko durch Schäden am Knochenmark infolge von Chemo- und Strahlentherapie bestand.

„In diesem Stadium kann ich es wirklich nicht mit Sicherheit sagen. Sie brauchen eine offizielle Diagnose von Ihrer Onkologin. Schauen wir mal, was die Bluttests ergeben.“

Im Knochenmark werden die Erythrozyten, die roten Blutkörperchen, gebildet. Zusammen mit den weißen haben sie einen raschen Umsatz, was sie sehr empfindlich gegenüber Chemo- und Strahlentherapie macht. Chromosomale Schäden an der DNS durch Behandlungen können zu einer Verringerung der weißen Blutkörperchen führen und, wenn man viel Pech hat, zu anormal geformten roten Blutkörperchen. Statt dass sie schön geformte bikonkave Scheiben waren, hatten sie nun seltsame Nadeln, die an den Seiten herausragten. Ich wusste, dass Leukämie bei jüngeren Patienten häufiger vorkam, doch ich hatte entschieden, dass mir das mit 39 Jahren nicht passieren würde. Wenn die Leukämie ein Ergebnis der vorherigen Behandlung war, dann war der Krebs schnell und tödlich. Meist innerhalb von Wochen. Würde ich meinen 40. Geburtstag erleben?

Ich seufzte. Ich wusste, dass mein armes Knochenmark im Becken sehr schlimm von der Chemo- und Strahlentherapie betroffen worden sein musste. Meine Onkologin gab mir 1994 beides in sehr hoher

Dosierung und eine noch größere Dosis Chemo 1999, obwohl ich sie nach drei Durchgängen zu einer Verringerung der Dosierung hatte überreden können. Ich hatte die Hoffnung, noch ein paar Monate zu gewinnen, ich pfiff auf ein weiteres Krebsrisiko. Doch stattdessen hatte ich entgegen jeder Erwartung überlebt.

Dies war ein mächtiger Schlag. Meine Sekundärdiagnose hatte ich vor vier Jahren und meine Primärdiagnose ganze neun Jahre zuvor bekommen. Anscheinend die beste Zeit für das Auftreten einer behandlungsbedingten Leukämie. Ich fühlte mich krank. Und wieder schien die Zeit für das Finden einer Lösung eventuell knapp zu werden. Ich beschloss, all das für mich zu behalten. Wenn ich Andrew in diesem Stadium ohne weitere Information in Sorge versetzte, würde das bedeuten, dass wir beide in Panik gerieten. Er hatte mich zu diesen Konsultationen nicht begleitet, denn er war berufsbedingt sehr viel unterwegs, also wollte ich ihn nicht ablenken. Er konnte ohnehin nicht viel tun. Aber was konnte ich tun? Als ich nach Hause kam, nahm ich meine Computerrecherche über die Forschung sofort wieder auf.

Ich las, dass Geldrollenformen bei Myelomen (Knochenmarktumoren) und akuter myeloischer Leukämie vorkommen. „Myelodysplastische" Syndrome (anormal geformte rote Blutkörperchen) nach Chemo- oder Strahlentherapie entwickeln sich schnell zu einer akuten myeloischen Leukämie. Therapiebedingte Blutkrebsarten haben eine schlechte Prognose, weitaus schlechter als andere Blutkrebsarten und machen weniger als 10 Prozent der Leukämien aus. Mist, Mist, Mist. Ich dachte, ich hatte alles getan, was ich tun konnte. Ich hatte mich so sehr bemüht. Sollte ich sterben, dann nicht an meinem ursprünglichen Krebs, sondern wegen der toxischen Behandlung, die ich bekommen hatte? Hatte ich mich mit meinem Geschäft zu sehr unter Stress gesetzt und diese Entwicklung erst ermöglicht? Mit ziemlicher Sicherheit.

Wie wurde eine Myelodysplasie oder akute myeloische Leukämie (AML) behandelt? Noch mehr Chemotherapie. Eine Behandlung mit einem Retinoid (einer starken Form von Vitamin A; genauer: Retinoide sind chemische Substanzen, die in ihrer chemischen Struktur oder in ihrer biologischen Aktivität verwandt mit dem Retinol, Vitamin A sind; Anm. d. Übers.) wurde bei einer chronisch myeloischen Leukämie angesetzt. Oder eine Knochenmarktransplantation, aber die wurde Patienten, die vorher Krebs hatten, nicht angeboten.[58]

Vielleicht war die Lage ja gar nicht so schlecht. Ich redete mir gut zu, nicht in Panik zu geraten, „im Hier und Jetzt" zu bleiben, bis die Testergebnisse vorlagen.

Als sie ein paar Wochen später kamen, nahm ich Andrew zu diesem Arzttermin mit.

Dr. Kenyon händigte mir ein Blatt Papier mit den Ergebnissen aus.

Neurotech-Nummer – 05/03/3936		
Patient/in: Frau Jane McLelland	**Gesundheitsstatus (H/S?)**	**Geburtsdatum: xx-xx-xx**
		Probenentnahme: 23.5.03
Tumormarker 2-Pyruvatkinase		
Ergebnis:	397 Einheiten/ml Plasma	
Normbereich:	<15 Einheiten/ml Plasma	
Matrix-Metalloproteinase-2		
Ergebnis:	1550 Einheiten/ml Plasma	
Normbereich:	>1-<1 000 Einheiten/ml Plasma	
Interferon Gamma Genexpression		
Ergebnis:	858 Einheiten /ml Plasma	
Normbereich:	3000 – 10 000 Einheiten/ml Plasma	

Ergebnisse des Bluttests, Mai 2003

„Was bedeutet das alles?", fragte ich. Ich sah mir die Normbereiche an und jeder Test zeigte, dass meine Ergebnisse sehr weit davon abwichen. Der Tumormarker TM2PK schien besonders alarmierend zu sein. Ich wusste, was das bedeutete.

Er gab mir ein weiteres Blatt. „Das sind die Ergebnisse des anderen Bluttests", sagte er, wobei sein Gesichtsausdruck wenig preisgab.

„Das eliminierte p53-Protein, in Kombination mit den anderen Ergebnissen, Ihrer Müdigkeit und dem Nachtschweiß bedeutet, dass Sie das alles mit Ihrer Onkologin besprechen müssen. Sie schlägt eventuell eine weitere Chemotherapie vor."

Noch eine Chemo? Auf gar keinen Fall. Ich würde alles tun, um das zu vermeiden.

Ich erinnerte mich, Gen p53 war ein Tumorsuppressor. Verflixt! Eine Eliminierung dieses Gens bedeutete, dass die Bremse gelöst war und der Krebs in meinem Blut und Knochenmark wüten konnte. Ich sah mir die Ergebnisse noch einmal an und versuchte ruhig zu bleiben. Ich wollte Andrew keine Angst einjagen. Aber ich wurde von Panik erfasst.

„Sie haben eine anormale Immunreaktion“, fügte er hinzu. „Ihr Interleukin 5-Messwert, der die Allergie- oder Humoralreaktion misst, ist sehr hoch. Interleukin 12 und der Tumornekrosefaktor Beta sind beide unterdrückt und diese beiden steuern die natürlichen Killerzellen. Mit anderen Worten, bei einer erhöhten Allergiereaktion sind die natürlichen Killerzellen unterdrückt.“

Mein Interleukin 5 (IL5)-Messwert betrug 26 000, als normal galten Werte zwischen 3000 und 4000.[59] Glaubte Dr. Kenyon, dass ich mich in einer Art von Zeitlupen-Autounfall befand und wieder auf dem Weg zum Aufprall war? Es lief mir kalt den Rücken hinunter. Nach allem, was ich getan hatte, um am Leben zu bleiben, starb ich schließlich vielleicht doch.

„Ich glaube, wir müssen Ihnen nochmal ein paar Wochen lang Vitamin C-Infusionen geben“, sagte er.

„Kann ich morgen damit anfangen?“, antwortete ich. Er meinte, er würde einige Vorbereitungen treffen. Gott sei Dank war ich in Bezug auf meine Gesundheit proaktiv gewesen und er hatte ein Team, das zur Hilfe bereitstand. Das hätte vom üblichen „Behandlungsstandard“ leicht übersehen werden können. Die schulmedizinischen Behandlungen wären hier bedauerlicherweise unzulänglich, wie ich aus den Statistiken wusste.

Ich umarmte Andrew auf dem Parkplatz draußen und versicherte ihm, dass das nur ein kleiner „Ausrutscher“ war, den ich durch die Vitamin C-Infusionen in Ordnung bringen würde, und dass meine Epithelkarzinom-Marker (SCC-Marker, von engl. squamous cell carcinoma) immer noch stabil waren.

Ich wagte nicht zu erwähnen, dass es sich nahezu sicher um einen anderen Krebs handelte, also nickte er nur und nahm an, es sei alles unter Kontrolle.

Von zu Hause rief ich meine Onkologin an und berichtete ihr von den eliminierten p53-Protein-Antikörpern. Ihre Reaktion schockierte mich. Sie war sehr wütend. „Sie können doch nicht einfach ohne entsprechende Beratung einen Test machen lassen! Schicken Sie mir das Ergebnis! Wer hat den Test durchgeführt?“ Ich war über ihre Reaktion verärgert, ich machte völlig dicht und erzählte nichts von der Myelodysplasie.

An einen Blutkrebs dachte sie nicht als erstes, sie war besorgt, dass mein Gebärmutterhalskrebs wiedergekommen war. Diese Marker sahen normal aus. Wenn sie entdeckte, dass das ein möglicher Blutkrebs war, würde sie eine Chemotherapie machen wollen und das könnte zu einer Auseinandersetzung führen. Am besten stillhalten. Ich schlich zwischen meinen Ärzten umher, es war ein richtiger Eiertanz. Doch ich schickte ihr den p53-Test, und sie zeigte ihn einem Immunologen.

Ich erwähnte die Lebendblutanalyse nicht, da ich glaubte, sie würde diesen Test eventuell auch ablehnen, aber ich fragte sie vorsichtig nach dem TM2PK-Test. Von dem hatte sie noch nie gehört.[60] Der Grund ist, dass ein anormaler Krebsstoffwechsel noch immer nicht als wichtig anerkannt wird, weder in Bezug auf die Testung noch auf die Behandlung. Die schulmedizinische Behandlung ist vollkommen auf die Gene ausgerichtet, für die hübsche, teure, patentgeschützte Medikamente zur Verfügung stehen oder sich in der Entwicklung befinden. Es gab allem Anschein nach kein Medikament für eine anormale Glykolyse, den Abbau von Glukose, also wurde sie für irrelevant gehalten.

Ich hatte immer noch große Achtung vor meiner Onkologin, erkannte aber die Versäumnisse des schulmedizinischen Weges und die Ablehnung, den anormalen Krebsstoffwechsel zu behandeln. Ich hatte keine Absicht mehr, diesen Weg weiterzugehen, wenn der eine erneute Chemotherapie bedeutete. Ich würde herausfinden müssen, wie ich ohne ihre Hilfe damit umgehen konnte.

Als ich in jener Nacht wach lag, rasten meine Gedanken. „Ich bringe Sie mit dem ganzen Zeug eventuell um“, hatte sie als Bemerkung hingeworfen, als sie mir ganz am Anfang die Maximaldosis an Chemo- und Strahlentherapie verabreichte. Negative Worte fanden eine Möglichkeit, sich in meinem Kopf festzusetzen. Ich war so sicher, dass ich alles richtig gemacht hatte und meine SCC-Marker niedrig hielt. Was konnte ich denn noch machen?

Ich fühlte mich, als hätte ich einen Schlag in den Magen bekommen. Ich war so dahin gezockelt und dachte, der vor mir liegende Weg sei eventuell holprig, aber ich hatte diesen heftigen Seitenhieb aus dem Nichts nicht erwartet. Ich war proaktiv gewesen, bereit, das Monster zu besiegen, falls es wiederkam. Aber ich hatte mich auf eine Rückkehr des Gebärmutterhalskrebses vorbereitet, nicht darauf! Ein Blutkrebs bedeutete einen ganz neuen Ansatz, da er offensichtlich nicht auf die Ernährung oder eine der Nahrungsergänzungen ansprach. Er hatte sich trotz meiner größten Bemühungen an mich herangeschlichen. Mit traurigem und schwerem Herzen hatte ich das Gefühl, dass ich wieder bei null war. Es war wirklich sehr enttäuschend.

Ich wollte weinen, aber ich konnte mich nicht passiv der Verzweiflung überlassen. Das wäre meinen Bemühungen, herauszufinden, was als Nächstes zu tun war, nur hinderlich. Ich hielt es für einen Unsinn, dass die Behandlung einer therapiebedingten Myelodysplasie und einer akuten myeloischen Leukämie in noch mehr Chemotherapie bestehen sollte! Sie war nicht nur toxisch und schwächte das Immunsystem, sondern erhöhte sogar das Risiko einer venösen Thromboembolie oder eines Blutgerinnsels oder von etwas noch Schlimmerem.[61] Ich wollte keine Chemo mehr machen, egal, was irgendwer sagte.

Bei vielen Krebspatienten besteht das Risiko eines Herzinfarkts, von Schlaganfällen, tiefen Venenthrombosen oder einer Lungenembolie, weil sich der Krebs auf die Blutplättchen, die Thrombozyten, sowie auf das Plasmafibrinogen auswirkt. Er kann das Risiko einer Venenthrombose um das Vier- bis Siebenfache erhöhen. Das ist eine stillschweigende Nebenwirkung der Krankheit, und ich wusste, dass dieses Risiko unterschätzt wurde, obwohl es die Haupttodesursache bei den Patienten war. Etwa 25 Prozent der Krebspatienten sterben in der Folgezeit an einem Herz-Kreislaufereignis, das nie direkt dem Krebs zugeschrieben wird und daher in den Statistiken nicht auftaucht. Würde man jedem Krebspatienten einfach nur ein niedrig dosiertes Aspirin verschreiben, würden potenziell viele Leben gerettet oder zumindest würde die Überlebenszeit verlängert werden.

Mein Geschäft wurde auf Eis gelegt, während ich nach einer Lösung suchte. Es musste sie geben, dessen war ich ganz sicher, wenn ich nur die Zeit hatte, sie zu finden. Ich war verzweifelt und entsetzt. Aber damit kam man nicht weiter. Was hatte ich übersehen? Konzentriere dich, konzentriere dich, konzentriere dich, Jane!

Ich hatte verschiedene Zeitschriften abonniert, eine davon hieß *Townsend Letter for Doctors and Patients*. Ein früherer Artikel über ein Medikament bei Herz-Kreislauferkrankungen mit dem Arzneistoff Dipyridamol, hatte meine Aufmerksamkeit erregt. Als ich die Literatur durchforstete, entdeckte ich, dass es wieder erwähnt wurde. Eine kleine Rubrik in den „Leserbriefen", von einem Herrn namens Wayne Martin geschrieben, ließ mich aufhorchen. Sein Brief beschrieb Dipyridamol, einen Thrombozytenaggregationshemmer bei Herz-Kreislaufproblemen, und handelte davon, wie seine Wirkungen gegen Krebs ignoriert worden waren. Beim Lesen des Briefes wurde klar, dass es hier ein hochwirksames Medikament gegen Krebs gab, das sich direkt auf das Blut auswirkte. Beim Weiterlesen zitterte ich vor Erregung. Würde Dipyridamol mich retten? Ich war mir ganz sicher.

Ich gebe hier Wayne Martins Brief im Wortlaut wieder, denn er enthält so viele wertvolle Informationen:

Die Wirkung von Dipyridamol gegen Krebs

Hier geht es um die Wirkung von Dipyridamol gegen Krebs. Dabei handelt es sich um ein harmloses, weitverbreitetes Medikament, mit dem Patienten behandelt werden, die einen Schlaganfall aufgrund eines thrombotischen Verschlusses oder eine Koronarthrombose (auch Koronararterienthrombose, die Bildung eines Blutgerinnsels in einem Herzkranzgefäß; Anm. d. Übers.) überlebt haben, welches ein enormes Potenzial als nebenwirkungsfreies Krebsmedikament hat.

Sehen wir uns zuerst den Bericht in der Fachzeitschrift *The Lancet* vom 23. März 1985, S. 693, von E. H. Rhodes et al. vom Krankenhaus St. Helier and Kingston im englischen Surrey an. Diese Ärzte hatten in den vorherigen 11 Jahren Melanom-Patienten im Clark-Stadium IV und III (die Stadien nach Clark, einem US-amerikanischen

Dermatologen, definieren die jeweilige Eindringtiefe des schwarzen Hautkrebses; Anm. d. Übers.) täglich 300 mg Dipyridamol verabreicht. Bei dreißig dieser Patienten wurde diese Dosis beibehalten; 26 von ihnen waren im Stadium IV und vier im Stadium III der Krankheit. Nach fünf Jahren lag die Überlebensrate der Patienten im Stadium IV bei 74 Prozent. Die Fünf-Jahres-Überlebensrate bei allen 30 Patienten im Stadium IV und Stadium III betrug 77 Prozent. Keiner der Patienten im Stadium III starb. Es wurde darauf verwiesen, dass die erwartete Fünf-Jahres-Überlebensrate bei Melanom-Patienten im Stadium IV bei 32 Prozent liegt. Bei einem Melanom kommt es in 100 Prozent der Fälle zum Tod durch Fernmetastasen. Es wurde darauf verwiesen, dass sich die Tumorzellen, die sich im Blutstrom bewegen, zu Beginn der Metastasenbildung am Gefäßendothel, der innersten Gefäßwandschicht, anlagern, wenn Metastasen, wie bei vielen Arten von soliden bösartigen Tumoren, aus dem Gefäßnetz gebildet werden. (Unter einem soliden Tumor versteht man eine anormale Masse von Gewebe, die frei von Zysten oder Flüssigkeit ist und gut- oder bösartig sein kann; Anm. d. Übers.) Es wird auch darauf verwiesen, dass Dipyridamol diese Anlagerung von solchen, im Blutstrom wandernden Krebszellen tendenziell verhindern kann und damit die Tendenz besteht, eine Metastasenbildung zu verhindern.

Dipyridamol hemmt wie Aspirin die Thrombozytenanhaftung und verhindert somit tendenziell die Gefäßthrombose von Herzinfarkten und Schlaganfällen. Im *Lancet* vom 12. Dezember 1987 (S. 1371-4) stand der Bericht der Europäischen Studie zur Schlaganfallverhütung. In der Einleitung zu diesem Bericht wurde der beschriebene mangelnde Nutzen der Aspirinbehandlung von Patienten, die einen leichten Schlaganfall, eine TIA, eine sogenannte transiente ischämische Attacke (vorübergehende Durchblutungsstörung des Gehirns), überlebt hatten, besprochen. In dieser Studie wurden 300 mg Dipyridamol täglich zusätzlich zur Behandlung mit Aspirin verabreicht, und die Ergebnisse waren hervorragend. Über einen Zeitraum von zwei Jahren sanken die Todesfälle durch Schlaganfall um 50 Prozent, die Todesfälle durch einen Herzinfarkt um 38 Prozent und die Todesfälle durch Krebs um 25 Prozent. Soweit die Berichterstattung in *Lancet*.

Die Anzahl der Patienten, die an der Studie teilgenommen haben, war gering, hier ist jedoch ein weiterer Hinweis auf eine Anti-Krebs-Wirkung von Dipyridamol.

Ich habe mich lange mit Dr. Betty Rhodes ausgetauscht, die seit etwa acht Jahren im Ruhestand ist. Sie behandelte Melanome mit Dipyridamol, da sie Dermatologin ist und sich auf diese Krebsart spezialisiert hat. Sie war enttäuscht, dass es keine Nachfolgestudie zu dieser äußerst hoffnungsvollen Indikation gegeben hat, die sie in ihrer Studie über die Behandlung von Melanomen mit Dipyridamol nachgewiesen hat. Sie glaubt, dass Dipyridamol bei vielen anderen Arten von soliden bösartigen Tumoren genauso wirksam sein kann.

Die obengenannte Wirkung von Dipyridamol gegen Krebs beruht eventuell nur auf der Verhinderung von Metastasen, allerdings veröffentlichten Eva Bestida et al. von der Universität Barcelona einen Bericht in der Septemberausgabe der Fachzeitschrift *Cancer Research* von 1985 (S. 4048–4062) über die Hemmung des Zellwachstums von bestimmten menschlichen Krebszellen durch Dipyridamol. Es hemmte Adenosin, Thymidin und Uridin zu mehr als 80 Prozent. Krebszellen brauchen diese Substanzen, um zu wachsen. Das könnte neben der Verhinderung von Metastasen ein weiterer Hinweis auf eine Antikrebswirkung von Dipyridamol sein.

Professor R. A. Q. O'Meara vom Trinity College im irischen Dublin veröffentlichte 1958 einen Bericht über Koagulation und Krebs (Coagulation and Cancer) in der Fachzeitschrift *Irish Journal of Medical Science*, Bd. 394, S. 474–9. Ich traf 1965 kurz mit ihm zusammen. Damals glaubte er, dass sowohl beim Primärtumor als auch bei Metastasen von den Krebszellen Gerinnungsfaktoren abgegeben werden und die Krebszellen dann tendenziell mit Fibrin überzogen werden. Er glaubte, dass unsere krebsabtötenden Immunzellen Krebs wirksamer abtöten können, wenn sie in direkten Kontakt mit den Krebszellen kommen. Seiner Meinung nach fungiert dieser Fibrinüberzug als Schutzbarriere, um die Krebszellen vor einem Angriff durch das Immunsystem zu schützen.

Ich glaube, L. Michaels war vielleicht einer von O'Mearas Studenten. Jedenfalls veröffentlichte er in *The Lancet* vom 17. Oktober 1964 (S. 832-5) einen Bericht mit dem Titel Cancer Incidence and Mortality (zu Deutsch etwa: Auftretenshäufigkeit von Krebs und Sterblichkeit) über Patienten, die mit Gerinnungshemmern behandelt wurden. Damals wurde nahezu jedem Patienten, der einen Herzinfarkt oder einen thrombotischen Schlaganfall überlebt hatte, jahrelang der Gerinnungshemmer Warfarin verschrieben. Der Ansatz war, die Bildung eines roten oder Fibrin-Thrombus zu verhindern. Michaels führte mit solchen Patienten eine Studie in einem Umfang von über 1500 Patientenjahren durch. (Das Patientenjahr ist ein statistischer Begriff. Die Berechnung: Anzahl der Patienten, multipliziert mit der Zeit, die sie an einer Studie teilgenommen haben; Anm. d. Übers.) Unter ihnen gab es nur einen Todesfall – an einem primären Lungenkrebs, während in dieser Gruppe acht Krebstodesfälle erwartet worden waren.

Warfarin verhindert tendenziell den roten oder Fibrinanteil eines Blutgerinnsels. Dipyridamol verhindert die Bildung des weißen oder Blutplättchen-Thrombus und dadurch auch die Bildung eines Fibrin-Thrombus, doch ohne dafür Vitamin K aufzubrauchen wie Warfarin es tut.

Die Tendenz von Krebszellen, Gerinnungsfaktoren abzugeben, stellt für Krebspatienten ein sehr viel größeres Risiko dar, an einer vaskulären Thrombose zu sterben. Sie haben auch ein weitaus höheres Risiko, an einem Herzinfarkt oder einem Schlaganfall zu sterben.

Zur Zeit des ersten O'Meara-Berichts, 1958, machte man sich sehr wenige Gedanken über die Rolle der Thrombozyten (Blutplättchen) bei Herzinfarkten und thrombotischen Schlaganfällen. Ab 1945 bestand die Standardbehandlung für Überlebende von Herzinfarkten oder thrombotischen Schlaganfällen in der Hemmung der Blutgerinnung mit Warfarin oder ähnlichen Medikamenten.

Im Jahr 1970 war diese Praxis fast gänzlich zum Erliegen gekommen. Es wurde entschieden, dass eine Behandlung mit Gerinnungshemmern die Überlebenszeit nicht erhöht. Inzwischen wurde davon ausgegangen, dass sich im Gefäßbaum in den verzweigten Gefäßen niemals ein roter oder Fibrinthrombus bildet, ohne dass dort zuerst ein weißer oder Blutplättchen-Thrombus ist.

Die Entdeckung der Faktoren in der Arachidonsäurenkaskade und der Thrombozytenaggregationssubstanz Thromboxan A2 war die

Grundlage für den Nobelpreis für Medizin 1982. Dann folgte die Erkenntnis, dass ein Plättchenthrombus ohne Fibrinthrombus ein Gefäß ausreichend verschließen konnte, um einen thrombotischen Schlaganfall oder einen Herzinfarkt zu verursachen.

Nach diesem Verständnis und mit dem Wissen, dass Aspirin tendenziell die Thrombozytenaggregation verringert, wurde bei der Behandlung von Herzinfarkten und thrombotischen Schlaganfällen im gesamten Medizinbetrieb Warfarin durch Aspirin ersetzt.

Seit dieser Zeit laufen in England drei Studien und zwei in den USA, in denen Aspirin zur Prävention von Herzinfarkten eingesetzt wird. Von diesen fünf Studien zeigte nur eine, die Physicians Health Study, die Gesundheitsstudie für Ärzte, in den USA überhaupt einen Nutzen. In dieser einen Studie, die tatsächlich einen gewissen Vorteil bei der Herzinfarktprävention zeigte, wurde Bufferin verwendet und Bufferin enthält Aspirin und Magnesium.

Es gibt viele Gründe zu glauben, dass Dipyridamol in einer Dosierung von 300 mg täglich wesentlich wirksamer in der Prävention von Herzinfarkten und Schlaganfällen ist als Aspirin. Zudem hat Dipyridamol keine der schädlichen Nebenwirkungen von Aspirin.

Ab März 1999 erscheint nun der Schaden einer Thrombozytenaggregation in einem neuen Licht, diesmal im Hinblick auf Krebs. In der Fachzeitschrift *Cancer Research* vom März 1999, S. 1295–3000, veröffentlichten B. Nieswandt et al. von der Universität Regensburg in Bayern einen Bericht über Thrombozytenaggregation und Krebs. Anhand dreier verschiedener Tumorzelllinien in Mäusen wurde gezeigt, dass Tumorzellen die Thrombozytenaggregation aktivieren können, die Thrombozytenaggregate die zytotoxischen natürlichen Killerzellen (NK-Zellen) deaktivieren und damit die NK-Zellen an der Abtötung von Krebszellen hindern.

Das lässt vermuten, dass Dipyridamol ein harmloses Medikament ist. Das Generikum (das unter dem Wirkstoffnamen, nicht als Markenpräparat im Handel befindliche Medikament; Anm. d. Übers.) kostet weniger als einen US-Dollar pro Behandlungstag. In einer kleinen Studie wurde nachgewiesen, dass es gegen Melanome wirksam ist.

Man hat allen Grund anzunehmen, dass es gegen ein breites Spektrum von Krebserkrankungen wirksam sein kann.

Angenommen, alle Krebspatienten haben ein erhöhtes Herzinfarkt- und Schlaganfallrisiko, dann ist zu hoffen, dass viele Ärzte Krebspatienten mit Dipyridamol behandeln. Und wenn sie es tun, wird sich schnell herausstellen, dass Dipyridamol eine ausgeprägte krebsbekämpfende Wirkung hat.

Wayne Martin
25 Orchard Drive
Fairhope, Alabama 36532 USA

Ich fühlte mich wieder wie Alice im Wunderland, die auf eine weitere Flasche mit dem Etikett „Trink mich" starrt. (Für alle, die sich nicht mehr so genau erinnern: Alice findet ja einen Trunk, durch den sie schrumpft, damit sie sich tief im Kaninchenbau zurechtfindet; Anm. d. Übers.) Dieses Medikament ist eventuell die Rettungsleine, die ich brauchte.

Dem Brief entnahm ich, dass Dipyridamol

- die Bildung von Blutgerinnseln stoppt, indem es das Fibrin abbaut,
- die Thrombozytenaggregation stoppt,
- die Metastasenbildung stoppt,
- synergistisch mit Aspirin und Magnesium wirkt,
- dem Immunsystem ermöglicht, intakt zu bleiben und nicht ausgeschaltet zu werden,
- den natürlichen Killerzellen den Zugriff auf die zirkulierenden Krebszellen ermöglicht,
- dem Krebs Nukleoside entzieht, organische Moleküle, die er zum Aufbau neuer Zell-DNS braucht (zum Beispiel Adenosin und Thymidin) und Proteine im Blutkreislauf hält.

Es ging um die Entscheidung zwischen dieser Möglichkeit oder einer weiteren Chemotherapie. Keine Frage, ich würde das Präparat nehmen, vorausgesetzt, man würde es mir verschreiben. Das war gar keine Frage. Doch wenn es alle diese Antikrebswirkungen hat, warum verwendete es dann niemand? Es lag wohl sicher nicht nur daran, dass sein Patentschutz abgelaufen und es billig war, also ignoriert, vergessen und ausrangiert wurde? Ich wusste genug über die Mechanismen der Pharmariesen, um mir klar darüber zu sein, dass höchstwahrscheinlich das der Grund war.

Wayne Martin schrieb in einem weiteren Brief, dass die Verkaufsrepräsentanten von Böhringer Ingelheim früher immer davon sprachen, dass Dipyridamol gegen Krebs wirkt, doch als ihr erstes Patent auslief, erwähnten sie es nicht mehr. Eli Lily wurde erneut ein Patent auf den Einsatz bei proliferativen Störungen wie der rheumatoiden Arthritis erteilt, dann bekam Böhringer Ingelheim 1998 das Patent wieder zurück. All das ist ein ziemlich verdächtiges Verhalten. Medizinische Patente sollten nicht auf diese Weise erneuert werden. Ist ein Patent abgelaufen, können andere Unternehmen billigere generische Versionen herstellen. Warum glaubten sie, dass sie dieses billige Medikament um jeden Preis schützen mussten?

Wer war Wayne Martin? Ein sachkundiger Onkologe oder ein mit Komplementärmedizin arbeitender Arzt? Weder noch, und ich entdeckte auch, dass er 91 Jahre alt war, als er diesen Brief schrieb! Er starb vier Jahre später, 2006, leider, bevor ich ihm die Hand schütteln und danken konnte, dass er mir das Leben gerettet hatte. Er war eine äußerst bemerkenswerte Person mit einem aufgeschlossenen, forschenden und wissenschaftlichen Verstand und arbeitete produktiv am *Townsend Letter* mit.

Martins Interesse an der Medizin wurde erstmals 1926 im Alter von 15 Jahren geweckt. Seine Mutter war damals 40 Jahre alt und dem Tode nah, da sie an einer perniziösen Anämie, einer Vitamin B_{12}-Mangelanämie litt, die zu der Zeit als unheilbar galt. Ein junger Baptistenprediger hatte sie jeden Tag besucht, bereit die Krankensalbung vorzunehmen, doch eines Tages kam er und erklärte, alles würde „wieder gut" werden. In seiner Baptistenzeitschrift war ein Artikel über eine Forschung in Harvard erschienen, bei der 46 Anämiepatienten im Spätstadium durch den Verzehr von einem Pfund Leber täglich geheilt wurden. Der junge Wayne Martin fütterte seine Mutter dreimal täglich mit Leber und tatsächlich war sie nach drei Wochen geheilt. Doch sein Arzt hatte für die Argumentation nur Spott übrig. „Lächerlich, Ärzte studieren Medizin nicht aus der Baptistenzeitschrift."

Zehntausend Patienten pro Jahr starben weiterhin an der perniziösen Anämie, bis 1938, zwölf Jahre später, die Arzneimittelfirmen eine schmerzhafte Injektion mit Leberpräparaten auf den Markt brachten. Bei manchen Patienten funktionierte das, aber nicht bei allen. Erst 1948 und mit der Entdeckung von Vitamin B_{12} konnte man die Heilung der perniziösen Anämie feiern. Der Verzehr von einem Pfund der an Vitamin B_{12} reichen Leber hätte allerdings geholfen.

Martin erkannte schon früh, dass Ärzte in den USA nur dann aufmerksam wurden, wenn es etwas gab, das sie verkaufen konnten und diese Praxis änderte sich erst, als die Pharmaindustrie es ihnen vorschrieb. Ärzte werden darin bestärkt, Studien zu ignorieren, obwohl ihnen offensichtliche Wahrheiten ins Gesicht springen. Randomisierte, von den Pharmariesen bezahlte klinische Studien lieferten die einzigen „akzeptablen" Daten. Der Nachweis aufgrund von Studien war der Goldstandard, alles darunter riskierte ein gerichtliches Vorgehen.

Nach einem Motorradunfall als Teenager, bei dem Martin ein Bein verlor, änderte sich seine gewählte Laufbahn in der Biochemie, und er wechselte in die Metallindustrie. Viele seiner wichtigen Erfindungen auf dem Gebiet der Aluminiumlegierungen erhielten Patentschutz. Doch er verlor nie seinen medizinischen Wissensdurst und blieb ein eifriger Leser medizinischer Literatur, auch, weil er auf der Suche nach Heilung für Krebs und Herzkrankheiten war, die bei ihm oberste Priorität hatten. Er durchdachte Fakten, sammelte alles an Forschung dazu und entwickelte Theorien, die das Puzzle zusammensetzten – wie ein medizinischer Sherlock Holmes. Ganz in der Art, wie ich es selbst auch versuchte.

Martin trug sehr viele Studien über Herzkrankheiten und Cholesterin zusammen und entwickelte in den 1970ern als Erster die Theorie, dass HDL positiv ist und schützt und nicht schadet, wie vielen damals weisgemacht wurde. Das war Jahrzehnte, bevor Dr. Malcolm McKendrick und Kilmer McCully die Industrie scharf dafür kritisierten, dass sie Cholesterin als Biomarker für Herz-Kreislauferkrankungen einsetzten. Anstatt den Cholesterinspiegel zu testen, wies Martin darauf hin, dass das Haftvermögen von Thrombozyten ein wesentlich wichtigerer Indikator für Herzkrankheiten sei, da sich Plasmafibrinogen definitiv als größter Risikofaktor erwies. Die Rolle der Thrombozyten ist sowohl bei Herzkrankheiten als auch bei Krebs durchgehend ignoriert worden, doch diese kleinen vergessenen Strukturen haben eine weitaus größere Bedeutung als die meisten Ärzte uns glauben machen wollen.

Martin glaubte, Antikoagulantien, Gerinnungshemmer, können Herzkrankheiten nicht wirksam genug verhindern. Er war ein leidenschaftlicher Verfechter von Dipyridamol zur Prävention und Behandlung wegen seiner Wirkung auf die Thrombozyten.

In den 1970ern hatten sich bereits zwei einander entgegengesetzte Ansichten über Krebs fest etabliert – die schulmedizinische und die alternative. Martins Entsetzen darüber, wie große Unternehmen skrupellos Daten missbrauchten und für ihre eigenen Zwecke einsetzten und Innovationen in der Medizin unterdrückten, brachte ihn dazu, 1977 das Buch *Medical Heroes and Heretics* (zu Deutsch etwa: Helden und Ketzer der Medizin) zu verfassen. Es ist schon lange vergriffen, doch es gelang mir, ein altes ausrangiertes Exemplar von einer Bibliothek zu ergattern, das nun zu den wertvollsten Dingen gehört, die ich besitze.

Es ist eine wunderbare Darstellung der Geschichte von Giganten der Medizin. Er schreibt über Max Gerson, John Beard, William Kelly, William Coley, Ernst Krebs jun. und Otto Warburg, der den anormalen Krebsstoffwechsel als Erster feststellte. Alle diese Namen werden jedem Menschen vertraut sein, der nach komplementären Krebsbehandlungen sucht. Er bezieht sich auf den Kampf neuer Entdeckungen, der mit einer nahezu unausweichlichen Zurückweisung durch die etablierte Medizin einherging, es war ein Thema, das ihm am Herzen lag. Wir erfahren von Oliver Wendell Holmes sen., der dafür sorgte, dass sich Ärzte die Hände wuschen, von Louis Pasteur, der den Zusammenhang zwischen Krankheit und Bakterien postulierte, von Jonas Salk, der das Rätsel der Polio löste. Er zeichnete den Weg vieler Wissenschaftler über die Jahrhunderte nach, die geächtet, verhöhnt und verleumdet wurden, deren Leben ruiniert worden war und die schließlich doch recht gehabt hatten. Alle trotzten dem Zorn und der Verachtung durch die etablierte Medizin. Zuerst Ketzer, waren sie schließlich doch alle hochgeehrte Helden. Und seit 1977 scheint sich wenig geändert zu haben.

Entdeckungen in der Medizin ist heute so ziemlich der gleiche Leidensweg beschieden. Es dauerte 90 Jahre, bis Warburgs Theorien über den Krebsstoffwechsel begannen, aus dem Dunkel herauszutreten. Und es ist nur den sozialen Medien und dem Internet zu verdanken, die es immer mehr Patienten ermöglichen, diesen eklatanten Fehler zu erkennen, einen Fehler, der durch das an den medizinischen Hochschulen gelehrte Dogma befeuert wird.

Martin identifizierte vier unterschiedliche Gruppen von Menschen, die das sogenannte medizinische Establishment bilden:

1. Aufrichtige, ehrliche, fähige Forscher, die umwälzenden Gedankengängen zum dauerhaften Nutzen der Menschheit folgen können und gefolgt sind.
2. Menschen, die ebenso ehrlich und offen sind, die aber mit falschen Konzepten bezaubert werden oder worden sind und die auf fehlgeleitete Weise entweder wertlose oder schädliche Modalitäten unterstützen.
3. Unehrliche, inkompetente oder betrügerische Menschen, die es auf der Suche nach ihrem eigenen Vorteil riskieren, der Menschheit zu schaden oder das tatsächlich tun.
4. Forscher, die für große profitorientierte Unternehmen arbeiten und oft nicht über die erforderlichen Mittel verfügen, um dagegen zu protestieren, dass ihre Arbeit aus Profitgründen verfälscht oder eingestellt wird.

Aus meiner eigenen Erfahrung und meinem Wissen über die Arbeitsweise der pharmazeutischen Industrie weiß ich, dass das präzise umreißt, wo wir bei den Vorstößen in der Krebsbehandlung etwas falsch gemacht haben, wo sie gestrauchelt und gescheitert ist. Letztendlich stand der Profit immer über der Gesundheit. Mit einem gesunden Patienten können die Pharmaunternehmen nichts verdienen, wogegen kranke Menschen alle Arten von lukrativen Möglichkeiten bieten.

Die weitere Recherche ergab, dass Dipyridamol (DPM) wegen seiner antiviralen Eigenschaften in den 1980ern neben Azidothymin (AZT) bei AIDS-Patienten eingesetzt wurde. Also würde es vielleicht gegen HPV, das humane Papillomavirus, das Epstein-Barr-Virus, das Cytomegalivirus (CMV) und andere Viren helfen, die nun erwiesenermaßen mit Krebs in Zusammenhang stehen? Im Jahr 2014 begann die Universität Pittsburgh, Probanden für eine Studie anzuwerben, bei der noch einmal Dipyridamol für die Immunaktivierung bei HIV in Kombination mit Medikamenten gegen Retroviren verabreicht werden sollte.

Dipyridamol war für mich ein Zeichen wie eine Schiffssirene für einen Segler. Aber wen konnte ich dazu bringen, es mir zu verschreiben? Ich beschloss, Dr. Callebout zu fragen. Ich schnappte meine Kopie des *Townsend Letter* und vereinbarte einen dringenden Termin. Ich war mir sicher, dass er es kannte.

Er strich sich gedankenvoll über den Bart.

„Ich haben in den 1980ern darüber gelesen", sagte er. „Ich fragte mich, ob es je Weiterentwicklungen für den Einsatz bei Krebs geben würde. Ich dachte, es sei im Mülleimer der Geschichte gelandet und man würde nie mehr etwas davon hören. Dipyridamol wurde für relativ untauglich bei Herzkrankheiten gehalten, bis man es in Verbindung mit Aspirin einsetzte und dabei wurde festgestellt, dass es die eigene Wirkung und die von Aspirin erheblich verbesserte."

Es schien, als würde die gesamte Ärzteschaft das Potenzial von Dipyridamol außer Acht lassen. Selbst bei Herzkrankheiten und Schlaganfällen wurde es nur in späteren Stadien eingesetzt.

Wäre es anstelle des großflächigen Einsatzes von Statinen (Cholesterinsenkern) nicht eine gute Prophylaxe zusammen mit Aspirin und Magnesium? Oder sollte es tatsächlich zusammen mit den Statinen genommen werden? Spätere Studien wiesen darauf hin, dass dies in der Tat eine wesentliche Verbesserung gegenüber den aktuellen Richtlinien wäre; die Medikamente arbeiten synergistisch und verbessern die Durchblutung des Gehirns nach einem Schlaganfall um 50 Prozent.[62]

„Gibt es irgendwelche Nebenwirkungen, von denen ich wissen sollte?", fragte ich.

„Nun, Ihr Blutdruck sinkt vielleicht ein wenig, also müssen wir das beobachten, und Sie bekommen anfangs eventuell Kopfschmerzen."

Er überprüfte meinen Blutdruck und andere Standardparameter und sah keinen Grund, warum er mir nicht sofort ein Rezept ausstellen sollte. Ich rannte schnurstracks in die nächste Apotheke, um es einzulösen!

Von da an nahm ich Dipyridamol und Aspirin. Und Magnesium.

Dipyridamol verschaffte mir eventuell etwas Zeit. Ich konnte keine weitere Chemotherapie mehr riskieren. Das würde bedeuten, dass ich mich von diesem Planeten verabschiedete. Also begann ich vorsichtig, eine Woche lang täglich eine 100 mg-Pille Dipyridamol zu nehmen, erhöhte die Dosis dann auf zweimal täglich, obwohl im Artikel 300 mg täglich empfohlen worden waren.

Ich hatte Bammel bei dem, was ich tat, aber was hatte ich schon zu verlieren?

Kapitel 11

Zeit für die großen Geschütze

Meine Entdeckung von Dipyridamol empfand ich zwar so, als hätte ich in der Hölle einen Engel gefunden, doch ich war nicht sicher, ob das ausreichen würde, das drohende Unheil einer Leukämie aufzuhalten. Mein Gesundheitszustand machte mir immer noch sehr große Sorgen und ich wollte unbedingt weitere „große Geschütze" finden. Vielleicht konnte ich meiner Kombination aus Aspirin und Dipyridamol noch etwas hinzufügen? Was habe ich eventuell in der medizinischen Literatur übersehen? Gab es noch andere Medikamente, die der Aufmerksamkeit der Ärzteschaft entgangen waren, die ignoriert oder vergessen worden waren?

Im Laufe der Jahre hatte ich mehrere Berichte aus Zeitschriften aufgehoben; ich ging sie alle noch einmal durch und suchte nach irgendetwas, was ich eventuell nicht entdeckt hatte. Dabei stieß ich in der Fachzeitschrift der Amerikanischen Gesellschaft für Krebsforschung von 2001 auf einen Beitrag über Lovastatin. (Lovastatin ist der Freiname eines Wirkstoffs aus der Gruppe der Statine und wird zur Behandlung der Hypercholesterinämie, eines hohen Cholesterinspiegels, eingesetzt. Das Präparat ist unter den Namen Mevacor (A), Mevinacor (D) im Handel und es gibt zahlreiche Generika; Anm. d. Übers.). Nachdem bei fünf von zwanzig Patientinnen und Patienten an der Universität von Toronto in der kanadischen Provinz Ontario, die entweder ein Kopf-Hals-Karzinom – eine Gruppe bösartiger (maligner) Tumoren, die im Kopf-Hals-Bereich ihren Ursprung haben – oder

Gebärmutterhalskrebs hatten, andere schulmedizinische Therapien gescheitert waren, schritt die Krankheit durch die Einnahme dieses simplen Statins nicht weiter fort. Doch würde es auch bei Leukämie hilfreich sein?

Ich wollte auch das Wiederauftreten des Gebärmutterhalskrebses verhindern, also recherchierte ich natürlich. Für mich, die ich mich am Leben festkrallte, war alles ernsthaft aufregend, was die Möglichkeit bot, dass die Krankheit nicht fortschritt!

Bei welchen anderen Krebsarten wirkte Lovastatin noch? Und war es das beste Statin? Ich fand mehrere Forschungsbeiträge desselben Teams in Toronto, das von Linda Z. Penn geleitet wurde; sie hatte Lovastatin und seine Anwendung bei Krebsarten erforscht, die auf eine Retinoid-Therapie ansprachen.[63] Retinoide sind Vitamin A-Abkömmlinge, und Dr. Callebout hatte mich bereits auf eine Dosis emulgiertes Vitamin A, das A-Mulsin-Hochkonzentrat, gesetzt. (Retinoide wirken sich positiv auf die verschiedensten Hautkrankheiten aus. Sie haben allerdings auch schwere Nebenwirkungen und dürfen zum Beispiel in der Schwangerschaft und während der Stillzeit nicht genommen werden. Die Einnahme sollte deshalb nur nach Absprache mit dem Arzt erfolgen; Anm. d. Übers.)

Die Forschung wies darauf hin, dass Lovastatin wirksamer und weniger toxisch ist. Das Statin führte zu einer ausgeprägten Apoptose (Zelltod) bei akuter myeloischer Leukämie (hurra!) und Neuroblastomen, einer bösartigen Erkrankung des sympathischen Nervensystems, vor allem im frühen Kindesalter verursacht und war auch bei verschiedenen Krebserkrankungen von Kindern sowie bei Kopf-Hals-Karzinom und Gebärmutterhalskrebs wirksam. (Volltreffer!) Ein weiterer Erregungsschauer lief mir den Rücken hinunter.[64]

Doch dann entdeckte ich etwas anderes. Zu meiner regelmäßigen Lektüre gehörte das monatlich erscheinende *Life Extension Magazine* (zu Deutsch etwa: *Das Magazin zur Lebensverlängerung*), eine großartige Zeitschrift für eingefleischte Gesundheitsinteressierte wie mich. Sie enthielt einen „Brief“[65] des Herausgebers, der für Patienten konzipiert war, den sie ihrem Onkologen geben konnten und der die Kombination aus einem Statin (empfohlen wurde Lovastatin) und NSAR, einem nicht-steroidalen Entzündungshemmer vorschlug. Diese erwies sich als wirksamer in der Herbeiführung einer Apoptose als der nicht-steroidale Entzündungshemmer allein, da sie eine sogenannte „Caspase-Kaskade“ auslöst. (Der Begriff kommt von englisch **c**ysteinyl-**as**partate **s**pecific **prote**a**se**, das ist eine Gruppe von Enzymen, die zu den Schlüsselenzymen beim kontrollierten Prozess der Einleitung des programmierten Zelltods gehören; Anm. d. Übers.)

Es war für mich neu, dass ein NSAR wie Ibuprofen, Indomethacin (Handelsname z. B. Amuno) oder Celecoxib (Handelsname Celebrex), aber nicht Aspirin, überhaupt eine Apoptose auslöst. Wie war mir das entgangen? Ich dachte, die COX-2-Enzymhemmer (Cyclooxigenase), die ich 1999 recherchiert hatte, würden nur das Zellwachstum stoppen. Vielleicht war Aspirin, auf dem der Schwerpunkt meiner Recherche lag, ein COX-2-Hemmer, der nicht stark genug war, um diese Funktion auszuüben und es bedurfte dafür eines stärkeren Entzündungshemmers, um die Todesspirale der Apoptose in Gang zu setzen.

Das *Life Extension Magazine* schlug einen kombinierten Einsatz von Lovastatin und des Entzündungshemmers Etodolac als COX-2-hemmendes Medikament vor, das sicherer und besser darmverträglich sei als viele der anderen. Es wurde normalerweise bei Arthritis verschrieben. Die Zeitschrift war einem Bericht im *Wall Street Journal*[66] nachgegangen, dass sich COX-2-Hemmer als sinnvoll zur Prävention und Behandlung vieler Krebsarten erwiesen, da die Cyclooxigenase eine Energiequelle sei, die den Krebs vorantrieb.

Doch das wirklich Interessante an ihrer Mitteilung entstammte der Fachzeitschrift *Gastroenterology*[67] und besagte, wenn beides zusammen eingenommen wurde, erhöhte das Statin die krebsabtötende Wirkung eines Entzündungshemmers (in diesem Falle von Sulindac) um bis das Fünffache! Es gebe eindeutig eine enorme Synergie zwischen NSAR und Statinen hinsichtlich der Auslösung dieses normalen Zelltod-Prozesses.[68]

Diese Kombination von Statin und Etodolac war für mich wieder verlockend – noch ein Elixier, das in Vergessenheit geraten war. Ich fragte mich, ob ich diese beiden Medikamente neben dem Dipyridamol nehmen konnte. Würde es da zu einer schlimmen Wechselwirkung kommen oder würden sie synergistisch wirken und ihre Antikrebs-Wirkungen noch verstärken?

Wen könnte ich dazu bringen, mir die Statin-Etodolac-Kombination zu verschreiben? Dr. Callebout wäre nicht glücklich darüber, dass er mir noch mehr Medikamente verschreiben sollte, also beschloss ich, es bei meiner Onkologin zu versuchen. Sie war fortschrittlich und im Allgemeinen aufgeschlossen. Ich fühlte mich schuldig, dass ich ihr so viel vorenthielt – ich wagte nicht, ihr von Dipyridamol zu erzählen, weil sie das eventuell davon abbrachte, mir Etadolac und das Statin zu verschreiben. (Sie sollten Ihrer Ärztin oder Ihrem Arzt nie verschweigen, welche Präparate Sie bereits nehmen, da manchmal Wechselwirkungen mit anderen auftreten können, die Sie trotz genauester Recherche nicht in Erfahrung bringen können. Verteidigen Sie gegebenenfalls lieber standhaft Ihre Entscheidung, zusätzlich noch etwas auszuprobieren; Anm. d. Übers.) Doch es war mein Leben, das in der Waagschale lag, meine Entscheidung, meine Wahl und über die Myelodysplasie zu sprechen, würde zusätzlich für Irritation und Verzögerung sorgen. Meine Entscheidung war ziemlich eindeutig, ich wollte keine Chemotherapie mehr, doch wenn es Medikamente gab, die helfen würden, dann wollte ich nicht warten, bis sich der Krebs entwickelt hatte, dann wollte ich sie jetzt haben.

Arg beklommen nahm ich die Artikel und den Brief aus dem *Life Extension Magazine* mit zu meinem nächsten Termin. Nach ihrer Reaktion am Telefon bezüglich des Proteins p53-Tests hatte ich einen ziemlichen Kampf und eine Auseinandersetzung erwartet. Genau genommen hatte ich erwartet, dass sie sich weigern würde. Doch sie war der Idee gegenüber weitaus aufgeschlossener als erwartet. Sie hatte sich selbst über den Einsatz von Statinen kundig gemacht. Schwein gehabt!

„Sie hätten mir eventuell helfen können, einige meiner Recherchen abzukürzen“, sagte sie.

In Anbetracht meiner Diagnose eines Gebärmutterhalskrebses im Stadium IV, entschied sie alles in allem, dass die Verschreibung zweier Medikamente „off label“, also zu einer anderen als der ursprünglich gedachten Verwendung, gut sei, doch sie machte sich eindeutig noch immer Sorgen über meinen p53-Status bzw. dessen Fehlen. Sie warnte mich außerdem vor potenziellen Darmproblemen durch Etodolac und bat mich, auf jede mögliche Muskelschwäche durch Lovastatin zu achten, die eine seltene Nebenwirkung war. Ich versprach, achtsam zu sein.

Als ich die Praxis verließ, stieß ich einen Freudenschrei aus, fiel Andrew um den Hals und sagte ihm, alles würde wieder in Ordnung kommen. Ich war ganz sicher. Er grinste, glücklich, dass, was auch immer geschehen würde, es in die richtige Richtung ging. Er hatte volles Vertrauen zu seinem „medizinischen Sherlock Holmes".

Ich würde mit Dr. Callebout wegen Wechselwirkungen sprechen, sobald ich die Medikamente hatte. Das Statin würde dem Krebs das Mevalonat und das Cholesterin entziehen. Das Etodolac würde die COX-Komponente unterdrücken, die das Krebswachstum anfeuerte, und in Kombination mit dem Statin die Apoptose herbeiführen. Das Dipyridamol würde dem Krebs Adenosin, Thymidin und Uridin (Proteine für die Bildung neuer DNS) entziehen. Ich würde ihm durch meine Ernährung und die Nahrungsergänzungen Glukose und bestimmte Fette vorenthalten.

Sowohl Gebärmutterhalskrebs als auch Leukämie werden von Mutationen im sogenannten ras-Gen gesteuert. (Es ist ein Proto-Onkogen, ein Vor-Krebsgen, das eine wichtige Funktion in gesunden Zellen erfüllt und oft das Wachstum oder die Zellteilung vorantreibt. Eine Mutation, die die Aktivität dieses Gens erhöht, kann gefährliche Auswirkungen haben. Die Bezeichnung Ras erfolgte ursprünglich nach dem ras-Gen von Sarkomen bildenden Viren bei Ratten; Anm. d. Übers.) Das habe ich aus den Forschungsarbeiten hergeleitet. Und das ras-Gen steuert den Mevalonat-Weg, dessen Endprodukt im Menschen die Ausgangsstoffe für die Cholesterinbiosynthese und die Steroidbiosynthese (u. a. für die Bildung von Sexualhormonen) sind. Mit anderen Worten, beide Krebsarten befeuerten sich auf ähnliche Weise, also gab es vielleicht eine gemeinsame Krebsstammzelle, von der beide ihren Anfang nahmen.

Doch wäre das Blockieren von Cholesterin schlecht für den restlichen Körper? Viele Menschen nehmen langfristig Statine und es schien im Vergleich zu einer Chemo nur wenige Nachteile zu geben. Außerdem nahm ich das Statin wegen Krebs, nicht wegen einer Herzkrankheit. Die Chemo könnte zwar die Tumore verkleinern, doch wenn es um das Überleben ging, half sie nur in erbärmlichen 2,7 Prozent der Fälle. Das Statin allein schien bei Leukämie und fortgeschrittenem Gebärmutterhalskrebs die Krankheit am Fortschreiten zu hindern. Es war tatsächlich ein „schweres Geschütz". Wie würde es sich auswirken, wenn man alle diese Medikamente zusammennahm?

Ich würde das Aspirin drei Monate lang gegen das stärkere NSAR austauschen und dann wieder auf Aspirin zurückgehen, wenn mein Magen es erlaubte. Die Kombination von Dipyridamol und Aspirin hatte ich bereits ein paar Monate lang genommen. Ich würde einen Monat lang damit aussetzen, während ich es mit der Etodolac-Statin-Kombination versuchte. Statin und NSAR schienen bei Leukämie die wichtigeren Medikamente zu sein, Dipyridamol könnte die Wirkung verstärken oder auch nicht. Ich würde regelmäßig die Blutmarker bestimmen lassen, um das herauszufinden.

Bei diesem Versuch hatte ich nichts zu verlieren und alles zu gewinnen. Die lang gehegte Theorie vom „Wundermittel" war eine Schnapsidee. Es würde nie ein Medikament geben, das alles heilte. Das war offensichtlich.

Für mich stand fest, dass ich eine Kombination von Medikamenten brauchte, die von allen Seiten angriffen und synergistisch wirkten. Es passte eher zu meiner „Guerrilla-Strategie", aus verschiedenen Richtungen mit vielen „Kugeln" auf den Krebs zu schießen, als mit einem größeren, toxischeren Schlag von einer einzigen Seite wie der Chemo auszuholen, die es dem Krebs erst ermöglichte, umzusteuern und widerstandsfähig zu werden.

Durch Lovastatin, dem aus dem Schimmelpilz Aspergillus terreus gewonnenen ersten Cholesterinsenker auf dem Markt, wurden die Schleusen für eine neue medikamentöse Möglichkeit geöffnet, den Cholesterinspiegel im Blut zu senken. Es war ein neuer Arzneimittelmarkt geschaffen worden, ob er nötig war oder nicht. Niemand wusste damals mit Sicherheit, wie Statine tatsächlich wirkten, man wusste nur, dass sie wirkten.[69]

Mir war das auch egal. Ebenso wenig kümmerte es mich, dass es an randomisierten klinischen Studien mangelte. Mich interessierte nur, dass bereits Medikamente zur Verfügung standen und es eine große Chance gab, dass sie wirksam sein würden. Ich wollte keine 15 Jahre auf die Ergebnisse einer Studie warten. Mir blieben eventuell nicht einmal mehr 15 Wochen.

Durch die zweimonatige Einnahme von Dipyridamol und Aspirin waren meine SCC-Marker (Marker für das Plattenepithelkarzinom) bereits gesunken. Es war zu keinerlei Nebenwirkungen gekommen, nicht einmal zu Kopfschmerzen. Ich wechselte für einen Monat zur

Einnahme der Etodolac-Lovastatin-Kombination und bevor ich Dipyridamol dazunahm, ließ ich Dr. Callebout überprüfen, ob das gefahrlos möglich war. Er gab mir grünes Licht. Die Forschung wies bereits auf eine enorme Synergie und eine Vervielfachung der Wirkung bei NSAR und Statin hin. Würde Dipyridamol auch synergistisch wirken und die Wirkungen sogar weiter vervielfachen?

Ich hatte herausgefunden, dass all diese Medikamente den Krebs auf unterschiedliche Weise aushungern würden. Waren ihm erst einmal seine wichtigen „Motoren" des Stoffwechsels entzogen, würde die Statin-Etodolac-Kombination zu einem tödlichen Schlag ausholen und die Apoptose auslösen, sobald er schwach und wehrlos war. Zumindest hoffte ich das.

Doch würde es funktionieren? Ich war im Begriff, das herauszufinden.

Kapitel 12

Gestatten – das Versuchskaninchen

Die Einnahme dieses Medikamenten- und Nahrungsergänzungs-Cocktails bedeutete einen riesigen Vertrauensvorschuss. Meines Wissens hatte bisher niemand eine solche Kombination zur Krebsbehandlung eingenommen und viele würden das aufgrund mangelnder randomisierter klinischer Studien für zu riskant halten. Durch meine Recherche war ich überzeugt davon, dass die Präparate zusammen mit meiner speziellen Ernährung eine zumindest starke Antikrebswirkung haben würden. Ich kratzte meinen ganzen Mut zusammen und begann sie alle auf einmal, sozusagen als „Cocktail“ zu nehmen.

Diese Selbstversuche waren unheimlich. Es war, als würde man in dichtem Nebel über den Atlantik segeln, nur mit einem Kompass im Taschenformat, ohne Seekarte, ohne Radar. Würde ich die „Überquerung“ schaffen, ohne unterzugehen? Ich bin viele Male in dichtem Nebel auf den vielbefahrenen Seewegen im englischen Kanal gesegelt und kann nur sagen, dass das sogar mit GPS, Radar und dem modernsten Schnickschnack jedes Mal eine beängstigende Erfahrung war. In beiden Fällen war der GAU, das Worst-Case-Szenario, unvorstellbar.

Ich hatte keinen blassen Schimmer, ob mein Cocktail zu einer Remission führen würde und wenn ja, für wie lange. Alles was ich mir erhoffte, war ein wenig mehr Zeit.

Meine SCC-Marker im Blut waren ja schon durch Dipyridamol allein gesunken, doch ich hatte keine Ahnung, wie sich der Medikamenten-Cocktail auf mein TM2PK-Bluttest-Ergebnis, die Tumormarker M2-Pyruvatkinase, ausgewirkt hatte, bevor ich Dr. Kenyon sieben Monate später für einen Wiederholungstest aufsuchte.

Er saß mit einem breiten Grinsen auf dem Gesicht da und händigte mir das Ergebnis aus.

Neurotech Nummer: 12/03/5473		
Patientin: Jane McLelland	**Gesundheitsstatus (H/S?)**	**Geburtsdatum: xx-xx-xx**
		Probenentnahme: 2.12.03
Tumormarker M 2-Pyruvatkinase		
Ergebnis:	21.5 Einheiten/ml Plasma	
Normbereich:	<15 Einheiten/ml Plasma	

Ergebnisse des Bluttests vom Dezember 2003

Wumms! Meine TM2PK-Marker waren von 397 auf 21,5 gesunken! Juhu! Ich hätte fast vor Freude getanzt!

Ich war auch sprachlos. Anfangs habe ich es gar nicht geglaubt. Hatte dieses bisschen Kombination das gemacht, was ich mir vorgestellt hatte? Hatte sie das Fortschreiten einer therapiebedingten Leukämie gestoppt, die als unheilbar gilt? Ein Ergebnis von weniger als 15 war „normal“, aber ein Wert von 21,5 war für mich gut genug! War ich über eine „magische“ Stoffwechsel-Kombination gestolpert, eine Möglichkeit, meinen Krebs auszuhungern und zu besiegen?

Andrew und ich feierten diesen Abend in aller Stille – bei einem fortgeschrittenen Krebs gibt es niemals Sicherheit. Ich war auch beunruhigt, dass ich all diese Medikamente zu lange nahm. Ich wusste, dass sie alle relativ wenig toxisch waren (auf jeden Fall im Vergleich zur Chemo), aber ich war nicht sicher, welche Wirkung sie langfristig haben würden. Wo immer das möglich war, gab ich einem natürlichen Weg den Vorzug.

Musste ich sie weiterhin nehmen? Würde der Krebs mit großem Trara zurückkommen wie bei der Chemo, wenn ich damit aufhörte?

Das waren alles unbekannte Gewässer ohne Orientierungspunkt. Ich hatte mir das alles auf meinem Weg selbst ausgedacht. Ich beschloss, Dipyridamol noch eine Weile länger zu nehmen, doch nach etwa fünf Monaten hörte ich mit dem Statin auf. Ich nahm nur Etodolac (das starke NSAR-Präparat) drei Monate lang, da ich wegen meiner Magenschleimhaut ängstlich war. Ich war nicht sicher, ob ich es so gut vertrug.

Alle NSAR, die Entzündungshemmer, haben erhebliche Nebenwirkungen, bei ihnen ist Vorsicht geboten. Weniger bekannt ist – außer ihren Auswirkungen auf den Darm –, dass sie längerfristig auch das Herzinfarkt- und Schlaganfallrisiko erhöhen können[70], insbesondere, wenn man bereits eine kardiovaskuläre Erkrankung hat. Der Wirkstoff Celecoxib (Handelsname Celebrex), anfangs als Lösung bejubelt, denn er war ein selektiver COX-2-Hemmer, der sich weniger auf den Darm auswirkte (genau wie Etodolac), wurde beinahe vom Markt genommen, als seine erheblichen kardiovaskulären Risiken ans Licht kamen.[71]

Doch Dipyridamol wirkt in entgegengesetzter Weise, es entspannt die Blutgefäße und senkt den Blutdruck, hemmt die Thrombozytenaggregation und macht alle negativen Nebenwirkungen von NSAR rückgängig. So schien ein NSAR, kombiniert mit Dipyridamol eine ideale Verbindung zu sein und, was ich damals noch nicht wusste, das Statin senkte durch seine synergistische Wirkung mit Dipyridamol das kardiovaskuläre Risiko sogar noch weiter. Statine setzen endotheliales Stickstoffmonoxid frei, wodurch sich das Dipyridamol wie eine Art mildes Viagra (Phosphodiesterase-Hemmer) verhält, entspannt und die Durchblutung verbessert.

In den Jahren 2011 und 2014 veröffentlichten Linda Penn und Aleksandra Pandyra am Krebsforschungsinstitut von Ontario weitere Ergebnisse ihrer Arbeit über Statine. Sie hoben die Wirkkraft der Statin-Dipyridamol-Kombination bei Leukämie, Myelom und Brustkrebs hervor – die in mehreren Zelllinien zu einer Apoptose führt. Ich hatte in Bezug auf ihre synergistische Wirkung recht:

A. Pandyra
Ontario Institute for Cancer Research (Krebsforschungsinstitut von Ontario, Toronto, Ontario, Kanada)

Statine sind Medikamente, die seit Jahren über die Hemmung des Schrittmacherenzyms des Mevalonat-Weges (MVA), der 3-Hydroxy-3-Methylglutaryl-Coenzym A-Reduktase (HMGCR), zur Behandlung der Hyperlipidämie eingesetzt werden. Neuere Nachweise haben ergeben, dass Statine Antikrebs-Eigenschaften gegen eine breite Palette von Tumoren besitzen, ohne dass sie für normale Zellen toxisch sind. Das multiple Myelom (MM) ist weitgehend unheilbar und bei der akuten myeloischen Leukämie (AML) haben weniger als 50 Prozent der Patienten mit einer prognostisch schlechten zytogenetischen Krankheit die Chance, langfristig zu überleben. Daher werden dringend neue therapeutische Strategien benötigt, um diese hämatologischen Zellentartungen, deren Subpopulationen empfindlich auf eine Statin-bedingte Apoptose reagieren, zu behandeln. Da wir einen Chemikalienbankenfilter verwenden, nehmen wir an, dass durch die Identifikation von Zusammensetzungen, die die Antikrebswirkungen von Statinen potenzieren, neue molekulare Wege und Ziele aufgedeckt werden, die in Kombination mit dem MVA-Weg zur Maximierung des Zelltods bei MM und AML genutzt werden können.

Eine Pilotdatenbank mit 100 Zusammensetzungen, bestehend aus pharmakologisch aktiven Medikamenten, deren Patentschutz abgelaufen ist und die klinisch für ein breites Krankheitsspektrum eingesetzt wurden, wurde hinsichtlich der MM KMS11-Zelllinie durchsucht. Dipyridamol (DP), ein häufig verschriebener Wirkstoff gegen die Thrombozytenaggregation, potenzierte die Antikrebswirkungen von Atorvastatin (Handelsname zum Beispiel Sortis; Anm. d. Übers). Die DP-Statin-Kombination ist synergistisch und in der Lage, die Apoptose bei einer Vielzahl von AML- und MM-Zelllinien sowie bei Proben von Patienten mit primärer AML auszulösen. Dipyridamol ist ein Mittel mit großer Wirkungsbreite und ist für seine zahlreichen Auswirkungen auf der molekularen und der gesamten physiologischen Ebene bekannt. Weitere Forschungen über den Mechanismus und die Evaluation der in vivo-Effizienz finden derzeit statt. Statine als auch Dipyridamol sind als Medikamente bereits für den Einsatz bei Menschen zugelassen, haben keinen Patentschutz mehr und sind problemlos erhältlich. Daher können sie potenziell sofort den Patienten verschrieben werden.[72]

Im Laufe der folgenden Monate machte ich gute Fortschritte. Nach Einnahme meiner Etodolac-Statin-Dipyridamol-Kombination blieben meine Blutmarker im Normbereich, doch mein Immunsystem war noch nicht im Lot. Ich konnte Erkältungen und grippale Infekte nicht mehr abwehren – genau genommen streckten sie mich wochenlang nieder.

„Wenigstens arbeitet Ihr Immunsystem", sagte Dr. Callebout. „Bei einer fortgeschrittenen Krankheit klinkt es sich normalerweise aus und Sie können dann nicht mehr auf Bakterien und Viren reagieren."

Lag es daran, dass ich vorher so „resistent" gewesen war? Nicht, weil ich gesund war, sondern weil ich mich immer noch im fortgeschrittenen Stadium meiner Krankheit befand und nicht reagierte? Hatten die immunstärkenden Nährstoffe überhaupt geholfen oder hatte ich das Feuer mit einer Wasserpistole bekämpft?

Kapitel 13

Ein Schritt vor, ein Schritt zurück

Unsere Freunde hatten keine Ahnung von meinen anhaltenden Krebsproblemen. Selbst Andrew wusste nicht, wie knapp ich vor einer weiteren Krise gestanden hatte. Ich machte keine große Sache daraus. Es war alles unter Kontrolle.

Ich hatte mich mit meinem Medikamenten-Cocktail nicht einmal krank oder gestresst gefühlt. Es war mir nicht übel gewesen. Nichts. Da das offensichtlich so mühelos ablief, war ich sicher, dass andere Patienten in ähnlicher Weise von ihrem Krebs geheilt werden konnten. Ich war so voller Selbstvertrauen, dass ich „ihn geknackt" hatte. Die Lösung schien klar. Den Krebs auszuhungern war der richtige Weg und mein Cocktail war spektakulär wirksam gewesen. Würde er auch bei anderen Krebsarten in unterschiedlichen Stadien wirksam sein?

Wenn ich mir den Stress ansah, unter dem ich gestanden hatte, war es kein Wunder, dass ich die Myelodysplasie (Sammelbegriff für eine Gruppe von Erkrankungen des Knochenmarks; Anm. d. Übers.) entwickelt hatte. Ich hatte verzweifelt versucht, das Geschäft an den Start zu bringen und diese neue Palette von Pflegeprodukten auf die Beine zu stellen, doch ich bezahlte dafür teuer mit meiner Gesundheit.

Diese Pflegeprodukte und Wellness-Rituale waren mein Baby, sie füllten die Lücke aus, die es in meinem Leben gab und zogen meine Aufmerksamkeit vom Krebs ab. Ich war stolz, dass es mir gelungen war, sie produzieren zu lassen und so breitflächig zu verkaufen – die ersten Bestellungen, die noch vor dem Start eingingen, beliefen sich auf 120 000 Pfund. Nicht schlecht für den Anfang. Doch sie zu kreieren war relativ einfach, verglichen mit der Geldbeschaffung, der Warenproduktion und der nachfolgenden Auslieferung an die Geschäfte. Als Frau, die auf eigene Faust ein Geschäft ins Leben ruft, traf ich auf viele Hürden. Von den Banken bekam ich überhaupt kein Geld.

Die Warenhäuser hielten mich so lange mit ihren Bestellungen hin, dass der Hersteller in Lancashire, mit dem ich zusammengearbeitet hatte, beschloss, sich nicht mit mir abzugeben. Ich war äußerst enttäuscht, dass sie überhaupt kein Vertrauen in mich hatten. Sie schlugen vor, ich solle mir für den Anfang einen kleineren Hersteller suchen und wandten sich von mir ab. So landete ich schließlich bei einem Manufakturbetrieb in den Midlands. Damals hatte ich keine andere Wahl, schließlich gingen Bestellungen ein und rechtzeitig zu Weihnachten wurde ein Warenbestand erwartet. Ich war wegen des Starts ganz aufgeregt, mein Baby sollte endlich das Licht der Welt erblicken und die Produkte sollten in die Regale der Geschäfte gelangen.

Dann nahm das Unheil seinen Lauf. Die Hersteller setzten die Produktion in den Sand. Die Parabene zu ersetzen hatte sich für sie als zu schwierig erwiesen, und ich entdeckte später, dass sie so etwas vorher noch nie gemacht hatten. Infolgedessen waren die Pflegeprodukte nicht richtig konserviert, und zu meinem Entsetzen stellte ich fest, dass jedes einzelne Produkt, das sie geliefert hatten, denselben Fehler enthielt, der mit dem Beigeschmack von mangelhaften Herstellungspraktiken behaftet war. Die gesamte Ware musste vernichtet werden. Ich war total am Boden zerstört.

Ich war schon misstrauisch geworden, als die Waren ankamen – sie sahen nicht so aus und rochen auch nicht so, wie ich es erwartet hatte, sie waren weit entfernt von „genehmigten“ Mustern, für die ich unterschrieben hatte. Meine Zweifel wurden bestätigt, als ich jede Produktlinie einzeln mikrobiell untersuchen ließ. Ich musste sicher gehen, dass sie in Ordnung waren, bevor ich sie an die Läden ausliefern ließ.

Den Herbst 2001 verbrachte ich damit, mir die Augen auszuweinen, denn jeder Cent meiner Ersparnisse war verschwunden. Ich war außer mir. All die Mühe war umsonst gewesen. Ich würde einen neuen Zulieferer finden und von vorne anfangen müssen, doch ohne einen Groschen. Meine erbärmliche außergerichtliche Einigung mit dem South

London Hospital war aufgebraucht. Woher würde ich nun finanzielle Mittel und Unterstützung bekommen? Schließlich kratzte ich mit einer Kombination von Transaktionshandelsgeschäften genug Geld zusammen, fand einen neuen Zulieferer und begann noch einmal von vorn. Ich war keine Frau, die in ihrem Lebensbereich eine Niederlage akzeptierte! Ich gab nicht so schnell auf.

Im darauffolgenden Jahr, im September 2002, brachte ich schließlich ein Sortiment heraus, auf das ich wirklich stolz war. Sauber, natürlich und mit einem umwerfenden Geruch. Leider hatte ich einige der anfänglichen Aufträge aus dem vorherigen Jahr verloren, doch trotzdem glaubten immer noch genügend Einzelhändler an die neue Serie von Pflegeprodukten und bestellten ordentliche Mengen. Als mein 30-Minuten-Wellness-Ritual mit herrlichen Pflegeprodukten auf der Grundlage der Thalasso-Therapie (Bathorobics Beauty Spa) in die Regale kam, waren die Reaktion der Öffentlichkeit und das Echo in der Presse überragend. Ich war begeistert!

Ohne irgendeine Erwartung reichte ich mein Beauty Spa-Paket beim begehrten Wettbewerb um das Geschenk des Jahres ein. Zu meiner Überraschung kam ich in die engere Wahl und wurde zur Verleihungszeremonie eingeladen. Als man ankündigte, dass ich gewonnen hatte, war ich wirklich sprachlos! Es war ein Schock und eine Freude, den Preis von der wunderbaren Komikerin Ruby Wax im London Savoy Hotel verliehen zu bekommen. Ein stolzer Augenblick!

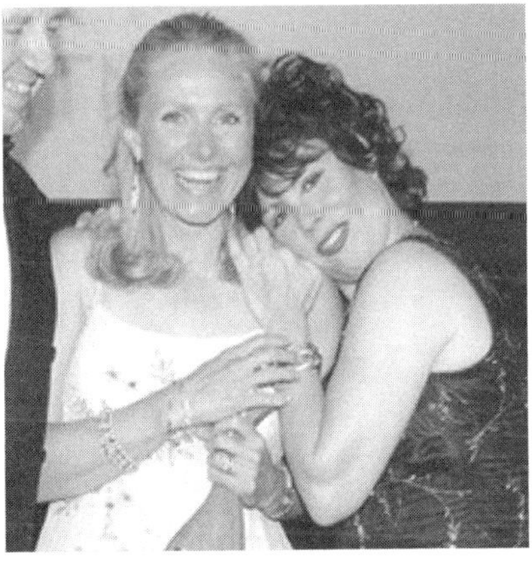

Gewinnerin des Preises
für das Geschenk des Jahres
in Großbritannien

Auch wenn ich meine eigenen Gesundheitsprobleme für mich behalten hatte, diskutierte ich trotzdem über die gesundheitsfördernden Wirkungen der Produkte und die Reinheit der Zutaten, die ich verwendete. Ich nahm mir die Zeit, um Einkäufer aller wichtigen Einzelhändler zu informieren. Eine Einkäuferin merkte an, ich hätte den gesamten Bereich für Pflegeprodukte im Vereinigten Königreich verändert! Ich bin nicht sicher, ob ich das für mich beanspruchen kann, aber ich setzte mich leidenschaftlich dafür ein, toxische Chemikalien aus den Produkten zu entfernen. Lassen Sie mich über diese Dinge erst mal ein Verkaufsgespräch beginnen, dann bin ich nur schwer wieder zum Schweigen zu bringen.

Es wurde immer schwieriger, das Geschäft nach dem missglückten Start am Leben zu erhalten. Ich konnte mir Angestellte nicht leisten, ich ertrank in Papierkram, musste die Herstellung, den Verkauf und die PR unter einen Hut bringen und war verrückt genug, noch zwei weitere Produktpaletten zu kreieren – ein Ritual mit einem Produktsortiment für die Schwangerschaft und ein Wellness-Geschenk-Paket für Gelassenheit. Ich versuchte zu rennen, bevor ich laufen konnte und erledigte die Arbeit von zehn Leuten. Ich war irrsinnig beschäftigt.

Ich brauchte einen Geschäftspartner und ich suchte verzweifelt nach jemandem, der investieren würde. Andrew war mit seinen eigenen Projekten zu beschäftigt, um mich in irgendeiner Weise unterstützen zu können. Bis mein Geschäft einen satten Gewinn abwarf, musste ich mich darauf konzentrieren, das Feuer am Brennen zu halten.

Eine englische Einzelhandels- und Apothekenkette hatte Interesse an dem Sortiment bekundet, doch sie war gerade im Begriff, mit einem anderen großen Apothekenunternehmen zu fusionieren und konnte sich noch nicht festlegen. Ein wichtiger TV-Einkaufskanal interessierte sich schließlich auch. Die vorherige Einkäuferin hatte unsere Treffen immer im Freien abgehalten, denn sie wollte dabei rauchen, und ich fand es unglaublich schwer, süß zu lächeln, während sie ihren Rauch in meine Richtung blies. Ich kannte die neue Einkäuferin bereits, da sie zuletzt für eine Firma tätig gewesen war, wo sie im Jahr zuvor große Mengen meines neuen Sortiments in einer Werbeaktion hatten, und auch ein sehr großer Einzelhändler in den USA interessierte sich dafür. Auf dem Rückweg von einer Segelregatta war ich nach Minneapolis gereist, und man wollte dort eine Produktlinie fortsetzen, doch ich wusste, es würde ohne ernsthafte Investitionen nicht weitergehen.

Dem Geld nachzujagen nahm die meiste Zeit in Anspruch, die ich eigentlich hätte nutzen müssen, um zu verkaufen, zu vermarkten und Bestellungen zu bearbeiten. Man hatte mir gesagt, wenn ich Aufträge von großen Einzelhändlern hätte, würden die Banken einen Kredit geben, doch in Wirklichkeit gaben mir die Banken gar nichts. Keinen Cent. Nicht einmal einen Dispokredit. Wie konnte irgendjemand in einem solch erdrückenden Milieu jemals ein Geschäft zum Laufen bringen? Der Rat war, dichtzumachen und neu zu beginnen, doch das schien mir zu pessimistisch. Ich würde trotzdem kein Geld haben.

An einem Junimorgen 2004 kam meine Buchhalterin herein und reichte mir die Zeitung. Sie hatte eine kleine Anzeige entdeckt:

„Schau mal! Ein neues Programm auf BBC2 für Geschäftsideen, die Investitionen brauchen."

Gut, das könnte einen Versuch wert sein.

Und so bewarb ich mich für diese neue Show mit dem Namen Dragon's Den (das Format gibt es im deutschen Fernsehen unter dem Titel: Die Höhle der Löwen, Anm. d. Übers.).[73] Um daran teilnehmen zu können, musste ich einen Businessplan und den voraussichtlichen Finanzbedarf für fünf Jahre einreichen, was ich ordnungsgemäß tat. Eine Woche später bekam ich einen Anruf und die Einladung zu einem Gespräch. Du lieber Himmel! Worauf habe ich mich da eingelassen?

Hier bin ich, das Lamm auf dem Weg zur Schlachtbank betritt die „Höhle"…

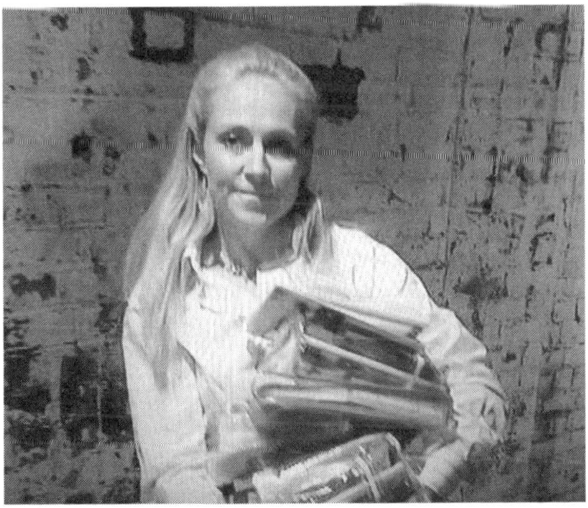

Auf dem Weg in „die Höhle"

An einer Krankheit im Endstadium zu leiden und gleichzeitig die einzige Geschäftsinhaberin zu sein, ist nicht gerade ein großartiges Verkaufsargument für eine Investition! Also äußerte ich mich dazu überhaupt nicht. Teil des Auswahlverfahrens war eine Erklärung, dass ich fit und gesund sei. Hatte ich größere Operationen in den letzten drei Jahren gehabt? Nein. Das war fast fünf Jahre her. Hatte ich Herzinfarkte oder Herzkrankheiten gehabt? Nein. An keiner Stelle fragte man mich: „Wurde bei Ihnen in den letzten fünf Jahren Krebs im Endstadium diagnostiziert?"

Es gab einige bohrende Fragen über die psychische Gesundheit. Ich kann mir vorstellen, dass manche Teilnehmer nach ihrer Erfahrung in der Höhle so fertig sind, dass sie einen psychischen Zusammenbruch erleiden. Ja, man könnte sagen, ich war depressiv gewesen, doch das war eine ganz natürliche Reaktion auf meine Situation. Ich beschrieb meine starke Traurigkeit aber nicht als Krankheit.

Hätte ich gewusst, wie diese Drachen mich behandelten, ihre Kommentare waren unnötig herzlos und grausam, wäre ich niemals dorthin gegangen. Ich hegte den Verdacht, zu dieser gemeinen Haltung wurden sie von der BBC animiert – Herr Fies (alias Simon Cowell) machte eine ausgezeichnete Figur bei X Factor (der von ihm entwickelten und produzierten britischen Castingshow The X Factor, die in der deutschen Version von 2010 bis 2012 von VOX ausgestrahlt wurde; Anm. d. Übers.) und Anne Robinson gab Frau Fies auf The Weakest Link (zu Deutsch etwa: Das schwächste Glied, eine von BBC Entertainment entwickelte und in 98 Ländern ausgestrahlte Quizsendung fürs Fernsehen, die von 2001 bis 2002 unter dem Titel Der Schwächste fliegt mit Sonja Zietlow auch in Deutschland bei RTL zu sehen war; jeweils Anm. d. Übers.); beide Moderatoren waren damals sehr populär. Sah man sich die nachfolgenden Serien von Dragon's Den an, waren sie in der ersten besonders gemein, speziell der einzige weibliche Drachen Rachel Elnaugh. Keine Spur von schwesterlicher Solidarität von ihrer Seite!

Dragon's Den war ganz neu und wurde für die BBC2 gedreht, die in meiner Erinnerung ein Bollwerk altmodischer englischer Höflichkeit und Zuvorkommenheit und bekannt für ihre informativen und lehrreichen Sendungen war. Dort würde man doch sicher nicht nach derselben Salon-Mobbing-Technik verfahren, nicht wahr? Das würde ein ordentliches Wirtschaftsforum mit ordentlichen Geschäftsgesprächen sein, oder?

Falsch. Es ging einzig und allein um Einschaltquoten. Im Kielwasser dieses Reality-TV, des „Realitätsfernsehens", befinden sich **echte** Menschen mit **echten** Existenzen, die herzlos und sorglos ausgesondert werden. Geschäftsinhaber mit einem ramponierten und verletzten Ego, zerstörtem Vertrauen – und ein entsprechendes Ego und Vertrauen waren doch ein entscheidender Erfolgsfaktor in jeder Branche. Wenn Sie eine Geschäftsidee haben, dann rate ich Ihnen, sich von dieser Show fernzuhalten, egal wie verlockend die zusätzliche PR sein mag.

Als eine der ersten Teilnehmerinnen hatte ich keine Vorstellung davon, wie zermürbend die Erfahrung sein könnte. Ich war von einem Produktionsassistenten der BBC interviewt worden, der in einem Nebenraum von der Größe einer Schuhschachtel auf der Rückseite des BBC-Komplexes im Londoner Stadtteil White City eine Videokamera auf mich hielt. Nicht gerade eine großartige Vorbereitung. Man sagte mir nicht viel mehr, als dass ich mich den fünf „Drachen" vorstellen müsste, „erfolgreichen" Geschäftsleuten. Ich sollte eine dreiminütige Präsentation meines Unternehmens geben und würde dann zu Zahlen, Prognosen, Marketingplänen usw. befragt werden. Alles wunderbar.

Ich hatte mit meiner Buchhalterin einige Kontobewegungen durchgeschaut und es sah alles rosig aus. Außer, dass ich am Tag vor der Aufnahme von der BBC angerufen wurde und man mir mitteilte, dass ich meine Prognosen ändern müsse, da die „Drachen" keine 250 000 Pfund investieren würden, die Zahl, auf der meine Berechnungen beruhten. Es durften höchstens 100 000 Pfund sein. Für ein Unternehmen in der Pflegeproduktbranche, das bereits große Warenhäuser sowie viele andere Verkaufsstellen belieferte und in den US-Markt expandieren wollte, kam die Zahl dem Bedarf nicht annähernd nahe. Ich protestierte, doch sie bestanden darauf. Ich war verärgert, dass sie mich in letzter Minute auf diese Weise schikanierten. Das bedeutete, ich musste alle Zahlen und Beträge selbst überarbeiten. Ich fragte mich, ob es sich überhaupt lohnte, dort zu erscheinen. Nach den Anpassungen sahen meine Umsatzprognosen für die nächsten drei bis fünf Jahre deutlich anders aus.

Ich kam mit dem Taxi zum Set, das mir freundlicherweise von der BBC gestellt wurde und mein Gefühl bestand aus einer Mischung von Unbehagen und Erregung. Meine Sorgen wurden durch die Haltung der

Mitarbeiter nicht besser, die uns wie Vieh behandelten. Ich wurde mit anderen Teilnehmern in einen kleinen Raum getrieben, in dem man kaum stehen, geschweige denn sitzen konnte. Ich saß etwa eine Stunde lang auf einer Sofakante, bevor ich aufgerufen wurde.

Die Show wurde im Oktober 2004 aufgenommen, die Ausstrahlung war für Februar 2005 geplant. Niemand von uns wusste wirklich, was wir zu erwarten hatten. Es herrschte eine Atmosphäre aus Rätselhaftigkeit und Beklommenheit. War man erst einmal in der Höhle gewesen und hatte sein Verkaufsgespräch geführt, war es einem verboten, wieder in das Grüne Zimmer zurückzugehen. Man durfte niemandem eine Rückmeldung darüber geben, wie brutal diese Drachen waren. Es gab keinerlei Vorwarnung. Sobald man aus dem Aufzeichnungsraum hinausgeworfen, in vielen Fällen besser gesagt, ausgespien worden war, kam es zu einem kurzen Gespräch mit Evan Davis, einem renommierten Finanzkommentator für die BBC, dann wurde man direkt zu einem Taxi begleitet und nach Hause geschickt.

Bevor ich in den Aufnahmeraum ging, wurde ich zur Seite genommen und man sagte mir, ich könne nicht alle meine Produkte mitnehmen, da es dort nur einen kleinen Präsentationstisch gebe. Wie bitte? Und was war mit meinen ganzen Zeitungsausschnitten? Ich hatte eine so großartige Presse – vom *Magazin Okay*, *Cosmopolitan*, der *Sunday Times*, der *Daily Mail*, dem *Daily Express,* die Liste war lang. Sie hatten meine Produkte geliebt. Nein. Nicht erlaubt. Wirklich? Wie wollten sie sich anhand von nur ein paar Produkten und ohne Zeitungsausschnitte eine Vorstellung von meiner ganzen Produktpalette und den Reaktionen in der Öffentlichkeit machen? Ich war wütend. Das war ein Witz.

Man hatte mir auch gesagt, dass nur ich dort auftreten konnte. Nicht, dass ich noch jemand anderen hätte mitbringen können, aber eine Buchhalterin wäre gut gewesen. Ich erkannte sehr schnell, dass der Ablauf manipuliert wurde, zu deren Gunsten. Ich wurde zur Zielscheibe gemacht. Ich war niedergeschlagen, sie hielten sich nicht an die Spielregeln, wie sie es schon beim Finanzbedarf gemacht hatten. Ich musste mich schnell entscheiden. Sollte ich hineingehen? Ich war immer noch zuversichtlich, dass meine Produkte für sich selbst sprechen würden, es gab nichts dergleichen auf dem Markt. Doch ich dachte ernsthaft daran abzuspringen.

Ich würde es versuchen. Ich würde meinem Sortiment zu ein wenig Werbung verhelfen und ich wusste, ich machte es nicht nur wegen des Geldes, ich brauchte einen Geschäftspartner. Würden diese Drachen interessiert daran sein, zuzugreifen und sich auf mein Unternehmen einlassen? Ich würde das beurteilen müssen. Wie schlimm könnte es sein? Es war BBC, in Gottes Namen.

Das bin ich in der Show mit einer kleinen Auswahl meiner Produkte.

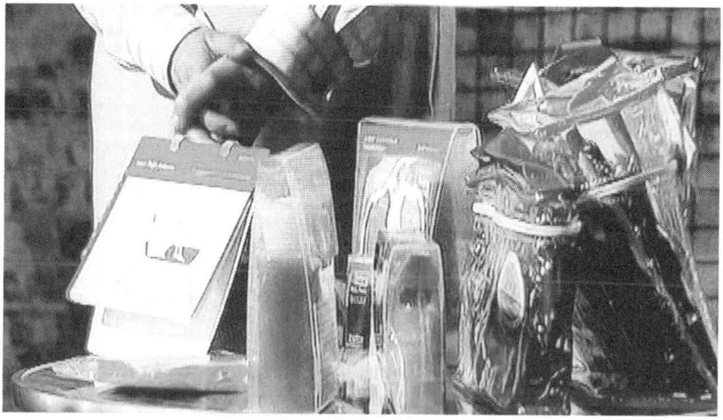

In „der Höhle" mit einigen meiner Produkte

Mein dreiminütiges Verkaufsgespräch, das nie im Fernsehen gezeigt wurde, war perfekt gewesen. Doch ich erkannte schnell, dass die ausdruckslosen Gesichter vor mir niemals investieren würden. Mein Unternehmen hatte enorme Schulden und im Rückblick dämmerte mir, dass ich meine Zeit verschwendete, es sei denn, ich hätte damals schon schwarze Zahlen geschrieben oder ein interessantes Patent gehalten, dass sie nahezu umsonst hätten bekommen können. Alles, was die geringste Mühe erforderte oder Schuldenprobleme betraf, interessierte sie nicht. Ich erwähnte den Krebs gar nicht, die Produkte waren so gut, dass sie sich ohne die emotionale Erpressung verkauften, die man in Shows wie X Factor sah. Ich wollte die Kämpfe um meine Gesundheit ganz bestimmt nicht vor diesen widerwärtigen Personen ausbreiten.

Rachel Elnaugh, die einzige Frau unter den Drachen, war die Schlimmste von allen. Als ich erzählte, dass ich mit einer Lieferfirma

Pech gehabt und beim Start meines Unternehmens Aufträge im Wert von mehr als 120 000 (120K) Pfund verloren hatte, hatte sie Mitgefühl geheuchelt und dann wiederholt versucht, mich dazu zu bringen, in Tränen auszubrechen. Ich glaube, sie versuchte, mich als „schwach" bloßzustellen. Ich kannte ihre Spielchen.

Hatte ich denn keine Probleme mit dem Konservierungsmittel erwartet? Nein, hatte ich nicht. Die Testläufe im Labor hatten bei allen Produkten augenscheinlich sehr gut ausgesehen. Ich hatte niemals damit gerechnet, dass mir eine Charge mit ungeeigneten, von Bakterien befallenen Produkten geliefert würde. Ich hatte nie gehört, dass jemand in der Branche dieses Problem hat. Ich hatte auch nicht damit gerechnet, dass mich die Hersteller anlügen und behaupten würden, die Produkte seien einwandfrei, während sie mir jeden Penny, den ich besaß, aus der Tasche zogen.

Zusätzlich konnten die „Drachen" überhaupt nicht begreifen, dass den nicht toxischen Pflegeprodukten ohne Parabene, Sulfate und andere toxische Inhaltsstoffe die Zukunft auf diesem Markt gehörte. Ich erklärte den Unterschied, aber sie kapierten es einfach immer noch nicht. Rachel sagte höhnisch: „Bei The Body Shop gibt es doch schon natürliche Produkte. Der Markt ist bereits gesättigt."[74]

Also fasste sie in Bezug auf meine Pläne für die Zukunft nach: „Wie sehen Sie Ihr Sortiment auf diesem umkämpften Markt in fünf Jahren?" Ich erörterte meine Expansionspläne in die Überseemärkte und nannte einige Beispiele sowie andere Vermarktungschancen und endete mit einem möglichen Plan, von dem ich dachte, dass sie das hören wollen, den ich mir aber nicht unbedingt zu eigen machen wollte. „Nun, ich will doch hoffen, dass ich das Sortiment eines Tages an ein Unternehmen wie zum Beispiel Estee Lauder oder L'Oréal verkaufen kann wie Jo Malone." Ich denke, Jo Malone hatte ihre Entscheidung bereits bereut, dass sie diese Sparte verkauft hatte.

„Wer zum Kuckuck glauben Sie, dass Sie sind? Sie sind keine Jo Malone", höhnte sie. Ich war schockiert über ihre Grobheit. Was gab ihr das Recht zu entscheiden, ob ich eine „Jo Malone" war, was auch immer sie damit meinen mochte. Es war relativ einfach, Duftstoffe zusammenzumischen, und Jo Malone hatte einige angenehme Düfte zusammengemischt und elegant und einfach verpackt. Aber zu meinen Pflegeprodukten gehörten viele Komponenten. Meine Verpackung musste sicher verbessert werden, aber ich hatte das alles mit einem sehr engen Budget bewerkstelligt.

Rachel Elnaugh wusste nichts über mich. Wie konnte sie es wagen zu behaupten, ich sei ein Niemand? Ich biss mir auf die Lippen. „Es tut mir leid, aber könnten Sie mir sagen, wer Sie sind, bitte?" antwortete ich und war jetzt wirklich neugierig auf diese unhöfliche Person, die da vor mir saß, und wie sie ihr mutmaßliches Vermögen gemacht hatte. Sie erzählte mir kurz von den sogenannten Red Letter Days, von Tagen, die man sich rot im Kalender anstreicht. Oh, also hatte sie die Angebote anderer Menschen übernommen, wie Wellness-Aufenthalte und das Fahren von Rennsportautos und verkaufte sie als Mittlerin auf Kreditkarte, um sie im Austausch für ein „Erlebnis" einzulösen. Ich wusste, wie das funktioniert. Ihr Geschäft stützte sich darauf, dass Menschen für einen bestimmten Tag buchen und dann den Coupon nicht einlösen. Ihre tolle Idee war also, als „Mittelsmann" zu fungieren und bei fehlgeschlagenen Transaktionen abzusahnen. Ich muss sehr unbeeindruckt dreingeschaut haben und das war ich auch – zu Recht, wie sich herausstellte.

Die Spannung in der Höhle schaukelte sich auf. Ich wollte das Geld dieser Leute nicht. Sie waren so arrogant und hatten ganz eindeutig nicht die Absicht, sich in irgendeiner Weise um mein Projekt zu bemühen. Ebenfalls klar war, dass das, was sie über Pflegeprodukte wussten, als Tattoo auf das Hinterteil einer Ameise gepasst hätte.

Dass Pflegeprodukte ohne Parabene, hormonaktive Substanzen und andere toxisch wirksame Chemikalien der Markt der Zukunft waren, stieß bei diesen Dödeln auf taube Ohren. Seit 2003 eskalierten die östrogengesteuerten Krebsfälle weit über alle Vorhersagen hinaus. Eierstockkrebs, Brustkrebs und das nicht-kleinzellige Lungenkarzinom (NSCLC, von engl. non-small cell lung cancer, sind von 12 auf 40 Prozent aller Krebsdiagnosen in den letzten 15 Jahren angestiegen, und das ist wahrscheinlich ein Ergebnis von immer mehr Plastik und Östrogen nachahmenden Substanzen in unserer Umwelt. Diese Krankheiten betreffen hauptsächlich junge Frauen in den Dreißigern und Vierzigern. Die meisten Menschen wissen gar nicht, dass NSCLC durch Östrogen gesteuert wird und nicht vom Rauchen kommt. Parabene in Kosmetika und Pflegeprodukten stehen für einen Teil dieser Östrogenbelastung, und die Mikrowellenzubereitung von Nahrungsmitteln in

Plastikbehältern, die in vielen sehr beschäftigten Familien zur Regel geworden ist, ist für mich eine Horrorvorstellung.

Zwischen der Aufnahme und der Ausstrahlung des Programms vergingen mehrere Monate. Schließlich wurde aus meinem Auftritt ein fünfminütiger Ausschnitt im Fernsehen (auf der DVD war er sogar noch kürzer) aus den mehr als zweieinhalb Stunden – ja dem zweieinhalbstündigen Grillen von allen Seiten – in der Höhle. Autsch.

Natürlich zeigte die BBC nur eine einseitige Version. Zum Ende der Sitzung in der Höhle hatte man es fast geschafft, dass ich in Tränen ausbrach, mehr aus schierer Frustration als aufgrund ihrer kämpferischen Konfrontation. Ihre Gründe, mich schließlich abzulehnen, waren, dass ich ganz besessen von meinem Geschäft war (aber ist Besessenheit nicht eine gute Sache im Geschäftsleben?) und sie stellten meine unternehmerischen Fähigkeiten infrage. Tatsächlich?

Nach dieser Erfahrung zitterte ich vor Wut, dass ich von der BBC so für ihre Zwecke missbraucht worden war. Aber im Vergleich zu vielen anderen kam ich noch glimpflich davon. Zweieinhalb Stunden Filmaufnahmen können einem Redakteur eine Menge Material liefern, mit dem er arbeiten kann. Ich war ihm völlig ausgeliefert. Das war die erste Serie, in der man die „mächtigen“ Drachen unbesiegbar und die Teilnehmer demütig aussehen ließ. Das machte das Zuschauen interessanter.

Wie meine Freundin sagte, als ich wieder zu Hause war, es war wirklich völlig egal, was ich in der Höhle gesagt hatte, entscheidend war, dass ich großartig aussah! Beim Reality TV ging es nur darum, gut auszusehen. Sie versicherte mir, dass ich mir keine Sorgen machen müsse. Ich war nicht sicher, ob das stimmte, aber ich musste darüber lachen!

Als Strategie, um gesund zu werden, habe ich die Dinge vielleicht nicht ganz richtig gemacht! Ich wollte in einem so kurzen Zeitrahmen so viel möglich machen, um alles unterzubringen. Im Hinterkopf war ich überzeugt davon, dass ich sterben würde. Der enorme Stress meiner gesundheitlichen Probleme, meine finanziellen Schwierigkeiten und – zu allem Überfluss – die emotionale und psychische Misshandlung in der Höhle hätten mir eigentlich schon den Rest geben sollen. Jeder, der das Gefühl hat, dass es einfach zu viel ist, den Krebs zu bekämpfen und er scheinbar nicht zu besiegen ist, sollte Mut fassen. Trotz all dieser hektischen Aktivität habe ich überlebt. Sich so viel aufzuladen war verrückt, aber damals konnte ich das einfach nicht erkennen.

Es zeigt aber auch, wie gut mein Medikamenten- und Nahrungsergänzungs-Cocktail gewesen sein muss. Und es zeigt, dass man auch unter katastrophalen Umständen, trotz Anspannung, Stress und Druck gesund werden kann. Und es zeigt, wie widerstandsfähig der menschliche Körper sein kann. Es gibt **immer** Hoffnung.

Als ich erfuhr, dass Rachel Elnaughs Geschäft ein paar Monate nach Ausstrahlung der Sendung pleitegegangen war (und zwei ihrer „Mit-Drachen" es für ein englisches Pfund aufgekauft hatten), muss ich zu meiner Schande gestehen, dass ich lachte und das Gefühl hatte, hier sei es zu einem gewissen Maß an Gerechtigkeit gekommen. Ja!

Wenn ich zurückschaue und alles zusammenzähle, was ich gemacht habe, das Kreieren der Pflegeprodukte, das Marketing und die PR, den Bezug der Ausgangsmaterialien bis zum Vertrieb in Geschäften, Buchläden, Wellness-Einrichtungen und Apotheken, was alles große Mengen an Papierkram mit sich brachte, frage ich mich, wie ich das alles geschafft habe. Insbesondere, da die gehirnlähmende Wirkung der Chemo immer noch ihren Tribut forderte. Und da war das Kümmern um die ständigen und zeitraubenden Gesundheitsprobleme noch gar nicht dabei. Was ich brauchte war ein Geschäftspartner, der das alles auffing und mit mir gemeinsam arbeitete, nicht einen selbstgefälligen reichen Investor, der sich wenig einbringt und nur noch mehr von mir verlangt. Es war schon schwierig genug, geistig fit zu bleiben, wohl wissend, dass der Krebs mir noch auf den Fersen war und jede meiner Bewegungen beobachtete. Ich hatte trotzdem weitergemacht. Meine verbissene, starrsinnige Weigerung, eine Niederlage zu akzeptieren, hieß, dass ich den Schaden, den der Stress angerichtet hatte, gar nicht bemerkt hatte.

Aber dann bin ich doch keine Jo Malone, ich bin ich, nicht wahr.

Kapitel 14

Gefahr im Verzug

Es überraschte mich nicht, dass ich nach all dem ausgebrannt war. Ich hatte mir nie völlig eingestanden, wie sehr mich der Krebs wirklich fertiggemacht hatte. Ich hatte weitergemacht wie bisher, mich geweigert aufzugeben und geglaubt, ich könnte die Lage meistern – bis fast zu dem Punkt, an dem ich leugnete, die Krankheit jemals gehabt zu haben. Ich verbarg die Nahrungsergänzungen und die Medikamente, die ich nahm, schluckte sie heimlich, wenn es niemand sah und versuchte die Welt davon zu überzeugen, dass es mir gut ging.

Für den Fall, dass jemand von meiner Diagnose erfuhr, wollte ich denjenigen glauben machen, dass ich die Krankheit unbeschadet überstanden hatte. Dass der Krebs mich meines Ich-Seins, dessen, was mich ausmacht, nicht beraubt hatte. Was ich durchgemacht hatte, war nicht die verheerendste Erfahrung meines Lebens gewesen. Wenn ich jetzt zurückblicke, bin ich ziemlich sicher, dass ich eine posttraumatische Belastungsstörung hinausgezögert hatte. Ich hatte die ganze Zeit unter Strom gestanden und mir immer mehr aufgeladen. Und das Geschäft hatte mir noch einen weiteren Schlag versetzt.

Dieser Schlag ging zu weit. Ich kannte den Zusammenhang zwischen Stress und Krebs und schließlich gestand ich mir ein, dass das Leben wichtiger war. Ich fasste den Entschluss, meinen Betrieb aufzugeben, und es zerriss mir das Herz.

Aber meine Firma war mein Baby. Alle diese heißgeliebten Kreationen, für deren Herstellung ich Tag und Nacht hart gearbeitet hatte. Ich würde sie alle auf Eis legen. Ich sagte mir, das sei nur für so lange, bis ich mich wieder auf einen besseren Stand gebracht sowie meine Gelassenheit wiedergewonnen habe und ich wieder mehr ich selbst sei.

Ich hatte immer noch alle Rezepturen, besaß die Warenzeichen und das Urheberrecht an den Ritualen und den CDs, so wäre es vielleicht das Beste, in der Zukunft noch einmal neu zu starten. Schweren Herzens informierte ich meine Kunden, dass ich den Betrieb schloss.

Mein 40ster Geburtstag stand bevor, und ich brauchte eine Pause. Meine Blutmarker waren innerhalb der Normwerte stabil geblieben, und es war Zeit, zurückzustecken und zu verschnaufen.

Ich segelte immer noch regelmäßig, und mein Geburtstag fiel mit der Cork Week in Irland zusammen, einer großen Zusammenkunft der Seglergemeinschaft – mit großartigen Segelregatten und noch besseren Events nach dem Segeln. Es war Zeit, dass ich Spaß hatte und mal wieder richtig aus mir herausging.

Ich hatte begonnen, wirklich daran zu glauben, dass ich den Krebs besiegen konnte. Er konnte mich nicht vernichten. Doch ich achtete immer noch sorgfältig auf meine Ernährung. In dieser Hinsicht konnte ich nicht richtig entspannen. Doch ich nahm keine Medikamente mehr, sie waren nur für kurze Zeit angesetzt gewesen. Selbst das Aspirin kam nur noch hin und wieder zum Einsatz, da ich mir Sorgen wegen des Schadens machte, den Etodolac (ein NSAR) angerichtet haben könnte. Ich hatte damals nicht ganz verstanden, wie wichtig es war, dass man es weiter nahm.

Den Sommer über geriet ich etwas von meinem Weg ab. Ich näherte mich nach fünf Jahren wieder meinem „Alles in Ordnung"-Datum (ha!) und ich wollte das und meinen Geburtstag feiern. In Cork war ich bei mehreren Gelegenheiten an der Champagner-Bar anzutreffen – am Vorabend meines Geburtstags war ich dort und überließ mich den vielen dienstbaren Händen, angeheizt durch Black Velvet Cocktails, einem Mix aus Murphy's (einem dunklen Starkbier wie Guinness – das jede Menge Eisen enthält, eine Katastrophe für Krebspatienten) und Champagner. Ja, Jane ist richtig aus sich herausgegangen!

Doch das sollte ein Fehler sein. Als ich wieder zu Hause war, bekam ich im rechten Bein ein Lymphödem, es schwoll an und ein paar Wochen später begann ich zu husten und hatte den Geschmack von Blut im

Mund. Der Nachtschweiß kam vehement wieder. War auch die Leukämie wiedergekommen? Ich hatte Panik.

Zu meinem Entsetzen waren die Plattenepithelkarzinom-Marker (SCC) auf 200 hochgeschnellt, über den Wert hinaus, den sie hatten, als der Lungentumor diagnostiziert wurde. Ich musste nicht abwarten, das war ein eindeutiges Gefahrensignal. Ich begann sofort mit meinem Medikamenten-Cocktail, den ich in geringer Menge vom Jahr vorher als Vorrat in einem Versteck hatte. Ich ließ mir neben meinem Cocktail aus Dipyridamol und dem Statin weitere Vitamin C-Infusionen geben und ich nahm zögernd das gelegentliche Etodolac, verängstigt wegen meines Magens und wie er damit wohl zurechtkäme.

Der Krebs schien heftig und schnell wiedergekommen zu sein. Ich sah meine früheren Rechercheunterlagen noch einmal durch und fand den Beitrag aus dem *Journal of Herbal Medicine* aus dem Jahr 1999. Mir wurde klar, dass ich Mahonia aquifolium mit ihrem wirkungsstarken Berberingehalt brauchte. Dieses schwere Geschütz war vergessen worden. Ich fügte es meinem Cocktail zum Aushungern des Krebses rasch wieder zu.

Zwei Monate später und zu meiner enormen Erleichterung waren meine Marker wieder unter den Normbereich abgesunken. Zu dem Zeitpunkt, als ein CT gemacht wurde, gab es nichts zu sehen, falls es etwas zu sehen gegeben hätte. Vielleicht hatte ich überreagiert oder vielleicht hatte ich ein weiteres Desaster abgewendet. Das würde ich nie erfahren. Doch es wurde mir klar, dass ich es mir nicht leisten konnte, so leichtsinnig zu sein. Krebs war ein Langzeitproblem, mit dem man so umgehen musste wie mit Diabetes oder HIV.

Würde der Krebs schließlich mit der Zeit ganz verschwinden? Oder würde er für den Rest meines Lebens immer im Hintergrund lauern? Vielleicht musste ich die Medikamente regelmäßiger nehmen. Wenn das hieß, täglich ein paar mehr davon zu nehmen, dann war das kaum ein Problem. Das konnte man perfekt handhaben.

Was immer geschehen war, ich hatte einen weiteren „kleinen Rückschlag“ erlitten. Und dass es mir gelungen war, in zwei Monaten mithilfe meines Cocktails aus dieser Situation wieder herauszukommen, bestätigte seine Wirkkraft. Er zeigte mir, dass er gegen den Gebärmutterhalskrebs sowie gegen die Leukämie gewirkt hatte, doch vielleicht hatte die Zugabe von Berberin zur weiteren Förderung der Synergie beigetragen. Vielleicht wurde der Gebärmutterhalskrebs mehr von Glukose und Fett angetrieben als die Leukämie.[75] (Das ist tatsächlich so. Leukämie wird stärker von Glutamin gesteuert.)[76]

Meine geringfügige Verfehlung war nicht verhängnisvoll gewesen. Ich hatte wieder die Kontrolle. Gott sei Dank. Das war eine wertvolle Lektion gewesen. Ich würde mir keinen solchen Ausrutscher mehr erlauben. Ich beschloss, mit der Einnahme von Statinen fortzufahren und meine Onkologin, die auch der Ansicht war, dass es sich lohne, es längerfristig zu nehmen, stellte mir ein weiteres Rezept aus.

Mit der Schließung meiner Firma hatte ich eine Lücke in meinem Leben. Ich wollte mich jetzt wirklich darauf konzentrieren, einen Versuch wegen eines Babys zu unternehmen. Ich war nun zuversichtlich, dass ich den Krebs wieder bezwingen könnte, wenn er noch einmal kam. Er hatte seinen Schrecken für mich verloren. Es war mir egal, ob andere dachten, es sei unverantwortlich, dass ich sterben und das Kind ohne Mutter zurücklassen könnte. Ich hatte nicht das Gefühl egoistisch zu sein, wenn ich einen anderen Menschen in die Welt setzte.

Nach ausführlichen Diskussionen mit Andrew beschlossen wir, eine Eizellenspenderin und eine Leihmutter wären für alle Beteiligten emotional einfacher, auch wenn es logistisch weitaus schwieriger war. Wir erzählten, dass wir auf der Suche waren, und zu meiner Freude bot eine meiner fantastischen Freundinnen ihre Eizellen an. Ich war von ihrer Großzügigkeit überwältigt, es war eine so riesige Sache für sie. Wir führten viele lange Gespräche, und sie war vollkommen glücklich darüber. Dass sie bereit war, Hormonspritzen auf sich zu nehmen und das für uns durchzumachen, war das großartigste Geschenk.

Wir hatten in einer alten Schulfreundin auch eine Leihmutter gefunden, doch die Monatszyklen der beiden Frauen zu synchronisieren war leichter gesagt als getan! Mit riesigen Hoffnungen startete die Behandlung in einer renommierten Kinderwunschklinik in der Harley Street.

Es gab keinen Grund, warum sie scheitern sollte, beide Frauen hatten eigene Kinder und beide hatten nachweisbare Erfolge. Meine Eizellenspenderin war 35 Jahre alt, also noch in einem guten Alter dafür.

Aber im ersten Zyklus war das Ergebnis enttäuschend und von den lediglich acht lebensfähigen Eizellen kamen nur zwei infrage. Ich erinnere mich, wie ich sie mir unter dem Mikroskop ansah und dachte, wie erstaunlich es doch sei, dass diese Zellen am Ende unser Leben verändern könnten.

Die Implantation unserer beiden kleinen Embryonen fand statt. Wir mussten ein paar quälende Wochen lang warten, bis wir wussten, ob sich einer oder beide (schluck!) eingenistet hatten.

Ich werde die niederschmetternde Nachricht nie vergessen, dass das bei keinem der beiden der Fall war. Ich konnte nicht verstehen warum. Beide Frauen hatten Kinder. Warum war die Sache mit der Fruchtbarkeit so schwierig? Hatte die Klinik etwas falsch gemacht? Hätte der Transfer (der befruchteten Eizellen, der Embryonen) in die Gebärmutterhöhle der Leihmutter im Dunkeln stattfinden sollen, wie es, so erfuhr ich später, an einer anderen Klinik Standard war?

Ich hatte so viele Hürden genommen, um bis zu diesem Punkt zu gelangen, also sagte ich mir, das sei bloß eine Unebenheit auf unserem Weg zur Elternschaft. He, das war doch erst unser erster Versuch!

Unsere Leihmutter war so enttäuscht und nahm das Scheitern persönlich. Ich hatte damit nicht gerechnet. Ich versuchte, sie damit zu beruhigen, dass das öfter schiefging, insbesondere beim ersten Mal, aber sie fühlte sich emotional zu erschöpft, um weiterzumachen. Es wurde ihr in der Tat viel abverlangt. Ohne es zu wollen, muss ich meine zerschlagenen Hoffnungen und meine Enttäuschung gezeigt haben. Es war eine angespannte Situation. Es tat mir leid, dass sie aufhören wollte, doch ich verstand sie.

Würde meine Freundin eine weitere Eizellenspende in Erwägung ziehen? Dankenswerterweise tat sie das. Doch nun mussten wir eine neue Leihmutter suchen. Zum Glück vermittelte uns die Agentur COTS jemanden, doch diese Leihmutter lebte in der Nähe der schottischen Grenze und wir waren in London! Dennoch spielte die Entfernung keine Rolle. Sobald die Besuche und alle Sicherheitsüberprüfungen stattgefunden hatten und abgeschlossen waren, was insgesamt mehrere Monate in Anspruch nahm, wollten wir unbedingt erneut anfangen. Doch gerade als es hätte soweit sein sollen, stellte die Leihmutter fest, dass sie wieder ein Kind von ihrem Ehemann erwartete. Wir waren maßlos enttäuscht.

Sie war bereits Leihmutter für zwei andere Frauen gewesen und das war Baby Nummer sieben für sie. Nach einer weiteren Wartezeit fand

COTS noch einen Engel für uns. Eine reizende Dame namens Rebecca, die in London viel näher zu uns wohnte. Perfekt.

Wieder durchliefen wir den Implantationsprozess. Wir drückten die Daumen und warteten, ob er diesmal erfolgreich sein würde.

Ich versuchte, nicht täglich zum Telefon zu greifen, um mich zu erkundigen, wie es ihr ging. Ich wollte nicht zu verzweifelt klingen. Irgendwie war ich vollkommen davon überzeugt, dass es diesmal klappen würde. Dann klingelte eines Morgens mein Handy. Ich war vor Aufregung ganz nervös.

„Ich habe meine Periode bekommen", sagte sie leise. „Zur Sicherheit habe ich einen Schwangerschaftstest machen lassen. Es tut mir sehr, sehr leid, doch es hat nicht geklappt."

Sie erzählte mir, sie sei eine Beziehung mit einem neuen Mann eingegangen und er sei nicht begeistert davon, dass sie es noch einmal machte. Ich war völlig fertig. Ich nahm mich zusammen, dankte ihr und sagte, wir sollen uns trotzdem treffen und etwas zusammen trinken gehen, aber ich wusste nicht, wie es weitergehen würde.

Ein paar Monate später stand die Dame oben an der schottischen Grenze wieder zur Verfügung. Sie hatte Baby Nummer sieben zur Welt gebracht! Sie war so gebärfreudig, wie konnte es da schiefgehen? Ihr Arzt war nicht glücklich darüber, dass sie wieder Leihmutter sein wollte, doch sie war sehr glücklich darüber und wollte es nach ein paar Monaten Pause noch einmal machen. Ich würde die Hoffnung nicht aufgeben! Wir warteten, bis sie soweit war, dann wurden die beiden übrigen Embryonen aufgetaut und wurden ihr eingesetzt. Ich erinnere mich, dass mich ihr Anruf in der Ankleidekabine eines Geschäfts erreichte und ich ihn halb angezogen entgegennahm. Würden wir schließlich Eltern werden?

Doch es sollte nicht sein.

Mit den Eizellen, die meine Freundin für uns gespendet hatte, waren nun zwei Versuche gemacht worden. Ich wollte sie all diesen unnötigen Hormonen nicht aussetzen. Ich konnte sie einfach nicht bitten, es noch einmal zu machen, es war unfair. Ich besuchte sie zu Hause, wir unterhielten uns lange und ich sagte ihr, ich werde jemanden finden, der auf „direktem Wege" Leihmutter werden könnte, ohne dass eine Klinik daran beteiligt wurde. Außerdem könnten wir es uns einfach nicht leisten, es noch einmal über eine Klinik zu versuchen.

Wir vergossen beide ein paar Tränen darüber, dass es nicht geklappt hatte und umarmten einander. Wir waren einander im besten Sinne schwesterlich verbunden. Ich werde ihre Großzügigkeit nie vergessen, ich war einfach überwältigt von all den Frauen, die bis dahin an meiner Seite gewesen waren. Wie viele unglaubliche Engel es doch auf dieser Welt gibt.

Doch nun waren Andrew und ich wieder bei null angekommen. Wir hatten keine Embryonen und kein Geld mehr, um weitere Versuche über eine Klinik zu unternehmen. Obwohl ich am Boden zerstört war, hielt ich an meiner Überzeugung fest, dass es da draußen einen besonderen Menschen gab, der uns helfen konnte. Eines Tages würde ich mein Baby im Arm halten, in seine oder ihre Augen schauen und das Band der Liebe zwischen uns spüren. Bitte, lieber Gott.

Kapitel 15

Mein persönlicher „U-Bahn-Plan"

Mein Immunsystem war durch die Chemotherapie völlig in die Knie gezwungen worden, und auch mehrere Jahre später schien es, als hätte ich mich noch nicht völlig von dem Angriff erholt. Im Jahr 2002 hatte ich das immunstärkende und glukosesenkende Berberin durch Gymnema ersetzt, da ich mich nicht mehr an die lange Liste von Gründen erinnerte, warum ich mich für Berberin entschieden hatte. Tatsächlich steht Berberin in der Wirksamkeit einem Antibiotikum in nichts nach; die Armee untersucht es auf seine Eignung als Ergänzungsmittel gegen Anthrax (Milzbrand).

Ich nahm es 2004 wieder in mein Programm auf, als meine Blutmarker erneut in die Höhe geschossen waren, doch weitere Forschungsarbeiten darüber konnte ich trotzdem nicht finden. Im Nachhinein habe ich es daher immer noch nicht so regelmäßig genommen, wie ich es hätte nehmen müssen. Stattdessen suchte ich nach anderen Wegen, um mein Immunsystem zu stärken.

Während eines Ausbruchs von Vogelgrippe im Vereinigten Königreich 2007, der zu einer Massenpanik und Massenhysterie führte, entdeckte ich Cimetidin als immunstärkendes Präparat, das auch ein wirkungsstarkes Antikrebsmittel ist. Ich machte mir Sorgen, dass ich im Falle einer Ansteckung mit einem potenziell tödlichen Virus wie dem der Vogelgrippe schlechter dran sein könnte als andere, da ich so sehr zu kämpfen hatte, um eine Infektion abzuwehren. Ich zog mir einen Keim nach dem anderen zu, und sie legten mich dann wochenlang lahm. Obwohl ich im Begriff war, den Krebs zu besiegen, kam ich nicht auf die Beine, es ging um das bloße Überleben.

Vielleicht musste ich mein angeborenes Immunsystem von Grund auf neu hochfahren. Vielleicht musste es ja wieder lernen, entsprechend auf Erkältungen und grippale Infekte zu reagieren. Vielleicht bestand der Trick darin, es langsam aufzubauen, damit es wieder lernte, Krankheitserreger zu erkennen. Aber dieser Ansatz funktionierte nicht. Jede Erkältung war genauso schlimm wie die davor. Ich baute meine Abwehr überhaupt nicht auf.

Ich entdeckte, dass Th2-Immunantwort, die humorale Reaktion auf Allergene, dauerhaft erhöht war (das hatte Dr. Kenyon getestet – mein IL5-Ergebnis). Dadurch wurde verhindert, dass meine Th1-Reaktion auf opportunistische Infektionen stieg. Steigt das eine an, sinkt das andere ab. Antihistaminika halfen, dieses Problem rückgängig zu machen; durch die Dämpfung der Th2-Reaktion konnte die Th1-Reaktion wieder anspringen. Die Forschung wies nach, dass Cimetidin genau das bewirkt. Es handelte sich um ein altes Arzneimittel, das es im Vereinigten Königreich gar nicht mehr gab, obwohl es in den 1980ern bei Magengeschwüren reichlich verschrieben wurde.

In anderen Ländern wie Deutschland und den USA war es noch verfügbar. Ich hätte einen meiner Freunde in Amerika bitten sollen, es zu besorgen und mir zu schicken, doch stattdessen bezog ich es über eine Online-Apotheke in Kanada. Da es ein Antazidum, ein Säureblocker, ist, nahm ich es nur drei Monate lang, denn ich machte mir Sorgen, dass es langfristig mein Verdauungssystem durcheinanderbringen könnte. Genügend Magensäure war wichtig für eine ordentliche Verdauung. Der Versuch, meinen Körper wieder ins Gleichgewicht zu bringen, war ein richtiger Balanceakt! Doch es funktionierte. Nach einem ständigen Beschuss mit Erkältungs-Erregern war ich plötzlich wieder ganz die Alte. Hurra! Insbesondere, als ich Berberin erneut ins Programm nahm.

Ebenfalls im Jahr 2007 kam ich auf der Suche nach Medikamenten für andere Krebspatienten zu der Schlussfolgerung, dass Metformin, ein häufiges Mittel bei Diabetes, dem Krebs die Glukose entziehen würde. Und seitdem entdecke ich, dass es auch noch viele andere Wirkungen gegen Krebs hat. Es blockiert zum Beispiel IGF-1 und mTOR (ein Schlüsselenzym für die Zellteilung), es steigert die „guten“

Darmbakterien und verbessert auch die Abwehrkräfte, wohingegen es die Hexokinase 2 blockiert, einen der Schritte auf dem Weg der oxidativen Phosphorylierung, wobei weniger Laktat wieder in Glukose umgewandelt[77] und die Insulinsensitivität erhöht wird. Metformin, so entschied ich, ist ein „schweres Geschütz“, das die Wirkung jeder Ernährungsweise verstärkt, die den Krebs aushungert. Doch wäre es für Krebspatienten mit einem „normalen“ Blutzuckerspiegel nicht am besten, den Krebs dadurch auszuhungern, dass sie es **vor** den Mahlzeiten nehmen, bevor es überhaupt zu einer Erhöhung des Blutzuckerspiegels kommt[78], anstatt es nach einer Mahlzeit zu nehmen, wie es viele Diabetiker machen? Wie beim Sporttreiben (ich habe entschieden, dass dafür 15 Minuten **nach** den Mahlzeiten der beste Zeitpunkt ist, um den Insulin- und den Glukosespiegel zu senken) muss der Zeitpunkt von zentraler Bedeutung sein. Metformin wirkt zum großen Teil im Darm und zwar, ähnlich wie Berberin, durch Regulierung des „Mikrobioms“, das durch einen hohen Anteil von gesättigtem Fett sowie zu viele Einfachzucker ungünstig verändert werden kann. Sowohl Metformin als auch Berberin verbessern die Anzahl der gesundheitsfördernden kurzkettigen Fettsäuren im Darm, die Entzündungen eindämmen und die Darmbarriere intakt halten.[79]

Sowohl Berberin als auch Metformin wurden in mein tägliches Programm aufgenommen, ich wechselte zwischen den beiden ab, doch gelegentlich gab ich sie auch beide zusammen zu meinem Cocktail. Vielleicht hätte ich das nicht ohne ein Blutzuckermessgerät machen sollen, um meinen Blutzuckerspiegel zu kontrollieren, doch es gab keine nachteiligen Folgen. Ich war keine Diabetikerin und Metformin ist „normoglykämisch“, mit anderen Worten, es senkt den Blutzuckerspiegel nicht unter die Normalwerte ab. Es ist sicherer als viele Ärzte glauben, jahrelang war es mit seiner gefährlicheren Schwester Phenformin über einen Kamm geschoren worden.

Inzwischen sprach es sich herum, dass ich jemand war, der das Stadium IV überlebt hatte und eventuell etwas darüber wusste, wie man unter unmöglichen Umständen eine Remission erreichen kann. Und so stellte ich plötzlich fest, dass ich immer mehr von Freunden und Freunden von Freunden empfohlen wurde. Ich wollte den Krebs wirklich hinter mir lassen, doch ich wusste auch, dass ich nun über wertvolle Informationen verfügte, die anderen helfen konnten. Ich kümmerte mich um ein paar Fälle – Niere, Blase, Bauchspeicheldrüse, Dickdarm und Brust.

Ich versuchte, emotional und persönlich Abstand zu halten, denn beim Recherchieren für sie kamen all die schlechten Erfahrungen wieder hoch, die ich so sehr zu vergessen versuchte. Ich musste auf Distanz bleiben, daher bekam ich die jeweiligen Patienten kaum zu Gesicht und verständigte mich mit ihnen nur per E-Mail.

Neben natürlichen und alternativen Therapien fand ich viele der bereits erwähnten sogenannten Off-Label-Medikamente (sie werden für andere als die ursprünglichen Indikationen eingesetzt), die bei diesen Patienten eventuell eine positive Wirkung zeigten. Der Arzneistoff Propranolol ist ein Betablocker, der dazu beitragen würde, den Wachstumsfaktor (VEGF) zu senken, der die Einsprossung neuer Blutgefäße für die Ernährung der Krebszellen stimuliert. Propranolol blockiert auch die Matrix-Metalloproteinasen 2 und 9 (MMP-2 und MMP-9, Enzyme) und verhindert so, dass die Gewebehülle um die Tumorzelle zusammenbricht, was der Zelle erst ermöglicht, zu metastasieren. Und lässt so diese krebsfördernde Struktur zu einer krebsfeindlichen werden. Doch Propranolol wirkt mit Dipyridamol zusammen, da beide potenzielle Blutdrucksenker sind. Ich entdeckte jedoch, dass auch Dipyridamol MMP-9 und den Wnt-Signalweg blockiert, wobei letzterer bei Krebs oft verändert ist. („Wnt“ setzt sich zusammen aus Wg für Wingless [flügellos; es wurden Beobachtungen mit der Fruchtfliege gemacht] und Int-1. Das Int-Gen fördert bei Mäusen unter bestimmten Umständen die Entwicklung von Brustkrebs; Anm. d. Übers.) Sulindac ist ein NSAR, der bei Dickdarmkrebs sehr hilfreich zu sein schien, aber sehr schwer zu bekommen war.

Ich regte die Leute dazu an, ihre eigenen Tabellen für das „kleine Problem“ zu erstellen. Doch nach ein paar Jahren war klar, dass das Konzept, auf Distanz zu bleiben, nicht funktionierte, und die Liste der Nahrungsergänzungen zu lang und zu verwirrend zu sein schien. Welche waren nun die „schweren Geschütze“, welche die wirksamsten Medikamente und Nahrungsergänzungen und warum? Die Menschen starben weiterhin und niemandem gelang es, sich irgendwelche dieser Off-Label-Arzneimittel von seinem Onkologen verschreiben zu lassen. Ich hatte allerdings einige spektakuläre Erfolge, zwei Patienten im Stadium IV leben noch und sind putzmunter, während ich das schreibe, bei beiden ist die Diagnose Endstadium mindestens 14 Jahre her und sie nutzen ausschließlich Naturheilverfahren.

Diese Erfolgsfälle waren die, die ich persönlich kennengelernt hatte und erst dann hatten sie die Bedeutung einer niedrig glykämischen Ernährung sowie die Notwendigkeit eines vollkommen ganzheitlichen Ansatzes und regelmäßiger Nahrungsergänzungen ganz genau verstanden. Ohne dieses zusätzliche Maß an Unterstützung, das wurde mir klar, könnten sie wieder von ihrem Ernährungskurs abweichen und einfach zu ihrem Onkologen zurückkehren, damit er sich um ihre Besserung kümmert. Bei einer Krankheit im Stadium IV ein verhängnisvoller Ansatz.

Je mehr ich herausfand, desto mehr schlussfolgerte ich, dass jeder Patient alle drei „Makros", die Makronährstoffe seiner Ernährung, gleichzeitig streichen musste, und zwar die schlechten Fette, die einfachen Kohlenhydrate (insbesondere Glukose) und das Protein (zum Beispiel Glutamin), um die besten Ergebnisse zu erzielen.

Trotz umfangreicher Erklärungen am Telefon und der Übersendung von Artikeln aus den Datenbanken PubMed und Medline, hatte ich das Gefühl, dass das überwiegend reine Zeitverschwendung war. Die meisten Patienten verstanden einfach nicht, wie wichtig es ist, ihre Ernährung anzupassen oder die vollkommen unzureichende „Standardversorgung" durch ein größeres Arsenal an eigenen Maßnahmen zu unterstützen. Kombinationen waren der Schlüssel und sind es immer noch. Das Buch von Professor Jane Plant *Das Leben in deiner Hand* ist ja schön und gut, wenn es darum geht, IGF-1 durch Weglassen von Fleisch, Milch und Milchprodukten zu senken, doch meinem Empfinden nach geht es einfach nicht weit genug. Ich war bei Zucker gnadenlos gewesen. Keinen Honig, keine Bananen, keine Trauben, keinen Alkohol – man musste diesen Krebs wirklich aushungern. Keine halben Sachen.

Jane Plant ist in ihrem Buch immer noch der Meinung, dass Pizza und Honig in Ordnung seien, für mich standen sie dagegen definitiv auf der Verbotsliste. Es ist wichtig, die „glykämische Last" und diese gefährlichen Insulinspitzen nach den Mahlzeiten zu verringern. IGF-1 zu umgehen war nur ein Gesichtspunkt, doch Glukose wegzulassen und den Insulinspiegel zu senken sowie gesättigtes Fett und Proteine zu verringern und gleichzeitig IGF-1 zu reduzieren, ist sicher besser.

Durch die Beobachtung, wie andere Patienten sich verhielten, konnte ich feststellen, dass die meisten von ihnen immer noch normale, weiße Kartoffeln, weißen Reis, Bananen, Brot, Honig, Trauben und Obstsäfte zu sich nahmen. Ich wusste, es würde ihnen ohne die hilfreichen Medikamente und ein besseres Verständnis davon, wie der Krebs sich selbst versorgt, nicht gut ergehen.

Ich wusste, dass ich eine aktive Rolle einnehmen musste und seufzte resigniert. Also erwischte ich mich dabei, wie ich Patienten bei der Konzeption ihrer eigenen Diagramme für das „kleine Problem“ half, ihnen dabei gegenübersaß und mit ihnen besprach, welche Veränderungen sie machen und welche Ärzte sie aufsuchen sollten. Ich wurde zur „Vermittlerin“, die sie in die richtige Richtung lenkte, damit sie die Medikamente, Ärzte und Nahrungsergänzungsmittel fanden, die sie brauchten.

Um mit einfachen Begriffen zu erklären, was bei mir funktioniert hatte, stellte ich ein Basis-Dreiecksdiagramm zusammen, aus dem die Wirkung von jedem der Medikamente ersichtlich wurde, die ich genommen hatte, um dem Krebs jeden Makronährstoff zu entziehen, den er für seine Ernährung brauchte. Nach meiner Theorie muss man ihn von allen drei Seiten des Dreiecks aushungern, ihm Fett, Protein und die einfachen Kohlenhydrate gleichzeitig entziehen, um die maximale Wirkung zu erzielen. Mit zunehmender Resistenz schaltet der Krebs von der Nutzung der Glukose auf die Nutzung von Glutamin um. Blockierte man nur einen Weg, würde er einfach einen anderen nehmen. Das macht er tatsächlich über sehr viele Energiebeschaffungswege. Der Krebs kann nicht nur Glukose und Glutamin nutzen, sondern auch Fettsäuren, Azetat und Hydroxybutyrat (Ketone) sowie Laktat. Es war wichtig zu ermitteln, welchen „Brennstoff“ er nutzte, doch damals ließen sich kaum entsprechende Forschungsansätze finden. Der Stoffwechsel galt nicht als wichtig, der Schwerpunkt lag ganz auf den genetischen Veränderungen.

Diese „Dreieckstheorie“ zum Aushungern von Krebs war ein sehr stark vereinfachendes Diagramm, das meine Theorie aber auf der Basis des spärlichen Wissens, das ich zehn Jahre zuvor hatte, bildlich und leicht erklärte.

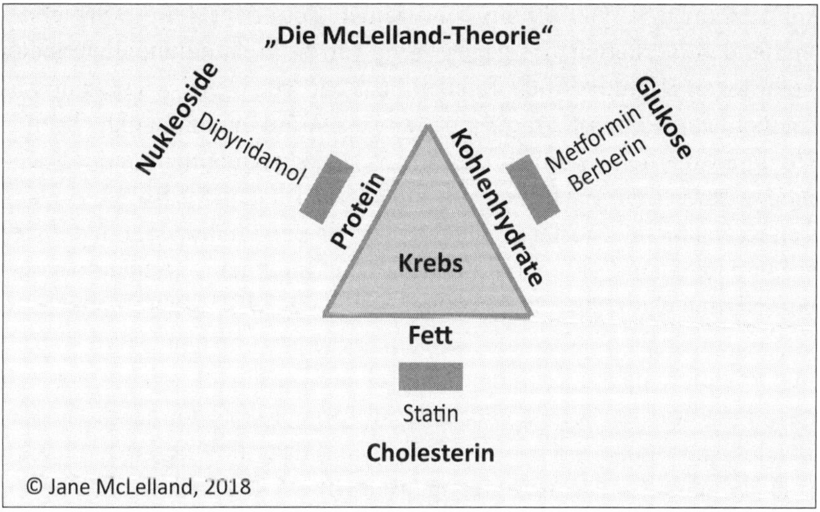

Abbildung 15.1. Meine Dreieckstheorie zum Entzug aller drei Makronährstoffe

- Dipyridamol entzog dem Körper die Nukleotide.
- Metformin und Berberin hatten die Glukose entzogen.
- Lovastatin hatte das Fett (Cholesterin) entzogen.

Sobald der Krebs ausgehungert war, versetzte ich ihm den tödlichen Schlag mit der Kombination aus Vitamin C-Infusionen, Ozon, Etodolac (NSAR) und Lovastatin; sie alle hatten die Apoptose, den Zelltod, ausgelöst. In Wirklichkeit waren die Maßnahmen, die ich ergriffen hatte, um meinen Krebs „auszuhungern", viel umfassender, als ich es oben dargestellt habe und erst in den letzten Jahren war ich in der Lage, genau zusammenzustellen, wie gut meine Kombination tatsächlich war. Dieses einfache Dreiecksdiagramm wurde für mich zu einer Schablone, in die andere Wege von Fett, Glukose und Glutamin aufgenommen werden konnten, die ich blockiert hatte und mit zunehmendem Wissen über die Energiebeschaffungswege wurde es schließlich zu meinem persönlichen U-Bahn-Plan (s. später). Eine umfassende Zusammenstellung zum Aushungern von Krebs, die für jede Krebsart verwendet und angepasst werden kann.

Patienten, die ihre Diagnose erst bekommen haben, wies ich mit Nachdruck darauf hin, wie wichtig es ist, nicht nur eine Behandlung, sondern mehrere gleichzeitig zu machen, sich nicht auf die Standardtherapie zu verlassen, die gegenwärtig für die Behandlung einer solch komplexen Krankheit unzureichend ist. Nur ein wenig Metformin zusätzlich zur Chemotherapie zu nehmen, wäre nicht genug. Ebenso wenig ausreichend wäre es, wenn man jedes Medikament einzeln nehmen würde. Man darf auch die vielen anormalen Stoffwechselwege von Krebs nicht ignorieren. Doch genau so gingen die Onkologen dieser Patienten an die Behandlung heran, mit nur einem Medikament auf einmal, und wenn dieses fehlschlug (weil der Krebs mutiert), verschrieben sie ein anderes, ohne die Bedeutung der Stammzelle anzuerkennen und inwiefern es die Veränderung ihres Stoffwechsels ist, die – wie ich nach ausführlicher Recherche schlussfolgerte – der wahre Grund dafür ist, dass der Krebs resistent wird. Er wechselt seine Energiequelle, um sich über einen neuen Weg zu ernähren. Die ständige Suche nach neuen „genetischen" Medikamenten dient nur der Pharmaindustrie, nicht dem Patienten. Ich musste meine Freunde daran erinnern, dass sie nicht Teilnehmer an einer Studie waren. Das war die Wirklichkeit und Kombinationen waren der Schlüssel, insbesondere, da die von mir vorgeschlagenen Medikamente, die sie ermitteln und nach denen sie fragen sollten, wenig oder gar nicht toxisch waren und durch jahrelange Sicherheitsdaten gestützt wurden. Die Behandlung musste absolut ein ganzheitlicher Ansatz sein. Meine Theorie war, dass die Hauptenergiequellen gleichzeitig blockiert werden mussten, um den Krebs auszuhungern. Geben Sie dem Krebs kein Pardon.

Trotz alledem war es frustrierend zu beobachten, dass Patienten immer wieder dieselben Fehler machen. Den meisten war gar nicht klar, wie viel Mühe es erforderte, um wieder gesund zu werden. Manche würden eher sterben wollen als ihre Ernährung umzustellen und große Mengen Nahrungsergänzungen und Tabletten zu nehmen (und es sind wirklich viele). Patienten widersetzen sich naturgemäß dem Gedanken, viele Medikamente zu nehmen. Und manche wollten ihren Onkologen nicht verärgern. Dieser Berufsstand ist weiterhin mehrheitlich entschieden gegen jede komplementäre Maßnahme und tut die Ernährung als untaugliches Mittel ab. Solche Patienten würden lieber widerspruchslos alles tun, was ihnen gesagt wird und all ihr Vertrauen in den weißen Kittel und das „System" setzen.

Bei diesen Patienten war alles in den Wind gesprochen. Ich konnte nur denjenigen helfen, die bereit und willens waren, es mit der Krankheit aufzunehmen, Patienten, die das Scheitern des gegenwärtigen Medizinsystems erkannten und in der Lage waren, die zusätzlichen notwendigen Maßnahmen zu ergreifen. Je weiter fortgeschritten die Krankheit war, desto mehr mussten sie tun. Ich konnte ihnen nur meine Vorschläge und meine Unterstützung anbieten.

Kapitel 16

Zwei Rückschritte in Zeitlupe

Eines Tages, es war im Jahr 2012, rief mich meine Freundin Louise an.

„Rachel hat gerade aus Dubai mit mir telefoniert", sagte sie, und ihre Stimme brach. „Sie erzählte mir, dass ihr dreifach negativer Brustkrebs gestreut hat. Kannst du ihr helfen?" (Charakteristisch für diese Tumorart ist, dass sowohl Östrogen- als auch Progesteron- sowie HER2/neu-Rezeptoren [humaner epidermaler Wachstumsfaktorrezeptor 2] fehlen. Das macht die Behandlung dieser eher aggressiven Tumorart sehr schwierig, weil viele bisher zugelassene, zielgerichtete Therapien nicht angewendet werden können; Anm. d. Übers.).

Rachel war eine gemeinsame Freundin aus Guernsey. Sie hatte zwei kleine Kinder unter fünf Jahren und sie war mit der Familie nach Dubai gezogen. Ich zuckte zusammen. Dreifach negativ hat von allen Brustkrebsarten die schlechteste Prognose – er spricht nicht auf eine hormonelle Behandlung oder eine Behandlung mit Herceptin, einem monoklonalen Antikörper, an. Zur Behandlung gehört meist eine anstrengende Kombination aus Operation, Strahlentherapie und Chemotherapie. Wenn man den Krebs beim ersten Mal nicht beseitigt, schreitet er rasch fort. Kommt es zu einem Rezidiv, wird das Überleben in Monaten gemessen.

Ich sprach im Laufe der Woche noch selbst mit Rachel. Sie war in Tränen aufgelöst.

„Der Onkologe sagte mir geradeheraus, dass jeder sterben muss, als wäre das normal", schluchzte sie. „Aber ich bin doch erst 40. Ich habe kleine Kinder. Krebs **ist** nicht normal. Ich will nicht sterben. Ich will meine Kinder aufwachsen sehen und erleben, dass sie selbst Familie haben. Das ist einfach nicht fair.“

Ich war entsetzt über den herzlosen Kommentar ihres Arztes. Nicht zum ersten Mal fragte ich mich, ob es für manche Onkologen ein perverser Kick ist, wenn sie ihren Patientinnen und Patienten sagen, dass sie sterben werden. Sie verfügen über so viel Macht – sie führen Entscheidungen herbei, entweder durch eine palliative Untertherapie, das heißt, einen zu geringen Umfang beziehungsweise eine mangelnde Intensität von Therapiemaßnahmen oder umgekehrt durch eine Übertherapie mit großen Mengen an Chemotherapie und immuntherapeutischen Medikamenten.

Rachels Diagnose, ein Sekundärtumor im Mediastinum (dem Bereich zwischen den beiden Lungenflügeln), war bereits Monate zuvor gestellt worden, doch man hatte ihr ihre Prognose eben erst mitgeteilt. Viele Onkologen glauben, dass sie den Patienten und die Familie schützen, wenn sie nicht gleich am Anfang mit der Sprache herausrücken, und ich kann verstehen, dass sie davor zurückschrecken, die wahren Fakten auf den Tisch zu legen. Doch das ist sarkastisch und grausam. Wenn Patienten über ihren Zustand im Dunkeln gelassen werden, bis sie fast schon auf dem Totenbett liegen, bleibt ihnen keine Zeit, um die Diagnose zu akzeptieren, Pläne zu machen und andere Behandlungsmethoden zu finden. Die verzweifelte Suche nach Alternativen in diesem Stadium ist herzzerreißend. Ich sehe das immer wieder.

Onkologen betrachten dieses langsame Zusteuern auf den Aufprall als unvermeidlich, unaufhaltsam und chaotisch. Ihre Aufgabe ist es, lediglich den Schlag mit lindernden Behandlungen abzufedern und der Familie das Einsammeln der Scherben zu überlassen. Das ist aus ihrer Sicht ihre Aufgabe. Kein Wunder, dass sich nur die robustesten Persönlichkeiten von der Onkologie angezogen fühlen.

Oft wird einem Patienten ein Stück Papier mit einem kryptischen Code wie T3N2M1 ausgehändigt, in der Hoffnung, er macht sich über dessen genaue Bedeutung selbst bei Dr. Suchmaschine kundig. Der Code kann jemanden leicht dazu verleiten, zu glauben, er sei erst im Stadium III, während M1 vielmehr für Fernmetastasen und damit für das Stadium IV steht. Patienten werden in ein falsches Gefühl von Sicherheit eingelullt und erst mit der harten Realität ihrer Lage konfrontiert, wenn weitere Zeit vergangen ist und die Möglichkeit für einen wirksamen Einsatz anderer Behandlungsmodalitäten schwieriger wird.

„Ich glaube, du solltest nach England zurückkommen, um eine zweite Meinung einzuholen", sagte ich zu Rachel.

Also vereinbarte sie einen Termin bei einem der englischen Spitzenonkologen, Professor Justin Stebbing, in London. Als sie ankam, setzten wir, Rachel, Louise und ich, uns um meinen Küchentisch und verbrachten den ganzen Nachmittag damit, einiges durchzusehen, was ich für sie recherchiert hatte. Ich zeichnete ihr Diagramm für das „kleine Problem" und hatte Metformin, Lovastatin und Etodolac miteinbezogen. Ich ging mit ihr die Argumentation durch.

Mein Vorschlag war, dass sie das Diagramm zu ihrem Termin bei Professor Stebbing mitnahm, aber sie zögerte. Sie war von der Diagnose zu sehr überfordert, um zu wissen, was sie tun sollte.

Also ging sie stattdessen zusammen mit Louise zu ihrem Termin und hatte eine Liste mit Fragen dabei, unter anderem, ob er ihr Metformin und Lovastatin verschreiben könne, ob ihr Tumor entzündlich sei und um einen Entzündungshemmer (NSAR) zu bitten. Ich hatte zu erklären versucht, wie Entzündungsherde den Krebs vorantreiben.

Damals konnte ich nicht genug Datenmaterial finden, das die Hinzunahme von Dipyridamol bei einem dreifach negativen Brustkrebs unterstützen konnte[80], doch ich hoffte, Professor Stebbing dachte eventuell, die Verschreibung der anderen drei Medikamente würde sich angesichts der Tatsache lohnen, dass sie im Stadium IV, dem „Endstadium" war. Es war sicher nur vernünftig, dass man Patienten gestatten sollte, nach Behandlungsmethoden zu suchen, die helfen könnten, ihr Leben zu retten. War das nicht menschlich?

Bei ihrem Termin vergaß Rachel, überhaupt irgendetwas über die Offlabel-Medikamente zu fragen. Louise berichtete mir, sie habe sich bei ihrem Gespräch mit Professor Stebbing die ganze Zeit hinter ihrem Schal versteckt, wahrscheinlich, um ihre Tränen zu verbergen. Ich bestand darauf, sie das nächste Mal zu begleiten. Sie war einverstanden.

Also betrat ich einen Monat später zusammen mit Louise und Rachel Professor Stebbings Sprechzimmer. Unser gemeinsamer „Einmarsch" zu dritt muss ein seltsamer Anblick gewesen sein. Ich erklärte, dass ich mitgekommen sei, um Rachel bei einigen Entscheidungen zu unterstützen. Mit ihrer Erlaubnis stand ich auf und breitete das Diagramm für das „kleine Problem“ im A3-Format auf seinem Schreibtisch aus. Seine Augen weiteten sich überrascht! Ich wusste sofort, dass der Professor etwas in der Art noch nie zuvor gesehen hatte! Wer war diese verwegene Frau?

Das Diagramm enthielt viele verschiedene Vorschläge, von Vitamin C-Infusionen über die stereotaktische Strahlentherapie, den hochintensiven fokussierten Ultraschall bis zu den konventionelleren PARP-Hemmern (mit denen er sich bereits beschäftigte). Ihre Nahrungsergänzungen, die Ernährung und Vorschläge zur Entgiftung waren ebenfalls enthalten. Und natürlich Metformin, Lovastatin und ein NSAR wie Etodolac.

Ich ignorierte seine Fassungslosigkeit völlig, stand da und ratterte die möglichen Vorzüge von Metformin und einem Statin herunter. Habe er diese je verschrieben? Und exprimiere ihr Tumor COX2? Was halte er vom Einsatz eines nicht-steroidalen Entzündungshemmers?

Als er sich von seinem anfänglichen Schock erholt hatte, führten wir eine längere Diskussion über die Anwendung von Komplementärbehandlungen.

Bezüglich der Vitamin C-Infusionen war er sich nicht sicher, aber er war einverstanden, dass sie das und die photodynamische Therapie versuchte. Nach reichlicher Erwägung, aber keiner offenen Ablehnung, sagte er, er könne die Medikamente nicht verschreiben.

„Sie gelten nicht als Standardbehandlungen bei Krebs und ich möchte sie nicht ohne randomisierte klinische Studien verschreiben.“ Hatte er gesagt.

Egal. Ich hatte diesen Ausgang vorhergesehen und bereits einen Termin für sie gleich um die Ecke bei Dr. Kenyon vereinbart, der, so hoffte ich, einige der Medikamente verschreiben konnte.

Zu dem Zeitpunkt hatte Rachel einen ziemlich großen Tumor im Mediastinum. Professor Stebbing und ich wussten, dass mit den medizinischen Standardbehandlungen allein ihre Krankheit nicht lange im Griff zu behalten war. Sie würden ihr nur ein paar Monate Zeit bringen, doch das sagten wir in ihrer Gegenwart nicht.

Eine Stunde später machte Dr. Kenyon einige Tests. Rachels Leberfunktion war offenbar immer noch gut und sie war in diesem Stadium nicht durch die Chemotherapie zu Grunde gerichtet worden. Sofern sie mit der photodynamischen Therapie beginnen wollte – es sah alles gut aus. Doch Rachel hatte andere Vorstellungen. Sie fühlte sich mit alternativen Behandlungen einfach nicht wohl. Sie wollte bei der konventionellen Behandlung bleiben, auch wenn sie mit der Einnahme von Metformin einverstanden war, und so stellte ihr Dr. Kenyon mit ein wenig Ermunterung meinerseits ein Rezept aus.

Ich traf Professor Stebbing mehrere Male zusammen mit Rachel und er gab mir seine E-Mailadresse. Wir diskutierten gemeinsam über Behandlungen, die sie schließlich beschlossen hatte weiterzuverfolgen, wie etwa die stereotaktische Radiotherapie. Und trotz des großen Tumors zwischen ihren Lungenflügeln blieb Rachel weitere 22 Monate am Leben. Wertvolle Zeit mit ihrer jungen Familie.

Als sie starb, empfand ich das trotz meiner Bemühungen als ein persönliches Scheitern. Ich wünschte, es wäre mir gelungen, ihr all die Medikamente zu besorgen, die sie meiner Meinung nach gebraucht hatte. Einen richtigen Cocktail, der mehrere Energiebeschaffungswege ins Visier nahm. Der dreifach negative Brustkrebs (TNBC) ist kompliziert. Welche Energie nutzt er, die andere Krebsarten nicht nutzen? Dieser Krebs gehört zu den am schwersten zu besiegenden Krebsarten. Rachel zu Ehren würde ich es zu meiner Mission machen, diesen Weg zu finden. Wenn es mir gelingen könnte zu ermitteln, was für einer das war und wie man ihn blockierte, würde das vielleicht dazu beitragen, diese furchtbare Krankheit rückgängig zu machen, die zu viele junge Mütter befiel.

Ein paar Monate später wurde ich wieder um Hilfe für eine Frau gebeten, die mit einem malignen Melanom diagnostiziert worden war. Also traf ich mich mit Beth und ihren Söhnen, die beide in den Zwanzigern waren. Wir saßen alle in meiner Küche und stellten gemeinsam einen Behandlungsplan auf. Ich umriss ein Diagramm für das „kleine Problem“ und zeigte ihnen das rudimentäre Dreieck für das Aushungern von Krebs. Wir prüften jede Menge verschiedener natürlicher Behandlungsansätze, die sie eventuell versuchen sollte sowie alte Medikamente. Jeder war glücklich über den Weg, den sie für sich gewählt hatte. Es war wichtig, dass sie die Entscheidungen traf. Sie hatte das Gefühl, dass es sinnvoll wäre, wenn ich sie zu ihrem Facharzt am Royal Marsden Hospital, der bekanntesten Krebsklinik im Vereinigten Königreich, begleiten würde.

Aus der Forschungsarbeit von Dr. Betty Rhodes in den 1980ern mit Melanompatienten am St. Helier Hospital wusste ich, dass Dipyridamol hilfreich für Beth wäre. Es gelang mir sogar, die Originalarbeit aus der Fachzeitschrift *The Lancet* zu beschaffen. Doch Onkologen davon zu überzeugen, etwas zu verschreiben, was nicht den offiziell zugelassenen Indikationen entsprechend verwendet werden sollte, also offlabel, würde in diesem Bollwerk der schulmedizinischen Behandlungen besonders schwer sein. Aber wir waren uns einig, dass es einen Versuch wert sei.

Wir fügten ihrer Liste ein Statin und einen Entzündungshemmer (NSAR) hinzu, da ich über beide vielversprechende Artikel mit Bezug zu Melanomen gefunden hatte. Damals konnte ich nicht viele Nachweise für Metformin finden, also hielt ich mich einfach an drei Medikamente: Dipyridamol, ein Statin und einen NSAR. In der nachfolgenden Woche traf ich Beth im Krankenhaus.

Sie begrüßte mich, als ich ins Wartezimmer des Royal Marsden Hospital kam, das voll von niedergeschlagenen, schweigenden Patienten und Familien war. Man konnte dort nur stehen. Ihre Söhne konnten an diesem Tag nicht dabei sein, und Beth machte mich mit ihrem Bruder und ihrer Schwester bekannt, die stattdessen mitgekommen waren. Beide musterten mich misstrauisch, sie hießen meine Anwesenheit ganz eindeutig nicht gut.

Als wir ins Sprechzimmer kamen, stellte ich mit einiger Bestürzung fest, dass der Behandler einer „vom alten Schlag" war. Er blickte uns über seine Lesebrille prüfend an, während wir Platz nahmen.

Beth, die durch ihren neuen Behandlungsplan optimistisch gestimmt war und das Gefühl hatte, ihre Krankheit jetzt mehr unter Kontrolle zu haben, begann gleich draufloszureden, wie viel besser es ihr gehe, seit sie den Zucker von ihrem Speiseplan verbannt habe. Leider wurde dadurch der Ton für die ganze Besprechung gesetzt. Die Ernährung war das Letzte, worüber der Facharzt diskutieren wollte.

„Ich habe bereits erklärt, dass die Umstellung Ihrer Ernährung reine Zeitverschwendung ist", sagte er, als würde er mit einem ungehorsamen Kind schimpfen. „Das hat sich für Krebspatienten noch nie als hilfreich erwiesen, und alles, was Sie tun, ist, dass Sie sich in einem kritischen Stadium etwas vorenthalten, in dem Sie sich eigentlich entspannen und essen sollten, was Sie am liebsten mögen", fügte er hinzu.

Also könnte sie sich genausogut den Bauch mit Schokolade vollschlagen, weil sie ohnehin sterben würde? Kein Wunder, dass Patienten die Klinik als „Royal Mars Bar“, „Königlichen Schokoriegel“ bezeichneten.

„Ich würde gerne wissen, was Sie davon halten, wenn sie es mal mit der photodynamischen Therapie versuchen würde“, fragte ich und bedauerte sofort, dass mir das herausgerutscht war. Ich konnte sehen, wie sein gelassenes Auftreten umschlug – von Toleranz in Verärgerung.

Er sah mir mit eisigem Blick direkt ins Gesicht.

„Dafür gibt es auch keine Nachweise, dass es hilft“, antwortete er kurz. „Sie wirft nur ihr Geld zum Fenster hinaus.“[81]

Wenn das ein schwieriges Thema war, dann wurde es richtig anstrengend, wenn es um die Offlabel-Medikamente ging. Beth zuliebe musste ich versuchen, etwas für sie herauszuholen. Sich allein an die Standardtherapie zu halten, wäre zum Scheitern verurteilt.

„Okay. Wir stellen diesen Gedanken zurück“, sagte ich, nur um ihn bei Laune zu halten. „Ich habe mir auch ein paar Offlabel-Medikamente angeschaut, die eventuell helfen könnten“, fügte ich nervös hinzu. „Das hier ist ein Artikel in *The Lancet*, der aufzeigt, dass Dipyridamol, ein Thrombozytenaggregationshemmer, dazu beitragen könnte, die Metastasierung zu stoppen. Bei mehreren Patienten im Stadium IV wurde das Fortschreiten der Erkrankung damit unterbunden.“

Ich reichte ihm den Artikel. Er nahm das Stück Papier wortlos und starrte darauf. Ich fuhr fort:

„Dipyridamol hat auch virenhemmende Eigenschaften, und der Artikel weist darauf hin, dass das Melanom auch eine virale Komponente haben könnte.“

„Das ist kein Nachweis! Das ist keine randomisierte klinische Studie! Das ist eine Studie mit wenigen Patienten, die von 1985 stammt!“ Er gab ein schnaubendes Geräusch von sich, und der Artikel landete wieder bei mir. Beth warf mir einen Blick zu, blinzelte und rollte die Augen, was heißen sollte: „Genau die Reaktion, die wir erwartet haben.“

„Ich weiß, die Arbeit ist alt, aber was, wenn sie übersehen worden ist?“, fügte ich hinzu und war verärgert. Nur weil sie nicht neu war, hieß das doch nicht, dass das nicht funktionieren würde. Das war, als würde man sagen, die Beatles sind schlechte Musiker, weil sie sich 1970 aufgelöst haben.

„Und wie wäre es mit einem Blick auf ein Statin?“ Ich holte den nächsten Artikel heraus. Mir war bewusst, dass ich schnell an Boden verlor.

„Und von wann ist diese Forschungsarbeit“, fragte er.

„Hm … von 2005, sie wurde im Fachmagazin *Melanoma Research* veröffentlicht“, sagte ich.

„Wir haben 2013! Würden wir das nicht längst einsetzen, wenn es in irgendeiner Weise nützlich wäre?“

„Also glauben Sie nicht, dass Statine hilfreich sein könnten? Möchten Sie den Artikel lesen?“ Ich sprach mit leiser Stimme. Offenbar nicht. Der Onkologe wandte sich an Beth.

„Ich würde gerne mit Ihnen sprechen. Allein.“

Mensch, das war nicht gut gelaufen. Ich wusste, dass ich auf Widerstand stoßen würde, aber es war weitaus schlimmer gewesen, als Beth oder ich erwartet hatten.

Er stand auf, öffnete die Tür und bedeutete ihrem Bruder, ihrer Schwester und mir, den Raum zu verlassen, wobei er mir beim Hinausgehen wieder einen besonders finsteren Blick zuwarf. Ich wandte mich um, um zu schauen, ob mit Beth alles in Ordnung war, und er schlug mir die Tür vor der Nase zu.

Ich konnte ihn in hitzigem Tonfall mit Beth sprechen hören. Ich fühlte mich schlecht. Ich hatte versucht zu helfen, und es war nicht fair, dass sie zwischen die Fronten geraten war. Ich war aber auch aufgebracht, dass er so respektlos gewesen war, ohne all die Nachweise überhaupt zu prüfen. Wo hatte der Patient hier eine Wahl?

Doch was dann mit mir geschah, war wirklich schockierend. Auf dem Gang griffen mich ihre Geschwister an. Dave war ein gutes Stück größer als ich und drückte mich an die Wand.

Sie schrien mich an, und Dave stieß mir mit seinem Finger in die Brust.

„Was zum Teufel glauben Sie, wer Sie sind?! Sind Sie Ärztin? Wie können Sie es wagen, einem Onkologen Vorschläge zu machen! Sie haben kein Recht, sich in ihre Behandlung einzumischen!“

Ich stand da und versuchte ruhig zu atmen. „Ich… ich versuche nur, ihr zu helfen“, stammelte ich.

So etwas war mir bisher noch nie passiert. Ich wollte unbedingt raus hier. Es hatte wenig Sinn, sich auf eine Diskussion mit ihnen einzulassen, sie waren nicht in der Stimmung zuzuhören. Ich entwand mich ihnen und steuerte rasch auf die Tür zu.

„Wagen Sie es ja nicht, wieder Kontakt mit ihr aufzunehmen!“, rief ihre Schwester hinter mir her.

Krebs ist für die ganze Familie eine verwirrende und furchtbare Erfahrung, und ich wusste, dass sie nur taten, was sie im Interesse ihrer Schwester für das Beste hielten. So sehr ich mir auch einredete, dass sie sich nur übermäßig beschützend verhielten, war ich dennoch über diesen körperlichen und verbalen Übergriff äußerst erschüttert.

Sobald ich außerhalb des Krankenhauses in Sicherheit war, schickte ich Beth eine Nachricht, dass ich dringend nach Hause gehen musste. Sie ahnte wahrscheinlich, dass ihre Geschwister unverschämt zu mir gewesen waren, doch ich habe nie erzählt, was passiert war. Beth und ihre Söhne hätten sich geschämt, wenn sie es je erfahren hätten. Sie hatte genug am Hals.

Einer verzweifelten Patientin zu helfen war eine Sache, aber mit abwehrenden wütenden Verwandten umzugehen, war etwas ganz anderes! Ich schwor mir, nie wieder jemanden zu einem Arztbesuch zu begleiten. Das war nicht gut für meine eigene Gesundheit! Aber wie würden Patienten jemals an diese Medikamente herankommen? Das schien eine unlösbare Aufgabe zu sein. Onkologen waren die Hände durch strenge Vorschriften gebunden. Gott bewahre, dass sie irgendetwas so Innovatives verschreiben sollten wie niedrig dosiertes Aspirin, um einem sterbenden Patienten zu helfen!

Später schickte ich Beth zu Dr. Callebout, doch sie bat ihn nie um Dipyridamol oder eines der anderen Medikamente. Ich glaube, der Onkologe am Royal Marsden Hospital hat ihr das gründlich ausgeredet. Warum war er so feindselig und wütend gewesen? Und warum sollte sie nicht versuchen, sich mit allen nur erdenklichen Mitteln selbst zu retten? Hatte der Onkologe sich bedroht gefühlt, weil ich seine Autorität infrage stellte? Patientenorientierte Versorgung sah anders aus!

Zu meinem Entsetzen erfuhr ich, dass sie sechs Monate später starb.

Ich hatte das Gefühl, wieder versagt zu haben. Ich fragte mich unwillkürlich, wie es ihr ergangen wäre, wenn sie nur einen Medikamenten-Cocktail genommen hätte. Wann würden die Onkologen aufwachen? Konnten sie nicht sehen, wie streng und unflexibel sie waren?

Gegenüber jedem Vorschlag verschlossen, aus überhaupt nicht nachvollziehbaren Gründen. Was um alles in der Welt ist bei diesem Berufsstand schiefgelaufen, dass ihre Vertreter sich weigerten, Patienten die Möglichkeit zu geben, sich selbst zu retten. „Entweder du tust, was ich sage oder du fliegst raus! Ich bestimme die Richtung." Die Onkologie war so verkorkst – und die Patienten waren die Leidtragenden.

Sobald Ihre Diagnose Stadium IV lautet, haben Sie wenige Optionen, außer in die Tretmühle zugelassener Medikamente einzusteigen, von denen keines je irgendjemanden im fortgeschrittenen Stadium der Krankheit wirklich geheilt hat. Neue Medikamente und Studien werden in der Presse so übermäßig hochgejubelt, dass die Menschen zu viel Vertrauen in sie setzen. Die Pharmaindustrie hat die Ärzteschaft und insbesondere den wehrlosen Patienten dazu verleitet zu glauben, dass die moderne Medizin und ihre patentgeschützten Medikamente die Lösung für alles sind. Es ist nur natürlich zu glauben, dass das neueste Medikament besser sei als das vorherige. Wenn man sich aber die Statistiken vornimmt, dann ist das leider nicht der Fall.

Das Budget des staatlichen Gesundheitswesens in Großbritannien ist sehr knapp bemessen. Daher wird bei Patienten im Stadium IV, dem Endstadium, die erste schulmedizinische Behandlungsoption, eine gleichbleibend hochdosierte Chemotherapie, eingesetzt. Die Nebenwirkungen greifen bekanntermaßen das Immunsystem an und können es massiv schädigen. Ein intaktes Immunsystem ist aber von wesentlicher Bedeutung für das langfristige Überleben. Wer als Stadium IV-Patient die Chemotherapie übersteht, kann mit den neueren und oft phänomenal teuren Immuntherapien weiterbehandelt werden. Zu diesem Zeitpunkt sind diese allerdings weniger wirksam, da das Immunsystem mit den Folgen der Chemo zu kämpfen hat. Und wir fragen uns, warum das Vereinigte Königreich die niedrigsten Überlebensraten in Europa hat.

Im System des NHS spielt man in diesem Fall ein tödliches Leiterspiel, wenn man nur schulmedizinische Therapien anwendet. (Das Leiterspiel ist ein Brettspiel für Kinder, bei dem man mit seinem Spielstein dem Ziel näherkommt oder wieder zurückfällt, je nachdem wo man durch die Augenzahl auf dem Würfel landet. In England gib es das Spiel unter dem Namen Snakes and Ladders: Kommt man auf eine

Schlange, muss man zurückgehen, kommt man auf eine Leiter, geht es voran; Anm. d. Übers.) Kommt der Krebs nach zunächst überstandener Chemotherapie wieder (was der Fall sein wird – die Chemotherapie allein kann die Krebsstammzellen nicht abtöten), wird vielleicht eine Rettungsleine angeboten, eine „Leiter" in Form eines gezielten Medikaments, um wieder „nach oben zu klettern". Wenn es zur Verfügung steht, greift man zu, dankbar, aber müde und erschöpft durch die vorausgegangene Behandlung. Hat man Glück, wirkt dieses neue Medikament eine Weile, doch nur kurzfristig – die durchschnittliche Lebensverlängerung mit gezielten Medikamenten beträgt in diesem Stadium etwa zwei oder drei Monate. Wumm! Man landet wieder auf einer „Schlange" und rutscht zurück. Hat man noch einmal Glück, wird man mit einer anderen Behandlungslinie ein weiteres Mal „gerettet", vielleicht mit einem neueren Immuntherapeutikum. Die Hoffnungen steigen wieder und werden erneut zerstört, wenn der Wirbel um das neue Präparat die Erwartungen nicht erfüllt. Es gibt keine Leitern mehr. Nur noch Schlangen.

Das ganze Paradigma der Krebsbehandlung ist falsch.

Der Krebs besteht aus zwei Zelltypen, den Stammzellen und den sich schnell teilenden Zellen. Es wird nichts getan, um auch die Stammzellen zu erfassen. Und dabei sind sie diejenigen, die für die Metastasenbildung verantwortlich sind. Sie befinden sich im Zentrum jedes Tumors und bleiben von den schulmedizinischen Behandlungen unberührt. Chemotherapie, Strahlentherapie und die neueren gezielten Medikamente sind kurzfristige Lösungen, da sie die Stammzellen außen vor lassen, die wieder wachsen und resistenter werden.

Es ist ein mittelalterliches, grausames und herzloses Spiel. Und es wäre so einfach, es anders zu gestalten, wenn sich die Ärzteschaft die Verwendung von Cocktails von Medikamenten ansehen würde und nicht nur diejenigen, die auf die Gene und die sich schnell teilenden Zellen abzielen, sondern diejenigen, die auch die Stammzellen angreifen.

Als Patienten müssen wir uns dieses abscheulichen Spiels bewusst sein, das die Pharmaunternehmen mit uns spielen; während wir uns ans Leben klammern, gehen sie mit unserem Körper ähnlich gnadenlos um wie mit den Mäusen im Labor. Wann verschreiben Onkologen Off-Label-Medikamente neben der schulmedizinischen Versorgung? Es muss sicherlich bald geschehen. Wir schrieben damals, wie der Arzt am Royal Marsdan Hospital betonte, das Jahr 2013. Wann wacht dieser Berufsstand endlich auf?

Kapitel 17

Meinen Stamm finden

Im Februar 2015 las ich zu meiner morgendlichen Tasse Tee (grünem, natürlich) in aller Ruhe Zeitung, als mir ein Artikel im *The Telegraph* auffiel.[82] Ich horchte auf, als ich bemerkte, dass es um Krebs und den Einsatz alter Off-Label-Medikamente ging! Endlich!

Ein Professor der Psychologie, Ben Williams, war 20 Jahre zuvor mit einem unheilbaren Gehirntumor diagnostiziert worden. Er hatte sich an die herkömmliche Schulmedizin gehalten, sich operieren, mit Chemotherapie behandeln und bestrahlen lassen, doch er heilte sich vollständig mithilfe von ein paar Medikamenten, die er recherchiert und in sein Krebs-Programm aufgenommen hatte. Jemand anders, der durch einen Cocktail von alten Medikamenten wieder gesund geworden war! Hurra!

Er hatte Verapamil, einen Kalziumkanalblocker, während seiner Chemotherapie genommen (eine weitere Wirkung von Berberin), ein Antibiotikum namens Accutane (Wirkstoff Isotretinoin), das normalerweise bei Akne eingesetzt wird, ein Vitamin A-Analogon (das Mevalonat ein wenig blockiert – ich hatte ein Statin genommen), wofür man damals die Grenze nach Mexiko überschreiten musste, um es zu bekommen. Er hatte auch Tamoxifen genommen, das neben seiner Östrogen-blockierenden Wirkung ein IGF-1-Hemmer ist, also den insulinähnlichen Wachstumsfaktor 1 hemmt. (Ich nahm nun täglich Metformin als IGF-1-Hemmer, sowohl wegen seiner Vorzüge als Antikrebs- als auch als Anti-Aging-Mittel).

Beim Weiterlesen fiel ich fast vom Stuhl. Es gab eine neue Klinik in der Harley Street, direkt hier in London, die eine mit meiner Kombination fast identische Medikamentenkombination: Metformin, ein Statin und zwei andere Medikamente untersuchte. Mein Gott. Diese neue Klinik, die sich Care Oncology Clinic nannte, untersuchte den Einsatz dieser Medikamente als Ergänzung zur schulmedizinischen Behandlung, so wie ich es immer vorgeschlagen hatte. Zwei von ihnen hatte ich bisher in der Onkologie weder gesehen noch hatte ich von ihnen in diesem Zusammenhang gehört: Doxycyclin (ein Antibiotikum) und Mebendazol (gegen Parasiten). Allerdings gab es nirgendwo einen Hinweis auf Dipyridamol. Doch man wollte künftig ein NSAR, einen Entzündungshemmer, zu manchen Behandlungsprogrammen hinzugeben. Vielleicht könnten sie ja auch Dipyridamol in ihr Programm aufnehmen!

Noch unfassbarer – der Chefarzt der Onkologie an der Care Oncology Clinic war kein anderer als Professor Justin Stebbing! Laut dem Artikel leitete er diese neue Klinik in der Harley Street und verschrieb genau die gleichen Off-Label-Medikamente, die ich ihn gebeten hatte Rachel zu verschreiben!

Was mich überkam, kann ich nur als eine Art übersinnlichen Rausch beschreiben. Eine Gänsehaut oder wie immer Sie es nennen wollen, die Empfindung war unglaublich. Meine Füße und Beine begannen zu kribbeln und ein Prickeln fuhr heiß durch meinen ganzen Körper, den Rücken hinauf und an den Armen hinunter.

Es heißt, es gebe zwei große Augenblicke im Leben, der erste ist, wenn man geboren wird, der zweite, wenn man erkennt, dass man geboren wurde. Das war dieser Augenblick.

Als ich den Artikel zu Ende gelesen hatte, war ich überzeugt davon, dass jemand schließlich den Krebscode geknackt hatte, und die Lösung tatsächlich darin bestand, Kombinationen einzusetzen, um den Krebs auszuhungern, wie ich es immer geglaubt hatte. Ich musste mich mit diesen Menschen treffen. Ich wollte mehr über die Medikamente wissen, die sie gewählt hatten und warum sie funktionieren könnten.

Bei Doxycyclin handelte es sich um ein Antibiotikum und bei Mebendazol um ein Wurmmittel, das häufig Kindern mit Madenwürmern gegeben wurde. Ich hatte mich immer gefragt, ob Krebs eventuell nicht durch „zufällige genetische Mutationen“ verursacht, sondern vielleicht durch etwas so Simples wie eine Co-Infektion verschiedener Mikroben ausgelöst wurde. Diese Medikamente hatten zweifellos Wirkungen, die über die rein antimikrobiellen hinausgingen. Beeinträchtigten Mikroben die Mitochondrien, die „Kraftwerke" der Zelle, oder funktionierte Doxycyclin, weil es auf die Mitochondrien, auf den Stoffwechsel einwirkte, da sie in grauer Vorzeit einmal Bakterien waren? Wenn Viren als Verursacher von Krebs bekannt waren, war es dann so abwegig zu denken, dass andere Mikroben wie Bakterien, Hefen und Parasiten sich auch auf den Krebs auswirken könnten? Gehörte das zu ihrer Funktionsweise? War es ein verändertes Mikrobiom, das Milieu oder Terrain um den Krebs herum, was sich auch auf seine Entstehung auswirkte?

In dem Artikel wurden verschiedene Medikamente aufgezählt, die von der sogenannten ReDo-Kampagne (das Nutzen von Medikamenten für einen neuen Zweck) auf ihr Potenzial gegen Krebs untersucht werden. Cimetidin war dabei, das ich wegen seiner immunstärkenden und gegen den Krebs gerichteten Wirkungen ein paar Jahre davor auch einige Monate lang genommen hatte, doch Dipyridamol tauchte nirgends auf. Egal, die Care Oncology Clinic war an den anderen Medikamenten dran! Ich kann Ihnen gar nicht sagen, wie sehr mich das freute und wie aufgeregt ich war!

Ich stand auf, tanzte wie eine Verrückte in der Küche herum und brach dann schlagartig in Tränen aus. Die Emotionen brachen nur so aus mir heraus. Mir wurde klar, dass das alles ändern würde. Ein Hochgefühl, dass es schließlich eine ernsthafte wesentliche Veränderung in der Krebsbehandlung geben könnte. Ihr könnt mich mal alle gernhaben, Ihr arroganten Onkologen, die Ihr mich ignoriert habt! Diese Studie würde nachweisen, dass ich recht hatte, ich wusste es! Ich war so aufgeregt, dass ich endlich wusste, wohin ich die vielen Patienten schicken konnte, die sich um Hilfe an mich wandten. Diese Klinik bedeutete, dass ich mich nicht mehr allein gegen die Ärzteschaft zu Wehr setzen, mir die Tür vor der Nase zuschlagen, mich verspotten, auslachen, schlecht machen und mir die Finger in die Brust stoßen lassen musste. Hier wurde alles bestätigt, was ich gesagt und über Krebs gedacht hatte und was als lächerlich abgetan worden war.

Wie konnte eine einfache Physiotherapeutin am Leben bleiben, auch wenn sie das Stadium IV überlebt hatte, wenn so viele angesehene Krebswissenschaftler starben? In den Augen der Mediziner hatte ich eine Spontanremission (die medizinisch nicht erklärbar ist; Anm. d. Übers.), eine Anekdote, eine medizinische Ausnahme. Nun hatte ich meine Mitstreiter gefunden, die sich gegen diese fest eingewurzelten Dogmen zur Wehr setzten – und zwar nicht auf der anderen Seite der Welt, sondern hier, direkt in London! Ich konnte es kaum glauben!

Mit Bestürzung wurde mir klar, dass ich mein Buch am Ende doch schreiben musste, und das Schreiben würde wieder viele schmerzliche Erinnerungen aufrühren. Doch ich machte mir Sorgen, dass sich diese Klinik ohne meine Unterstützung schwertun würde. Ich kannte den britischen sogenannten Cancer Act von 1939, das Gesetz, das ihnen verbot, für sich zu werben. (Ab diesem Zeitpunkt war es in Großbritannien verboten, über alternative Heilungsmethoden bei Krebs zu sprechen oder zu schreiben; Anm. d. Übers.) Sie würden einen Patienten brauchen, der ihre Sache vertrat. Und ich war Patientin Null.

Ich wollte nicht, dass der Krebs wieder eine zentrale Rolle in meinem Leben einnahm. Ich wollte ihn unbedingt hinter mir lassen, meine Kämpfe sollten vergessen werden, die Menschen nie erfahren, was ich durchgemacht hatte. Aber meine Geschichte musste erzählt werden. Patienten mussten wissen, dass ich das Gleiche durchgemacht hatte wie sie, dass ich auch die Sorgen, die Traurigkeit, die Verzweiflung gespürt hatte. Ich musste sie wissen lassen, dass es Hoffnung gab und so viel mehr, was sie tun konnten. Doch das würde auch bedeuten, dass ich vertrauliche Details über meine Krankheit, meine Beziehungen und meine Kämpfe enthüllen musste, ich würde mich völlig offenbaren. Verflixt, verflixt, verflixt.

Doch diesmal würde ich nicht dafür kämpfen, dass ich bessere Behandlungen bekam, sondern für alle die Mütter, Väter, Töchter und Söhne, die durch diese furchtbare Krankheit in Mitleidenschaft gezogen werden und von denen jeder durch die gegenwärtige Standardtherapie (in Großbritannien) ganz schlimm im Stich gelassen wird. Patientinnen und Patienten haben etwas Besseres verdient, sie sind zu krank, um für sich selbst einzutreten oder zu erkennen, wie wenig die pharmazeutische Industrie ihren Bedürfnissen gerecht wird. Ich war überzeugt, dass wir mit der richtigen Mischung, dem richtigen Cocktail, alle Medikamente bekommen, die wir brauchen, um den Krebs schon jetzt zu besiegen. Wer hatte die Klinik auf die Beine gestellt? Was versprachen sich die

Gründer davon? Wer waren die Geldgeber? Es konnte kein großes Pharmaunternehmen sein, denn dort wurden nur billige Medikamente eingesetzt, deren Patentschutz bereits abgelaufen war und das wäre in finanzieller Hinsicht nicht interessant. Ich war irritiert. Aber zugleich begeistert! Diese Klinik konnte die ganze Ärzteschaft durcheinander wirbeln! Bei den Pharmariesen würde sie ganz sicher nicht hoch im Kurs stehen.

Wenn diese Klinik so erfolgreich würde, wie sie meiner Meinung nach werden sollte, dann würde sie die Pharmariesen bis ins Mark erschüttern. Ich wusste, sie würde jede nur erdenkliche Hilfe brauchen, um den Widerstand und die Versuche, sie auszuschalten, zu überstehen. Ich rief sofort meine Freundin Louise an, und wir verabredeten uns in einem Café zum Mittagessen.

„Das ist unglaublich“, sagte sie, als ich ihr den Artikel zeigte. „Was für eine Kehrtwende Stebbing gemacht hat! Er verschreibt jetzt genau die Medikamente, die er Rachel noch vor ein paar Jahren verweigerte!“

„Ehrlich gesagt, ich glaube nicht, dass er ihr Metformin hätte verschreiben können, da sie keine Diabetikerin war, und das Statin ist ein Cholesterinsenker und wird normalerweise nicht bei Krebs eingesetzt, also war er in einer ziemlich misslichen Lage. Onkologen sind die Hände durch strenge Vorgaben gebunden. Es ist für sie schwierig, diese Medikamente zu verschreiben – in vieler Hinsicht scheint es jetzt schwerer zu sein als vor 17 Jahren, als ich sie mir beschafft habe, obwohl es heute eine ausgeprägtere Forschung gibt.“

Der Ober brachte mir meine Tasse grünen Tee, die ich gerne gegen ein Glas Rotwein zur Feier des Tages eingetauscht hätte. „Es ist für die Ärzte nicht leicht, den gesteckten engen Rahmen durch NICE, du weißt schon, das staatliche Institut zur Verbesserung der Gesundheits- und Sozialfürsorge durch evidenzbasierte Beratung, zu überschreiten. Sie müssen sehr mutig sein und wissen, dass der Patient oder seine Angehörigen sie gegebenenfalls nicht vor den Kadi zerren. Die Menschen sind heutzutage recht klagefreudig.“

„Ja, aber Stebbing weiß, dass der Patient ein Todeskandidat ist. Wenn etwas helfen könnte, dann sollten die Ärzte es doch versuchen, oder?“

„Ich bin ganz deiner Meinung, Lou. Der Behördendschungel ist eine verrückte Sache.“

„Du wirst jetzt gleich wieder diese peinliche Sache mit dem Teebeutel machen, stimmt's?"

Sie beobachtete, wie ich die letzten Tropfen aus dem Beutel in meine Hände drückte und sie über das Gesicht verteilte. „So ist es besser! Jung und schön!"

Sie lachte. „Ich gebe zu, dein fortgeschrittenes Alter sieht man dir gar nicht an."

Ich hatte für mein Pflegesortiment viel über Feuchtigkeitsspender und Anti-Aging-Wirkstoffe recherchiert und viele Überschneidungen mit Nutrizeutika gefunden. (Unter Nutrazeutika versteht man Produkte der täglichen Ernährung, die einen gesundheitlich relevanten Effekt haben; Anm. d. Übers.) Grüner Tee war immer ein Treffer, sowohl innerlich als auch äußerlich – es war mir völlig egal, was die Leute in einem Café dachten. Der Vorteil davon, auf der „falschen" Seite der Vierzig zu sein, ist, dass man sich wenig darum schert, was die Leute von einem denken.

„Ich erinnere mich noch gut, dass Stebbing dir sagte, du sollst dich hinsetzen, als du Rachels Diagramm des ‚kleinen Problems' ausgebreitet hast", sagte sie und tauchte wieder hinter der Speisekarte auf. Ich glaube, du hast ihm Angst gemacht."

Ich lachte. „Grusel-Jane!"

Vielleicht hatte ich das wirklich. Die meisten Patienten und Angehörigen sind so eingeschüchtert und willfährig, dass sie bereit sind, alles zu tun, was der Onkologe vorschlägt. Manche würden vielleicht sogar aus dem Fenster springen, wenn er ihnen sagen würde, dass es ihnen dann besser geht. Das gibt einigen Onkologen ein ungesundes Machtgefühl sowie einen Ausdruck von Arroganz und Überlegenheit. Professor Stebbing war anders, er gab Patienten seine Telefonnummer und war bereit, Tag und Nacht zu helfen. Er war ihr Held. Dass ich in sein Sprechzimmer stiefelte, entschlossen, fordernd und zielstrebig, muss trotzdem ein ungewohnter Anblick für ihn gewesen sein. Es war nicht meine Absicht gewesen, ihn zu konfrontieren, ich habe nur versucht, Rachels Medikamentenliste zu ergänzen und die Standardbehandlungen zu verbessern.[83]

Als ich dort mit Louise saß, hatte ich nicht den geringsten Zweifel an dem, was ich nun tun musste. „Ich schreibe Professor Stebbing heute noch an", sagte ich. „Diese Klinik hat noch etwas vor sich.

Die Behandlungen werden auf massiven Widerstand bei den Pharmariesen und wahrscheinlich bei sehr vielen Onkologen stoßen. Stebbing hält wirklich seinen Kopf hin. Hinter den Kulissen habe ich ihm viele E-Mails geschickt und wir haben über viele Dinge gesprochen, von denen ich dir während Rachels Behandlung nie etwas erzählt habe, nicht nur über diese Medikamente. Vielleicht habe ich ihn letztendlich mürbe gemacht."

„Vielleicht hast du das! Du bist hartnäckig, das steht fest! Schreib ihm, und ich werde dich in allem unterstützen", lachte sie.

Noch am selben Tag schickte ich eine E-Mail ab:

Sehr geehrter Herr Professor Stebbing,
sicher erinnern Sie sich, dass ich Sie vor ein paar Jahren zum ersten Mal mit Rachel T.-C. aufsuchte und Rezepte für Metformin und eine Kombination von Lovastatin und Etodolac für sie forderte! Dafür entschuldige ich mich. Das war bei mir wohl eine Mischung aus Frustration und, hm, ... noch mehr Frustration, glaube ich. Ich kann Ihnen gar nicht sagen, wie sehr ich mich freue, so etwas wie eine gemeinsame Linie bei der Behandlung von Krebs als systemische Krankheit und nicht nur als lokales Problem festzustellen.

Es wird heute bei den Therapien zu viel Wert auf das sogenannte Microtargeting gelegt, die genau auf den jeweiligen Tumor zugeschnittene, sehr personalisierte Behandlung und dem großen Ganzen wird kaum Beachtung geschenkt. Ich bin so froh, dass es eine Krebsklinik gibt, in der diese billigen „unspezifischen" Medikamente eingesetzt werden, da ich selbst viele davon genommen und damit 1999 zusammen mit Umstellungen in der Ernährung und Entgiftungsmaßnahmen den Krebs besiegt habe. Sie haben es vielleicht vergessen oder ich habe es Ihnen möglicherweise nicht erzählt, dass ich Gebärmutterhalskrebs im Stadium IV hatte, der vor 16 Jahren in die Lunge gestreut hat. Ich überzeugte zwei mit integrativer Medizin arbeitende Ärzte davon, mir Dipyridamol und später Metformin zu verschreiben, Letzteres nehme ich immer noch und später nahm ich für kurze Zeit auch Cimetidin, das ich, wie ich zu meiner Schande gestehen muss, direkt von einer kanadischen Online-Apotheke bezog. Lovastatin und Etodolac waren eine Kombination, hinter der, wie meine Onkologin (die jetzt im Ruhestand ist) befand, genügend

Forschung stand, um sie mir hochdosiert für drei Monate zu verschreiben. Sie war tatsächlich hoch erfreut, als ich ihr meine Recherche zur Verfügung stellte, da sie sich damals mit Statinen befasste! Ich weiß, dass Sie den Vorsitz des Welt-Impfstoff-Kongresses innehaben und fragte mich, ob Sie den folgenden Artikel in der Fachzeitschrift *The Scientist* über Probiotika und Impfstoffe gelesen haben:

http://www.the-scientist.com/?articles.view%2FarticleNo%2F40973%2Ftitle%2Bacteria-Boost-Viral-Vaccine-Response%2F

Ich bin sicher, das ist Schnee von gestern, und dieser Artikel bezieht sich auf Grippe, doch ich bin fest davon überzeugt, dass der Darm und das Immunsystem untrennbar zusammenhängen, und dass der Patient ein paar Wochen vor der Impfung ein wirklich gutes Probiotikum nehmen sollte, damit der Impfstoff die bestmögliche Wirkung erzielt. Vitamin C-Infusionen würden das Immunsystem auch auf Krebsimpfstoffe vorbereiten. Befassen Sie sich auch mit 2-Methoxyöstradiol? Und ich bin sicher, dass Sie die ganze spannende Vitamin D-Forschung kennen. Sulindac/Lovastatin bei Darmkrebs, Gemcitabin/Kurkumin bei Bauchspeicheldrüsenkrebs, niedrig dosiertes Naltrexon und Alpha-Liponsäure, ich könnte fortfahren … Ich würde gerne kommen und ehrenamtlich für Sie arbeiten; könnte ich mich in irgendeiner Weise nützlich machen? Auf jeden Fall sehe ich mit Freude, dass es diese Klinik gibt und dass sie läuft! Ich werde Ihnen Patienten schicken! Und was den Job betrifft, das meine ich ernst, denn ich möchte etwas Sinnvolles tun, während ich meine Erinnerungen schreibe.

Mit besten Grüßen

Jane McLelland

Ich drückte auf Senden und fragte mich, wie die Antwort von Professor Stebbing und der Klinik wohl ausfallen würde.

Kapitel 18

Aufmarsch der Truppen

Wie ich es auch drehte und wendete, die Care Oncology Clinic versuchte etwas Grandioses zu erreichen und ich wusste, ich musste helfen. Wenn sie sich als erfolgreich erwies, wäre sie nicht nur eine Bedrohung für die Pharmariesen, sondern auch für die wichtigsten Krebshilfeorganisationen wie die Cancer Research UK (CRUK). Letztere bestanden nur fort, wenn Krebs unheilbar blieb und sie die Pharmaindustrie ständig mit Probanden als Versuchskaninchen für ihre Studien und neuen Patente versorgten. Die Aufgabe der CRUK bestand darin, mehr Patienten in klinische Studien zu bringen, damit „weniger Patienten starben" (indem sie Mengen von teuren Medikamenten nahmen), aber nicht, um eine Heilmethode zu finden.

Pharmaunternehmen bauen bei der Markteinführung neuer Präparate darauf, dass diese Medikamente 30 Jahre lang Gewinn abwerfen, also eher für eine langjährige Verschreibungspraxis entwickelt wurden als dafür, nach einmaligem Einsatz die Genesung der Patienten herbeizuführen. Alte Medikamente, deren Patentschutz abgelaufen ist, bringen ihnen sehr wenig ein.

Also, wer waren die mutigen Menschen hinter dieser Klinik, die es wagten, den Status quo infrage zu stellen? Durch ein wenig Hintergrundrecherche fand ich heraus, dass die Klinik Seek gehört, einem privaten Biotechnologieunternehmen mit ein paar richtig tüchtigen Wissenschaftlern. Sie entwickeln Metformin und andere alte Medikamente sowie Ibuprofen weiter, sodass sie wirksamer und mit weniger

Nebenwirkungen in die Bereiche gelangen können, wo sie gebraucht werden. Genial.

Sie rechnen nicht damit, dass sie mit der Klinik viel Geld verdienen – sie dient dazu, die Kombination von Medikamenten zu erforschen, einen metabolischen, also einen Stoffwechselansatz in die Praxis umzusetzen und es den Ärzten zu ermöglichen, die Arbeit zu machen, zu der sie sich als Medizinstudenten verpflichtet haben: Das Leben zu verbessern und Patienten wieder gesund zu machen und nicht, sie immer noch toxischeren Medikamenten auszusetzen und ihre letzten paar Monate auf der Erde zu einer Qual zu machen.

Gleich am nächsten Tag bekam ich eine Antwortmail von Gregory Stoloff von der Care Oncology Clinic. Es sah aus, als waren sie genauso begeistert mich entdeckt zu haben! Gregory und Dr. Robin Bannister wollten mich so schnell wie möglich zu einem Gedankenaustausch kennenlernen! Heiliger Strohsack! Ich kann Ihnen gar nicht sagen, was für ein Schock das war. Jahrelang hatte ich die Art und Weise infrage gestellt, wie Onkologen Behandlungen verschreiben und im Stillen auf eigene Faust einen kleinen Krieg geführt, mich für die alten Medikamente eingesetzt und verloren. Nun sollte ich nach meiner Meinung gefragt werden? Und sollte meine Ideen unterbreiten? Was mich betrifft, kamen diese Vorstellungen für die Mehrheit der Ärzteschaft von einem anderen Stern, bei den meisten Onkologen biss man auf Granit.

Als ich Gregory und Robin kennenlernte, war ich von ihrer Begeisterung und ihrem Engagement überwältigt. Wir waren so sehr auf einer Wellenlänge, dass mir fast die Tränen kamen. Wir waren völlig unterschiedliche Wege gegangen, die uns an dieselbe Kreuzung geführt hatten und nun schlugen wir dieselbe Richtung ein! Auch wenn ihr Medikamenten-Cocktail gegenwärtig von der Ärzteschaft im Großen und Ganzen abgelehnt wurde, fand ich nichts Widersprüchliches an ihrem Konzept. Es stimmte mit meinem vollkommen überein. Man kombiniert die alten Medikamente und greift die unterschiedlichen stoffwechselbedingten Einflussfaktoren an. Man setzt den Krebs unter Stress, hungert ihn aus, schwächt ihn und löst dann die Apoptose, den gezielten Zelltod, aus.

Gregory hatte beruflich mit Fusionen von Pharmariesen zu tun gehabt. Er wusste aus erster Hand, wie alte Medikamente außen vor gelassen wurden und auf den Regalen Staub ansetzten. Gregory ist schwer dazu zu bewegen, dass er über sich selbst spricht, doch ich habe aus dem Wenigen entnommen, dass er ursprünglich Medizin studiert hatte, bevor er in die Finanzbranche wechselte und er zeigte Weitsichtigkeit und blieb offen für die großen Probleme in der Medizin. Doch trotz der Gründung seiner eigenen Pharmafirma, um seine Ideen zu entwickeln, ist er in dieser Welt immer ein Außenseiter gewesen. Seine unverbrauchte Herangehensweise und die Fähigkeit, Probleme von einer ganz anderen Seite zu betrachten, sind das, was die Industrie braucht, sie sind aber nicht willkommen in einer Welt, die von großen Unternehmen dominiert wird, deren persönliche Interessen im Erhalt teurer Preise und der Profite vor den Bedürfnissen der Menschen liegen. Er entspricht nicht dem geforderten Profil.

Das Treffen war für mich unglaublich emotional. Ich glaube nicht, dass sie wirklich begriffen haben, wie viel es mir bedeutete, dass all die Zeit und Mühe, die ich nicht nur für mich, sondern auch für Freunde und die Familie in die Recherche gesteckt hatte, endlich anerkannt wurden. Sie konnten gar nichts von den Hindernissen wissen, mit denen ich konfrontiert worden war – und davon, dass ich trotz der Zurückweisung und Geringschätzung weitermachte, auch nicht von der Erkenntnis, wie nahe dran ich eventuell gewesen wäre, einige meiner Freunde zu retten, wenn ich nur dafür hätte sorgen können, dass sie mehr von den anders genutzten Medikamenten bekamen. Ich wusste, dass sie so viel Potenzial haben, Leben zu retten, wenn sie zur richtigen Zeit in der richtigen Kombination und in der richtigen Dosierung richtig eingesetzt werden. Es wird immer Patienten geben, für die eine Behandlung zu spät kommt. Nichts, egal wie großartig es ist, wird funktionieren, wenn die Organe durch andere Behandlungen oder den Krebs selbst bereits zu schwer geschädigt sind. Ziel der Klinik ist die langfristige Remission, auch bei Patienten im Spätstadium, und ich bin davon überzeugt, dass das gelingen kann.

Es ist schwer zu sagen, wann jemand als „geheilt" gilt. Ich habe seit Jahren keine Krebs-„Episode" mehr gehabt, aber ich kann nie sagen, dass ich geheilt bin. Ja, zuversichtlich, dass meine Krankheit unter Kontrolle ist, aber geheilt ist ein großes bedenkliches Wort. Selbstverständlich steigt meine Zuversicht, je länger ich krankheitsfrei bleibe.

Als ich sagte, ich hatte das Gefühl, dass man mich mit der Chemo übertherapiert habe, stimmten meine Gesprächspartner vollkommen mit mir überein. Wie bitte? Ich musste mich immer wieder kneifen, damit ich glauben konnte, dass ich richtig hörte. Sie planen tatsächlich, Patienten, bei denen es möglich ist, wieder der normalen niedrig dosierten Chemotherapie zu unterziehen, indem sie deren Onkologen dazu bringen, dem zuzustimmen.

Nach diesem Treffen habe ich mich nie so leidenschaftlich beflügelt gefühlt. Ich wusste, ich würde tun, was immer nötig war, damit diese Therapie von den Schulmedizinern akzeptiert wurde. Die Patienten hatten lange genug gelitten.

Wie konnte ich die Nachricht von dieser Klinik weiterverbreiten? Als ich in ein paar Facebook-Gruppen erwähnte, wie ich mit einer Handvoll von alten Medikamenten meinen Krebs besiegte und dass es nun eine neue Klinik gab, die einen ähnlichen Cocktail anbot, bekam ich nicht die begeisterte Reaktion, die ich erwartet hatte. Patienten waren bei der Verwendung von irgendwelchen Medikamenten unsicher, egal wie wenig toxisch sie waren. Die meisten wollten eher natürliche Heilmethoden. Die Patienten würden angeleitet werden müssen. Es war an der Zeit, dass ich mich "outete" und öffentlich zugab, dass ich todkrank gewesen war, indem ich eine Facebook-Gruppe gründete, die sich für Off-Label-Medikamente mit Antikrebs-Wirkung engagierte. Direkt für die Care Oncology Clinic zu werben war gesetzlich verboten. Der bereits erwähnte Cancer Act von 1939 ist eine antiquierte Gerichtsentscheidung, die verhindert, dass für (alternative) Krebsbehandlungen geworben werden kann. Ich sehe zwar ein, dass damit dem Verkauf von falschen Heilmethoden durch gewissenlose Geschäftsmacher vorgebeugt wird, doch zugleich werden Menschen auch davon abgehalten, wirksame Hilfe zu finden. Letzten Endes sorgt dieses Gesetz dafür, dass die Pharmariesen die Kontrolle behalten. Ich musste schon bei der namentlichen Erwähnung der Klinik aufpassen, wenn ich gefragt wurde.

Die Klinik brauchte Patienten. Ohne statistisches Datenmaterial, das die Wirkung der Kombinationstherapie belegte, riskierte sie, geschlossen zu werden. Das Risiko besteht immer noch. Im Laufe der nächsten paar Jahre hofft man etwa 5000 Patienten für die Erforschung zu gewinnen, und so wurde es zu meiner Mission, die Nachricht unter die Leute zu bringen. Da der Cancer Act wie ein Damoklesschwert über meinem Kopf schwebte, gestaltete sich das als schwieriger als ich dachte. Ich bin auch auf recht unerwarteten Widerstand bei Freunden und Ärzten gestoßen.

Vor ein paar Wochen erzählte ich einer Freundin beim Abendessen von der Klinik, als sie erwähnte, dass ihr Vater Krebs in fortgeschrittenem Stadium habe. „Du musst ihn in diese Klinik schicken!“, sagte ich und erwartete, dass sie ebenso begeistert sein würde wie ich. Ich hatte die Behandlungen erklärt und wie sie dazu beitrugen, seinen Krebs auszuhungern. Doch ihre Antwort überraschte mich.

„Das glaube ich nicht. Wenn das so gut ist, wie kommt es dann, dass er das nicht schon von seinem Onkologen bekommt?“ Ihrem Blick war zu entnehmen, dass sie überhaupt nicht überzeugt war.

Ich hätte wissen sollen, dass die Reaktion eventuell so ausfiel. Diese Frage wird instinktiv und regelmäßig gestellt. Als Laie vergegenwärtigt man sich die Fehlschläge des medizinischen Systems nur, wenn man selbst mittendrin steckte und im Stich gelassen wurde. Selbst dann haben die meisten Menschen den unerschütterlichen Glauben, dass alles Erdenkliche getan wurde, um ihre Angehörigen zu retten. Doch war das auch so?

Es ist nicht ungewöhnlich oder gar überraschend, dass ein wohlmeinender Angehöriger eines Patienten sich gegenüber Vorschlägen außerhalb des herkömmlichen Weges nicht offen zeigt. Angehörige können zum schwierigsten Hindernis für das Überleben eines Patienten werden, ohne dass sie sich dessen bewusst sind. In ihren Augen ist ein weniger orthodoxer Ansatz zu riskant – sie glauben vielleicht, dass komplementäre Behandlungen den Tod ihrer Lieben nur beschleunigen. Neue immuntherapeutische Medikamente oder hochinteressante Impfstoffe sind sehr verlockend, aber man sollte nicht alles auf eine Karte setzen. Stoffwechselmedikamente hinzuzunehmen, die den Krebs aushungern, schwächen den Feind und verhindern, dass der Körper gegen die Medikamente resistent wird. Wenn Sie noch ein paar zusätzliche Pfeile in Ihren Antikrebs-Köcher stecken, können Sie die Wirkung der herkömmlichen Krebsmedikamente noch steigern. Kombinationen sind die Lösung gegen diesen „König aller Krankheiten“ (Titel eines Sachbuchs des US-amerikanischen Onkologen Siddhartha Mukherjee; Anm. d. Übers.). Er ist nicht unsterblich.

Die Angst vor dem Unbekannten und ein bedingungsloser Glaube an das System ist eine treibende Kraft hinter der pharmazeutisch befeuerten Onkologie. Das Beschreiten eines alternativen Weges kann in einer Zeit, in der alle an einem Strang ziehen sollten, zu schlimmen Auseinandersetzungen, Depressionen, Angstzuständen und zum Auseinanderbrechen von Familien führen. Oft wird der Patient in so viele Richtungen gezogen, dass es leichter für ihn ist, einfach den Frieden zu wahren und bei dem zu bleiben, was ihm gesagt wurde.

Selbst mein Hausarzt ist gegenüber dem Gedanken immun, eine Kombination aus alten Medikamenten einzusetzen. Als ich erwähnte, dass ich ehrenamtlich in einer Krebsklinik arbeiten werde, sagte er: „Das ist der letzte Ort, an dem Sie sein müssen." Ich hatte einen Ausschnitt aus der Zeitung *The Independent* über Dr. Bannister, die Klinik und seine Frau dabei, deren Tumore durch die Behandlung zum Schrumpfen gebracht wurden und hoffte, in der Praxis meines Arztes am Ort hätte man nichts dagegen, wenn ich ihn an ihre Pinnwand heften würde. Ich zeigte ihn der Mitarbeiterin am Empfang, die die Geschichte für erstaunlich hielt, insbesondere angesichts meiner eigenen Erfahrung. „Natürlich können Sie ihn anheften", sagte sie. Doch ich beschloss, ihn davor zuerst noch meinem Arzt vorzulegen.

Er warf einen Blick darauf, überflog ihn und lehnte ihn ab. „Das ist alles sehr gut, aber da steckt keine Wissenschaft dahinter. Wo ist der Nachweis?"

Wie bitte? Es gab jede Menge Wissenschaft. Ich traute meinen Ohren nicht. Abgesehen davon, dass der Artikel genügend Wissenschaft enthielt, saß der „lebende und atmende Nachweis" direkt neben ihm – trotz der Diagnose, die ein Todesurteil gewesen war. Ich glaube, er hatte mich so lange betreut, er hatte einfach vergessen, dass ich im Stadium IV gewesen war.

„Die Ergebnisse werden schließlich in einer Fachzeitschrift wie dem *British Medical Journal* (BMJ) veröffentlicht werden, aber Sie wissen ja, dass ich Statine, Etodolac und andere Medikamente genommen habe. Sie haben das Statin sogar verschrieben, nachdem meine Onkologin vorschlug, dass ich es weiter nehmen solle. Sie sehen also, dass es bei mir funktioniert hat. Meine Marker sind während der Zeit stark gesunken."

„Wenn es so gut ist, dann nehmen Sie's halt." Die typische reflexhafte Reaktion eines Arztes. Ja, der Gedanke stand vor Jahren zur Debatte, als die Statine mit viel Trara um ihre wundersamen Wirkungen erstmals auf den Markt kamen. Lovastatin, das erste Statin und dasjenige, das ich nahm, war wesentlich schwächer als die neueren Generationen der Statine und hatte weitaus weniger Nebenwirkungen. Seither werden sie immer stärker und die Wahrscheinlichkeit von Nebenwirkungen wird größer. Die gegensätzlichen Forschungen darüber, ob man Cholesterin bei Herzerkrankungen tatsächlich senken muss, nehmen weiter zu, während andere Vorzüge der Statine, etwa ihre entzündungshemmende Wirkung, ausgeblendet werden. Dipyridamol war das erste routinemäßig bei Herzkrankheiten verschriebene Medikament. Als die Statine entdeckt wurden, wurde Dipyridamol nicht mehr verschrieben. Niemand kam auf die Idee, die beiden miteinander zu kombinieren, doch die beiden Medikamente arbeiten synergistisch und verbessern ihre Wirkungen gegenseitig.[84] Bei Krebs sind allerdings die positiven Wirkungen von Statinen ganz eindeutig. Es gibt zunehmend mehr Forschung über Simvastatin, Atorvastatin und Lovastatin (die lipophilen, fettlöslichen Statine) bei fast jeder Krebsart, die ihre eindeutigen Vorteile nachweist.

„Ja, es ließen sich gute Argumente für jeden anführen, der Metformin nimmt", entgegnete ich. „Wir essen viel zu kohlenhydratreich. Wir sind für unsere Art der Ernährung nicht geschaffen. Unsere westliche Ernährungsweise ist eine Katastrophe für den Stoffwechsel. Die regelmäßige Einnahme von Metformin würde dafür sorgen, dass viele gesundheitliche Probleme gar nicht erst auftreten und Ihre Arbeitsbelastung deutlich verringern!"

Wenn er Wissenschaft haben wollte, dann würde ich ihn eben mit wissenschaftlichen Begriffen überhäufen. Ich begann über Metformin und den mTOR-Weg, Statine und den Glut-Rezeptor sowie den Mevalonat-Weg zu sprechen. Ich konnte erkennen, dass er nicht wirklich zuhörte. Er starrte immer noch mit glasigen Augen auf den Artikel. Nachdem er einen Augenblick so getan hatte, als interessiere ihn, was ich sagte, meldete er sich mit einem Lächeln zu Wort: „Da ist das Problem!"

Was hatte er entdeckt? „Die sind nur hinter dem Geld der Leute her", rief er aus.

„Wie bitte?" Die gesamten Behandlungskosten, einschließlich vier Konsultationen und der Medikamente für ein ganzes Jahr betrugen nur 1250 Pfund (etwa 1500 Euro), das waren rund gerechnet 100 Pfund (rund 120 Euro) im Monat, und da waren die Kosten für die Medikamente schon dabei! Wie konnte man das bei einer Klinik in der Harley Street als kostspielig ansehen, wenn die durchschnittlichen Gesamtkosten einer Krebsbehandlung auf etwa 100 000 Pfund (rund 120 000 Euro) pro Jahr geschätzt wurden? Wie glaubte er denn, bezahlte die Klinik ihre Personalkosten und die Betriebskosten? Mit Luft und Liebe? Und wie kamen die Patienten zu den Medikamenten? Vom staatlichen Gesundheitsdienst konnten sie sie nicht bekommen.

„Na dann, viel Glück dabei, doch ich wette, das wird nicht funktionieren", fügte er hinzu.

Ach wirklich? Ich dachte: „Um wie viel wettest du? Um eine Million?"

Wir wetteten um ein mickriges Pfund (rund 1,20 Euro), auf das ich ihn festnageln werde. Und er ließ mich den Zeitungsausschnitt trotzdem nicht an die Praxis-Pinnwand hängen. Als ich aus dem Sprechzimmer kam, erzählte ich der Mitarbeiterin an der Rezeption von seiner Reaktion. Sie las ihn nochmal. „Darf ich trotzdem eine Fotokopie für mich machen", fragte sie. „Natürlich", sagte ich, „nehmen Sie ihn."

Mein Arzt lag in einem Punkt vielleicht gar nicht so falsch. Sich bei einer onkologischen Klinik zu engagieren ist psychologisch eine potenziell katastrophale Entscheidung für jeden Krebspatienten, selbst wenn er gesund ist. Der Verlust, der Kummer und das Trauma haben bei mir tiefe körperliche und seelische Narben hinterlassen, unter denen ich immer noch leide. Doch mit den Jahren habe ich die Kraft und den Mut gefunden, meine persönlichen Gefühle beiseite zu lassen und viele Freunde und Verwandte durch ihre Diagnose zu begleiten. Ich konnte vielen von ihnen helfen, viel länger am Leben zu bleiben als ihnen prognostiziert worden war.

Die meisten Krebskliniken sind zutiefst deprimierende Orte, die mich mit Schrecken erfüllen: Das Ritual, dass Krebs einerseits herausgeschnitten, mit Strahlen verbrannt und mit Chemotherapie vergiftet wird, während man als Patient andererseits mit Pizza, Chips und Eiscreme sowie einem Muffin als Beilage verköstigt wird und dazu noch eine Flasche Coca-Cola bekommt, mit der man das alles hinunterspülen kann. Bei der Care Oncology Clinic brauche ich nicht mehr gegen ein antiquiertes System anzukämpfen. Wenn mich ein Krebspatient um Rat bittet, entwerfe ich ihm ein Diagramm für das „kleine Problem“, arbeite die metabolischen, die stoffwechselbedingten Einflussfaktoren seiner Krebsart heraus (die hauptsächlich von Glukose, Glutamin, Fett und Ketonen befeuert wird), verwende meinen persönlichen „U-Bahn-Plan“ (davon später), um ihm einige Behandlungsoptionen vorzustellen und lenke ihn in Richtung der Klinik, damit er sich dort an einen Arzt wendet. Dann lehne ich mich zurück und stoße einen Seufzer der Erleichterung aus! Keine verkrampften Treffen mehr mit engstirnigen und arroganten Onkologen! Wie angenehm!

In nur wenigen Monaten trug ich dazu bei, dass zwei maßgebliche Artikel in der *Sunday Times* und der *Daily Mail* veröffentlicht wurden, sprach ich auf einer wichtigen Stoffwechselkonferenz über Krebs, besuchte den Parlamentsabgeordneten Adam Afriye mehrmals in Westminster,[85] traf mich mit dem stellvertretenden Premierminister und half, einige kleine Veränderungen in der Gesetzgebung für Medikamente durchzubringen, deren Patent abgelaufen ist. Ich habe endlich das Gefühl, als würde ich eventuell vorankommen, wenn auch langsam.

Was ich mit Professor Stebbing erreichte, war eine ungewöhnliche Zusammenarbeit im Bereich der Onkologie. In anderen Gebieten der Medizin, zum Beispiel in der Neurologie, arbeiten die Ärzte mit interdisziplinären Teams zusammen, zu denen ein Physiotherapeut, Ergotherapeuten und ein erweitertes Pflegeteam gehören können. In der Onkologie sind Personen mit sich ergänzenden Fertigkeiten und Fachkenntnissen, sogenannte integrative Teams, bedauerlicherweise nicht ausreichend vorhanden. Meiner Meinung nach sollten ein mit komplementärer oder funktioneller Medizin arbeitender Behandler, eine Ernährungsberaterin, ein Lebensberater/eine Lebensberaterin, ein Zahnarzt und ein Physiotherapeut dazugehören und nicht nur ein Onkologe, ein Chirurg, ein Radiologe und onkologische Pflegekräfte.

Mit Professor Stebbing erstellten wir damals eine integrative Strategie und begleiteten Rachels Behandlungsmöglichkeiten, indem wir zusammenarbeiteten. Als Arbeitsgemeinschaft sozusagen. Infolgedessen hatte sie Metformin genommen, die photodynamische Therapie (die im Buch bereits erwähnte Behandlung), Vitamin C-Infusionen, die stereotaktische Strahlentherapie (Radiochirurgie, auch als Cyber-Knife bezeichnet) sowie herkömmliche Behandlungen und mehrere Nahrungsergänzungen bekommen, und es wurden Veränderungen an ihrer Ernährung vorgenommen. Es war so wohltuend, dass man dafür Ermunterung und Bestätigung bekam und nicht Spott und Verachtung. Und es stand außer Zweifel, dass sie mithilfe unserer gemeinsamen Bemühungen viel länger überlebt hatte als je für möglich gehalten wurde.

Professor Stebbing ist ein wirklich fürsorglicher Mann und daher überraschte es mich nicht, dass er sich der Care Oncology Clinic anschloss. Wie einer seiner Kollegen es auf der Webseite seiner Stiftung ausdrückte: „Professor Stebbing ist ein unermüdlicher und kreativer Protagonist im Kampf gegen den Krebs. Immer aufgeschlossen und empfänglich für neue Ideen, besitzt er den intellektuellen Mut und das Durchhaltevermögen, dem Feind die Stirn zu bieten. Er scheut das Risiko nicht, und wir brauchen dringend mehr Menschen wie ihn."

In der Tat. Die brauchen wir ganz sicher.

Wodurch diese Klinik meiner Meinung nach allerdings wirklich hervorsticht, ist, dass dort Information nicht nur über diese alten Medikamente zusammengetragen werden, was allein schon eindrucksvoll genug wäre, sondern auch über die anderen Ergänzungsmittel und Behandlungen des Patienten. Während der Konsultation wird vermerkt, ob er Vitamin C-Infusionen, hyperbare Sauerstofftherapie, Laetril (der Wirkstoff Mandelonitril-Diglukonat hat auch die Bezeichnungen Amygdalin und Vitamin B_{17}; Anm. d. Übers.), Cannabisöl oder andere Off-Label-Medikamente bekommt, und was das Beste ist, man zuckt bei keinem dieser Präparate auch nur mit der Wimper. Keine Lügen und kein Schweigen und Täuschen mehr über unkonventionelle Maßnahmen. Die Daten werden zu einem Schmelztiegel, in dem das, was wirklich bei der jeweiligen Krebsart hilft, schließlich erkennbar wird.

Die Einsparungen durch diese kostengünstigen Medikamenten-Cocktails parallel zu den entsprechenden herkömmlichen Behandlungen und den richtigen Ernährungsempfehlungen könnten so riesig sein, dass ich es mir gar nicht vorstellen kann. Könnte allein dadurch der staatliche Gesundheitsdienst gerettet werden? Der Preis für die Behandlung der meisten Krebspatienten beträgt grob gerechnet 5000 Pfund (rund 6000 Euro) pro Woche, wohingegen Metformin lediglich ein paar Cent pro Tag kostet! Sogar Metformin allein ist eine Art

„Wundermittel", das viele Alterskrankheiten rückgängig macht. Es könnte die Gesundheit einer zunehmend fettleibigen Nation, bei der das Risiko besteht, am metabolischen Syndrom, an Diabetes, Krebs, Herzkrankheiten und Alzheimer zu erkranken, potenziell verbessern.

Meine Hoffnung ist, dass eines nicht zu fernen Tages die Verschreibung von Off-Label-Medikamenten bei Krebs die neue Normalität wird und hochwirksame natürliche Ergänzungsmittel ihren rechtmäßigen Platz in unserer Hausapotheke einnehmen. Die Zeit ist reif für radikale Veränderungen im medizinischen Denken und das kann nicht früh genug passieren. Doch der Anstoß zur Veränderung muss vom Patienten ausgehen. Ärzte sind durch ihre Vorschriften zu sehr eingeengt und werden zu stark von der Angst vor Schikanen durch die Bürokratie des staatlichen Gesundheitssystems beherrscht. Durch eine breite öffentliche Bewegung und den Druck vonseiten der Patienten müssen sie davon überzeugt werden, aus diesen Vorschriften auszuscheren.

Jemand bezeichnete mich diese Woche als Aktivistin! Wen, mich? Donnerwetter, ich schätze mal, das bin ich wirklich. Wer hätte das gedacht? Ja, ich bin jetzt in einer Art Mission unterwegs. Ich fühle mich dazu berufen, das zu tun, was immer „das" ist. Dazu gehört sicher, so viele Menschen wie möglich über diesen (Medikamenten-) Cocktail zu informieren und die Nachricht dort draußen zu verbreiten. Nichts zu tun ist für mich keine Option mehr. Aber was sollte ich als Nächstes machen?

Vielleicht muss ich eine Demonstration gegen die Korruption der Pharmariesen anführen? Doch vielleicht sollte ich sie einfach mit der Geringschätzung behandeln, die sie meiner Meinung nach in ihrer jetzigen Form verdienen. Das Beste wäre, wenn aus diesen Konzernen mit ihren inzwischen teilweise unanständigen Profiten auf Kosten der Patienten gegebenenfalls mithilfe staatlicher Maßnahmen wieder Unternehmen würden, die sich dem Dienst am Menschen und seiner Gesundheit verpflichtet fühlen und Medikamente entwickeln, die so natürlich und so wenig toxisch wie möglich wirken, und ich bin sicher, dass sie damit immer noch genügend Geld verdienen würden. Vielleicht sollten wir Patienten eine Sammelklage einreichen und die Großkonzerne wegen unnötigen Leidens vor Gericht bringen.

Oder vielleicht wäre es der beste Weg, weiterhin die Nachricht über diese billigen alten Medikamente zu verbreiten und die Patienten dafür zu gewinnen. Auf meiner Facebookseite vermittle ich den Patienten Wissen und gebe ihnen Kraft, Hoffnung sowie Solidarität. Wenn sie dadurch ermutigt werden, ihren Wunsch nach diesen billigen alten Medikamenten gegenüber ihrem Onkologen standhaft zu vertreten, dann glaube ich, dass es mit einer steigenden Anzahl solcher Patienten zu einer allmählichen Veränderung der Einstellung kommen wird. Wir müssen unbedingt etwas tun. Die Gesundheit der Nation erfordert das – sowohl im wörtlichen Sinn als auch in finanzieller Hinsicht.

Andere Patienten dürfen nicht unter den bedauerlicherweise unzulänglichen Krebsbehandlungen leiden, die wir heute haben – es ist mir jetzt wichtig, dass das sichergestellt wird. Menschen sterben und leiden unnötig, Familien werden auseinandergerissen, und die Ärzteschaft verändert sich schmerzlich langsam. Doch all das kann und wird sich mit der Einführung von billigen Medikamenten und Ergänzungsmitteln ändern. Barbarische, überholte Behandlungsweisen werden schließlich Platz machen. Die sozialen Medien sind inzwischen zu stark, als dass die Pharmariesen künftig noch alles so machen könnten wie sie wollen. Meine Facebook-Gruppe wird von Tag zu Tag größer.

Mit viel Aufwand informiere ich meine Patienten und vermittle ihnen Empowerment (Selbstkompetenz, Anm. d. Übers.) durch tägliche Aktualisierungen der neuesten Forschung. Doch dadurch komme ich in eine unangenehme Position. Ich stehe irgendwo in der Mitte zwischen der herkömmlichen Medizin und dem komplementären Ansatz und werde von beiden nicht anerkannt. Zwischen ihnen gähnt noch immer ein Abgrund. So sehr, dass es oft scheint, als gäbe es zwischen beiden einen offenen Krieg. Der Lärm des alternativen Lagers ist jetzt so lautstark, dass viele Patienten nicht mehr sicher sind, ob sie es überhaupt mit der Schulmedizin versuchen sollten. Manche Patienten, die von der Chemotherapie profitieren würden, sind jetzt zu verängstigt. Der Patient wird völlig verwirrt in der Mitte zappeln gelassen und weiß nicht, wohin er sich wenden soll. Schulmediziner können auf die bloße Erwähnung eines komplementären Rates mit Feindseligkeit reagieren, während auf der anderen Seite eingefleischte Verfechter alles Natürlichen stehen, die kein einziges Medikament in den Mund nehmen würden. „Kein Medikament ist ohne Nebenwirkungen", ist ihre Standardantwort.

Da ich mich mittendrin befinde, kann ich den Krieg der Worte hören, der über meinen Kopf hinwegzieht. Jeder Versuch, die Aufmerksamkeit auf diese alten Medikamente zu lenken, geht im Getöse unter. „Quacksalber“, beschimpfen Schulmediziner diejenigen Kollegen, die mit integrativer Medizin arbeiten und diese revanchieren sich mit „Giftmischer“. Wie kann man diese fest eingewurzelten, dogmatischen und polarisierten Ansichten verändern?

Statt die Schulmediziner oder die mit integrativer Medizin arbeitenden Ärzte ins Visier zu nehmen, halte ich es für die Lösung, mit Patienten in Kontakt zu treten. In Anbetracht der Tatsache, dass beide Seiten bisher noch keine Heilung bieten können, überprüfen immer mehr Patienten meinen Mittelweg und schließen sich meiner Online-Revolution an. Diese „Cocktail-Therapie“ wirkt sich ethisch, sozial und finanziell weltweit aus, und dieser von Patienten angeführte Aufstand findet genau jetzt statt, während ich das schreibe. Wir Patienten haben weitaus mehr Macht, als man uns glauben machen will und wir müssen lernen, sie auszuüben. Meiner einsamen Stimme schließen sich nacheinander immer mehr Patienten an. Die meisten haben kein Interesse an der Auseinandersetzung. Alles was sie wollen, ist, dass es ihnen besser geht.

Gregory Stoloff, Robin Bannister, Justin Stebbing und ihr Team aus Ärzten, Wissenschaftlern und Forschern setzen ihren Ruf für diese billigen alten Medikamenten aufs Spiel, und ich tue das auch. Sie sind mutige Pioniere. Sie sind einfach großartig.

Kapitel 19

Endlich Eltern

Wir schreiben den März 2015, und ich sitze in einem Studio direkt an der Carnaby Street, einer Gegend in London voller cooler Medienleute in trendigen Klamotten (die man anderswo leicht für Obdachlose halten könnte) und mit ihrem kaum verständlichen Marketing-Sprech. Ich blicke mich in dem Raum um und mustere das Dutzend anderer hoffnungsvoller Eltern mit ihrem Aufgebot an talentiertem Nachwuchs. Ich frage mich, wie viele von ihnen auch mit Unfruchtbarkeit zu kämpfen hatten oder wie viele geschieden sind oder getrennt leben und sich um Stiefkinder oder Halbbrüder und Halbschwestern kümmern. Familien sind heutzutage ein so kompliziertes Konstrukt. Gegen jede Wahrscheinlichkeit haben Andrew und ich es schließlich doch geschafft, Eltern zu werden – es hatte zehn Jahre voller herzzerreißender Fehlschläge gedauert. Und am Ende wurden wir stolze Eltern von zwei großartigen Jungs. Kaum jemand hielt eine Leihmutterschaft noch für grotesk oder ungewöhnlich. Nicht dass ich das vielen Menschen erzählt hatte. An Jamies Schule wussten nur ein paar Mütter seiner Klassenkameraden davon.

In dem Augenblick kam Jamie strahlend aus dem Probenraum.

„Wie lief es denn", fragte ich. Ich darf nie zu Proben mit hineingehen, also hatte ich keine Ahnung, was sie von ihm verlangt hatten.

„Ich habe ihnen gesagt, dass ich gestern Abend den Big Value Bucket, den ganz großen Behälter von KCF gegessen habe und der war das beste Essen, das ich je bekommen habe!"

Die anderen Mütter lachen, weil er den Namen verdrehte, doch ich stöhne innerlich. Ich hatte ihm das besagte Essen als „Recherche" für das Vorsprechen bei KFC (Kentucky Fried Chicken – eine Fastfood-Kette, die es auch im deutschsprachigen Raum gibt) gekauft. Ich war neugierig über seine Reaktion, da er bisher keinen einzigen Brösel Fastfood zu essen bekommen hatte. Das ist bei einem Achtjährigen gar nicht so leicht zu bewerkstelligen. Im Jahr 2006 hatte es eine Anklage gegen KFC wegen der Verwendung von gehärteten Fetten gegeben. Und nach all der Zeit, die ich aufgewendet hatte, um Jamie zum Verzehr von gesunden Nahrungsmitteln zu erziehen, genügte nur eine Kostprobe des mit künstlichen Geschmacksverstärkern aufgepeppten geschmacklosen und mit Hormonen und Antibiotika aufgezogenen Geflügels – und er war Feuer und Flamme. Verflixt nochmal!

In diesem Moment fluten Bilder von Jamie in der Zukunft in meinen Kopf. Ich sehe ihn in einem Einzimmerappartement herumsitzen, das er sich mit arbeitslosen Schauspielern teilt, im Abfalleimer befindet sich ein Stapel fettiger Pappschachteln und in der Spüle schmutziges Geschirr.

„Gut gemacht! Schauen wir mal, ob du zurückgerufen wirst, mein Schatz." Damit begleite ich ihn aus dem Gebäude. Falls er wirklich einen Rückruf bekommt, werde ich aus Prinzip ablehnen müssen und damit seinen Agenten verärgern. Er war nur da, um das Vorsprechen zu üben – das Letzte, was ich für ihn will, ist, dass er den Job bekommt. Ich hoffe, sie winken ab, weil er sich mit dem Namen vertan hatte. Wie um alles in der Welt kann es sein, dass ein Achtjähriger in der heutigen Zeit ihre Marke nicht kennt?

Jamie hatte im Jahr vorher zu schauspielern begonnen, und ich weiß, was Sie jetzt denken. Ich gebe Ihnen mein Wort darauf, dass ich keine ehrgeizige Mutter bin. Ehrlich. Er ist ein Naturtalent und es schien einfach fair zu sein, sein Selbstvertrauen zu fördern und ihn zu etwas zu ermuntern, zu dem er offenbar berufen ist. An den Freitagabenden zieht er immer entweder eine Zaubershow ab, bei der sein jüngerer Bruder Sam als zuverlässiger Assistent fungiert oder die beiden führen eine flotte Tanzshow oder ein lustiges Stück auf. Er war bereits in mehreren Werbespots im Fernsehen aufgetreten, hatte in Kurzfilmen mitgewirkt und war drauf und dran, Filmaufnahmen mit einer Sprechrolle in *Call the Midwife* für die BBC zu machen. (Dabei handelt es sich um eine von der BBC seit 2012 erstausgestrahlte Fernsehserie, die in den 1950er Jahren im verarmten Londoner East End der Nachkriegszeit spielt. Die deutsche Premiere lief unter dem Titel *Call the Midwife – Ruf des Lebens* im Februar 2013 beim Pay-TV-Sender Passion, die deutsche Free-TV-Premiere am 30. April 2013 auf ServusTV; Anm. d. Übers.) Wir warten auch auf Nachricht für einen Kinospielfilm.

Jamie kann vor einer Menschenmenge stehen und einfach drauflosreden, über alles Mögliche, ohne erkennbares Lampenfieber. Ich bewundere die Leichtigkeit total, mit der er seinen Text lernt, dann völlig unbekümmert herumalbert, bis es heißt: „Und bitte!“ Sofort schaltet er um, schlüpft vollkommen überzeugend in seine Rolle und spricht sogar mit einem Cockney-Akzent, der typischen Sprechweise eines Jungen aus dem East End, dem Londoner Osten, wenn es verlangt wird. Nicht einfach für einen Jungen, der in Südwest-London aufwächst, wo das Englisch der höheren sozialen Schichten gesprochen wird.

Ich hatte immer Angst, mich in der Öffentlichkeit zu blamieren und war als Teenager schrecklich schüchtern. Heute kümmert mich das eher weniger. Wenn man eine Krebserkrankung im Endstadium überstanden hat, hat man das Gefühl, dass man es mit fast allem aufnehmen kann. Doch ich bin immer noch ein Nervenbündel, wenn ich gebeten werde, über meine Erfahrungen mit Krebs zu sprechen, was zunehmend häufiger der Fall zu sein scheint. Ich hoffe, dass es leichter wird, auch wenn es wahrscheinlich nie so schlimm sein kann wie meine zermürbende Erfahrung in der *Höhle des Löwen* (*Dragon's Den*). Vielleicht war das ja ein gutes Training für die Position, die ich heute innehabe. Ich muss vielleicht bei Veranstaltungen sprechen, wo mir Ablehnung entgegenschlägt. Der Gedanke, überhaupt Medikamente zu nehmen, egal wie sicher sie sind, ist vielen Menschen immer noch zuwider.

Nach dem Vorsprechen sagt mir meine Uhr, dass wir es bis zu Sams abendlichen Kuscheln vor dem Schlafengehen schaffen sollten. Jamies jüngerer Bruder kam dreieinhalb Jahre nach ihm durch dieselbe wunderbare Leihmutter zur Welt, noch ein prachtvoller kleiner Kerl. Sam ist äußerst sportlich und hat überhaupt kein Interesse an der Schauspielerei. Ich glaube, zwei Schauspieler in der Familie würde ich nicht verkraften – die Geschwisterrivalität ist ohnehin schon heftig.

Wir fahren mit dem Bus nach Hause und Jamie nimmt auf dem Oberdeck seine Hausaufgaben in Angriff. Wir fahren nie mit der U-Bahn, es sei denn, es ist spät, denn ich halte die Überfüllung und die schlechte Luft nicht aus. Wie meist hat Jamie nicht das geringste Interesse an seinem Buch. In den Augenblicken, in denen wir beide allein sind, fragt er mich oft über seine Geburt aus, insbesondere, wenn wir mit dem Bus Nummer 14 am Chelsea and Westminster Hospital vorbeifahren, dort, wo er wie eine Flutwelle des Glücks in unser Leben kam.

Von „Wie entstehen Babys?" hat er sich inzwischen zu etwas detaillierteren Fragen vorgearbeitet, doch für Zuhörer sind sie immer interessant und unterhaltsam.

„Als mich Tabatha zur Welt brachte, hast du mich dann sofort mit nach Hause genommen?" Ich kann sehen, dass der Mann vor uns, der so tut, als würde er lesen, seinen Kopf leicht in unsere Richtung dreht. Ich habe kein Problem damit, Jamie davon zu erzählen, wie er entstanden ist und wie großartig seine „Bauch-Mama" Tabatha ist.

Ein hübsches junges blondes Mädchen gegenüber weckt Jamies Interesse und er grinst sie keck an. Er ist so ein Charmeur! Zum Glück streckt er jetzt nicht mehr jedem die Zunge heraus, der ihn angrinst, wie er das gemacht hat, als er noch ein Kleinkind war. Mit zwei Jahren ging er einmal im Bus herum, zeigte der Reihe nach auf jede Person und sagte: „Er hat einen Pimmel. Sie hat keinen Pimmel. Er hat einen Pimmel …", während ich wütend rot wurde und das zu unterbinden versuchte. Beschämend! Aber für ihn sehr lustig. Schüchternheit scheint ein Wort zu sein, das in seinem Wortschatz nicht vorkommt.

„Tut es weh, wenn man ein Baby bekommt?" Er fragt, weil er vor kurzem offensichtlich etwas im Fernsehen gesehen hat. Ich versuche, ihn auf seine Rolle in *Call the Midwife – Ruf des Lebens* vorzubereiten und sehe das alles ganz entspannt. In unserem Gespräch erkläre ich ihm, dass eine Geburt für jede Frau anders ist. Ich beschreibe ihm, wie der ganze Geburtsvorgang durch ein sogenanntes TENS-Gerät erleichtert wird. (TENS steht für Transkutane Elektrische Nerven-Stimulation und wird auch als Reizstromtherapie bezeichnet; Anm. d. Übers.) Der Mann vor uns liest schon seit geraumer Zeit immer noch dieselbe Seite.

Leihmutterschaft ist etwas, über das ich mit Jamie und Sam immer offen gesprochen habe. Jamie liebt die Geschichte über seine Geburt und möchte sie immer wieder hören, das Eiltempo, mit dem wir ins Krankenhaus fuhren, wie er um ein Haar auf dem Rücksitz unseres Autos auf die Welt gekommen wäre, wie wir die roten Ampeln überfuhren, um von Kent zum Krankenhaus zu kommen und was für eine riesige Freude es für uns war, als ich ihn zum ersten Mal im Arm halten konnte. Andrew und ich hatten so lange auf diesen Augenblick gewartet. „Hallo Jamie“, hatte ich gesagt, als ich ihn an mich drückte und in seine hellblauen Augen schaute, die seltsamerweise aussahen wie meine. Er blinzelte aus seinem zerknitterten kleinen Gesicht mit einem wissenden Blick zurück, als wollte er sagen: „Aha, ich bin im Krankenhaus, und du musst meine Mama sein. Hallo Mama.“ Hätte ich damals schon gewusst, wie sehr er sich für die Schauspielerei begeistern würde, wäre mir schon klar gewesen, was er eigentlich gesagt hatte: „Tada!“ Das werde ich nie vergessen.

Nicht erzählt habe ich Jamie die genaueren Einzelheiten, etwa, dass die Krankenschwestern kein Verständnis für unseren Weg über die Leihmutterschaft hatten. Ich tauche wieder in die Erinnerung ein. Ich besuchte mehrere Kurse zur Geburtsvorbereitung im Krankenhaus, wurde jedoch immer misstrauisch angesehen, weil ich keinen Babybauch hatte. Rückblickend wäre es am besten gewesen, die Kurse zusammen mit Tabatha zu besuchen, anstatt allein, aber sie lebte in einiger Entfernung von uns. Logistisch war das schwierig.

Als wir das Krankenhaus erreicht hatten, war Tabathas Muttermund bereits 10 cm offen und ihre Wehen kamen in kurzen Abständen, also war ich mehr als nur ein bisschen in Panik. Wir hatten vorher angerufen und mitgeteilt, dass es sich um eine Leihmutterschaftsvereinbarung handelte und wir unterwegs seien. Es stellte sich heraus, dass es in der Klinik bisher erst einmal eine Geburt durch eine Leihmutter gegeben hatte und da hatte es sich um ein schwules Elternpaar gehandelt. In der Annahme, dass wir auch zwei schwule Männer mit einer Leihmutter waren, hatte man einen homosexuellen Entbindungspfleger beauftragt, uns in Empfang zu nehmen. Er strahlte anfangs über das ganze Gesicht, doch seine Haltung änderte sich sofort, als er entdeckte, dass es sich um eine heterosexuelle Vereinbarung handelte. Seine Missbilligung war offensichtlich. War eine homosexuelle Vereinbarung absolut akzeptabel, aber nicht, dass eine Frau eine andere Frau bittet, ihr Baby für sie auszutragen? Er stand unseren Anliegen so abweisend gegenüber, dass wir darum baten, uns jemand anderen zuzuteilen. Ich bin überzeugt, dass er sich dann im ganzen Personalzimmer über uns ausließ, mit Geschichten, wie schrecklich wir alle seien.

Tabatha wurde in den Kreißsaal gebracht. Man sagte uns, er sei zu klein für uns alle und Andrew müsse draußen warten. Er sah enttäuscht aus. „Er wäre dann überfüllt", hatte man uns gesagt, aber keiner von uns wollte die Geburt unseres Sohnes verpassen. Tabatha und ich machten ganz deutlich klar, dass wir Andrew dabeihaben wollten, also gingen wir alle hinein und widersetzten uns damit den Anweisungen. Und dort war mehr als genug Platz.

Jamie weigerte sich dann standhaft zur Welt zu kommen. Doch nach ein bisschen Überzeugungsarbeit vom Entbindungsarzt war er da! Meine Welt veränderte sich schlagartig. Ein kleiner Junge. Mein Jamie. Ich war sofort verliebt.

Tabatha lag lächelnd da, erleichtert, dass es vorüber war. Die letzte Zeit war anstrengend für sie gewesen.

„Er ist einfach perfekt", sagte ich und trug ihn zu ihr hinüber. „Wie können wir dir jemals danken?" Ich war einfach glücklich.

„Nun, jetzt gehört er ganz euch", grinste sie. „Ich habe den leichteren Teil erledigt, jetzt seid ihr dran!"

„Du warst ein wirklicher Engel." Ich gab ihr einen Kuss und reichte Jamie an Andrew weiter. Das war sein erster Augenblick als stolzer Vater. Auch er war überwältigt.

Vonseiten der Belegschaft gab es keine Bekundungen von Freude oder Jubel. Es war ganz und gar nicht so, wie ich es mir vorgestellt hatte. Sie hatten keine Ahnung, wie sie in dieser Situation reagieren sollten. Stahl ich gerade ein Kind? Sollten sie sich für mich freuen? Traurig sein für Tabatha? Am Ende hatten sie nur eisiges Schweigen und ebensolche Blicke für mich. Ich ignorierte das alles. Ich war im Himmel mit meinem kleinen Mann.

Die feindselige Einstellung endete aber nicht im Kreißsaal. Zu meiner Bestürzung setzte sie sich fort, als wir wieder auf die Station zurückkamen. Die Atmosphäre der Missbilligung und das Urteil, das sie gefällt hatten, waren mit Händen zu greifen. Das Personal starrte mich entweder an oder tat, als existiere ich gar nicht. Ich wurde brüskiert, ignoriert, es wurde über meinen Kopf hinweg gesprochen und man benahm sich mir gegenüber geradezu ungezogen. Alles, was ich machte, wurde kritisiert. Ohne die bei einer Geburt anflutenden weiblichen Hormone – woher sollte ich da überhaupt wissen, was zu tun war? Die Hormone gaben einem alles ein, was man über Kinderbetreuung wissen musste, richtig? Natürlich nicht.

Tabatha ist von Beruf Krankenschwester und arbeitet auf einer Wöchnerinnenstation. Sie war auch schockiert über das Verhalten des Personals. Die Schwestern kamen zu uns beiden, doch anstatt mit mir zu sprechen, wandten sie sich in allen Belangen der Mutterschaft, des Stillens, Windelwechselns und Badens an Tabatha und ignorierten mich vollkommen. Sie wies sie höflich darauf hin, dass sie nicht die Mutter sei und sie sich doch bitte an mich wenden sollten. Das war so was von überflüssig.

Sie mochten wahrscheinlich nicht, dass ich Jamie nicht sofort waschen wollte, noch fanden sie es gut, dass ich mein Oberteil auszog, um Hautkontakt mit ihm zu haben. Wie konnte ich es wagen?!

Als eine Hebamme sah, dass ich eine Mutter-Kind-Bindung herstellen wollte, sagte sie knapp: „Dem Kind ist es zu kalt. Es muss angezogen werden.“ Unsinn. Auf der Station war es so warm, dass eine Mutter wegen der Hitze gerade ohnmächtig geworden war, jede beklagte sich. Als ich ihm schließlich zögernd einen leichten Strampler anzog, bemerkte eine andere Hebamme: „Dem Kind ist es zu warm.“ Seufz.

Da Jamie eine Weile gebraucht hatte, um auf die Welt zu kommen, musste er zur Überprüfung seiner Lunge eine Nacht im Krankenhaus bleiben.

„Sie müssen nach Hause fahren und die leibliche Mutter mit dem Kind hierlassen“, sagte mir die Stationsschwester schroff. Wie bitte?! Um Tabatha eine Bindung zu ihm aufbauen zu lassen? Wie konnte das die beste Lösung sein? Tabatha war gleichermaßen bestürzt.

„Ich fahre auf gar keinen Fall ohne meinen Sohn nach Hause! Ich werde hierbleiben“, sagte ich. „Wenn irgendwelche Entscheidungen in Bezug auf ihn getroffen werden müssen, dann werde ich da sein, um sie zu treffen.“

Das kam nicht gut an. Das Personal weigerte sich, mich auf der Station bleiben zu lassen. Es war anscheinend kein Bett für mich frei, obwohl ich mindestens fünf freie Betten und weitere fünf leere Nebenzimmer gezählt hatte. Wie viele brauchten sie? Ich lief rasch hinunter auf die Privatstation, um zu schauen, ob ich dort ein Zimmer für eine

Nacht bekommen konnte, aber nein, dort gab es auch keins. Ich lief auf die allgemeine Station zurück und bettelte, man möge mich hierbleiben lassen. Tabatha sagte, sie würde heimfahren und ich könne ihr Bett haben, aber das war offenbar inakzeptabel. „Das ist in diesem Krankenhaus nicht üblich." Es schien keinen guten Grund dafür zu geben.

Ich hielt dagegen, aber sie sahen nicht ein, wie wichtig es für mich war, bei Jamie zu bleiben. Ich erklärte, es wäre Tabatha gegenüber unfair, wenn sie diese Zeit mit Jamie verbrachte, es war eine wichtige Zeit, um die Bindung zwischen ihm und mir aufzubauen. Es war unglaublich, sie ließen die Bettenmanagerin, die Verantwortliche für die Vergabe von Krankenhausbetten kommen, damit sie mit mir sprach. Diese große, überhebliche Frau erklärte mir kurz, es sei kein Zimmer für mich da und ich müsse nach Hause fahren. Toll.

Ich konnte keine Welle von schwangeren Frauen kurz vor der Geburt sehen, die in das Krankenhaus strömten. Also wartete ich bis zum Schichtwechsel des Pflegepersonals um 19 Uhr, dann wäre die für die Betten Verantwortliche auch schon nach Hause gegangen. Ich ging einfach ganz frech in einen Nebenraum, schob Jamie hinein und sagte nichts. Ich würde nicht nach Hause fahren – und das stand fest. Sie würden die Polizei rufen müssen.

Niemand stellte mir Fragen, also setzte ich mich mit meinem wunderschönen Baby im Arm auf das Bett. „Hallo Jamie", sagte ich nochmal, und seine kleinen blauen Augen sahen mich an. „Hallo Mama", drückte sein zerknittertes, runzliges kleines Gesicht aus. Was für eine Freude! Das war das beste Gefühl der Welt. Sollte das ungezogene Personal doch der Teufel holen. Meine Welt lag hier, in meinen Armen. Niemand konnte mir den besten Tag meines Lebens ruinieren!

Später, als Jamie auf meinem Schoß schlief, kam eine ältere Nachtschwester zu mir und erklärte mir, warum alle so gemein waren. Sie gestanden, dass sie alle dachten, ich hätte Tabatha gezwungen, ihn mir zu überlassen. Sie dachten, diese wäre deswegen verzweifelt und erschrocken. In Wirklichkeit war sie sehr zufrieden mit ihrem „Job" und bewältigte ihn sehr gut. Sie war ganz aus dem Häuschen, dass sie einen gesunden Jungen für uns bekommen hatte, nach allem, was wir durchgemacht hatten.

„Ich höre sie im Schwesternzimmer reden. Sie verstehen es einfach nicht. Niemand von ihnen hat schon mal eine Leihmutterschaftsvereinbarung gesehen. Ich denke, das ist eine erstaunliche Geschichte, also versuchen Sie einfach, das Personal zu ignorieren. Lassen Sie sich von denen nicht ärgern."

Ich versuchte es, aber sie hatten schon verdorben, was eine ganz wundervolle Erfahrung hätte werden sollen. Es geht nur um eine Nacht, sagte ich mir. Ich hatte ein ganzes Leben voller fröhlicher Abende vor mir!

In dieser Nacht machte ich kein Auge zu, ich kostete jeden Moment aus, meinen kleinen Mann anzuschauen, der so ruhig und friedlich in meinen Armen schlief. Ich war so beeindruckt von diesem Winzling, der ganz und gar auf mich angewiesen war. Ich war Mutter! Toll.

Am nächsten Morgen stürzte die Bettenmanagerin wütend in mein Zimmer. Sie warf mir zornige Worte an den Kopf, aber ich war wirklich nicht im mindesten beunruhigt. Sie konnte so verärgert sein wie sie wollte. Offen gesagt, es interessierte mich nicht die Bohne. Ihre Worte liefen einfach an mir ab.

„Es ist doch sicher nicht die Politik Ihres Hauses, eine Mutter von ihrem Kind zu trennen", sagte ich. „Ich werde die Krankenhausleitung schriftlich davon in Kenntnis setzen, wie abscheulich Sie mich behandelt haben. Und Sie können Ihr Bett sofort wieder zurückhaben. Wir bleiben keine Minute länger hier."

Ich rief Andrew an und bat ihn, uns mit dem Auto mit der neuen Babyschale abzuholen. Ich musste zu Hause sein. Wir packten unsere Sachen und gingen. Tabatha kam mit uns, und wir ließen alle vier die angespannte Atmosphäre hinter uns. Auf dem Heimweg brüllten wir vor Lachen über das Verhalten des Personals und der wütenden Bettenmanagerin! Man musste das von der lustigen Seite betrachten. Es beschwingte mich, dass ich endlich mit unserem kleinen Jungen zu Hause war. Einem Jungen! Meinem Jungen!

Als drei Jahre später Sams Geburt bevorstand, wieder mithilfe des großartigen Engels Tabatha, hatten wir nicht die Absicht, dieselbe traurige Erfahrung zu wiederholen. Wir entschieden uns stattdessen für das Kingston Hospital. Wir hatten eine Menge gelernt und erkannt, dass das Personal vorbereitet werden musste, also händigten wir der Klinik eine Liste mit „Vorkehrungen" für den Fall aus, dass während der Geburt etwas schief ging und teilten schriftlich mit, wie wir erwarteten behandelt zu werden. Wir stellten klar, wenn Sam im Krankenhaus bleiben musste und Tabatha entlassen werden konnte, bliebe ich dort.

Das Personal, das bei Sams Geburt dabei war, hätte nicht unterschiedlicher sein können. Seine Ankunft wurde von den Hebammen nicht mit verächtlichen Blicken, sondern so mit Freude und Glück begrüßt, wie ich es bei Jamie erwartet hatte.

Sams Geburt war weitaus leichter, und das Personal erlaubte mir sogar, seine Nabelschnur durchzuschneiden, eine großartige Erfahrung. Noch ein perfekter kleiner Junge. Unsere Familie war komplett. Die Familie, nach der ich mich immer gesehnt hatte und von der ich glaubte, dass ich sie nie haben würde.

Ich fühlte mich so gesegnet und voller Glück! Ich war von Liebe überwältigt und vollkommen hingerissen von beiden.

Das Ringen um eine Familie war lang, schmerzvoll, schwierig und teuer gewesen. Nachdem wir von einer Eizellspende Abstand genommen hatten, wandten wir uns wieder an die Agentur COTS (von engl. Childlessness Overcome Through Surrogacy, zu Deutsch etwa: Kinderlosigkeit überwinden durch Leihmutterschaft) und fragten an, ob es Leihmütter gab, die zu einer direkten Leihmutterschaft bereit wären, bei der die Leihmutter die Insemination selbst vornimmt. Ein paar Monate später wurden wir mit Tabatha bekannt gemacht, und ich wusste sofort, dass sie die Richtige für uns war. Sie war warmherzig, aufgeschlossen und machte das alles aus den richtigen Gründen. Tabatha, selbst Hebamme mit einem eigenen Kind, sagte uns deutlich, dass sie sich für uns zur Verfügung stellte, weil sie Freundinnen an den Krebs verloren hatte. Sie erklärte, dass sie täglich Babys um sich habe und dass es das für sie leichter machen würde. Ich muss sagen, ich war nicht ganz überzeugt davon, aber als ich sie besser kennenlernte, entwickelten wir ein erstaunliches Gefühl von schwesterlicher Verbundenheit. Sie ist wirklich eine unglaubliche, selbstlose Person.

Von da an ließ ich ihr jede Woche Bio-Lebensmittel nach Hause liefern, versorgte sie mit Multivitaminen, Folat, Probiotika, Massage und Reflexzonenmassage. Ich wollte, dass sie sich so besonders fühlte, wie sie war. Selbst dann gab es drei Fehlschläge und zwei Jahre mit Versuchen, bevor es schließlich zu einer gesunden Schwangerschaft kam. Bei jedem Fehlschlag erwartete ich, dass Tabatha sagte, sie wolle nicht mehr, doch jedes Mal sagte sie entschieden, sie werde weitermachen und es wieder versuchen. Sie war wie ich jemand, der nicht aufgab. Ich liebe diese Frau.

Ich tauchte aus meinen Erinnerungen auf. Als wir vom Vorsprechen nach Hause kamen, war Sam in seinem Bett eingedöst, doch als er die Haustür hörte, sprang er heraus und rannte die Treppe hinunter, um seinen älteren Bruder zu begrüßen und zu umarmen. Er vergöttert Jamie geradezu. So gut und gesund seine brüderliche Liebe auch ist, insgeheim war ich doch etwas verschnupft, dass ich nicht zuerst umarmt wurde.

Ich durfte später mit Sam kuscheln, der gemütlich in seinem Bett lag, während ich ihm ein Schlaflied sang und seinen Rücken massierte. Als Jamie fünf wurde, wollte er nicht mehr, dass ich ihm Schlaflieder sang. Ganz ehrlich, ich kann es ihm nicht übelnehmen – es war immer dasselbe Lied, und meine Fähigkeiten auf diesem Gebiet lassen bedauerlicherweise zu wünschen übrig. Jamie sagte, er sei kein Baby mehr und ich sollte doch bitte damit aufhören. Das machte mich traurig. Ich fürchte, dass Sam das auch sagt. Je unabhängiger sie werden, desto mehr werde ich mich als Mutter überflüssig fühlen.

Als ich beiden ihren Gutenachtkuss gab, sprach ich mein tägliches stummes Dankgebet für Tabatha, ohne die das verrückte Leben, das wir führen, so ganz anders wäre. Sie hatte unser Universum über die Maßen verwandelt. Die Freude in den Gesichtern der Kinder, wenn wir im Park oder zu Hause spielen oder auf dem Boot herumalbern und wenn sie ungezwungen mit mir kuscheln, dann platze ich schier vor Glück. Sie haben das größte Herz und ein herrliches, liebevolles Wesen. Sie sind wirklich etwas ganz Besonderes. Sie kamen nicht ohne die üblichen Herausforderungen, aber unsere Jungs sind das wundervollste Geschenk, das man uns je machen konnte.

Kapitel 20

Was bringt die Zukunft?

„Gegenwärtig werden wir nicht durch die Wissenschaft eingeschränkt; wir werden dadurch eingeschränkt, dass wir nicht in der Lage sind, die Informationen und Behandlungsmöglichkeiten, die wir bereits haben, gut zu nutzen. Zu oft setzt nicht der Krebs dem Leben ein tragisches Ende, sondern die Bürokratie, die zusammen mit dem Einsatz des Staates im Kampf gegen den Krebs kam – durch Prüfungskommissionen, durch die amerikanische Arzneimittelzulassungsbehörde FDA und durch die Ärzte, die ihren Patienten nicht beistehen oder Angst haben, ein Risiko einzugehen."

Dr. Vincent DeVita, ehemaliger Direktor des NCI (National Cancer Institute), Chefredakteur von *The Cancer Journal* und Autor von *The Death of Cancer* (zu Deutsch etwa: *Todesursache Krebs*; derzeit nur in englischer Sprache erhältlich)

Inzwischen ist zunehmend deutlich geworden, dass die Genetik nur ein Teil der Gleichung ist. Selbst James Watson, (mit Francis Crick und Rosalind Franklin) einer der Pioniere bei der Entdeckung und Erforschung der DNS, ist zutiefst frustriert, wie langsam es auf dem Gebiet von Krebs vorangeht. Obwohl er anfangs Hoffnungen in das Projekt des Krebs-Genom-Atlas setzte, der unseren gesamten genetischen Code kartierte, erkannte er, dass die Sequenzierung der DNS nicht die Lösung hervorbrachte, auf die jeder gehofft hatte. Vor kurzem wurde Watson wieder bestärkt durch die Entdeckung, dass Stat3, ein Transkriptionscode, der den Genen „sagt", was sie tun sollen, an den meisten, wenn nicht sogar allen Krebsarten beteiligt ist. Wesentlich ist, dass Stat3 jetzt als Schlüsselmodulator der mitochondrialen „Atmung", der Art, wie Mitochondrien (die „Kraftwerke" der Zelle) Energie bilden, wahrgenommen wird, was nachdrücklich eher die metabolische, die Stoffwechseltheorie unterstützt als die genetische oder „somatische" Theorie der Onkogenese (der Entstehung von Krebs). Stat3 wird nachweislich zuerst verändert (ausgelöst durch Entzündungen), das hat dann Veränderungen durch Mutation zur Folge, die den „Appetit" der Krebszellen auf mehr Nährstoffe steigern und zu einer immer schnelleren Zellproliferation (Zellwucherung) führen. Es zeichnet sich jetzt zunehmend ab, dass Metformin, das Diabetesmedikament, diesen multifunktionalen Weg blockiert, was für James Watson ausreichend ist, um es täglich zur Vorbeugung zu nehmen. Doch es frustriert ihn, wie lange es dauert, bis diese einfache Maßnahme für jeden Krebspatienten genutzt wird. Er hat vor kurzem erklärt:

„Das Deprimierende an der sogenannten Cancer Moonshot Initiative ist, dass es wieder dieselben Leute sind, die zusammenkommen und Gremien bilden und dass es wieder um dieselben alten Ideen geht und all das Mist ist …" (Es handelt sich um eine Zusammenarbeit von deutschen und amerikanischen Forscherinnen und Forschern bei der Krebsbekämpfung – ein Unterfangen, so spektakulär wie der Flug zum Mond, der „Moonshot" –, deren Ziel es ist, bereits in fünf Jahren Forschungsergebnisse vorzulegen, die sonst erst in einer Dekade erreicht würden; Anm. d. Übers.)

In der Tat.

Trotzdem ist er immer noch ganz sicher, er werde es erleben, dass in fünf Jahren 80 Prozent der Krebsarten behandelbar werden, und so sehe ich das auch, wenn mein Aufstand, meine „Revolution" Fahrt aufnimmt.

Ich glaube, dass fast alle Krebserkrankungen im Stadium IV mit der zum richtigen Zeitpunkt und in der richtigen Reihenfolge verabreichten richtigen Kombination von Medikamenten von unheilbar zu behandelbar umgekehrt werden können, es sei denn, die Organschädigung ist bereits zu schwer. Allzu oft ist der Tod die Folge einer zu aggressiven Chemotherapie oder tritt aufgrund der gegenwärtig angebotenen toxischen Therapien ein, wie es bei mir fast der Fall gewesen wäre. Meine

Begegnung mit der lebensbedrohlichen therapiebedingten Leukämie war schon ganz schön knapp.

Wir müssen einen umfassenderen Ansatz verfolgen und weniger toxische Medikamente mit natürlichen Therapien kombinieren, um zu einer „schonenden“ Remission zu kommen, einer, die dazu führt, dass es dem Patienten besser geht, ohne dass er dabei verstirbt.

Gegenwärtig erhalten die Patienten aggressive und grausame Behandlungen mit zu viel Chemotherapie, Strahlentherapie und tatsächlich zu aggressiven Operationen. Ich glaube fest daran, dass eine Heilung von Krebs möglich ist, wenn wir mit allem, was uns bereits zur Verfügung steht und bezüglich der Art, wie wir es einsetzen, einen besseren Ansatz verfolgen.

Ich bin überzeugt, dass es die Lösung für Krebs schon immer da draußen gab, dass viele von den Konzepten in Stapeln von alten wissenschaftlichen Zeitschriften vergraben und verschollen sind und nur darauf warten, dass wir sie freilegen. Und das war eine Frage des Zusammensetzens der jeweiligen alten Informationen und Daten wie ein Puzzle, sodass sich die metabolischen, den Stoffwechsel betreffenden natürlichen und pharmazeutischen Teile zu Kombinationen zusammenfügten, die den Krebs aushungern. War ich auf eine Heilmethode gestoßen?

Der „McLelland-Moonshot“

Statt des gegenwärtigen, äußerst mangelhaften Konzepts, die Therapie allein auf die genetischen Veränderungen auszurichten, besteht die Lösung doch sicher darin, die genetischen, metabolischen und veränderten Zellsignale **gemeinsam** zu behandeln?

Hier ist **mein** „Flug zum Mond“

1. Hungern Sie Ihren Krebs aus (mein persönlicher „U-Bahn-Plan“).
2. Stoppen Sie anormale Zellsignale (Hedgehog, Wnt, Notch, PPAR gamma, Entzündungsherde).
3. Verhindern Sie, dass er streut (blockieren Sie die Wachstumsfaktoren und MMP).

4. Löschen Sie ihn aus (lösen Sie die Apoptose, den gezielten Zelltod, auf sanftere und natürlichere Weise durch die Caspase-Kaskade und Sauerstoffanreicherung aus; nutzen Sie eine niedrig dosierte Chemo- und Strahlentherapie).
5. Kommen Sie wieder zu Kräften!! Dazu gehört die Entgiftung, der Wiederaufbau des Immunsystems und von Mitochondrien.

„Takten" Sie die Apoptose in dieser Reihenfolge, sodass alle abgestorbenen Zellen vom Körper sicher und ohne zu viel Toxinbildung beseitigt werden können.

Dr. Chi Van Dang, der Leiter des Abramson Krebszentrums in Pennsylvania, ist auch der Meinung, dass die Lösung darin liegt, dem Krebs die Energiezufuhr zu entziehen, da er den unersättlichen Appetit der Krebszellen erkannt hat. Er bestätigt, dass sie „süchtig" nach Nährstoffen sind und ohne genügend Energie einfach „verkümmern und absterben". Ohne ständige Versorgung mit Nahrung kann der Krebs nicht überleben.

Ist es also möglich, dass der Umgang mit Krebs und sogar eine Heilung der Krankheit so einfach sein könnte, dass man eine Handvoll billiger alter Medikamente mit wenigen Nebenwirkungen schluckt und parallel dazu seine Lebensweise ändert und sich so ernährt, dass der Krebs ausgehungert wird? Stellen Sie sich einmal vor, Sie werden künftig unglücklicherweise mit Krebs diagnostiziert, sind jedoch erst im Stadium I oder II; wie einfach und angenehm wäre es da, wenn alles, was Sie zu tun hätten, ein Besuch bei Ihrem Apotheker wäre, um ein Rezept für ein paar Medikamente einzulösen und dann gleich noch ein paar Ratschläge für die Ernährung und die Lebensweise zu bekommen?

Bei Krebserkrankungen im fortgeschrittenen Stadium wäre eventuell mehr als diese Vorgehensweise erforderlich, die Handhabung der Ernährung und des Lebensstils wären wohl längerfristig angelegt und der Patient müsste kontinuierlich ein paar dieser Medikamente nehmen. Könnte dies die Lösung sein, die zu einer dauerhaften Remission führt, ähnlich wie HIV heute unter Kontrolle gehalten wird?

In meiner Zukunftsvision sehe ich Onkologen und Patienten mit vielen anderen Gesundheitsexperten zusammenarbeiten. Doch sie werden auf Krebserkrankungen spezialisiert sein müssen. Jeder Krebspatient braucht eine auf ihn zugeschnittene Ernährung und ein Sportprogramm. Jede Krebsart wird von unterschiedlichen metabolischen und genetischen Veränderungen gesteuert, daher kann es nie nur eine Empfehlung geben. Wird Ihre Erkrankung mehr durch Glutamin gesteuert (zum Beispiel Krebsarten mit einem überexprimierten MYC-Gen), ist es vielleicht wichtig, sich eher vegan zu ernähren und Protein wegzulassen. (Das sogenannte c-MYC-Protein bindet an die DNS der Zelle und aktiviert Gene, die für die Synthese von Proteinen zur Unterstützung des Krebswachstums notwendig sind, zum Beispiel Proteine für die Zellteilung, Anm. d. Übers.). Bei Melanomen, Prostatakrebs und von „Braf gesteuerte" Krebsarten, die mehr auf Fett und Glutamin angewiesen sind, sollten ketogene Ernährungsweisen gemieden werden.

Ich habe den Versuch schon lange aufgegeben, die Einstellung von Ärzten zu verändern. Stattdessen sind es die Patienten, die sich meiner „Revolution" anschließen, Menschen, die schon alles ausprobiert haben, sowohl schulmedizinisch als auch komplementär und deren Krebs weiterhin in ihrem Körper wütet. Sie sind diejenigen, die sich mir anschließen und auch diese alten Medikamente und andere natürliche Therapien einsetzen, die den Krebs aushungern. Langsam, aber sicher, da mehr Patienten Ergebnisse erzielen und es zu unglaublichen Remissionen kommt, spricht sich das herum. Durch den Erfolg bei anderen Patienten angestachelt, wenden sich immer mehr Patienten diesem Kombinationskonzept zu. Doch obwohl sie Ergebnisse mit eigenen Augen sehen, ignorieren viele Onkologen weiterhin den metabolischen Ansatz, weil sie beunruhigt sind, dass eine Verschreibung von etwas anderem als den offiziellen Medikamenten zu disziplinarischen Maßnahmen führt.

Auch wenn Sie kürzlich diagnostiziert wurden, findet sich auf ärztlicher Seite immer noch fehlendes Verständnis dafür, dass die anormalen Zellsignale des Tumors, sein Bedarf an Nährstoffen, der Einfluss von Stress gesteuert werden müssen und die dringende Notwendigkeit besteht, Entzündungsherde einzudämmen. Nach einer Krebsdiagnose werden Sie normalerweise ohne irgendetwas wieder nach Hause geschickt. Ohne Tabletten, ohne sofortige Behandlung, nur mit einem Kopf, in dem alle möglichen furchterregenden Szenarien umherschwirren.

Verständlicherweise können Sie nicht anders, als sich den parasitären Knoten in Ihrem Körper vorzustellen, der weiterwächst, während nichts getan wird. Warum haben die Ärzte nichts verschrieben? Ist das Problem so riesig, dass es sinnlos ist, irgendetwas zu nehmen? Doch genau zu diesem Zeitpunkt, direkt bei der Diagnosestellung, besteht die hervorragende Gelegenheit, mit der Kontrolle des Krebswachstums zu beginnen. Die Verschreibung von etwas so einfachem wie einem Entzündungshemmer, anderen Medikamenten, die den Krebs aushungern und ein sofortiger Termin bei einem kompetenten Behandler, der mit funktioneller Medizin arbeitet sowie einer Ernährungsberaterin könnte einen enormen Einfluss auf unsere miserablen Überlebensstatistiken haben.

In späteren Jahren, wenn die onkologischen Praxen ihre Vorgehensweisen schließlich umstellen, weil sie nicht mehr anders können, werden wir sicher voll Traurigkeit auf die vielen Patienten zurückblicken, die unnötig starben und leiden mussten. Wir werden erstaunt sein, dass die Ärzteschaft so lange auf so grausamen und zerstörerischen Behandlungen bestanden hat und durch den Wirbel und die falschen Versprechungen bezüglich neuerer Pharmapräparate hinters Licht geführt wurde.

Seit 2003, als mir die Augen für neue spannende Möglichkeiten geöffnet wurden, schaue ich zu, hilflos, während Freunde und Angehörige mit verheerenden toxischen Methoden behandelt wurden und weiß, dass sie diese mit ziemlicher Sicherheit nicht überleben. Ich habe mich als Verfechterin alter Medikamenten-Cocktails so allein und verzweifelt gefühlt, als die neuen „alles verändernden“ gezielten Behandlungen zwangsläufig scheiterten. Das waren die schlechten alten Zeiten, das sich ständig wiederholende Medikamentenkonzept, genetischen Mutationen nachzujagen. Ich konnte nichts anderes tun, als geduldig zu warten, bis mir die Wissenschaft Rückendeckung geben würde. Nun türmen sich die Artikel über alte Stoffwechselmedikamente. Es gibt unwiderlegbare Nachweise für ihre Wirksamkeit. Aber es gibt wenige „randomisierte klinische Studien“ und daher stehen die Ärzte diesen Medikamenten weiter ablehnend gegenüber.

Trotz des unglaublichen Potenzials des billigen, wenig toxischen Cocktails von Medikamenten, deren Patentschutz abgelaufen ist, die ich in diesem Buch beschreibe, müssen Sie abwägend vorgehen. Wenn Sie das tun, ohne sich um Ihr Immunsystem, Ihre Ernährung, die Gesundheit Ihres Darms, Ihre Lebensweise und den Stress zu kümmern, werden Sie nicht die besten Ergebnisse erzielen. Ein absolut ganzheitlicher Ansatz, vorzugsweise zusammen mit einem Onkologen, der Sie bei Ihren konventionellen und komplementären Entscheidungen anleitet, der den Stoffwechselcharakter des Krebses versteht, wird der Schlüssel für die Zukunft dieses Berufsstandes sein. Die hochdosierte Chemotherapie wird es schließlich nicht mehr geben, und man wird eine Vielzahl neuer Medikamenten-Cocktails einsetzen, unter denen sich auch die Chemotherapie in viel niedriger dosierter Form befinden wird.

Die Forschung über die „Umnutzung" von Medikamenten steckt noch ziemlich in den Kinderschuhen und gilt als experimentell. Aber sie wirken. Sollte der Patient warten müssen, bis randomisierte klinische Studien in weiteren zehn bis fünfzehn Jahren abgeschlossen sind? Sollten die Ärzte weiterhin machen, was von ihnen verlangt wird und sie ignorieren?

Selbst das *British Medical Journal* berichtete im Oktober 2015, dass eine rückblickende Analyse von kürzlich zugelassenen Immuntherapien offenbarte, dass sich nur fünf von 36 neuen Medikamenten deutlich auf die Gesamtüberlebenszeit auswirkten.[86] Wie sie überhaupt zugelassen werden konnten, ist wirklich sehr beunruhigend. Weil aber bei jeder Markteinführung eines neuen Medikaments so viel auf dem Spiel steht – ist es da ein Wunder, dass zum Äußersten entschlossene Pharmaunternehmen irreführende Daten für die Zulassung herausgeben?

Es ist vielleicht schwer zu erreichen, dass Ärzte und Öffentlichkeit alte Medikamente, deren Patentschutz abgelaufen ist, als „alles verändernde" Krebsmittel akzeptieren, allein schon, weil sie so alltäglich, bekannt und billig sind. Es gibt keine kitschige, glänzende neue Verpackung. Es gibt keine Fanfare oder Medienparty, die öffentlich den Durchbruch der nächsten Generation bekanntgibt. Keine exotischen Zielorte für den vom Pharmaunternehmen bezahlten jährlichen Onkologen-Kongress. Niemand kann sich diese Art von Marketingbudget leisten, wenn die Medikamente grade mal um die sechs Cent am Tag kosten.

Doch sowohl Ärzte als auch Patienten haben eine natürliche Tendenz zu glauben, je neuer die Behandlungsmethode und je teurer ein Medikament sei, desto besser werde es wirken. Doch das stimmt nicht.

Neu ist nicht immer besser, Alter und Erfahrung übertrumpfen oft Jugend und Schönheit. Diese Medikamente sind tatsächlich revolutionär, um den Jargon der Pharmariesen zu benutzen.

Ich bekomme immer mehr Geschichten von anderen Patienten, die Off-Label-Medikamente und andere Konzepte nutzen.[87] Langsam, aber sicher spricht es sich herum, denn bei mehr Patienten kommt es durch den Einsatz der alten Medikamenten-Cocktails und anderer Therapien, die den Krebs aushungern, zu einer Stabilisierung der Krankheit und unglaublichen Remissionen. Ich weiß, dass ich für viele schon vieles bewirkt habe, aber es muss noch so viel getan werden.

Wir stehen noch ganz am Anfang, und das metabolische Konzept gilt immer noch als hoch experimentell, doch die Erfolgsrate sieht sehr vielversprechend aus. Wenn die Care Oncology Clinic schließlich Ergebnisse veröffentlicht, wird die Wirksamkeit dieser Medikamente für alle sichtbar sein. Doch obwohl Onkologen die Ergebnisse mit eigenen Augen sehen, ignorieren viele von ihnen dieses Konzept weiterhin. Schlimmer noch, es wird weiterhin mit Spott und Verachtung behandelt und erfährt viel Widerstand, was das Leben nicht nur für die Patienten schwierig macht, die sich bemühen, die Medikamente zu bekommen, die sie brauchen, sondern auch für die Ärzte, die in diesem Bereich arbeiten. Es ist schwer, das Bewusstsein für die Bedeutung dieser Stoffwechselmedikamente zu erhöhen.

Also, raus mit dem Neuen und rein mit dem Alten!

Bei den meisten Patienten, die sich meiner Facebook-Gruppe anschließen, lautet die Diagnose Krebs im Endstadium. Vielen wurde gesagt, dass die Schuldmedizin nichts mehr für sie tun könne. Weil sie also nichts mehr zu verlieren, aber alles zu gewinnen hatten, begannen ein paar Tapfere 2015, die alten Medikamente zu nehmen, und trotz düsterer Prognosen sind viele von ihnen heute noch am Leben. Nacheinander haben sich andere angeschlossen. Meine Seite bekommt nun schnell Zulauf, ganz allein durch Mundpropaganda, und ich erlebe als Augenzeugin, wie es in meiner Truppe (sie sind für mich wie eine Familie) zu manch unglaublicher Remission kommt! Bei Patienten mit einem unheilbaren Gehirntumor, denen man nur noch wenige Wochen zu leben gab, die ihre Kinder zu Hause unterrichteten, weil sie jede Sekunde mit ihnen verbringen wollten, die all ihr Hab und Gut an ihre Verwandten übergaben und sich auf ihre bevorstehende Beerdigung vorbereiteten, stellen sie plötzlich fest, dass ihnen ihr Leben zurückgegeben wurde! Gehirntumore, Lungenmetastasen verschwinden … Beeindruckend, beeindruckend, beeindruckend!

Die sozialen Medien erzeugen einen unruhigen streitbaren Geist der Rebellion unter den Patienten, die wegen ihres unnötigen Leidens aufgebracht sind. Man muss kein lautstarker Revolutionär sein; wechseln Sie Ihren Onkologen oder lassen Sie sich einfach in die Care Oncology Studie aufnehmen und beweisen Sie den Wert dieser Medikamente – das ist vielleicht schon alles, was nötig ist. Und auch wenn die Veränderung langsamer vorangeht, sie wird kommen. Hurra!

Für mich war der Weg zurück zur „Normalität" lang und hart, bis ich mit meinem Lebensplan wieder auf Kurs war. Zeitweise sah es so aus, als seien die Hindernisse zu hoch, um sie zu überwinden. Wenn alles zu viel zu sein schien, konzentrierte ich mich darauf, einen Fuß vor den anderen zu setzen, immer nur einen Schritt auf einmal zu machen. Und sehr langsam bewegte ich mich mit jedem Schritt Zentimeter für Zentimeter immer weiter nach oben.

Ich stehe nun hier und blicke hinunter auf jeden schwierigen Weg, den ich mir ausgedacht habe, um hierhin zu kommen. Die Sonne ist durch die Wolken gebrochen. Der Blick ist einfach atemberaubend.

Facebook-Eintrag: April 2016

Heute ist ein ganz besonderer Tag. Vor vielen Jahren hat man mir gesagt, ich werde niemals Kinder haben, doch dank eines unglaublichen Engels wurde diese düstere Vorhersage vor zehn Jahren in ihr Gegenteil verkehrt. Wir kämpften uns durch Verkehrsstaus, um unsere großartige Leihmutter von zu Hause abzuholen, rasten von Kent auf der A2 zum Chelsea and Westminster Hospital, streckten, ganz die besorgten werdenden Eltern, die Köpfe aus den Seitenfenstern und riefen langsam dahinschlendernden Fußgängern zu, sie mögen den Weg freimachen, während wir mit durchgetretenem Gaspedal, Geschwindigkeitsbeschränkungen und rote Ampeln missachtend, auf der Busspur dahinflitzten, um das Krankenhaus noch rechtzeitig zu erreichen! Jamie wäre um ein Haar auf dem Rücksitz zur Welt gekommen!! Aber wir schafften es und bekamen den großartigsten Wonneproppen, der mich ständig entzückt, überrascht, erheitert und mit absoluter Freude erfüllt. Und drei Jahre später erlebten wir dieses Glück noch einmal mit meinem wundervollen Sam! Sie sind beide so zauberhaft. Sie sind beide humorvoll, originell und äußerst begabt.

Zur Feier von Jamies Geburtstag fuhren wir, nur er und ich, nach Paris zu einem besonderen Wochenende mit Kulturprogramm. Welche Art von Kultur sahen wir an? Den Louvre? Das Musée d' Orsay? Nein!! Wir nahmen an einer abendlichen Geister-Tour teil, liefen durch Springbrunnen und rollten grasbewachsene Ufer neben dem Eiffelturm hinunter, sprangen auf großen Lüftungsgittern in der Nähe des Arc de Triomphe herum, sahen uns Straßenkünstler an, ließen Karikaturen von uns machen (:-o!), machten eine große Radtour durch die Stadt und jagten Seifenblasen vor dem Centre Pompidou nach! Die Lego-Auslage in Les Halles hatte am ehesten etwas mit Kunst zu tun ... Meinem großartigen Jungen alles Liebe zum 10. Geburtstag!! Was für ein wunderbares, wunderbares Wochenende! Ich kann es gar nicht erwarten, das alles auch mit Sam zu machen.

Ich liebe Euch beide so sehr.

Mami xxxx

Mami. Bei diesem Wort durchströmt mich immer noch ein Glücksgefühl.

Ich mag den Krebs überlebt haben, aber Du, Tabatha, Du hast mir mein Leben zurückgegeben. Ich stehe für immer in Deiner Schuld.

TEIL 2

Das Stoffwechsel-Protokoll

Kapitel 21

Der Cocktail, der dem Krebs den Saft abdreht

In diesem Teil beschreibe ich, welche Medikamente ich gegenwärtig für die besten, am wenigsten giftigen halte, um den Krebs auszuhungern und ihn abzutöten. Wissenschaft verändert sich schnell, so auch in diesem Bereich, und ich werde Aktualisierungen per E-Mail über meine Webseite verschicken.

Janes „Piccadilly Circus"-Analogie

Vor fünfzehn Jahren waren sich wenige Krebsforscher über die Stammzelle im Zentrum jedes Krebses im Klaren, die Zelle also, die für eine Medikamentenresistenz und die Metastasierung verantwortlich ist. Ebenso wenig erkannten sie, wie „metabolisch flexibel" die Krebsstammzelle ist, die von einer Energiequelle zu einer anderen wechseln und neue Wege finden kann, um ihre kontinuierliche Versorgung aufrechtzuerhalten. Ohne einen entsprechend breitgefächerten Medikamenten-Cocktail, der jeden Versorgungsweg blockiert, wird der Krebs „resistent". Doch man sollte sich die Resistenz nicht nur als „genetische Anpassung" vorstellen. Streichen Sie „genetisch" aus Ihrem Kopf, setzen Sie dafür „metabolisch" ein und Sie bekommen den Begriff „metabolische Anpassung". Für die meisten Menschen ist das ein Gedankensprung, der ihnen die Augen dafür öffnet, wo das Behandlungskonzept seit Jahrzehnten fehlschlägt. Die Behandlung sollte nicht nur genetisch ausgerichtet sein, es sollte der veränderte Stoffwechsel behandelt werden, der mit der Krankheit einhergeht.

Zum leichteren Verständnis erkläre ich das Krebspatienten anhand meiner „Piccadilly Circus"-Analogie.

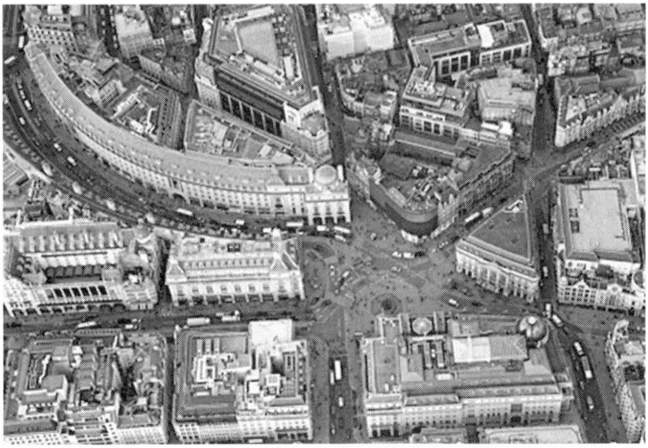

Der Piccadilly Circus bei Nacht (© Andrew Holt/ Getty Images)

Das ist ein Luftbild des Piccadilly Circus bei Nacht. Der Platz pulsiert, viele Fußgänger, Busse, Taxis und Privatautos sind unterwegs. Das ist ein aufregender, quirliger Ort, an dem immer etwas los ist! Auch wenn ich schon seit fast 20 Jahren in London lebe, finde ich ihn immer noch spannend. Es gibt dort Bars, Restaurants, Theater, Kinos, Klubs, Galerien, die Liste ist endlos.

Schaut man ihn von oben an, sieht man die Fußgänger in verschiedene Richtungen gehen und die Autos, die die Regent Street, die Shaftesbury Avenue, die St. James Street und die Piccadilly Street hinauf- und hinunterfahren.

Dort verhält es sich in mancher Hinsicht ähnlich wie in einer Krebszelle. Es gilt als allgemein akzeptiert, dass Krebszellen ausgeprägte bioelektrische Eigenschaften haben, denn sie nutzen unterschiedliche Transportmöglichkeiten über Ionenkanäle (zum Beispiel Kalziumkanal-Transporter). Und bei vielen Krebsarten gibt es häufige genetische Veränderungen, etwa Mutationen im Gen p53, dem Tumorsuppressor-Gen. Dafür stehen in meiner Piccadilly Circus-Analogie die unterschiedlichen Richtungen, in die der Verkehr fließt und die wechselnden

Wege, die die Fußgänger einschlagen. Sie können sich in viele Richtungen bewegen und diese ändern. Genauso kann ein Tumor bis zu 2000 verschiedene Mutationen enthalten, die es ihm ermöglichen, sich gezielten genetischen Behandlungen zu entziehen, also seine Richtung zu ändern. Nicht direkt sichtbar ist, was sich unter der Oberfläche des Piccadilly Circus abspielt oder, auf das Krebsgeschehen übertragen, was im Zentrum des Krebses vor sich geht. Unter der Oberfläche des Platzes befindet sich das unterirdische „Röhren"- oder „U-Bahnsystem" mit einer begrenzten Anzahl von Strecken. Diese Strecken entsprechen den Energieversorgungswegen der Krebsstammzellen. Wenn Sie zum Piccadilly Circus wollen und eine Strecke blockiert ist, können Sie eine andere U-Bahnlinie nehmen und trotzdem Ihr Ziel erreichen. Und in ähnlicher Weise kann die schlaue Krebszelle ihren Energieversorgungsweg ändern und sich weiterhin aus einer anderen Nährstoffquelle versorgen.

Im Gegensatz zu den genetischen Veränderungen, die der Krebszelle endlose Mutationen ermöglichen, gibt es „unterirdisch" weniger Optionen, neue Wege zu finden und damit bessere Chancen, ihr Wachstum zu blockieren. Die wahre Achillesferse des Krebses ist die Stammzelle und dennoch wird sie gegenwärtig von der Schulmedizin ignoriert, die nur die sich schnell teilenden Zellen behandelt.

Es ist schwer, einem Patienten, der über keinerlei medizinische Kenntnisse verfügt, die Komplexität von Krebs zu erklären. Mein Diagramm für das „kleine Problem" sowie mein einfaches Dreieck für das Aushungern von Krebs waren zwar hilfreich, haben aber die zahlreicheren Stoffwechselwege und die Notwendigkeit, einen umfangreicheren Medikamenten-Cocktail einzusetzen, eigentlich nicht erklärt. Ich hatte ausgearbeitet, wie ich meinen eigenen Krebs aushungern konnte, indem ich jede Seite im vorher erwähnten Dreieck blockierte und so den veränderten Stoffwechsel wieder umkehrte. Die gleiche Kombination würde auch anderen Menschen in gleicher Weise helfen. Ich glaube, eine Kombination meines Medikamenten-Cocktails mit dem der Care Oncology Clinic wäre bei zahlreichen Krebserkrankungen sehr wirksam, denn es würden sehr viele Wege gleichzeitig blockiert werden.

Bei aggressiveren Krebsarten oder solchen, die sich anders verhalten, braucht man eventuell mehr Medikamente und Nahrungsergänzungsmittel. Ich beschloss zu recherchieren, welche weiteren Energieversorgungswege andere Krebsarten nutzen, um sie zur Veränderung ihres Verhaltens anzuregen und nach Off-Label-Medikamenten zu suchen, die meinem Dreieck zugefügt werden sollten, um Krebserkrankungen wie den dreifach negativen Brustkrebs und den Bauchspeicheldrüsenkrebs auszuhungern.

Mithilfe von viel Kopfzerbrechen und nachdenklichem Kinnreiben, kontemplativen Wannenbädern und weiterem Durchforsten Hunderter von Forschungsartikeln habe ich einen umfassenden und, ich glaube, sorgfältigen Medikamenten-Cocktail zusammengestellt, der auf den Erkenntnissen von Spitzenforschern auf dem Gebiet des Krebsstoffwechsels beruht (zum Beispiel von Professor Thomas Seyfried, der Care Oncology Clinic, Dr. Laurent Schwartz, Professor Gregory Riggins, Professor Michael Lisanti, Dr. George Yu, Dr. Michael Retsky, Dr. Pan Pantziarka, Dr. Ahmed Alsekka, Dr. Abdul Slocum und vielen anderen). Je mehr Medikamente Sie hinzufügen, desto weniger brauchen Sie von jedem einzelnen, solange sie unterschiedliche Wege ins Visier nehmen. Zumindest theoretisch bedeutet das, dass die Chemotherapie und die toxische Immuntherapie drastisch verringert werden könnten.

Meine Kennzeichen von Krebs

Ich habe fünf anormale Prozesse identifiziert, die in einer Zelle ablaufen, wenn sie zur Krebszelle wird.

Dies sind die Etappen oder „Kennzeichen“ von Krebs:

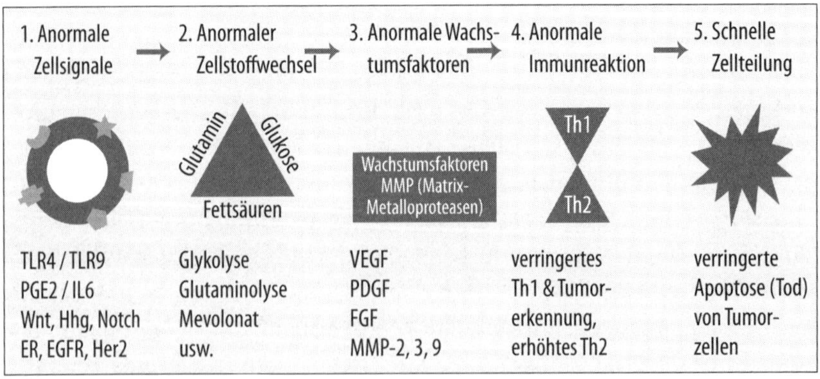

Abbildung 21.1. Meine fünf Kennzeichen von Krebs

Ich denke, sie sind etwas übersichtlicher als die Kennzeichen, die von Hanahan und Weinberg im Jahr 2000 ermittelt wurden:[88] „Krebszellen stimulieren ihr eigenes Wachstum, entziehen sich den Wachstumssuppressoren, widerstehen dem programmierten Zelltod (Apoptose), können sich unbegrenzt vermehren, stimulieren das Wachstum von Blutgefäßen, sind invasiv, das heißt, sie dringen in lokales Gewebe ein und bilden Metastasen an entfernten Stellen." Alle diese Kennzeichen wurden mit genomischer Instabilität und Gewebeentzündungen in Verbindung gebracht, und erst 2011[89] wurde den beiden Wissenschaftlern klar, dass sie die Umprogrammierung des Energiestoffwechsels (die Otto Warburg 1924 entdeckt hatte) und die Umgehung des Immunsystems außer Acht gelassen hatten. Nein! Wie peinlich.

Jede Etappe muss behandelt werden, aber aufgrund der wissenschaftlichen Veröffentlichungen bleibt für mich klar, dass man den Hebel am veränderten Stoffwechsel ansetzen muss und das Aushungern des Tumors zur Erzielung einer dauerhaften Remission entscheidend ist.

Anormale Zellsignale

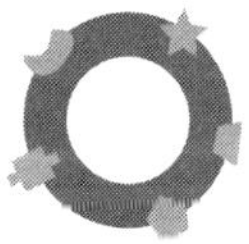

Manche dieser Signale sind „Ursache" und manche sind „Wirkung". Die Symbole stellen nur die Zellmembranrezeptoren dar, die diese Signale empfangen und dienen lediglich zur Veranschaulichung.

Es zeichnet sich immer mehr ab, dass die Ursache von Krebs entweder ein längerer Kontakt mit entzündungsfördernden Zytokinen ist (zum Beispiel dem Zytokin IL6, das aus dem tiefen viszeralen Fett um die inneren Organe oder durch eine chronische Infektion oder einen längeren Kontakt mit einem Krebserreger freigesetzt wird) oder dass eine längere Stimulierung von sogenannten „Toll Like Receptors", Strukturen des angeborenen Immunsystems, oder eine Stimulierung von Wachstumsfaktoren und Hormonen wie IGF-1 und Insulin dafür verantwortlich ist. Die „Toll Like Receptors" sind alte Strukturen zur Erkennung pathogener, krankheitserregender Muster – bei Krebs werden TLR1 bis 9, aber hauptsächlich 4 und 9 aktiviert.[90] Da IGF-1 und die Insulin-Signalübertragung das Wachstum durch die Erhöhung der

Nährstoffverfügbarkeit vorantreiben, sind sie im nächsten Abschnitt über den anormalen Stoffwechsel enthalten. Krebs ist eventuell ein Ergebnis des Zusammenwirkens aller dieser Faktoren. Der definitive Nachweis durch die Forschung steht noch aus.

Die Behandlung einer anormalen Zellsignalübertragung

Diese ist bei den einzelnen Krebsarten unterschiedlich. Es wird Ihnen wohl nichts anderes übrigbleiben, als selbst im Netz zu recherchieren und Ihren Arzt auszufragen, um herauszufinden, ob Ihr Krebs etwas von dem nachfolgend genannten „exprimiert", und welche von den vorgeschlagenen Therapiemöglichkeiten Sie brauchen:

Der Hedgehog-Signalweg. Er ist bei den meisten Krebsarten vorhanden. Berberin, Metformin und insbesondere das Anthelminthikum (Wurmmittel) Mebendazol sind hier wirksame Behandlungsmethoden.[91]

Der Wnt/β-Catenin-Signalweg. Der Wnt-Signalweg wird von miR-34a, einem epigenetisch kontrollierten Mikro-RNS-Strang mit antiviraler Aktivität gesteuert, daher kann er eventuell mit vielen viral bedingten Tumoren in Verbindung gebracht werden.[92] (Mikro-RNS [miRNS] sind kurze RNA-Moleküle, die im Genom kodiert, aber nicht in Proteine umgeschrieben werden; Anm. d. Übers.) Die Aufhebung des Wnt-Signalweges ist verantwortlich für das Eindringen und die Verbreitung von Herpesviren (zum Beispiel CMV, Epstein Barr, HPV). Diese Viren haben sich entsprechend entwickelt, um diesen wichtigen Weg zu manipulieren und zu steuern, um so die Verbreitung der Viren zu fördern, die immunologische Erkennung durch den Wirtsorganismus zu umgehen und das Latenzstadium beizubehalten. Mutationen im Wnt-Signalweg scheinen durch das Eingreifen in die normale Aktivität der Osteoblasten und Osteoklasten auch eine wichtige Rolle bei der Förderung von Knochenmetastasen zu spielen. (Der Knochen ist in einem ständigen Umbauprozess begriffen: Osteoblasten bauen Knochengewebe auf, Osteoklasten bauen es ab; Anm. d. Übers.) Und der Wnt-Signalweg wirkt sich auch auf das MYK-Gen (früher auch c-MYK genannt) und Cyclin D1 aus. Das Cyclin D1 wird verstärkt und das Protein bei vielen Krebsarten sowie bei etwa einem Drittel der Arten von Brustkrebs überexprimiert. Andere Wnt-gesteuerte Krebsarten sind Dickdarmkrebs, Eierstockkrebs, Nierenkrebs, Gebärmutterhalskrebs, Leberzellkrebs sowie Sarkome.

Behandlung: Aspirin und Dipyridamol tragen dazu bei, diesen anormalen Zellsignalweg lahmzulegen. Beide beeinflussen auch den Knochenstoffwechsel positiv[93,94] und zeigen antivirale Wirkungen. Niclosamid, NSAR und Vitamin D_3 wirken sich ebenfalls positiv aus.

Notch. Zu meiner Zeit wurde keiner dieser anormalen Zellsignalwege je getestet. Man weiß jetzt, dass Notch mit Gebärmutterhalskrebs in Zusammenhang steht. Hier brauchen Sie zur Bekämpfung das natürliche Flavonoid Luteolin.[95] (Flavonoide gehören zu einer Gruppe von Naturstoffen, zu denen ein Großteil der Blütenfarbstoffe gehört; Anm. d. Übers.) Ohne es zu wissen, hatte ich es auf natürliche Weise über meinen täglichen Gemüsesaft mit einem hohen Gehalt an Sellerie aufgenommen, obwohl ich inzwischen mogle und ein Nahrungsergänzungsmittel nehme, da Luteolin auch ein SREBP-2-Hemmer ist (davon später). Die Ergänzungsmittel Sulforaphan und Quercetin nehmen diesen anormalen Zellsignalweg ins Visier. Notch wird mit der Veränderung in den umgebenden ortsständigen spezifischen Zellen des Bindegewebes, den sogenannten Fibroblasten, sowie im MYC-Gen in Zusammenhang gebracht. Beide machen den Krebs eventuell besonders aggressiv. Bei Notch-gesteuerten Krebsarten (zum Beispiel Magenkrebs, Kopf- und Halskrebs, Gebärmutterhalskrebs [ein Plattenepithelkrebs], manche Brustkrebsarten, Darmkrebs, Leukämie, Gliom [ein Sammelbegriff für einige Hirntumoren des Zentralnervensystems], Medulloblastom [ein bösartiger embryonaler Tumor des Kleinhirns]) könnten Betroffene von dem Arzneistoff Niclosamid, einem alten Medikament gegen Wurmparasiten profitieren. Es ist erwiesen, dass Niclosamid zahlreiche Signalwege ins Visier nimmt – Notch, OXPHOS (oxidative Phosphorylierung), NF-κB (vor allem bei der Regulation der Immunantwort, der Zellproliferation und der Apoptose einer Zelle von großer Bedeutung, Anm. d. Übers.), Wnt/β-Catenin, ROS, mTor und Stat3[96]

Behandlungsweisen: Luteolin, Sulforaphan, Quercetin, Niclosamid. Alle steuern mehrere Ziele bei Krebs an, aber wenn Sie Sulforaphan und Luteolin nehmen, müssen diese Präparate vorübergehend abgesetzt werden, wenn Sie durch die Behandlung eine „Abtötungsphase" auslösen wollen (mehr dazu später).

TLR-4. Die Rolle dieses „Toll Like Receptor" bei Krebs, alter Strukturen zur Erkennung pathogener, krankheitserregender Muster, wird erst seit kurzem untersucht, doch diese Rezeptoren kommen bei Krebs von Kopf- und Hals, der Speiseröhre, des Magens, des Dickdarms, der Leber, der Bauchspeicheldrüse, der Haut, der Brust, der Eierstöcke und des Gebärmutterhalses vor.

Behandlung: Berberin,[97] niedrig dosiertes Naltrexon (LDN, von engl. low dose Naltrexone)

TLR-9 wird mit krebsauslösenden Viren in Zusammenhang gebracht.[98]

Behandlung: Niedrig dosiertes Naltrexon. Professor Angus Dalgleish, Onkologe am St. George's Hospital in London, war so beeindruckt, als er miterlebte, wie einige Tumore im fortgeschrittenen Stadium, die TLR-9 exprimierten, durch den Einsatz von niedrig dosiertem Naltrexon (LDN) verschwanden, dass er das Medikament weiter erforschte und seine Umnutzung für die Krebsbehandlung als Patent anmeldete.[99] Obwohl ich schon 2001 von LDN erfuhr, habe ich erst vor kurzem beschlossen, mit der Einnahme zu beginnen. Seitdem bessert sich mein Lymphödem. Das verdient einen lachenden Smiley. Chloroquin (Hydroxychloroquin oder Chloroquinsulfat), ein Mittel gegen Malaria, ist auch eine mögliche Behandlung bei TLR-9, die ebenfalls die Makropinozytose verhindert (s. später im Kapitel über den anormalen Stoffwechsel).

Integrine. Integrin-Proteinmoleküle sind auf der Oberfläche von Zellen lokalisiert, umspannen die Phospholipidzellmembran (Fettzelle) und „halten" normalerweise gesunde Zellen zur Bildung von Geweben und Organen „an Ort und Stelle" zusammen wie ein Klettverschluss. Ein fehlerhaftes p53-Signal führt dazu, dass sich die Integrine in die Zelle zurückziehen und an eine falsche Stelle der Zelloberfläche geschickt werden, wodurch es der Krebszelle ermöglicht wird, sich zu lösen und mit dem Blutstrom zu treiben.[100] Nachweise für Behandlungsmöglichkeiten gibt es wenige, doch ich vermute, dass Dipyridamol eventuell eine gewisse Wirkung hat, da es eine Affinität zu Proteinen besitzt und daher vielleicht dazu beiträgt, den Rückzug des Integrins in die Zelle zu verhindern, es an der Zelloberfläche zu halten und seine Klettverschluss-artige Funktion auszuüben.

Östrogenrezeptoren. Diese Rezeptoren befinden sich im Zellinneren. Ihre Dichte nimmt bei Brust-, Eierstock- und Endometriumkrebs, dem Krebs des Gebärmutterkörpers, zu, was fachsprachlich mit dem englischen Begriff upregulation bezeichnet wird, doch andere Krebsarten, bei denen das weniger naheliegend ist, können ebenfalls Östrogenrezeptor-positiv sein, etwa Magenkrebs und das nicht-kleinzellige Lungenkarzinom (NSCLC), sogar Darm- und Leberkrebs. Indol-3-carbinol (I3C oder DIM, ein sekundärer Pflanzenstoff)[101] und Melatonin blockieren Östrogenrezeptoren wie es auch Metformin tut.[103] Die Forschung im australischen Adelaide hat nachgewiesen, dass es Patienten mit einem doppelt (d. h. Östrogen- und Progesteron-) positiven Krebs besser hatten als diejenigen mit einem nur Östrogenrezeptor-positiven (ER). Gab man diesen doppelt positiven Patienten Progesteron, verlangsamte sich das Tumorwachstum.[104]

EGFR (Rezeptor des epidermalen Wachstumsfaktors, von engl. epidermal growth factor receptor). Ich weiß nicht, ob mein Krebs einen aktiven EGFR exprimiert hat, doch wenn das der Fall war, dann hatte ich ihn bereits erfasst, zumindest teilweise, denn Berberin, EGCG (im grünen Tee) und Kurkumin sind natürliche Antagonisten. Im Gegensatz zu den entsprechenden Medikamenten wie Gefitinib, Erlotinib und Lapatinib haben diese natürlichen Alternativen keine schwerwiegenden Nebenwirkungen. Chloroquin ist eventuell der Schlüssel, um einer Resistenz gegenüber Behandlungen vorzubeugen, die sowohl gegen EGFR als auch gegen HER2 gerichtet sind (s. Makropinozytose) sowie bei vielen anderen aggressiven Krebsarten. (HER2 sind Bindungsstellen für Wachstumsfaktoren, die die Krebszelle zur Teilung antreiben; Anm. d. Übers.)

Interleukin 1 und 6 (PGE2). Diese entzündungsfördernden Zytokine setzen COX (Cyclooxygenase) frei, ein Enzym, das das Wachstum antreibt, doch es kann durch einen nicht-steroidalen Entzündungshemmer (NSAR) neutralisiert werden.

> **Behandlung**: Entweder Aspirin oder eine stärkere Art. Anfangs nahm ich Aspirin und wechselte dann für drei Monate zu Etodolac. Ich habe nie beide zusammen eingenommen, da das stärkere die thrombozytenaggregationshemmenden Wirkungen des Aspirins aufheben und das Risiko einer Magenblutung deutlich erhöhen würde. Heute nehme ich weiterhin 75 mg Aspirin täglich als Teil meiner Präventionsstrategie und den stärkeren Entzündungshemmer nur gelegentlich und nur zu einer Mahlzeit.

PPAR gamma (Peroxisom-Proliferator-aktivierte Rezeptoren gamma). Das ist ein Rezeptor im Zellkern, der ein Hauptregler für die Speicherung von Fettsäuren und den Glukosestoffwechsel ist. Wenn der Wnt-Signalweg hochgesteuert wird, wird PPAR gamma heruntergesteuert, die Rezeptorendichte nimmt also ab. Das tritt bei vielen Krebsarten auf. PPAR gamma steuert auch die Entzündungsherde und Insulin, weshalb es für die Regulierung aller metabolischen Störungen, einschließlich Krebs wichtig ist. Hier setzen mehrere Diabetesmittel, die Glitazone, an, die die Insulinresistenz senken und die Insulinsensitivität erhöhen, aber sie haben erhebliche Nebenwirkungen. Statine,[105] Berberin[106] und ein anderer natürlicher Extrakt, das sogenannte Honokiol (Magnolienrindenextrakt), aktivieren PPAR gamma. Es wird auch teilweise durch Ibuprofen aktiviert. Solange sie wirken, sind sie ein bisschen wie ein Heftpflaster, das die Rezeptoren aktiviert und ihnen hilft, sich zu vermehren. Das Grundproblem hängt mit einer unzureichenden Darmflora zusammen (insbesondere, was die Bifidobakterien betrifft) und zu wenig Omega-3 (etwa durch Fischöle), Vitamin A und D sowie Omega-7.

Sobald Sie herausgefunden haben, welche dieser anormalen Zellsignalwege auf Ihren Krebs zutreffen, können Sie sich gezielt darum kümmern, mit welcher Behandlung Ihr Krebs ausgehungert werden kann …

Kapitel 22

Den Krebs aushungern

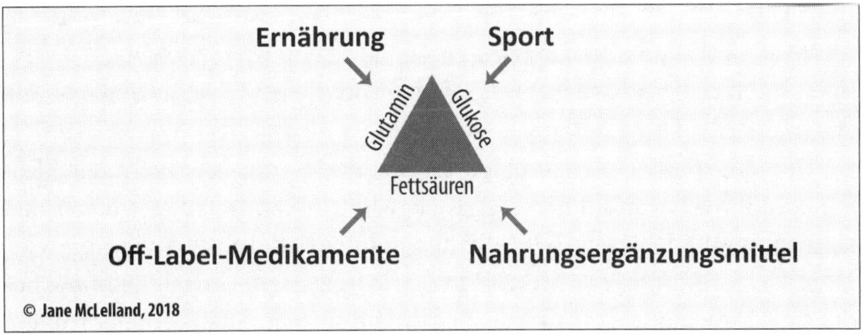

Abbildung **22.1** Meine vier Grundpfeiler für das Aushungern von Krebs

Behandlungsmöglichkeiten des anormalen Zellstoffwechsels

Es wäre schön, wenn man den anormalen Stoffwechsel in der Tumorzelle nur mit einer Handvoll Medikamente und Nahrungsergänzungen unterbinden könnte und sich nicht mit Sport und Ernährung abgeben müsste, aber nach dem, was ich gesehen habe, ist das einfach weder möglich, noch ist es klug. Diejenigen, die sich bemühen, die entsprechende Energiequelle (meist Glukose) von ihrem Speiseplan zu streichen, machen schon das Beste. Ich glaube, der wichtigste Schritt überhaupt bei der Behandlung von Krebs ist, dass man ihn aushungert.

Sobald er von seinen Energiequellen abgeschnitten ist, ist er schwach und angreifbar. Töten Sie ihn dann ab. Wumm.

Das ist zwar ein radikaler neuer Ansatz bei der Krebsbekämpfung, aber die Nachweise, die für diese Idee sprechen, häufen sich rasch. Es geht nicht darum, dass der Körper hungert, obwohl zeitweiliges Fasten hilfreich ist. Es geht darum, dass man den Tumor mit Medikamenten wie Metformin ins Visier nimmt, um den Blutzuckerspiegel zu senken und mit Statinen, um seine Fähigkeit zur Bildung von Cholesterin herabzusetzen. Ich bekomme oft zu hören: „Ich habe einen normalen Cholesterinspiegel, ich brauche kein Statin", doch das geht an der Sache vorbei. Diese Menschen lehnen Statine aus den falschen Gründen ab. Statine wirken, sie hungern den Krebs aus, es gibt unzählige Nachweise dafür. Wenn Sie daran zweifeln, geben Sie Ihre Art von Krebs in eine Suchmaschine ein, zum Beispiel „Melanom + Statin + PubMed".

Wie kommt es überhaupt zu einem anormalen Stoffwechsel? (Achtung, noch mehr Wissenschaft! Lassen Sie diesen Abschnitt aus, wenn das nicht „Ihr Ding" ist!)

Die anormalen Zellsignale, insbesondere die andauernden IL6- (Entzündungen) und TLR-Signalwege (Krankheitserreger) lösen den sogenannten STAT3 in der Zelle aus und zwar durch Aktivierung winziger RNS-Stränge, der Mikro-RNS, die epigenetische (umgebungsbedingte) Informationen aus der Zellmembran in die Zellen bringen. STAT3 ist ein „Transkriptionsfaktor". STAT3 „spricht" mit den Genen der Zelle und das führt zu einer Veränderung der Expression (zum Beispiel Überexpression von Ras und AKT). Eine Hochregulierung der Expression dieser Gene (sie müssen nicht mutiert sein, sie werden nur „überexprimiert") löst eine übermäßige Bildung von Acetyl-CoA aus. Acetyl-CoA ist ein zentraler Knotenpunkt für beides, für die Bildung neuer „Tochterzellen" und für die Regulierung der Genexpression. (Unter letzterer versteht man im engeren Sinne die Proteine, die aufgrund der genetischen Information entstehen und im weiteren Sinne, in welcher Form diese Proteine zum Ausdruck kommen und in Erscheinung treten.) Es ist der Grundbaustein für die Bildung von Fettsäuren, Sterolen (Synonym Sterinen, biochemisch wichtigen Bestandteilen der Zellmembran), Aminosäuren und Nukleotiden (Grundbausteinen der DNS und RNS), die für die Erzeugung von „Tochterzellen" gebraucht werden. Die Krebszelle nutzt jede verfügbare Energie, die am Ort des Primärtumors zur Verfügung steht, um ihr Wachstum zu erhalten und ihren Stoffwechsel zu spezialisieren, damit er wachsen kann.

Eine übermäßige Bildung von Acetyl-CoA führt zu einer „Acetylierung" der DNS-Histone (des Gerüsts der DNS), wodurch die Polarität der DNS verändert wird. Die Acetylierung neutralisiert das elektrische Potenzial von positiv zu neutral, sodass Histone nicht mehr von ihrem polaren Gegenteil angezogen werden und sich die DNS-Strängen trennen oder „lösen" können. Dadurch können Karzinogene und Viren in die DNS gelangen oder reaktiviert werden. (Mit anderen Worten, Karzinogene gießen Öl ins Feuer.)

Der „U-Bahn-Plan"

Ich habe lange gebraucht, um zu recherchieren, welche Behandlungen und Versorgungswege man am besten ins Visier nimmt, doch hier ist sie jetzt, Ihre Streckenkarte, die Sie zu den Medikamenten, Nahrungsergänzungen und Therapien führt, die Sie brauchen, um Ihren Krebs auszuhungern, unabhängig von der Art und dem Stadium der Krankheit. Mein persönlicher „U-Bahn-Plan" repräsentiert die metabolisch flexible Krebsstammzelle, die jede Krebsart besitzt und die in der Lage ist, ihre verschiedenen Nährstoffversorgungswege zu ändern, wobei manche dieser Wege leichter zu blockieren sind als andere.

Wie die zwei Verkehrswege am Piccadilly Circus unter und über der Erde, gibt es zwei verschiedene Systeme in einem Tumor, die sich sehr unterschiedlich verhalten und zwei unterschiedliche Arten von Krebszellen darstellen, die sich schnell teilenden und die Krebsstammzellen. Sie sind ganz verschieden und erfordern völlig verschiedene Behandlungskonzepte.

Mein „U-Bahn-Plan" hat nicht nur mir dabei geholfen herauszufinden, wie sich die Krebszelle ernährt, auch der Patient kann sich leichter vorstellen, was vor sich geht. Als ich nach und nach immer mehr Versorgungswege recherchierte und hinzufügte, habe ich allmählich herausgearbeitet, wie der Krebs seinen Stoffwechsel neu vernetzt. Es ist mir gelungen, hinter die Komplexität der Krankheit zu schauen und viele ihrer Geheimnisse zu enträtseln. Ich halte Krebs nicht mehr für unheilbar. Ich glaube, man muss die Stammzellen lediglich mit dem richtigen Medikamenten-Cocktail gleichzeitig mit den sich schnell teilenden Zellen angreifen. Das ist bei jeder Krebsart unterschiedlich und hängt davon ab, worauf die Stammzellen ihren Stoffwechsel „spezialisiert“ haben. Während der Krebs sich entwickelt, passt er seine Ernährung an die am Ort des Primärtumors verfügbare Nährstoffquelle an.[107] Also findet man die Hinweise, wie man den Krebs aushungert und bekämpft, indem man die Nährstoffe bestimmt, die er als Energiequelle nutzt; Sie sollten also den „metabolischen Phänotyp“ (das Erscheinungsbild, das heißt, die tatsächlichen morphologischen und physiologischen Eigenschaften) Ihrer Krebsart herausfinden. Das können Sie mithilfe von PubMed und durch die Unterstützung eines hilfsbereiten Onkologen bewerkstelligen. (In der Datenbank PubMed wird nur in englischer Sprache veröffentlicht; Anm. d. Übers.) Geben Sie bei Ihrer Recherche Begriffe aus jedem Versorgungsweg des „U-Bahn-Plans“ ein (zum Beispiel HER2 Brustkrebs + Chloroquin oder Makropinozytose) und arbeiten Sie sich der Reihe nach durch jeden dieser Wege hindurch. Das dauert (bei sehr guten Englischkenntnissen und möglichst mithilfe eines fachlich Kundigen) vielleicht etwa eine halbe Stunde. Eine Recherche ergibt zum Beispiel, dass Chloroquin bei Patientinnen mit HER2-Brustkrebs wirkt, also bedient sich diese Krebsart der Makropinozytose, um an extrazelluläres Protein und Fett zu kommen.[108]

Es gibt jedoch zwei Probleme damit:

1. Forscher arbeiten einfach nur den metabolischen Phänotyp der einzelnen Krebsart aus, daher sind eventuell noch nicht alle Informationen verfügbar, aber Sie können eine gute Vorstellung von den großen Energiebahnen bekommen und davon, ob der jeweilige Phänotyp von Glukose, Glutamin oder Fett gesteuert wird.
2. Wie kommen Sie an die benötigten Medikamente heran, sobald Sie die Energieversorgungswege festgestellt haben, die blockiert werden müssen?

Wenn Patienten sie nicht von ihrem Onkologen oder Hausarzt bekommen, zweifle ich nicht daran, dass sie einen „Käufer-Klub“ gründen, in der Art wie HIV-Patienten das in den 1980er Jahren machen mussten (erinnern Sie sich an den Film?) (*Dallas Buyers Club* ist ein vielfach ausgezeichnetes US-amerikanisches Filmdrama aus dem Jahr 2013 und basiert auf der Lebensgeschichte eines AIDS-Patienten, der in den 1980ern nicht-genehmigte Medikamente von Mexiko nach Texas schmuggelte; Anm. d. Übers.) Darüber wird man zwar von Seiten der Schulmedizin die Nase rümpfen, doch warum sollte ein Patient nicht versuchen, sein Leben zu retten? Wenn man ihm gesagt hat, dass nichts mehr für ihn getan werden kann, warum sollte er dann widerstandslos nach Hause gehen, um zu sterben?

Hier ist er also, mein persönlicher U-Bahn-Plan, mit dem auch Sie Ihren Krebs aushungern können. Jede Dreiecksseite repräsentiert entweder einen Glukose-, einen Glutamin- oder einen Fettsäureweg.

Beachten Sie bitte, dass manche der Medikamente mehrere Wege über beide Seiten hinweg ins Visier nehmen.

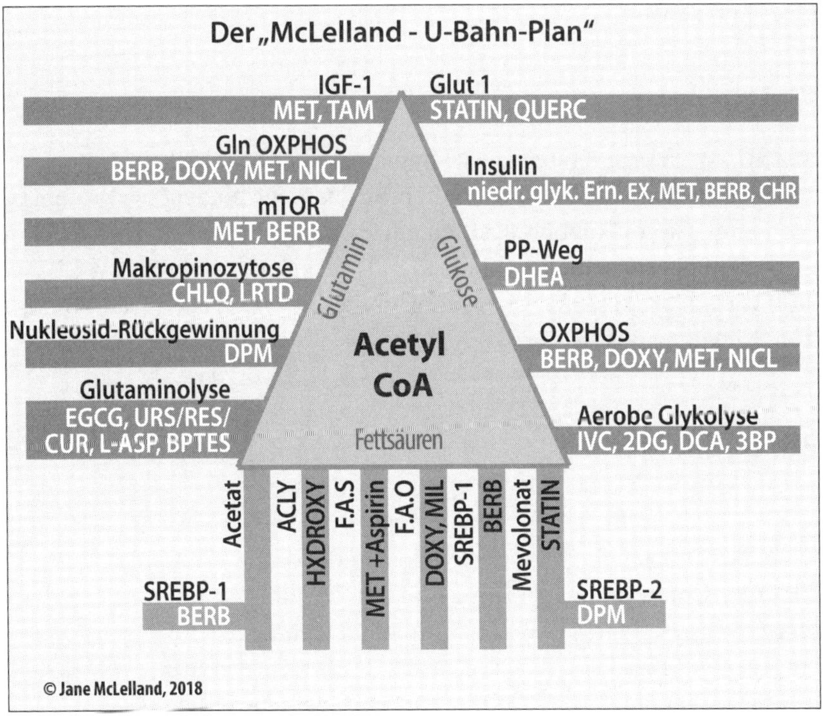

Abbildung **22.2** Mein „U-Bahn-Plan für die Stammzellen"

Stoffwechselwege

Glukose-Wege

Glut 1 = Glukosetransporter 1, Insulin, PP-Weg = Pentosephosphat-Weg, OXPHOS = oxidative Phosphorylierung (ist Teil des Energiestoffwechsels und dient der Energiegewinnung in Form von ATP), aerobe Glykolyse.

Glutamin-/Aminosäure-Weg

IGF-1 = Insulin-artiger Wachstumsfaktor-1, Gln OXPHOS = Glutamin-gesteuerte oxidative Phosphorylierung, mTOR = Ziel des Rapamycins im Säugetier, Makropinozytose (Autophagie, Abbau eigener unbrauchbarer Bestandteile durch die Zelle und Notfallsystem in Hungerperioden), Nukleosid-Rückgewinnung (Autophagie), Glutaminolyse, Acetat-Weg.

Fettsäure-Weg

SREBP-1 = Sterolregulierungselement-bindender Transkriptionsfaktor 1, auch bekannt als Sterolregulierungselement-bindendes Protein 1 (von engl. Sterol Regulating Element Binding Protein-1), SREBP-2 = Sterolregulierungselement-bindender Transkriptionsfaktor 2, ACLY = ATP Zitratlyase, F.A.S. = Fettsäuresynthese, F.A.O. = Fettsäureoxidation, Mevalonat-Weg.

Behandlung mit

MET = Metformin, TAM =Tamoxifen, BERB = Berberin,
DOXY-= Doxycyclin, NICL = Niclosamid,
CHLQ = Chloroquin, LRTD = Loratadin (Antihistaminikum),
DPM = Dipyridamol, EGCG = Epigallocatechingallat,
URS = Ursolsäure, CUR = Kurkumin, RES = Resveratrol,
L-ASP =Asparaginase (Enzym), BPTES = Bis-2-(5-phenylacetatmido-1,2,4-thiadiazol-2-yl)ethylsulfid Glutaminasehemmer),

MIL = Mildronat/internationaler Freiname Meldonium (herz- und kreislaufwirksamer Arzneistoff (Achtung: Medikament ist es in einigen osteuropäischen Staaten, beispielsweise Russland und Litauen zugelassen, nicht jedoch z. B. in Deutschland oder den Vereinigten Staaten. Seit 1. Januar 2016 steht es als unerlaubte Substanz auf der Dopingliste der Welt-Anti-Doping-Agentur der (WADA.)
IVC = Vitamin C-Infusionen, 2DG = 2-Desoxyglukose
DCA = Dichloroacetat (Dichloressigsäure), 3BP = 3-Brompyruvat, niedr. glyk. Ern. = Niedrig glykämische Ernährung, CHR = Chrompicolinat,
QUERC = Quercetin (Zellschutz)

Die Begriffe mögen sich für Sie wie medizinischer Hokuspokus anhören, doch es spielt wirklich keine Rolle, wenn Sie nicht jeden Weg, beziehungsweise die Wirkungsweise vollkommen verstehen. Die traurige Wahrheit ist, dass Onkologen auch nichts darüber wissen. Doch was Sie wirklich verstehen sollten, ist, dass diese Versorgungswege blockiert werden müssen, damit Sie Ihren Krebs aushungern und die Krebsstammzellen vernichten können. Und das wird hauptsächlich durch den Einsatz von niedrig toxischen Medikamenten und Nahrungsergänzungen erreicht, die Ihnen im Laufe dieses Prozesses nicht nach dem Leben trachten. Hurra!

Mein persönlicher U-Bahn-Plan auf der vorherigen Seite zeigt die wichtigsten Wege auf, die die Krebsstammzelle nimmt, um sich zu ernähren. Der veränderte Stoffwechsel bei Krebs ist wesentlich komplexer als einfach nur die aerobe Glykolyse! Otto Warburg hatte 1924 mit seiner Entdeckung nur teilweise recht, wie diese Wege veranschaulichen. Ich stelle sie zwar als separate Wege dar, doch es gibt Überschneidungen zwischen ihnen und nicht jeder Weg blockiert speziell nur einen Makronährstoff (das heißt, Zucker, Eiweiß, Fett). Zum Beispiel unterbindet der Mevalonat-Weg nicht nur die Cholesterinbildung, sondern auch die Prenylierung von Proteinen (einen biochemischen Prozess, bei dem an Proteine Isopren-Einheiten gebunden werden; Anm. d. Übers.). Doch um der Einfachheit willen ist der U-Bahn-Plan eine praktische Anleitung, um herauszufinden, welche Medikamente und Nahrungsergänzungen Sie für den speziellen metabolischen Phänotyp Ihrer Krebsart brauchen.

Fast alle die Medikamente und natürlichen Nahrungsergänzungen, die ich ausgewählt habe, haben „pleiotrope" Wirkungen, mit anderen Worten, sie nehmen gleichzeitig mehrere Ziele ins Visier, daher werden Sie feststellen, dass die Liste der Medikamente und Nahrungsergänzungen weniger umfangreich ist, als Sie eventuell erwarten.

Alle Stoffwechselprozesse in der Zelle sind entweder ein Abbauprozess (Lyse) – wie die Glykolyse, die Glutaminolyse (jeweils eine katabole Reaktion) – oder ein Wiederaufbauprozess (anabol), um neue Zellbestandteile zu bilden.

Wo soll man anfangen?

Der Warburg-Effekt (Glykolyse) und der reverse Warburg-Effekt (OXPHOS)

Eine Zunahme der aeroben Glykolyse ist eine der häufigsten Eigenschaften von Krebszellen, die durch PET (Positronenemissionstomographie) mithilfe von Glukose in 80 bis 90 Prozent aller Tumoren entdeckt werden, was bedeutet, sie ist das Hauptziel für die meisten von ihnen. Doch bei ein paar Krebsarten ist die Glykolyse tatsächlich sehr niedrig,[109] zum Beispiel bei Prostatakrebs kommt es erst in den späten Stadien nach vielen Mutationsereignissen zum Warburg-Effekt. Prostatakrebs stützt sich stattdessen auf die Lipogenese (Energie aus Fett) und die Glutaminolyse (Energie aus Glutamin).

Andere Krebsarten fahren gleich von Anfang an eher die oxidative Phosphorylierung (OXPHOS) in den Mitochondrien hoch als die Glykolyse im Zytosol (dem klaren, flüssigen und leicht viskösen Anteil des Zytoplasmas [Zellplasmas]), etwa bestimmte Melanome[110], und die Anzahl von Mitochondrien baut sich bei fortschreitendem Krebs in sehr vielen Zellen wieder auf, was ihn resistenter macht gegen eine Abtötung allein durch freie Sauerstoffradikale und die Glykolysehemmung.[111] Daher müssen Sie unbedingt die Nahrungsquelle Ihres Krebses kennen, um diese vorrangig ins Visier zu nehmen. Wenn man auf den falschen Versorgungsweg abzielt, kann das die Situation verschlechtern, weil der Krebs dann noch resistenter wird. Im Allgemeinen hilft es, daran zu denken, dass die meisten Krebsarten zuerst den Glykolyse-Weg nehmen und im Zuge des weiteren Fortschreitens der Krankheit dann zum Glutamin/Fettsäure-Weg wechseln. Aggressivere Krebsarten wie der Eierstockkrebs schalten im Zuge ihres Fortschreitens schon früher um, wodurch sie aggressiver werden – je aggressiver die Krebsart ist, desto mehr Wege müssen blockiert werden.

Die aerobe Glykolyse, der Warburg-Effekt, ist der Wechsel von der in den Mitochondrien effizient stattfindenden ATP-Bildung – der „Energiewährung" – zu einem ineffizienten Gärungsprozess im Zytoplasma, der flüssigen Grundsubstanz innerhalb der Zellmembran, selbst in Anwesenheit von Sauerstoff (weshalb dieser Prozess aerob genannt wird, obwohl er anaerob ist, was äußerst verwirrend ist). Diese ungewöhnliche Besonderheit des Krebsstoffwechsels ist gut dokumentiert und ist von all den anormalen Stoffwechselwegen derjenige, der am besten untersucht ist. Das macht die Glykolyse zum bevorzugten Ziel der Forschung bei den meisten Krebsarten.

Der Glykolyse-Prozess besteht aus mehreren Schritten, und bei jedem bietet sich eine Gelegenheit zur Blockade mit einem Medikament oder einem natürlichen Präparat. Die Nebenprodukte der Glykolyse werden für die Lipogenese (die Bildung von Fettsäuren) genutzt, um den erhöhten Bedarf an Energie und den für das Wachstum und die Verbreitung benötigten Makromolekülen (Nukleotide, Zellmembranen, Enzymen usw.) zu befriedigen. Wenn Sie also die Glykolyse blockieren, können Sie auch mit der Blockierung der Fett-Versorgungswege beginnen. Der Schwerpunkt ist so sehr auf den Glykolyse-Weg ausgerichtet, dass er oft unter Ausschluss der anderen Wege ins Visier genommen wird. Durch den Einsatz einer Kombination von DCA (Dichloroacetat), 2 Desoxyglukose, 3BP (3-Brompyruvat) und ketogenen Ernährungsweisen kann man bemerkenswerte Remissionen erzielen, doch die Methode kann zu extrem sein, wenn es nicht gelingt, gleichzeitig andere Wege anzugreifen. Dr. Nasha Winters, eine Naturheilärztin, die sich auf den Krebsstoffwechsel spezialisiert hat, hat Patienten gesehen, bei denen es schließlich zu einem sogenannten Rebound-Effekt, dem rapiden Wiederauftreten einer behandelten Erkrankung, kam. Das ist sehr wahrscheinlich, denn der Krebs lernt, extrazelluläre Nährstoffe zu suchen und Glutamin-Wege zu nutzen, sodass er letzten Endes aggressiver denn je wiederkommt. Eine

Remission zu erreichen ist gut, doch auf diesem Stand zu bleiben, ist etwas ganz anderes. Nur die Glykolyse ins Visier zu nehmen, ist meiner Meinung nach keine gute Langzeitstrategie. Ich bin überzeugt, dass Extreme vermieden werden müssen, und eine langsamere, sicherere Reduzierung der Tumorgröße und der Stoffwechselaktivität der bessere Ansatz ist.

Laktat, ein Nebenprodukt der Glykolyse, kann bei einem „reversen Warburg-Effekt“ zu einer Nährstoffquelle werden, die zur Hochsteuerung des Weges der oxidativen Phosphorylierung (OXPHOS) führt. Laktat ist nicht nur ein Nebenprodukt in der Krebszelle, es kann durch die umgebenden Fibroblasten (die spezifischen Zellen des Bindegewebes) rund um die Krebszelle gebildet werden. Die Fibroblasten werden durch ihre benachbarte Krebszelle „angewiesen“, ihre Mitochondrien zu zerstören (Mitophagie), sodass sie ihre Energie auch aus der Fermentation von Glukose bekommen, der Glykolyse, deren Produkt Laktat ist. Der angestiegene Laktatspiegel im Mikromilieu des Tumors wird dann in die Krebszelle zurücktransportiert, wo es in Pyruvat umgewandelt wird. Das Pyruvat tritt wieder in den Zitratzyklus (Kreislauf biochemischer Reaktionen zur Energiegewinnung OXPHOS) in den Mitochondrien der Krebszelle ein. Dieser Vorgang ist als „reverser Warburg-Effekt“ bekannt. Viele Mitochondrien zeigen einen Aktivitätsanstieg in Krebszellen, im Gegensatz zu der Annahme, dass diese „Energiefabriken“ in Krebszellen alle „abgeschaltet“ oder geschädigt seien. Bei der Krankheit in einem fortgeschritteneren Stadium ist es also nicht zwingend erforderlich, dass die Mitochondrien wieder angeschaltet werden, wie viele vermuten, da dies die Situation verschlimmern könnte.

Zwingend erforderlich **ist** allerdings, dass man jede Energiequelle, die der Krebs braucht, zum Versiegen bringt. Während eventuell viele Mitochondrien geschädigt sind, machen andere „Überstunden“, wobei sie zahlenmäßig rasant ansteigen, um die Energieversorgung aufrechtzuerhalten.

Und wie nimmt man diese hoch aktivierten Mitochondrien gut ins Visier? Ich sollte lernen, dass das Antibiotikum Doxycyclin äußerst wirksam ist, da es diese Mitochondrien, die in den hoch aufgeladenen Krebszellen befindlichen energieliefernden Organellen, abbaut.[112] Mitochondrien waren in grauer Vorzeit einmal Bakterien, die vor über einer Milliarde Jahren von einer einzelnen Zelle zur Anpassung an eine sauerstoffhaltige Umgebung aufgenommen wurden. Daraus entstand eine der erfolgreichsten Partnerschaften, die es je gab. Alle unsere Zellen (bis auf die Erythrozyten, die roten Blutkörperchen) sind Abkömmlinge dieses endosymbiotischen Arrangements. Berberin kann mit seiner antibiotischen Wirkung den hochgesteuerten OXPHOS-Weg von Krebs abschwächen; Niclosamid, ein altes Medikament gegen Bandwürmer, kann das auch.

Dieses Konzept des „reversen Warburg-Effekts" ist für viele schwer zu verstehen, da es schon schwer genug ist, die Verschiebung des glykolytischen Stoffwechsels zu verstehen. Die Krebszelle passt sich an, um sich auf ihre sich verändernden Nährstoffverhältnisse einzustellen und kann fast alles nutzen, dessen sie habhaft wird. Selbst unter nährstoffarmen Umständen, etwa bei Bauchspeicheldrüsenkrebs, entwickelt die Krebszelle raffinierterweise einen Prozess, die sogenannte Makropinozytose, bei dem sie extrazelluläres Protein und Fett für ihre eigene Ernährung aus der Zellmembran aufnimmt.[113] Die umgebungsbedingten Hindernisse, denen der Bauchspeicheldrüsenkrebs unterliegt, zu denen die Hypoxie (Sauerstoffmangel) gehört, dienen nur dazu, die Aggressivität des Tumors zu fördern. Sarkome, also bösartige Tumore des Stütz- und Bindegewebes, wozu auch die Knochen gehören, Melanome, Lymphome, Karzinome des Mesothels, der Auskleidungen zum Beispiel von Brustfell, Herzbeutel und Bauchfell sowie Leberzellkarzinome verhalten sich etwas anders und nutzen die Aminosäure Arginin als Energielieferant, also ist der Entzug von Arginin bei diesen speziellen Krebsarten vielleicht ein hilfreiches Ziel, wenn das Blockieren der anderen Wege nicht ausreicht.

Diese Stoffwechselwege „füttern" den Krebs entweder mit Aminosäuren (Protein – zum Beispiel Glutamin, Serin, Arginin), Glukose oder Fettsäuren und wenn einer davon erschöpft ist (zum Beispiel aufgrund einer ketogenen Ernährung), schaltet die Stammzelle auf einen anderen Versorgungsweg um. Die wichtige Botschaft ist, dass es die Blockierung mehrerer, nicht nur von einer oder zwei der „U-Bahnlinien" zur Versorgung der Stammzellen braucht, um eine überlebenswichtige, dauerhafte Remission zu erzielen und zu verhindern, dass sich Ihr Krebs neu vernetzt und noch in anderer, viel aggressiverer Form in Erscheinung tritt.

Ich habe noch ein paar andere Wege berücksichtigt, die ich selbst nicht ins Visier genommen habe, etwa die Makropinozytose (die zum Beispiel beim Bauchspeicheldrüsenkrebs, bei HER2 der Brust, bei dreifach negativem Brustkrebs, hochgesteuert ist) und die Fettsäureoxidation (die bei Myc-überexprimierendem dreifach negativen Brustkrebs, bei PC3 [einer Zelllinie] bei Prostatakrebs und beim diffusen großzelligen B-Zell-Lymphom, beim Burkitt-Lymphom sowie bei GBM [Glioblastoma multiforme], dem häufigsten bösartigen Hirntumor bei Erwachsenen] hochgesteuert ist)[114], denn es hat wenig Sinn, meine Vorgehensweise einfach zu kopieren, wenn Ihr Krebs sich metabolisch von meinem unterscheidet. Wenn Ihr Krebs aggressiver ist, werden Sie Ihr Arsenal erweitern müssen, um ihn auszuhungern, möglicherweise mit zusätzlichen Medikamenten, die die Glutaminase hemmen.

Durch das gleichzeitige Blockieren oder Einschränken mehrerer Energiequellen hatte ich den Tumor geschwächt und empfindlicher gegenüber dem normalen Selbstmordprozess der Zelle, die „Apoptose", gemacht. Sobald er ausgehungert war, bedurfte es nur noch einer kleinen Veränderung, entweder der Senkung von Glutathion (Antioxidans) oder einer Erhöhung der freien Radikale (ROS), und die Krebszellen konnten sich gegen ihr Absterben nicht mehr wehren.

Diesen Ansatz des Mehrfachschlages nutzt auch Professor Michael Lisanti in Salford, im englischen Manchester. Im Jahr 2017 veröffentlichte er eine Arbeit in der Fachzeitschrift *Oncotarget*, aus der hervorging, dass eine allmähliche Steigerung der Dosis von Doxycyclin, eines gebräuchlichen Antibiotikums, über mehrere Wochen die oxidative Phosphorylierung (OXPHOS, durch Glutamin, Laktat oder Glukose befeuert) und die Fettsäureoxidation blockiert. Dadurch entsteht eine Resistenz gegenüber Doxycyclin (eine metabolische Neuvernetzung) und zwingt die Stammzelle, ihren Stoffwechsel von OXPHOS auf eine eher glykolytische Form umzustellen. Darauf folgte dann eine zusätzliche Vitamin C-Infusion, die den 6. Schritt der Glykolyse blockiert und Glutathion senkt. Dadurch starben die restlichen Krebszellen ab. Dieser zweigleisige Ansatz, zwei Energieversorgungswege gleichzeitig anzugreifen, erwies sich für viele Krebszellarten als tödlich.[115] Lisanti entdeckte auch, dass die Zugabe von Berberin seine Ergebnisse verbesserte. Für mich keine Überraschung!

Diese Fähigkeit der Krebsstammzelle, ihren Stoffwechsel zu verschieben und an eine neue Umgebung anzupassen, ist auf **alle** Arten von Krebsstammzellen übertragbar.

Diese Flexibilität, auf einen alternativen Energieversorgungsweg umzuschalten, ist einfach zu erkennen, wenn Sie wissen, dass er stattfindet, wenn Sie ebenso die aktuelle medizinische Literatur durchforsten – was Sie natürlich tun werden! Deshalb und nicht wegen der „Gene" wird Krebs resistent gegenüber Medikamenten, die Gene sind ein Ergebnis des veränderten Stoffwechsels, der Krebs entkommt der Behandlung, indem er rasch auf eine andere „U-Bahnlinie" umsteigt.

Beim Lesen der Forschungsarbeiten erfuhr ich,

- wenn man mTOR blockiert, fährt die Krebszelle einen Prozess hoch, die sogenannte „Autophagie" (das heißt, sie verdaut sich selbst).[116]
- wenn man die Glykolyse blockiert (im Zytoplasma), fährt die Krebszelle die oxidative Phosphorylierung (OXPHOS) in den Mitochondrien hoch.[117]
- wenn man Mevalonat mit einem Statin blockiert, kann die Zelle den Cholesterin-Weg durch SREBP-2 hochfahren.[118]
- dass bestimmte Krebsarten, zum Beispiel Sarkome, Lymphome, Arginin als Energiequelle nutzen. Wenn es entzogen wird, nutzt die Krebszelle einen alternativen Weg, um an Glutamin zu kommen.[119] Entzieht man Arginin und hemmt gleichzeitig die Glutaminase (reduziert Glutamin), verhungern die Krebszellen.
- wenn man die Fettsäuresynthese blockiert, kann die Krebszelle den Ketonstoffwechsel und die Glutaminolyse hochfahren.[120]
- wenn man die Fettsäureoxidation blockiert, fährt die Krebszelle die aerobe Glykolyse hoch.[121]
- wenn man die Glutaminolyse blockiert, kann die Krebszelle die Makropinozytose hochfahren.[122]
- wenn man die ATP-Zitratlyase (ACLY) blockiert, verstärkt die Stammzelle den SREBP1-, den SREBP2- und den Acetat-Weg.[123]

Wenn Sie sich anschauen, wie die „Umleitungen" dieser Wege aussehen – das bemerken Sie, wenn Sie sie auf dem „U-Bahn-Plan" ausarbeiten –, werden Sie feststellen, dass der Krebs im Allgemeinen eine neue Route auf derselben Seite des Dreiecks festlegt, mit anderen

Worten, wenn er auf einem Weg nicht auf Fett zugreifen kann, nutzt er einen anderen, um an Fett zu kommen. Das Wissen, dass diese metabolische Verschiebung auftritt, hat enorme Folgen für die Behandlung. Es ist unbedingt erforderlich, einen Cocktail von Medikamenten und Nahrungsergänzungsmitteln zu nehmen, der alle diese Wege abdeckt und man nimmt sie am besten alle zusammen und nicht einzeln, um diese „Umleitungen" ganz zu verhindern. Nur ein bisschen Metformin zu nehmen funktioniert einfach nicht! Auch wenn es ein Wundermittel ist. Wann dieser Cocktail genommen wird und wie viel von jedem seiner Bestandteile, ist auch wichtig und beides wird am besten von einem Arzt berechnet, der die Art des Stoffwechsels Ihrer Krankheit versteht und auf diesem Gebiet erfahren ist. Die Care Oncology Clinic wäre meine erste Anlaufstelle, auch wenn dort nicht alle Medikamente eingesetzt werden, die ich vorschlage. Sie können immer mehr dazunehmen, und auf meiner Webseite gibt es eine Liste von Ärzten, mit denen Sie Kontakt aufnehmen können. (Für deutschsprachige Leserinnen und Leser: Es empfiehlt sich, im Vorfeld mehrere Ärzte zu suchen, zum Beispiel im Internet oder über Selbsthilfegruppen, die in dieser Richtung arbeiten und Ihnen verschreiben können und wollen, was Sie zusätzlich haben möchten; Anm. d. Übers.)

Ich würde bei jeder Krebsart zumindest die folgenden Wege ins Visier nehmen: Glut 1, die aerobe Glykolyse (nutzen Sie beide Modalitäten wie nachfolgend beschrieben), die Senkung des Insulinspiegels, IGF-1, mTOR, Mevalonate, SREBP-2, Fettsäuresynthese, Glutaminolyse (2).

Wie man dem Krebs die Glukose entzieht

Insulin: Das gefährlichste Hormon im Körper (nein, es ist nicht Östrogen!) reduziert man durch eine niedrig glykämische Ernährung, Metformin, Berberin, geeigneter und zeitlich abgestimmter Bewegung, Chrompicolinat, Gymnema sylvestre.

Glut 1 (Glukosetransport-Rezeptor): Der Glut 1-Rezeptor bewegt sich im Tumor zur Oberfläche (normalerweise ist es nur Glut 4), um mehr Glukose in die Zelle zu übernehmen. Wird durch Statin, Quercetin gehemmt.[124]

Pentosephosphat-Weg: DHEA (nicht bei hormonbedingten Krebsarten).[125]

Oxidative Phosphorylierung: Berberin, Doxycyclin, Metformin, Niclosamid.

Metformin hebt praktisch die Komplex1-Funktion auf.[126]

Berberin führt zu mitochondrialer Fragmentierung und Depolarisierung[127] und verändert die Membrandurchlässigkeit der Mitochondrien.[128]

Doxycyclin unterdrückt die Funktion der Mitochondrien.[129]

Niclosamid beeinflusst das innere Membranpotenzial der Mitochondrien beim Entkoppeln der oxidativen Phosphorylierung vom Elektronentransport, was die ATP-Bildung hemmt.

Es gibt eine unbegründete Angst davor, dass eine übermäßige ATP-Bildung abgeschaltet wird; die Menschen glauben, dass es dadurch zum sofortigen Tod komme, doch dazu kommt es eher, wenn Menschen Antibiotika nehmen, die schon lange als sicher gelten.

Aerobe Glykolyse: Sie kann an mehreren Stellen blockiert werden

Die **Vitamin C-Infusion** stoppt Schritt 6 des Glykolyse-Weges G6PDH.[130]

Kurzzeitiges Fasten[131] [132] verlangsamt die Glykolyse. Wird oft als „gefährlich" für Krebspatienten angesehen, doch was ist gefährlicher? Ein Krebs im Endstadium oder zweimal pro Woche ein Fastentag? Oder ab 15 Uhr bis zum nächsten Tag nichts mehr zu essen. Ich würde behaupten, dass Olivenol mit all seinen vorteilhaften Wirkungen, einschließlich der Kalorien, auch im Rahmen eines „Fastens" gefahrlos konsumiert werden kann.

2-Desoxy-d-Glukose (2-DG) ist in ihrer Struktur der Glukose ähnlich, daher blockiert es die normale Glukoseaufnahme der Zelle, so, als würde man den Benzintank eines Autos mit Wasser befüllen. Es arbeitet nachweislich synergistisch mit Metformin. 2-DG wird von Professor Thomas Seyfried und der Chemo Thermia Klinik in Istanbul eingesetzt.[133]

Dichloroacetat (DCA): ein Pyruvat-Dehydrogenase-Kinase-Hemmer (PDK) verbessert die oxidative Aktivität der Zellen durch Aktivierung von Pyruvat-Dehydrogenase (PDH), des Enzyms der Glukoseoxidation in den Mitochondrien. In hohen Dosen verursacht DCA eine Neuropathie und Entzündungen. Da es die Umwandlung von Pyruvat in Acetyl-CoA begünstigt und die mitochondriale OXPHOS aktiviert, wird es vielleicht am besten gemieden, insbesondere bei Krebsarten im fortgeschrittenen Stadium, die die mitochondriale Atmung nutzen.

Metformin hebt praktisch die Komplex1-Funktion auf[134] und hemmt die Hexogenase-2.[135]

3-Bromopyruvat (3BP): Ein wirkungsstarker Glykolysehemmer, der eventuell zu extrem ist. Aktuell gibt es viel Streit um Patentrechte, und es ist nicht ohne Nebenwirkungen. Ich glaube, weniger aggressive Medikamenten-Cocktails sind genauso erfolgreich.

Bitte denken Sie daran, dass eine extreme Hemmung der Glykolyse (einschließlich ketogener Ernährungsweisen) ohne gleichzeitig andere „U-Bahn"-Linien zu blockieren, eventuell über einen anderen Weg zu einem Rebound-Effekt führen und eine aggressivere Erscheinungsform des Krebses im weiteren Verlauf dieses Weges verursachen kann.

Wie man dem Krebs das Fett entzieht

Fett wird von sehr vielen Menschen in Bezug auf Krebs ignoriert.[136] Da der Verzehr dieses Makronährstoffs im Allgemeinen als „sicher" gilt, ist er als Energiequelle für den Krebs, insbesondere die Lipoproteine niedriger Dichte (LDL), noch nicht richtig akzeptiert. Krebszellen steuern die LDL-Rezeptoren auf ihrer Oberfläche hoch, um mehr zirkulierendes LDL (das „schlechte" Cholesterin) aus dem Blutstrom aufzunehmen. Statine tragen dazu bei, diese Nährstoffaufnahme zu verhindern, da sie die LDL-Menge im Blut reduzieren. Denken Sie bitte daran, je mehr Wege Sie so wenig toxisch wie möglich blockieren können, desto besser. Sie brauchen dann weniger wirklich toxische Medikamente wie die Chemotherapie oder andere gezielte Medikamente.

Alle Krebszellen fahren den Fettstoffwechsel zur Herstellung neuer Zellmembranen über die Fettsäuresynthese (SREBP-1 und FAS) sowie die Cholesterinbahnen hoch (Mevalonat und SREBP-2). Werden alle diese Wege blockiert, so bedeutet das, dass die Krebszelle sich mit der Bildung neuer Zellmembranen schwertut. Sie können also das Wachstum Ihres Tumors deutlich verlangsamen.

Behandlungsmöglichkeiten

SREBP-1 (Sterol-regulatorisches Element-bindendes Protein 1): Hauptregulator der Fettbildung – Berberin. [137]

SREBP-2 (Sterol-regulatorisches Element-bindendes Protein 2): ein weiterer Cholesterin-Weg – Dipyridamol[138], Luteolin.

ACLY (ATP-Zitratlyase): Hydroxyzitrat aus der Tamarinde (Garcinia Cambogia) blockiert diesen Weg mit hoher Wirksamkeit.[139]

F.A.S. (Fettsäuresynthese)[140]: Metformin/Berberin + Aspirin[141]

Metformin oder Berberin reduziert die Verfügbarkeit von Glukose.

Der „Acetyl"-Teil des Aspirins (Acetylsalicylsäure) bindet an die Aminosäure Serin.

Die Fettsäuresynthase (Enzym) wird bei vielen Krebsarten hochgefahren und ist eng mit Metastasen von Brust-, Prostata- und Lungenkrebs verbunden. Das ist teilweise der Grund, warum Aspirin mit einem geringeren Auftreten von Rezidiven einhergeht. Würde man Metformin oder Berberin dem niedrig dosierten Aspirin hinzufügen, würde das die Überlebensraten erheblich verbessern, da es wichtig ist, sowohl die Aufnahme von Glukose als auch die von Serin gemeinsam zu blockieren. Aspirin sollte nicht gleichzeitig mit einem stärkeren NSAR genommen werden, da dadurch das Risiko von Magenproblemen deutlich steigt. Die Überaktivierung dieses FAS-Weges führt zur Aktivierung von HER1/HER2-Tyrosinkinase-Rezeptoren bei Brustkrebs.[142]

Mevalonat: Die lipophilen (fettliebenden) Statine – **Lovastatin, Atorvastatin und Simvastatin** – blockieren die Fähigkeit der Zelle, Cholesterin für neue Zellwände zu bilden. Hydrophile (wasserliebende) Statine verschlimmern den Krebs eventuell, da diese Statine auf die Leber abzielen und kompensatorisch eine Steigerung von Mevalonat in anderen Geweben im Körper auslösen. Pravastatin (hydrophil) verschlimmert Lungenkrebs nachweislich[143], wobei Simvastatin (lipophil) starke positive Wirkungen hat.[144]

Fettsäureoxidation (FAO, von engl. fatty acid oxidation): Da sie bei vielen resistenten Krebsarten, etwa bei Prostatakrebs[145], MYC- gesteuertem TNBC (dreifach negativem Brustkrebs)[146], Melanom, GBM (Glioblastoma multiforme) hochgefahren ist, ist sie bedenklich, was die Erneuerung von Stammzellen und die Resistenz gegenüber der Chemotherapie angeht.[147]

Doxycyclin[148] verändert die Fettsäureoxidation.

Mildronat – ein Medikament, das viele Sportler nehmen, um zu „schummeln" (in Deutschland nicht zugelassen; Anm. d. Übers.) und ihren Stoffwechsel zu steigern. (Maria Sharapova wurde wegen der Einnahme dieses Medikaments gesperrt). Es wird auch im Silicon Valley als „Nootropikum" (fälschlicherweise auch als „Gehirndoping-Mittel" bezeichnet; Anm. d. Übers.) zur Verbesserung der geistigen Fähigkeiten eingesetzt. Das ist ein alter, vergessener FAO-Hemmer. Es gibt keine Forschung darüber, ob es sich positiv auswirken würde, daher ist die Anwendung hoch experimentell, doch es hat, wenn überhaupt, wenige Nebenwirkungen, die ich finden konnte. Der toxischere FAO-Hemmer Etomoxir reduziert nachweislich ATP sowie Glutathion, erhöht ROS in Glioblastomzellen und tötet Krebszellen ab.[149]

Dem Tumor Glutamin und andere Aminosäuren entziehen

Die unmittelbare Anwendung von Glutaminhemmern führt rasch zu einer Nekrose (Zelltod) der Darmschleimhaut und Problemen im Nervensystem, daher sollte man Glutamin indirekt hemmen.

Jede Krebszelle braucht Glutamin für ihr Wachstum und Krebszellen scheinen ganz besonders „süchtig“ nach Glutamin zu sein, wenn sie eine MYC-Mutation haben. Glutamin ist die am reichlichsten vorkommende Aminosäure im Blut des Menschen, der Spiegel wird durch eine Kombination aus Zufuhr mit der Ernährung, der de novo-Synthese, das heißt, einer chemischen Reaktion zur Erzeugung von Molekülen aus vergleichsweise einfachen Vorläufermolekülen sowie durch den Abbau von Muskelprotein (Katabolismus) aufrechterhalten. Glutamin wird für die Herstellung der DNS, von Zellorganellen, Fettsäuren, Enzymen und für die Bildung von Glutathion gebraucht.

Nach Eintritt von Glutamin in die Krebszelle wird es von der Glutaminase zu Glutamat abgebaut. Dieses wird dann entweder in Glutathion umgewandelt oder zu alpha-Ketoglutarat abgebaut und dem Zitratzyklus (Atmungskette, Zellatmung) zur oxidativen Phosphorylierung (OXPHOS) zugeführt. Mitochondrien können abgebautes Glutamin zur Unterstützung der Fettsäuresynthese sehr rasch zu Laktat umwandeln. Durch gleichzeitige Bildung von Glutathion (des „Meister“-Antioxidans) kann der Tumor die während dieses Prozesses entstehende überschüssige Milchsäure neutralisieren.

IGF-1: Dieser Faktor muss unbedingt gestoppt werden. Wenn Sie irgendwelche Zweifel hegen, recherchieren Sie das Laron-Syndrom. Es betrifft eine sehr kleine Bevölkerungsgruppe in Ecuador. Diese Menschen haben einen Gendefekt in der Leber, aufgrund dessen sie das IGF-1-Hormon nicht binden können. Das bedeutet, sie werden nicht größer als etwa 1,20 m, doch zum Ausgleich sind sie vor Krebs, Diabetes und Alzheimer geschützt. IGF-1 kann man folgendermaßen reduzieren:

Metformin,[150]

Einschränkung von Proteinen, Milch und Milchprodukten in der Ernährung,[151]

Tamoxifen und **Raloxifen** (u. a. unter dem Markennamen Evista in der EU und im deutschsprachigen Raum zugelassen; Anm. d. Übers.),

mTOR (auf Säugetiere abzielendes Rapamycin),

Metformin/Berberin, beide steigern das den Stoffwechsel regulierende „Meister“-Enzym AMPK, das wiederum mTOR senkt.[152]

AMPK ist ein Anti-Aging-Enzym, das in jeder Zelle vorkommt. mTOR ist ein Enzym, das direkt vor der Zellteilung Proteine sammelt. Eine Verringerung der Anzahl der Zellteilungen verlangsamt sowohl das Krebswachstum als auch den Alterungsprozess. Daher hat sowohl Metformin als auch Berberin Anti-Aging-Wirkungen.

Serin: eine Aminosäure, die von Brustkrebs als Energiequelle genutzt wird und auch zur Bildung von Fettsäuren mit Glukose und Serin dient.

Aspirin[153]

Nukleosid-Rückgewinnung (Autophagie)

Dipyridamol

Die Krebszellen reißen Nukleoside (die sie nur schwer selbst bilden können), Fettsäuren und andere Proteine eher aus dem umgebenden Mikromilieu an sich, als dass sie sie aus nichts (de novo) bilden. Wenn nach der Chemotherapie große Mengen von abgestorbenen Zelltrümmern im Mikromilieu des Tumors zurückbleiben, lernt die Krebszelle schnell, wie sie zu recyceln und wiederzuverwenden sind, wobei im Laufe dieses Prozesses ihre Aggressivität zunimmt. Die Chemotherapie ist in Kombination mit Dipyridamol wirksamer (zytotoxischer, toxischer für die Zellen).[154] Das ist wahrscheinlich dem Umstand geschuldet, dass Dipyridamol die Rückgewinnung von Nukleosiden unterbinden kann.[155]

Makropinozytose (Autophagie)

Chloroquin oder Loratadin

Dieser Mechanismus befähigt Krebszellen, sich extrazellulärer Nährstoffe zu bemächtigen, wenn diese knapp sind oder der Bedarf hoch ist. Die Makropinozytose ist ein Prozess, bei dem die Zellmembran die extrazelluläre Flüssigkeit „durchstöbert“ und Protein und Fett von außerhalb für ihre eigene Versorgung aufnimmt. Das Antimalariamittel Chloroquine und das Antihistaminikum mit dem Wirkstoff Loratadine

(Handelsnamen im deutschsprachigen Raum Allernon [A], Claritine [CH], Clarityn [A]) und diverse Generika [D, A, CH]) wirken beide, indem sie den pH-Wert der Lysosomen (Zellorganellen) stören, die das umflossene extrazelluläre Fett und Protein abbauen.[156] In späteren Stadien ist der Krebs in der Lage, in der Nähe befindliche Adipozyten dazu zu bringen, dass sie ihr gespeichertes Fett in den Kreislauf freisetzen (das ist eine Ursache der Kachexie) und es für das Lysosom an der Oberfläche der Krebszelle verfügbar machen. Zum Glück sind Lysosomen von Krebszellen fragil, sodass sie auf diese Weise zu einem attraktiven Ziel werden. Lysosomen von Krebszellen sind an der Metastasierung und dem Fortschreiten der meisten Tumorarten, zum Beispiel Brust- und Lungenkrebs, an Gehirntumoren, Krebs im Kopf- und Nackenbereich, Eierstockkrebs, Melanomen, Gebärmutterkrebs, Dickdarm- und Prostatakrebs, beteiligt. Lysosomen sind die sauersten Bestandteile einer Zelle, und die Enzyme in diesen Organellen werden mit fortschreitender Krebserkrankung noch saurer und fördern weitere onkogene Veränderungen.

Nimmt man die Störung ihres pH-Wertes ins Visier, trifft man eine Achillesferse im anormalen Krebsstoffwechsel. Loratadin und Chloroquin verändern beide nachweislich den pH-Wert sowie die Funktion des Lysosoms der Krebszelle und streuen erfolgreich Sand ins Getriebe der Metastasen-„Maschinerie". Loratadin kann die Überlebenschancen bei nicht-kleinzelligem Lungenkrebs (NSCLC) und Östrogen-Rezeptor (ER) positivem Brustkrebs erhöhen, insbesondere in Kombination mit einer Chemotherapie[157], während es auch das Immunsystem stärkt, indem es die myeloischen Suppressorzellen ins Visier nimmt. Allerdings kann Loratadon die Blut Hirn-Schranke nicht passieren, daher wäre in Fällen, an denen das Gehirn beteiligt ist, Chloroquin die bessere Wahl.

Zu einer Makropinozytose kommt es, wenn der Glutamin- und der Cholesterinspiegel nicht ausreichen, um den Bedarf der Krebszelle zu decken; das geschieht bei einigen stark Ras-abhängigen Krebsarten[158] wie Bauchspeicheldrüsenkrebs[159], Melanomen[160], Blasenkrebs, Darmkrebs, Formen von Leukämie und einem Drittel der Adenokarzinome der Lunge. (Ein Adenokarzinom ist ein bösartiger [maligner], von der Deckzellschicht [Epithel] ausgehender Tumor, der aus Drüsengewebe hervorgegangen ist; Anm. d. Übers.) Bei ungefähr 30 Prozent aller Krebsarten liegt eine Mutation in der Ras-Familie der Gene vor. Commisso et al. dokumentierten, dass die Makropinozytose hochgefahren wird, wenn man einem Tumor Glutamin entzieht. Dieser Entzugsprozess kann eventuell von vielen Ras-gesteuerten Krebsarten genutzt werden, die diesen Weg bei fortschreitendem Tumor hochsteuern. Das Glioblastom (GBM), der am schnellsten zum Tode führende der Primärtumoren, nutzt diesen Weg. Thomas Seyfried, Ahmed Alsekka und andere haben Chloroquinsulfat erfolgreich als Teil einer den Krebs aushungernden Kombination zur Behandlung eines GBM eingesetzt.[161] Chloroquin (oder das sicherere Hydroxychloroquin), sollte meiner Ansicht nach von der Diagnosestellung an Teil vieler Krebsbehandlungen sein. Man hat auch festgestellt, dass durch das Blockieren der Makropinozytose mit Chloroquin die Resistenz gegenüber EGFR-Hemmern[162] (zum Beispiel Erlotinib) und HER2-Hemmer[163] (Herceptin) aufgehoben wird; daher ist es unbedingt erforderlich, Chloroquin für alle Krebsarten, die diese exprimieren könnten, einzubeziehen. (Zum Wirkstoff Erlotinib: Unter dem Handelsnamen Tarceva [EU, CH, USA] erhältlich; die gleichzeitige Anwendung von Schmerzmitteln des Typs der nicht-steroidalen Antiphlogistika ist kontraindiziert; Anm. d. Übers.)

Der Nachteil von Chloroquin ist, dass es ein Gen namens Bcl-xl und die Caspase 3 hemmt, die beide wichtig für die Auslösung der Apoptose sind, daher ist es vielleicht am besten, wenn man das Medikament zyklisch nimmt und es genau (24 Stunden) vor einer „Abtötungsphase“ absetzt, wenn das Aushungern des Tumors allein nicht ausreicht. Loratadin in Kombination mit einem Statin führt eventuell auch zu Muskelschmerzen. Das sollten Sie immer mit Ihrem Arzt besprechen, der die Dosierungen entsprechend anpassen kann.

Die Kombination von Chloroquin und Dipyridamol ist noch nicht untersucht worden, doch ich habe so eine Ahnung, dass sie einander synergistisch verstärken würden, wenn man sie zusammen einnimmt. Wenn dem so ist, ist diese Kombination eventuell für aggressivere Ras-gesteuerte Krebsarten, etwa Bauchspeicheldrüsenkrebs, zweckdienlich, bei denen Dipyridamol als Bestandteil eines multimodalen Medikamenten-Cocktails nachweislich 70–90 Prozent der Lebermetastasen hemmt.[164]

Glutaminolyse

Dieser wichtige Weg baut Glutamin, eine Aminosäure, ab, sodass sie zur Bildung neuer Proteine, Enzyme und Nukleotide genutzt werden kann. Wie der Glykolyse-Weg ist der Glutaminolyse-Weg auch an verschiedenen Schritten beteiligt, die einzeln ins Visier genommen werden können. Die Glutaminolyse ist bei vielen aggressiven Arten von Krebs beim Menschen sehr aktiv, so auch beim dreifach negativen Brustkrebs (TNBC), bei Bauchspeicheldrüsenkrebs, Lungenkrebs, beim Lymphom sowie beim Glioblastom und sie ist auch ein Merkmal von Prostatakrebs. Sie ist eine allgemeine Eigenschaft des metastasierenden Krebses, da diese Arten aggressiver sind als die Primärtumoren.

Glutamat-Dehydrogenase/Ketoglutarat-Dehydrogenase: EGCG (grüner Tee).

Glutamin-Transport: Eine Kombination von Ursolsäure und Resveratrol oder Ursolsäure und Kurkumin verhindert die Glutamin-Aufnahme durch die Krebszelle.[165]

Glutaminase-Hemmer: Je schwerer behandelbar ein Krebs ist, desto mehr werden Sie hinzufügen müssen. Besonders aggressive Krebsarten brauchen eventuell folgende Glutaminase-Hemmer:

BPTES (ein selektiver, aber relativ unlöslicher Glutaminase-Hemmer): Klinisch erwies er sich als nicht so wirksam, bis vor kurzem eine neue Version entwickelt worden ist, die das Medikament zu Nanopartikeln emulgiert, um die Resorption zu unterstützen. Das hat seine Wirksamkeit verbessert und, was wichtig ist, es hatte keine Wirkung auf den Plasma-Spiegel der Leberenzyme. Da es Glutamin entzieht, unterstützt es die Glykolyse, daher wird es in Kombination mit einer Glykolyse- und einem Glykogen-Hemmer sogar noch wirksamer. Es ist bei Patienten mit Bauchspeicheldrüsenkrebs in Kombination mit Metformin getestet worden und diese Kombination zeigte deutlich verbesserte Ergebnisse als jede Behandlung für sich allein. Je mehr Wege blockiert werden, desto wirksamer ist die Kombination.

L-Asparaginase: Dieses Medikament wird bei der Leukämie im Kindesalter (ALL) eingesetzt und im Lehrbuch als antimetabolische

„Chemotherapie" beschrieben, das stimmt nicht! Es handelt sich tatsächlich um ein metabolisches Enzym, das nicht einfach nur die Aminosäure Asparagin entzieht, sondern auch Glutamin. Die akute lymphatische Leukämie ist eine Art von Krebs, die laut Behauptung vonseiten der Ärzteschaft vollkommen geheilt werden kann. Wenn Sie also irgendeinen Beweis dafür brauchen, dass das Aushungern von Krebs die Antwort – da ist er! Wir sind über die Wahrheit gestolpert! Die Heilungsrate bei der akuten lymphatischen Leukämie stieg von 5 Prozent in den 1950er Jahren bis heute auf 90 Prozent, als die Ärzte begannen, multimodale Chemotherapie-Programme einzusetzen, die L-Asparagin enthielten. Es überrascht dann nicht, dass es „wiederentdeckt" wurde, nachdem es schon fast 60 Jahre da war und als Behandlungsweise für andere Glutamin-gesteuerte Krebsarten wie den dreifach negativen Brustkrebs und den Bauchspeicheldrüsenkrebs wiederkam. Dieses Medikament wurde auch neu zu einer weniger toxischen Form formuliert (zu den Nebenwirkungen gehören Hepatitis, Bauchspeicheldrüsenentzündung, die Koagulopathie (Gerinnungsstörung) und die Neurotoxizität, die bei hoher Dosierung auftreten können). Die neue Version kapselt sich in den Erythrozyten ein, damit allergische Reaktionen vermieden werden können und damit kein Abbau durch Enzyme stattfindet, sodass der Wirkungsbereich erweitert werden kann.

Die Einschränkung von Asparagin durch die Ernährung: Wenn Sie an einer dieser aggressiven Krebsarten leiden, ist es ratsam, Asparagin von Ihrem Speiseplan zu streichen – es kommt in vielen Nahrungsmitteln vor, unter anderem in Spargel, Rindfleisch, Geflügel und Kartoffeln. Spargel enthält auch große Mengen Glutathion, daher sollten Sie dieses harmlos aussehende Gemüse definitiv meiden. Das Weglassen solcher Nahrungsmittel reduziert nachweislich Metastasen.[166]

KAPITEL 23

Metastasen verhindern

Den Krebs auszuhungern ist gut, seine Ausbreitung zu verhindern ist noch besser, denn es sind die Metastasen, die fast immer das Leben kosten, es ist nicht der Primärtumor. In diesem Kapitel stelle ich Ihnen noch weitere Zutaten vor, die Sie ihrem Cocktail hinzufügen können, um mit den Wachstumsfaktoren umzugehen. Zum Glück haben Sie ja mit Ihrem bisherigen Cocktail schon einige von ihnen unter Kontrolle.

Die Handhabung der Wachstumsfaktoren und MMP (Matrix-Metalloproteinasen)

VEGF, PDGF, TGFβ, bFGF, MMP

Die Veränderungen des Stoffwechsels in der Zelle lösen Veränderungen im umgebenden Mikromilieu des Tumors aus. Die schnelle Zellteilung erzeugt große Mengen Milchsäure, das saure Abfallprodukt der Glykolyse, das die umliegenden Gewebe schädigt. Daher versucht der Körper, die Milchsäure zu seinem eigenen Schutz durch Bildung neuer Blutgefäße (Angiogenese) mittels Erhöhung des vaskulären endothelialen Wachstumsfaktors loszuwerden. Die Zunahme der Blutgefäße hat auch den Nachteil, dass so die Versorgung des Tumors mit Nährstoffen steigt, daher ist das Ergebnis eine ständige Kaskade weiteren Wachstums. Weitere Schlüsselfaktoren, die für das Wachstum ausgeschüttet werden, sind der thrombozytäre Wachstumsfaktor (PDGF), der transformierende Wachstumsfaktor beta (TGFβ) und der Fibroblasten-Wachstumsfaktor.

Außerdem steigen bestimmte Enzyme, die sogenannten Matrix-Metalloproteinasen (MMP), die das umgebende Stromagewebe (das Zellgerüst) abbauen und es dadurch der Krebszelle ermöglichen, durchzubrechen und zu „streuen". Eine Metastasierung, die Ansiedelung in entfernten Organen, kann, entgegen der bisherigen Ansicht in der Medizin, bei Krebs schon sehr früh stattfinden. Das Blockieren der MMP und anderer Wachstumsfaktoren ist neben dem „Aushungern" des Krebses ein wesentlicher Teil der Behandlung und sollte vom Zeitpunkt der Diagnosestellung an eingeleitet werden.

Behandlung, um die Wachstumsfaktoren zu stoppen

Wie wichtig es ist, diese Wachstumsfaktoren, insbesondere die MMP, zu blockieren, erkläre ich Krebspatienten anhand meiner Theorie vom „Großen Feuer in London".

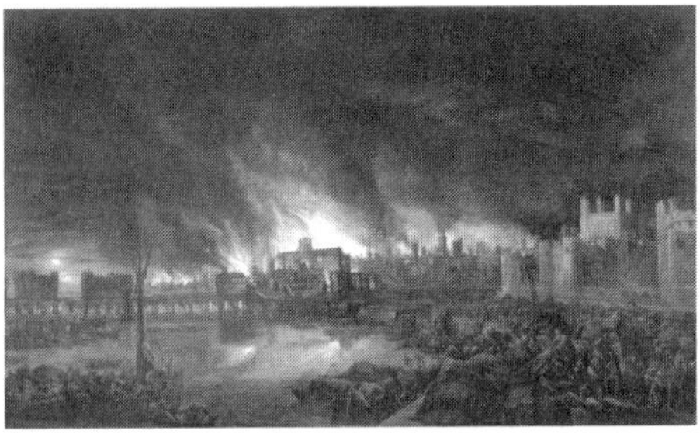
Janes Theorie vom Großen Feuer in London (© Unbekannter Künstler/ Museum of London)

Krebs im Stadium I gleicht einem Wohnhausbrand. Im Stadium IV verhält er sich wie das Große Feuer von London. Er verschlingt alles, was auf seinem Weg liegt und ist praktisch nicht aufzuhalten. Das Löschen der Flammen im Sommer 1666 mit Eimern voll Wasser aus der Themse reichte nicht aus, doch schließlich half die Zerstörung der Häuser, die auf ihrem Weg lagen, der Einsatz von Sprengstoffen sowie das Freiräumen von Flächen, um „Feuersperren" zu schaffen, die das Feuer daran hinderten, von einem Haus auf das nächste überzuspringen und ihm so seinen Brennstoff zu entziehen.

In gleicher Weise muss der Krebs durch die Schaffung solcher „Feuersperren" daran gehindert werden, sich auszubreiten. Metastasen (Sekundärtumore) sind die Todesursache in über 80 Prozent der Fälle.

Zur Unterstützung ihres Wachstums senden die Krebszellen Signale an das umliegende Gebiet (Mikromilieu). Diese Signale verändern drei Hauptstrukturen:

Die Fibroblasten im Bindegewebe. Die Fibroblasten bauen ihre eigenen Mitochondrien ab (Mitophagie) und rüsten um, damit sie den Glykolyse-Weg (Warburg-Effekt) zur Bildung von Laktat nutzen können. Es wird beobachtet, dass Metastasen sich metabolisch anders verhalten als der Primärtumor, möglicherweise, weil sie Laktat und Ketone leichter nutzen können.

- **Immunzellen (Makrophagen):** Die Immunzellen werden in tumorassoziierte Makrophagen – TAM – umgewandelt.
- **Blutgefäße (Angiogenese):** Die Hypoxie, ein Sauerstoffmangel, triggert ein Protein an, den sogenannten HIF (den Hypoxie induzierbaren Faktor, von engl. hypoxia inducible factor), der dann die Freisetzung des vaskulären endothelialen Faktors (VEGF) stimuliert und zu einer starken Einsprossung von Blutgefäßen führt.

Es ist eine Freisetzung von Wachstumsfaktoren aus den Fibroblasten, die einen Abbau der extrazellulären Matrix durch Enzyme, die sogenannten Matrix-Metalloproteinasen (MMP) auslöst, die es dem Krebs ermöglicht, zu „streuen". Die MMP werden gegenwärtig von der Onkologie vollkommen übersehen. Sie waren vor Jahrzehnten der letzte Schrei in der Forschung, doch da es nicht gelungen war, patentfähige Medikamente zu entwickeln, entschieden die Pharmariesen, es mit neuen Ansätzen wie dem Anpeilen des vaskulären endothelialen Wachstumsfaktors (VEGF), dem Wachstumssignal für den Krebs zur Bildung neuer Blutgefäße für seine eigene Ernährung, zu versuchen. Avastin (Bevacizumab), ein Medikament, das den VEGF stoppt, wurde als „Paradigmenwechsel" bejubelt, als es 2004 auf den Markt kam, doch für sich allein erzielte es nicht die erwarteten und von jedermann erhofften Ergebnisse und hatte zudem hässliche Nebenwirkungen. Allerdings ist sein Wert eventuell in Kombination mit anderen Möglichkeiten nutzbringender.

Unwissentlich hatte ich den vaskulären endothelialen Faktor (VEGF), den thrombozytären Wachstumsfaktor (PDGF) und den transformierenden Wachstumsfaktor β (TGFβ) mit meiner Kombination aus

Aspirin und Dipyridamol gehemmt, aber ich hatte auch die extrazellulären Veränderungen der Matrix gestoppt. Mein Cocktail hatte alle Wachstumsfaktoren und MMP ins Visier genommen (juhu!). Andere Medikamente wirken sich auch auf diese Wachstumsfaktoren aus; Mebendazol, Propranolol und Doxycylin:

- MMP-2 – Chitooligosaccharide (Chitin)[167], Mebendazol[168], Propranolol[169], THC[170]
- MMP-3 – Glukosaminsulfat[171]
- MMP-9 – Dipyridamol[172], Doxycyclin[173], Propranolol[174]
- VEGF – Aspirin[175], Propranolol
- PDGF – Dipyridamol[176]
- TGFβ – Dipyridamol[177]

Chitin kommt im Außenskelett von Meeresfrüchten wie Shrimps vor (die ich sehr gerne mag und großen Wert darauf lege, immer ein wenig von der Schale mitzuessen) und es befindet sich auch in reichlichem Maße in Pilzen, die ich jeden Tag gegessen habe. Ich glaube, das ist einer der Hauptgründe dafür, dass Pilze so positiv für die Prävention und Behandlung von Krebs sind; sie halten die extrazelluläre Matrix intakt und im Gegenzug wird die Makrophagen-Transformation verhindert.

Ich hatte Glukosaminsulfat nicht für den Krebs, sondern für mein kaputtes Knie genommen und wusste nicht, dass es dazu beitrug, die Verbreitung meines Krebses zu stoppen; doch das kann teilweise erklären, warum ich „Glück" hatte und es nur zu Metastasen in der Lunge kam, obwohl ich mich nach meiner ersten Diagnose vor ein paar Jahren so schrecklich ernährte. Und Dipyridamol ist ein leistungsstarker MMP-9-Hemmer, was der Grund dafür ist, dass es das Streuen von Krebs in andere Körperpartien so wirksam unterbindet. Ich nehme jetzt gelegentlich den Betablocker Propranolol, der sowohl MMP-2 als auch MMP-9 wirksam hemmt, doch man kann ihn nicht gleichzeitig mit Dipyridamol nehmen, da beide den Blutdruck senken können. Propranolol kann auch meine Raynaud-Krankheit (die schlechte Durchblutung meiner Finger und Zehen) negativ beeinflussen, daher nehme ich es bei kaltem Wetter nicht, während die Kombination von Dipyridamol und einem Statin zu einer Besserung führt. Doxycyclin, das nicht nur nützlich für das Aushungern von Krebs ist, ist ein weiterer hochwirksamer MMP-9-Hemmer.

Kapitel 24

Das Immunsystem neu starten

Krebs ist das Ergebnis von Anomalien in den Leukozyten (Makrophagen), die verändert werden. Da diese „körpereigen“ sind, erkennt der Körper sie nicht als Feind, was dem Krebs ermöglicht, sich unkontrolliert zu verbreiten.

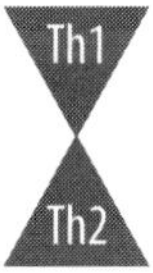

Makrophagen werden aufgrund einer Kombination von hypoxischen Bedingungen (Sauerstoffmangel), der Anwesenheit des anormalen Wachstumsfaktors „transformierender Wachstumsfaktor-β“ (TGF-β), immunsuppressiver entzündungsfördernder Zytokine (IL-1 und IL-10), PGE2 (des schlechten Prostaglandins) und des Kontakts mit Th2 (der Humoralen Immunreaktion) in Tumor-assoziierte Makrophagen (TAM) umgewandelt.[178] Diese Faktoren wandeln also normale Makrophagen in Tumor-assoziierte Makrophagen um und diese ermöglichen es dem Krebs zu wachsen, ohne vom Immunsystem kontrolliert zu werden. Diese Makrophagen lösen sich mithilfe der Matrix-Metalloproteinasen (MMP) vom ursprünglichen Tumor und können sich durch den Blutstrom bewegen, um neue Tumore zu streuen.

Werden diese Wachstumsfaktoren und MMP gestoppt, die Entzündungsherde eingedämmt und ist die Sauerstoffversorgung besser geworden, können Sie die Umwandlung von Tumor-assoziierten Makrophagen („TAM“) verringern. Diese bösen TAM in meinem Körper hatten versucht, sich der Entdeckung und Beseitigung durch das, was von meinem Immunsystem noch übrig war, zu entziehen, indem sie im Blut umhergewandert sind und sich in einem Klumpen aus Thrombozyten und gesättigtem Fett verborgen hielten (ein weiterer Grund, gesättigtes Fett zu meiden, wenn Ihr Krebs metastasiert). Aspirin und Dipyridamol, beides thrombozytenhemmende Medikamente, bauen die Thrombozytenklumpen synergistisch ab und überlassen die anormalen Makrophagen dem übrigen Immunsystem. Statine tragen dazu bei, die für diese metastatischen Klumpen zur Verfügung stehende Fettmenge zu senken und machen sie dadurch angreifbarer für die Beseitigung. Berberin senkt auch die Triglyceride.

Mein „magischer" Cocktail war sehr erfolgreich gewesen, um den Krebs zu besiegen, doch eine Sache blieb weiter bestehen. Meine Th1-Reaktion (die Reaktion auf krankmachende Mikroorganismen, wodurch auch die natürlichen Killerzellen auf den Plan gerufen werden) war immer noch unterdrückt und die Th2-Reaktion (die humorale Immunreaktion) erhöht. Mit anderen Worten, die wenigen natürlichen Killerzellen in meinem System waren unterdrückt, also konnte ich den nötigen Angriff nicht starten.

Erst 2007 entdeckte ich, wie das durch den Einsatz des Antihistaminikums Cimetidin korrigiert werden konnte, das das Gleichgewicht von Th1:Th2 wiederherstellt. Ich glaube, das war der größte Schub für mein Immunsystem, doch weitere „schwere Geschütze" waren Haifischleberöl (Alkylglycerol), chinesische Pilze (zum Beispiel Shiitake, Maitake, Schmetterlingstramete), die Verbesserung meiner Darmflora, die Beseitigung von Parasiten, die Einnahme von Prä- und Probiotika, insbesondere von Bifidobakterien sowie von Berberin und Metformin, die beide die Darmflora vorteilhaft verändern. All das war entscheidend für die Verbesserung meines Immunsystems während dieser „Erholungsphase" nach dem Angriff nicht nur durch den Krebs, sondern auch durch die Nachwirkungen der gesamten Behandlung. Ich habe keinen Zweifel daran, dass die Vitamin C-Infusionen meinem Immunsystem neben der ultravioletten Blutbestrahlung einen gewaltigen Schub gaben, bevor ich den dendritischen Impfstoff bekam, der in Wirklichkeit nur eine geringe Wirkung gehabt haben mochte. Das werde ich nie erfahren. Impfstoffe galten als der Heilige Gral der Krebsbehandlung, doch trotz aller Versprechungen waren sie spektakulär erfolglos. Das war vor der Erkenntnis, dass eine anormale Zellsignalübertragung,

Wachstumsfaktoren und der anormale Stoffwechsel dafür verantwortlich zu machen waren und dass sie (die Impfstoffe) nicht wirken würden, solange diese anderen Probleme nicht zuerst beseitigt wurden. Der Erfolg würde immer flüchtig und nicht von Dauer sein. Selbst dann, davon bin ich überzeugt, muss das Immunsystem verbessert und auf den Impfstoff vorbereitet werden. Ich frage mich, ob meine Reaktion besser gewesen wäre, wenn ich vor der dendritischen Impfung Cimetidin genommen hätte. Vielleicht wird man künftig wieder Impfstoffe ausprobieren und dabei einen mehr ganzheitlichen Ansatz verfolgen.

Ich stehe den neuen immuntherapeutischen Medikamenten skeptisch gegenüber aus denselben Gründen. Ich habe den Krebs im Stadium IV überwunden, bevor die ganzen neuen Medikamente, die auf „-mab" oder „-nib" enden, oder neue PDL-1-hemmende Immuntherapien erfunden wurden. Ohne dass man sich um die vorausgehenden Gründe kümmert, die dafür verantwortlich sind, dass das Immunsystem nicht richtig funktioniert, ist der Einsatz dieser neuen Medikamente meiner Ansicht nach letzten Endes vergeblich.[179] Es überrascht nicht, dass die Resistenz gegenüber immuntherapeutischen Medikamenten durch die Anwendung vieler Medikamente in meinem metabolischen Cocktail und die Verbesserung des Darmmilieus nachweislich überwunden wird. Die metabolische „Neuvernetzung" der Stammzelle ist Problem und Lösung zugleich. Hungern Sie Ihren Krebs aus!

Kapitel 25

Den Krebs besiegen

Sie haben den anormalen Zellsignalweg gestoppt. Sie haben ihn lahmgelegt. Sie haben die Wachstumsfaktoren zum Stillstand gebracht. Sie haben sich um Ihre Darmprobleme gekümmert.

Dies mag ausreichen, um viele Krebsarten im Frühstadium oder solche, die weniger aggressiv sind, zum Verschwinden zu bringen, auch wenn die Umsetzung dieses Konzepts eventuell länger dauert (es kann sieben bis acht Monate dauern, bis die Medikamente für den Stoffwechsel Wirkung zeigen). Doch was ist, wenn Ihr Krebs aggressiv ist, sich im Stadium III oder IV befindet und nicht unter Kontrolle ist? Es ist unerlässlich, auch die sich schnell teilenden Zellen und nicht nur die Stammzellen durch Auslösen der „Apoptose", des Selbstmordprogramms der Krebszelle, zu reduzieren.

Denken Sie daran, dass Tumore zwei verschiedene Zellarten enthalten, diejenigen, die sich schnell teilen und die Stammzellen. In diesem Buch geht es nur um die Stammzellen. In der Schulmedizin geht es nur um die sich schnell teilenden Zellen. Kombinieren Sie beides und Sie können die Ergebnisse mehr als verdoppeln (s. meine nachfolgenden Grafiken).

Die schnelle Teilung ist die letzte Stufe der Abfolge, die zur Umwandlung der Zelle führt. Die sich schnell teilenden Zellen sind die Abkömmlinge der Stammzellen, aber nicht die Stammzellen selbst.

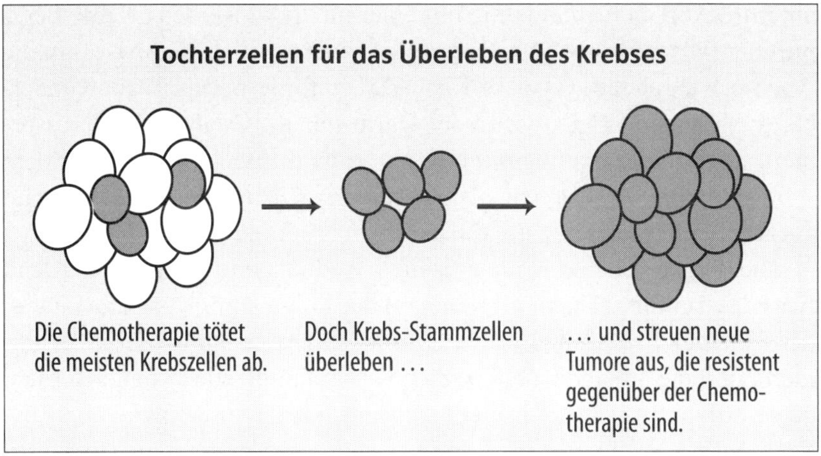

Abbildung **25.1** Stammzellen überleben die Chemotherapie

Welche weniger toxischen Medikamente unterbinden also die schnelle Zellteilung?

Viele meiner Medikamente und Nahrungsergänzungen nehmen mehrere Prozesse gleichzeitig ins Visier, der Fachbegriff dafür ist „pleiotrop". Je mehr Ziele ein Medikament oder ein Nahrungsergänzungsmittel ansteuert, je ausgeprägter pleiotrop es also ist, desto zielführender ist es meiner Meinung nach. Mebendazol, das Wurmmittel, steuert viele Ziel an und sein am meisten anerkannter Nutzen bei Krebs ist, dass es die schnelle Zellteilung verlangsamt. Es ist ein Medikament mit einer phantastisch geringen Toxizität, das auf die gleiche Weise wirkt wie der chemotherapeutische Wirkstoff Vincristin (unter den Handelsnamen Cellcristin [D], Oncovin [A, CH] sowie als diverse Generika [D, A, CH] erhältlich; Anm. d. Übers.), jedoch nicht dessen Toxizität hat und daher ideal für den Einsatz in der Kinderheilkunde geeignet ist. Es wirkt genau wie Vincristin, indem es die Bildung von Mikrotubuli, röhrenförmigen Proteinkomplexen, in den Krebszellen tödlich stört, während die Zelle versucht, sich zu teilen – ein Prozess, dem alle Zellen unterliegen.[180] Mebendazol trägt jedoch auch dazu bei, die anormalen Signalwege der Zelle (Hedgehog-Signalweg) zu reduzieren, es ist ein MMP-2-Hemmer und es gibt auch Nachweise, dass es die Tumor-assoziierten Makrophagenzellen, die die Immunität unterdrücken, in Kombination mit einer niedrig dosierten Chemotherapie ebenfalls zerstört.[181] Mebendazol aktiviert auch die Caspase, um die Apoptose durch die „Caspase-Kaskade“ zu fördern. Das ist ein wunderbares Medikament! Es wird vom Darm nur in geringem Maße resorbiert, doch die Einnahme mit etwas Fett ist hilfreich. Piperin aus dem schwarzen Pfeffer, das man als Nahrungsergänzung kaufen kann, trägt eventuell auch dazu bei, die Caspasen zu erhöhen.

Die meisten chemotherapeutischen Medikamente sind säurebildend (was das Tumorwachstum fördert); in der Folge kommt es dann zu vielen winzigen Fragmenten von aufgebrochenen Zellen wie DNS-Trümmern, und die metabolisch flexiblen Krebsstammzellen können lernen, diese aufzusammeln und wiederzuverwenden (Autophagie). Um die Krebszellen zu überlisten, kommt es darauf an, dass man die sich schnell teilenden Zellen und die Stammzellen gleichzeitig ins Visier nimmt. Töten Sie mit einer hochdosierten Chemotherapie zu viele Tumorzellen ab, liefert das jede Menge potenzielle Nährstoffe für die verbleibenden Stammzellen. Es muss doch sicher der beste Ansatz sein, beide zusammen auf kontrollierte Weise zu reduzieren? Ich erlebe es oft, dass Patienten infolge von zu viel Chemotherapie sterben.

Zur Veranschaulichung dieses dualen Ansatzes zeigt die folgende Grafik die Krebsabtötungsrate bei Anwendung von Metformin (das die Stammzellen ins Visier nimmt) und des unter den Handelsnamen Temodal, Temodar erhältlichen Präparats Temozolid (eines chemotherapeutischen Medikaments, das auf die sich schnell teilenden Zellen abzielt), wenn sie einzeln und dann gemeinsam angewendet werden.

Bitte beachten Sie, dass Metformin (in der Grafik bei 40%), ein billiges Medikament, dessen Patentschutz abgelaufen ist und das wenig Nebenwirkungen hat, mehr Krebs abtötet als das Chemotherapeutikum Temozolid (in der Grafik bei 35%)! Bitte beachten Sie den synergistischen Effekt, der entsteht, wenn beide Medikamente zusammen gegeben werden – 35 Prozent und 40 Prozent, wodurch eine Krebsabtötungsrate von 94 Prozent erreicht wird, mehr als die Summe der einzelnen Medikamente – eine hochwirksame Synergie.[182] Stellen Sie sich das Potenzial vor, das entsteht, wenn man andere synergistische metabolische Medikamente mit geringer Toxizität dazugibt, die die Blut-Hirn-Schranke passieren. Wer sagt, dass ein Gehirntumor unheilbar ist?

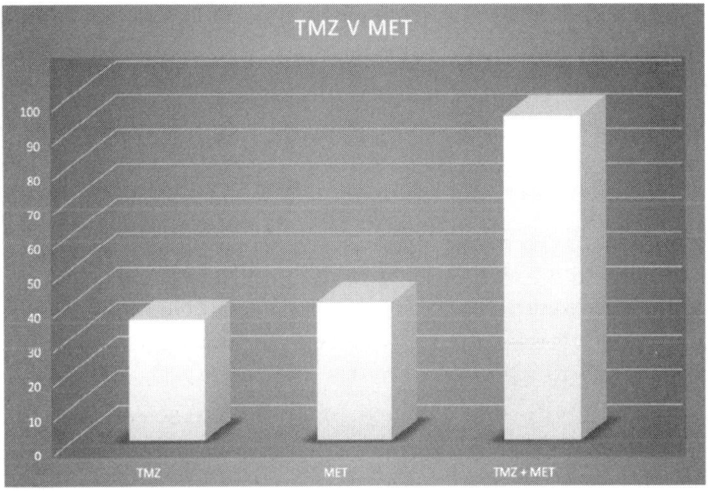

Abbildung **25.2**. Vergleich von Temozolid und Metformin bei Gehirntumor (Daten aus der Care Oncology Clinic, Großbritannien)

Die nächste Grafik ist ein Vergleich eines anderen chemotherapeutischen Medikaments bei Gehirntumor (diesmal Carmustin, auch Bis-Chlorethyl-Nitroso-Urea, abgekürzt BCNU genannt, Handelsnamen Carmubris [A], Gliadel [D, A]), das an den sich schnell teilenden Zellen wirkt, mit Berberin:

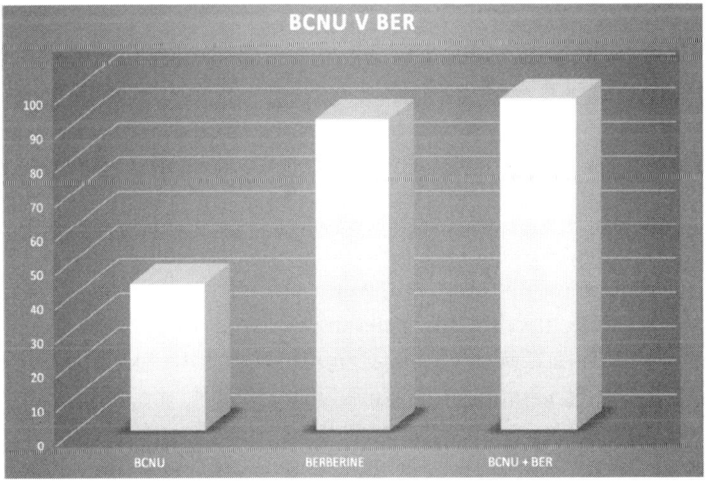

Abbildung **25.3.** Vergleich von Carmustin und Berberin bei Gehirntumor

Diese Studie von 1990 untersuchte die tumorabtötende Wirkung von Berberin und BCNU (Carmustin) in vitro und in vivo (an einer Zellkultur und an Nagetieren). Berberin allein gelang eine überwältigende Abtötungsrate von 91 Prozent bei Zellkulturen eines Glioms, mehr als das Doppelte der Wirkung von Metformin. 91 Prozent! Phantastisch. Bei dieser Abtötungsrate muss Berberin sicher beide Zellarten ins Visier nehmen, die sich schnell teilenden und die Stammzellen. Diese grafische Darstellung fällt leider nicht bei jeder Krebsart so aus, da jede ein unterschiedliches Stoffwechselprofil hat. Aber unglaublich. Eine Kombination von Berberin mit BCNU ergab eine massive Abtötungsrate von 97 Prozent![183]

Da sowohl Metformin als auch Berberin unterschiedliche Stammzellen ins Visier nehmen (zum Beispiel reduziert Metformin IGF-1, was Berberin nicht kann; Berberin zielt auf SREBP-1 ab), wäre es klug, sich nicht allein auf Berberin und die Chemotherapie zu verlassen. Die Chemotherapie in niedrigen Dosen würde die schrecklichen Nebenwirkungen dieser rigorosen Behandlungen verringern, wenn man die richtigen Medikamenten-Cocktails einsetzen würde. Zum Beispiel ist Mebendazol als Verstärker der Chemotherapie vielversprechend, was ganz besonders bei Gehirntumoren von Kindern hilfreich wäre, da es praktisch gar nicht toxisch ist.[184] Vitamin C-Infusionen wirken in genügend hoher Dosierung und bei regelmäßiger Anwendung ebenfalls wie ein chemotherapeutisches Medikament und Vitamin C kann die Blut-Hirn-Schranke auch passieren.

Das Kombinieren der Chemotherapie mit nicht-steroidalen Entzündungshemmern (NSAR)

NSAR sind hochwirksame gegen den Krebs gerichtete Medikamente, doch wie sie genau wirkten, entging den Forschern jahrelang, denn es war nur bekannt, dass sie eine größere Wirkung auf Krebszellen hatten als nur die Hemmung von COX2. Die Forscher entdeckten, dass NSAR den Krebs nicht „aushungern", sondern stattdessen die Apoptose auslösen, wenn sie in ausreichend hohen Dosen eingesetzt werden. Andere NSAR als Aspirin unterbrechen die „S"-Phase (die Synthesephase) der Zellteilung, die Stelle, an der die Zelle neue DNS bildet und ihr genetisches Material kopiert. In dieser Phase ihrer Teilung sprechen die Zellen am besten auf die klassischen chemotherapeutischen Medikamente an, und es ist die Phase, in der Krebszellen am resistentesten gegenüber der Strahlentherapie sind.[185] Es wäre sinnvoll, solche resistenten Zellen durch eine Kombination dieser Behandlungen zu sensibilisieren, doch das ist gegenwärtig nicht klinische Praxis, trotz des Nachweises durch Studien, dass eine Bestrahlung mit gleichzeitiger hochdosierter Gabe von NSAR nicht mit einem erhöhten Maß an Nebenwirkungen einherging.[186]

„Die eigentliche Debatte läuft auf den Einsatz dieser Substanzen in zwei Situationen hinaus: zur Krebsprävention, zu der die Langzeiteinnahme eines Medikaments gehört und zur Krebstherapie, die den kurzfristigen, zielgerichteten Einsatz des Medikaments umfasst“, sagt Dr. med. Dr. phil. Douglas Trask von der Universität von Iowa, außerordentlicher Professor der Hals-Nasen-Ohren-Heilkunde in einem Onlinebericht von *Science Daily*. „Veröffentlichte Studien zeigen, dass bei Langzeiteinnahme, insbesondere über einen Zeitraum von mehr als einem Jahr, Herz- und Nierenprobleme auftreten. Es scheinen zwar selbst bei kurzfristiger Einnahme Herz- und Nierenprobleme durch NSAR aufzutreten, doch diese Risiken sind im Vergleich zu den potenziellen Vorzügen einer wirksameren Krebsbehandlung eventuell gering.“

Die gleichzeitige Verwendung eines Statins und Dipyridamol würde auch dazu beitragen, die Auswirkungen auf das Herz zu mildern und die Wirksamkeit zu erhohen. Wenn diese sowie Vitamin C-Infusionen, Berberin, Mebendazol und ein anderes NSAR als Aspirin (kurzzeitig oder „gepulst“, also in bestimmten Intervallen eingesetzt) in einem Cocktail parallel zur Chemotherapie genommen würden, könnte dann deren maximal verträgliche Dosis drastisch verringert werden? Die Chemotherapie ist hilfreich, darüber besteht kein Zweifel, doch die maximal verträgliche Dosis ist viel zu viel für Patienten mit einer Krebserkrankung im Stadium IV, wenn die Toxizität und die enorme Immunsuppression oft schneller zum Tod des Patienten führen, als wenn er gar keine Chemotherapie bekommen hätte. Da ich auf einer geringeren Dosierung bestanden hatte, während ich auch Berberin und andere Medikamente nahm, die den Krebs aushungern, sanken meine Marker sehr schnell auf den Normbereich. Aber es hatte eine Oscar-reife

Vorstellung gebraucht, um das durchzusetzen. Die Chemotherapie, in niedriger Dosierung und mit Bedacht verabreicht, kann **stimulierend** auf das Immunsystem wirken, ein Umstand, den viele Verfechter der natürlichen und alternativen Therapierichtungen leugnen werden. Es ist eine reflexartige Reaktion, sie wegen Berichten über eine Unwirksamkeit bei Patienten im Stadium IV völlig außen vor zu lassen, doch schließen Sie sie bitte nicht automatisch aus, wenn Ihr Onkologe bereit ist, Ihnen eine niedrige Dosierung zu verabreichen.

Beim aktuellen Behandlungsstandard überleben nur etwa 50 bis 60 Prozent der Patienten länger als fünf Jahre (noch weitaus weniger länger als 10 Jahre), und diese Statistiken ändern sich seit Jahrzehnten nicht. Und für viele Patienten ist der Gedanke an eine lange „Schlacht" oder einen „Krieg" mit dem gegenwärtig angebotenen barbarischen Arsenal einfach zu gewaltig. Viele hissen fast schon zu Beginn die weiße Fahne, lassen alle Behandlungen ohne viel Widerstand über sich ergehen und stimmen damit praktisch ihrer Niederlage zu.

Der Gebrauch von Begriffen wie „Krieg" oder „Schlacht" ist heutzutage für ein Buch über Krebs gleichbedeutend mit einem literarischen Selbstmord. Beratern wird gesagt, sie sollen diese Wörter oder andere kriegerische Floskeln nie in den Mund nehmen, wenn sie mit Krebspatienten sprechen. Krebspatienten meiden sie völlig zu Recht, während sie die ungeheure Tragweite dessen, womit sie konfrontiert sind, zu begreifen versuchen. Der Schwerpunkt vieler Bücher liegt nun darauf, dass Sie „Frieden schließen" und von Ihrem Krebs „lernen". Klar, machen Sie das, wenn Sie denken, dass es Ihnen hilft, doch dadurch allein werden Sie nicht gesund. Also werde ich gegen den Strom schwimmen. Ja, Sie müssen einen Krieg führen, aber er ist von anderer Art. Haben Sie Köpfchen. Seien Sie raffiniert. Schlagen Sie dem Krebs ein Schnippchen. Ich glaube nicht, dass Sie leiden müssen, um ihn abzutöten.

Ein Blick in die Geschichte zeigt uns, dass wir viel von den alten Griechen und ihrer Art, viele ihrer Kriege auszutragen, lernen können. Es war eine einfache und sehr effektive Technik und es gab wenig Verluste. Wenn wir einen ähnlichen Ansatz verfolgen würden, bliebe unserem Körper die enorm toxische hochdosierte Chemotherapie erspart, und diese furchtbar schädliche Behandlung würde im Mülleimer der

Geschichte landen, wo sie hingehört. „Frieden zu schließen“ mit Ihrem Krebs (während Sie ihn abtöten) wäre infolgedessen ein einfacher zu erzielendes Ergebnis. Habe ich mit meinem Krebs je „Frieden geschlossen“? Habe ich „Lektionen“ gelernt oder das Gefühl gehabt, er sei ein „Geschenk“? Ich schätze, ich habe keine Angst vor ihm, wenn es das ist, was „Frieden schließen“ bedeutet. Ich habe gelernt, mit ihm zu leben. Ich habe viel über den menschlichen Körper, insbesondere über meinen, gelernt und über die verschiedenen Aspekte dieser Krankheit. Aber mich mit ihm anfreunden, ihm dankbar sein? Nein. Niemals. Krebs war immer der Feind. Doch wie Sie an Ihre Krankheit herangehen, liegt ganz an Ihnen.

Lässt man den emotional erschreckenden Aspekt der Krankheit einen Augenblick beiseite, hat sie auf der Zellebene tatsächlich etwas von einer Schlacht, allerdings entscheidet jeder für sich selbst, wie er sich dazu stellen will. Während Sie mit ihm „Frieden schließen“, sollten Sie erkennen, dass ein sehr realer Machtkampf stattfindet, ein Revierkampf zwischen Ihren gesunden Zellen und den Krebszellen, und zwar nicht nur um das Revier, sondern um die Nährstoffe. Krebs verhält sich wie ein Parasit, er beansprucht die Vorräte Ihres Körpers, Ihre Immunität und wächst allmählich, bis er auf Ihre eigenen Lebenssysteme übergreift. So erschreckend das klingt, es gibt, so glaube ich, einen einfachen und weniger schädigenden Ansatz, um ihn zu besiegen.

Erlauben Sie mir, Sie zur Veranschaulichung meines Konzepts ein Stück in die Vergangenheit zu entführen, in eine Stadt namens Platäa, im Süden von Theben gelegen, in einer von den Spartanern kontrollierten Region namens Böotien im antiken Griechenland des Jahres 431 v. Chr. …

Platäa war eine für ihre Verteidigung gut gerüstete Kleinstadt, der es irgendwie gelungen war, den Umsturz durch von Spartanern angeführte Kräfte zu überleben und eines der letzten Bollwerke im südlichen Böotien, das Athen immer noch Treue schwor. Leider war die Stadt durch ihre Lage unglaublich angreifbar. Da die Einwohner wussten, dass sie angegriffen werden würden, hatten sie enorm starke Verteidigungsanlagen errichtet. Obwohl sie gefährdet waren, waren sie sicher, sie konnten sich in schwierigen Zeiten darauf verlassen, dass ihnen ihr alter Verbündeter Athen zu Hilfe kommen würde.

Die Bewohner der nahegelegenen Stadt Theben waren unter der Kontrolle Spartas. Sie hatten diese von Athen kontrollierten lästigen Nachbarn allmählich satt und entschieden, dass es nun genug sei. Da sie wussten, dass Platäa durch sehr starke Mauern, ein großes Waffenarsenal und viele kräftige junge Soldaten erbittert verteidigt wurde, heckten sie ein Plan aus, es auf andere Art einzunehmen. Die Idee war, mit Heimlichkeit und List vorzugehen und dabei, so hofften sie, weniger Kraft aufwenden und somit weniger Blutvergießen verursachen zu müssen.

Die Einwohner von Theben hatten gehört, dass es in Platäa einige Bewohner gab, die sich, da sie ihre verwundbare Lage kannten, sehr unsicher fühlten. Sie wussten, dass es früher oder später zu einem Angriff der Thebaner kommen würde. Ein paar Einwohner von Platäa beschlossen, sich lieber zu ergeben und am Leben zu bleiben, um an einem anderen Tag zu kämpfen, ohne das Risiko eines Krieges einzugehen.

Die Thebaner überzeugten einen dieser nervösen Bewohner, zum Verräter zu werden und ihnen bei der Durchführung ihres heimtückischen Plans zu helfen.

Eines Nachts, gegen 3 Uhr morgens, öffnete der Verräter eines der Tore von Platäa für eine Vorhut von etwa 300 Soldaten der thebanischen Armee. Sie stießen nicht auf Widerstand, marschierten geradewegs auf den Marktplatz von Platäa und überrumpelten die Stadt. Der Plan war, dass dieser kleinere Trupp die Stadt besetzen sollte, bis die größere Angriffsstreitmacht später im Laufe des Morgens eintraf. Das funktionierte beinahe, so wie die Sache mit dem Trojanischen Pferd.

Die Platäer waren durch diesen unerwarteten Angriff so schockiert, dass sie sich sofort ergaben. Während der Nacht wurde ihnen jedoch klar, dass die thebanische Armee nur klein war, also versammelten sich Männer, Frauen und sogar die Sklaven und holten mitten in der Nacht mit voller Wucht zu einem Gegenschlag aus. Einige Thebaner ergriffen die Flucht, einige wurden getötet, doch die Platäer nahmen 180 Soldaten der Invasionsarmee als Geiseln und gewannen wieder die Kontrolle über ihre Stadt.

Als die große thebanische Streitmacht gemäß dem ursprünglichen Plan eintraf, waren die Kämpfer entsetzt, dass dieser vereitelt worden war und verlangten die sofortige Freilassung der Geiseln. Im Gegenzug versprachen sie, den Rückzug anzutreten, womit sich die Platäer einverstanden erklärten. Doch sobald die thebanische Armee abgezogen war, brachen die Platäer ihr Wort und töteten jede einzelne ihrer Geiseln.

Das kam natürlich nicht gut an. Die Thebaner waren außer sich vor Wut. Voller Empörung starteten sie einen Großangriff auf die Stadt mit Belagerungsgeräten und Rammböcken. Die Platäer hatten diese Reaktion absolut erwartet und waren gut vorbereitet, also schlugen sie sie zurück, jeder Angriff wurde wirksam abgewehrt. Zwei Jahre lang kämpften die Thebaner allein und vergeblich darum, die Stadt einzunehmen.

Nach all dieser Zeit, in der sie nicht das geringste Zeichen von Erfolg hatten, aber auch nicht bereit waren aufzugeben, traten die Spartaner auf den Plan, um ihren thebanischen Alliierten (einem Teil der Verbündeten) zu helfen. Die Spartaner schlugen ein anderes Konzept vor.

Zuerst errichteten sie eine weitere Mauer um die Stadt, um sich selbst vor irgendwelchen Armeen aus Athen zu schützen, die eintreffen könnten, um die Platäer zu retten.

Als Nächstes schütteten sie einen riesigen Erdhügel außerhalb der Stadtmauer auf, auf den sie hinaufsteigen wollten und von dem aus sie planten, über die Mauer in die Stadt einzudringen, um einen Angriff zu starten. Doch je höher sie ihren Hügel aufschütteten, desto höher bauten die Platäer innerhalb der Stadt ihre Verteidigungsmauer auf. Sie lachten über den kläglichen Versuch der anderen. Das machte die Thebaner und die Spartaner nur noch wütender.

Als Nächstes fuhren sie ihre großen Rammböcke heran, doch diese wurden von den Platäern unbrauchbar gemacht; sie nahmen große Balken an Ketten, die sie über die Mauern schwingen ließen und die so wirksam waren, dass sie die Rammböcke zerschlugen. Wieder höhnten die Platäer und riefen den Angreifern von den Wallanlagen ihrer Stadtmauer Beleidigungen zu.

Vor Wut kochend und unbeirrt versuchten die Thebaner dann, sie niederzubrennen und auszuräuchern.

Sie warteten, bis der Wind in die richtige Richtung blies, trugen dann riesige Heuballen auf den früher errichteten Erdhügel und schleuderten sie hinüber. Die Platäer sahen, was sie vorhatten und standen mit Wassereimern und Dreschflegeln bereit, um die Flammen zu löschen.

Ein großer Teil der Stadt wurde zerstört, aber die Platäer wollten sich immer noch nicht ergeben.

Die Platäer schienen in der Lage zu sein, jeden ihrer Schritte auszutricksen. Die Thebaner und die Spartaner waren nun erschöpft, sie hatten alle ihre besten Waffen verbraucht und es hatte ihnen nichts genützt. Doch sie waren immer noch wütend über die Ermordung der Geiseln und entschlossen, die Platäer irgendwie zu schlagen. Sie würden auch nicht aufgeben.

Da sie nun keine wirksamen Waffen mehr zur Verfügung hatten, entschieden sie, das Ganze auszusitzen und zu warten, die Platäer auszuhungern, bis sie sich unterwarfen. Der Plan war, sie gefangen zu halten. Es durften keine Nahrungsmittel in die Stadt gelangen und niemand aus der Stadt entkommen.

Das war eine Strategie, die viel Geduld erforderte, doch die thebanischen Truppen kampierten weitere zwei Jahre außerhalb der Stadtmauern und blieben dort einfach in Bereitschaft, um jeden zu schnappen, der zu fliehen versuchte.

Vier Jahre nach Beginn der Schlacht, im Jahr 427 v. Chr. beschlossen die Platäer, inzwischen schwach, hungrig und zahlenmäßig reduziert, sich zu ergeben, wenn man ihnen im Gegenzug ein faires Gerichtsverfahren versprach. Die Spartaner willigten ein.

Wurde ihnen ein faires Gerichtsverfahren gewährt wie versprochen? Oder Gnade? Nachdem sie die thebanischen Geiseln brutal getötet hatten? Sicher nicht!

In einem Scheinprozess wurde ihnen von fünf Richtern aus Sparta eine einzige Frage gestellt:

„Habt Ihr irgendetwas getan, um den Spartanern und ihren Verbündeten im gegenwärtigen Krieg zu helfen?“

Da jeder Soldat nur mit „Nein“ antworten konnte, wurden sie zur Exekution abgeführt. Entsetzt sahen die überlebenden Frauen zu, wie man ihre Männer hinrichtete, bevor sie selbst mitgenommen und als Sklavinnen verkauft wurden.

Die Stadt Platäa, einst so stark und unzerstörbar, wurde dem Erdboden gleichgemacht.

Welche Lehren können wir daraus ziehen?

1. Den Feind schwächen

Einen Feind anzugreifen, wenn er in einer Position der Stärke ist, heißt, Ressourcen und Kräfte zu verschwenden. Man riskiert, Truppen und Alliierte im Kampf zu verlieren und es kommt zu hohen Kollateralschäden. Einen äußerst schwierigen, scheinbar unbesiegbaren Feind, der sich schnell anpassen kann, tötet man am besten dann, wenn er schwach und wehrlos ist.

2. Den Feind aushungern

Das ist eine einfache und wirksame Taktik, die heute immer noch von kriegführenden Parteien eingesetzt wird.

Eine Krebszelle braucht kontinuierliche Energiequellen, in erster Linie Glukose sowie Zugang zu Proteinen und Fett, um sich immer weiter zu replizieren. Stellen Sie sich das vor, wie das Bauen eines neuen Hauses. Werkzeuge und Arbeitskräfte allein reichen nicht aus. Sie brauchen Ziegel und Mörtel. In gleicher Weise braucht der Krebs Proteine und Fett als Biomasse und Glukose zur Energieversorgung für die Bildung neuer Zellen. Wenn Sie einer Krebszelle nur die Energie aus der Glukose entziehen, wendet sie sich anderen Energiequellen wie Glutamin und Fett zu. Der Trick ist, alle ihre unverzichtbaren Energieversorgungswege trockenzulegen.

3. Geduld

Schwächen und aushungern kann Tumore nicht über Nacht zum Schrumpfen bringen, diese Methode muss eventuell über viele Monate hinweg angewendet werden, doch sobald der Krebs geschwächt ist, können andere Behandlungsweisen wie Chemotherapie, Strahlentherapie, Vitamin C-Infusionen und sonstige Medikamente, etwa NSAR und Statine, viel effektiver und entscheidender in geringer toxischen Mengen eingesetzt werden, um die verbliebenen Krebszellen durch Auslösen der Apoptose auszuschalten.

4. Kräfte bündeln

Den Krebs allein durch eine sehr strenge Ernährung auszuhungern ist für die meisten Patientinnen und Patienten keine praktikable oder realisierbare Option. Die Kombination anderer Konzepte – Off-Label-Medikamente mit geringer Toxizität, eine individuelle (aber nicht extreme) Ernährung, spezifische Nahrungsergänzungsmittel und Sport zum richtigen Zeitpunkt – wird eine synergistische Wirkung erzeugen. Sobald der Krebs ausgehungert ist, gestaltet sich die Auslösung der Apoptose durch weniger toxische Methoden, durch die Caspase-Kaskade und eine niedrig dosierte Chemotherapie, wesentlich effektiver, wenn Sie ihn bereits geschwächt und angreifbar gemacht haben. Nehmen Sie nur die sich schnell teilenden Zellen ins Visier, wie es die gegenwärtigen schulmedizinischen Krebsprogramme vorschreiben, ignorieren aber die Stammzellen, ermöglichen Sie es dem Krebs, weiter zu wachsen und aggressiver zu werden.

Eine niedrig dosierte Chemotherapie, die alle vier bis acht Tage in kurzen, zeitlich getaktetenIntervallen verabreicht wurde, erwies sich im Vergleich zur alle 21 Tage verabreichten maximal tolerierbaren Chemotherapie als stärkend für die gegen den Krebs gerichteten T-Zellen des Immunsystems.[187]

Das Auslösen der Apoptose von Krebszellen über die Chemotherapie hinaus

Dies ist kurz zusammengefasst mein Programm, um den Krebs auszuhungern und zu besiegen:

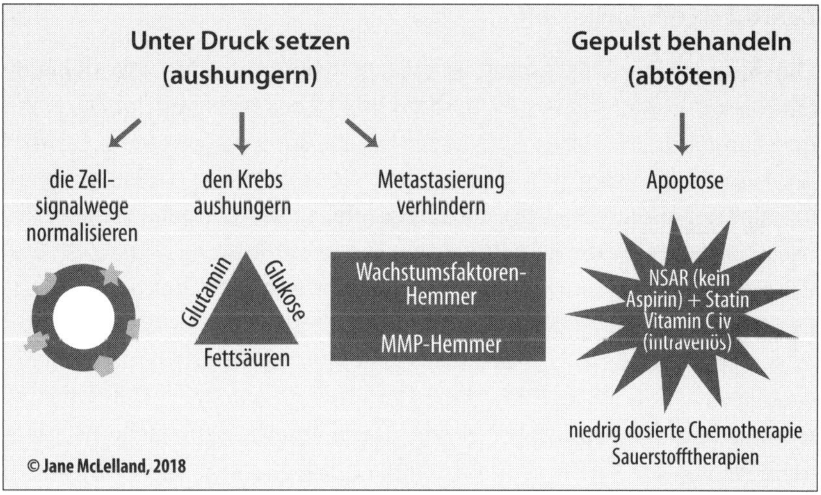

Abbildung **25.4** Meine Strategie „Druck ausüben und gepulst behandeln", um sich schnell teilende Zellen und Stammzellen abzutöten

Die Apoptose bezieht sich auf den aktiven, programmierten Tod der einzelnen Zelle, der sich von der Nekrose, einem passiven Prozess, unterscheidet. Bei Krebs wird der apoptotische Prozess folgendermaßen gesteuert:

1. Caspasen (Cystein-abhängige, von Aspartat geregelte Proteasen): Sie erledigen die Aufgaben, den Zelltod herbeizuführen, mit minimalem Effekt an den umgebenden Geweben. Sie werden in den Mitochondrien aktiviert.
2. Bcl-2/bax (B-Zelllymphom 2/B-Zell-2 assoziiertes X-Protein): Sie steuern die Apoptose und können sie entweder fördern oder die Stoffwechselfunktion der Mitochondrien retten und die Apoptose (gesunder Mitochondrien) verhindern.
3. Fas (Rezeptor des ersten Apoptose-Signals) ist ein Todesrezeptor auf der Oberfläche von Zellen, der zum programmierten Zelltod (Apoptose) führt, was wiederum die Caspase 8 auslöst. Metformin nutzt diesen Weg, um eine Apoptose herbeizuführen.[188]

Zelltod durch Caspasen

Die Aktivierung der Caspase ist eine zu wenig genutzte und sicherere Option zur Förderung des Absterbens von Krebszellen, obwohl es eventuell länger dauert, bis es soweit ist. Die natürliche „Caspase-Kaskade" wird aktiviert, wenn der antioxidative (Redox-)Status (Glutathion vs. Oxidantien-Gleichgewicht) der Krebszelle in der Mitochondrienmembran verändert wird. Die Aktivierung der apoptotischen „Caspasen" resultiert in der Bildung einer Kaskade von Signalereignissen und der **kontrollierten** Zerstörung von Zellbestandteilen. Dieser Ansatz ist weniger schädigend als der Einsatz der Chemotherapie allein, deren Schädigung der DNS ausreicht, um die Freisetzung von freien Radikalen zu verursachen. Mebendazol, das wie das chemotherapeutische Medikament Vincristin wirkt (aber viel sicherer ist), zerstört die sich schnell teilenden Zellen, indem es die Ausrichtung der Spindeln in den sich teilenden Krebszellen stört. Es löst auch die Caspase-Kaskade aus, indem es Bcl-2 und die Freisetzung von Cytochrom C inaktiviert. Alle diese Prozesse fördern die Apoptose von Krebszellen.[189] Zu Beginn der Zelltransformation treibt ein Anstieg von Ammoniak und Milchsäure das weitere Wachstum voran, doch danach muss der Krebs seinen Redox-Status oder die homöostatische Regulation seiner Oxidationsstufe streng überwachen, um sein Überleben sicherzustellen.

Krebszellen überleben, wenn sie den Spiegel von Glutathion, dem Meister-Antoxidans, auf einem entsprechend hohen Wert halten, wodurch es nicht zur Selbstzerstörung kommt. Senkt man ihn, werden diese sich schnell teilenden Zellen wehrlos. Wird der Glutathion-Spiegel reduziert und der von ROS (der reaktiven Sauerstoffspezies) erhöht, wird die Krebszelle in sich instabil und kann sich nicht mehr versorgen, was zur Apoptose führt.

Wie man ROS – die freien Sauerstoffradikale – erhöht

1. Vitamin C-Infusionen

Ich habe Menschen erlebt, die sich über eine Verschlechterung durch Vitamin C-Infusionen beklagt haben. Es stimmt wahrscheinlich tatsächlich bei manchen Krebsarten, da intravenöse Vitamin C-Infusionen die Glykolyse (Glukose) blockieren, sodass diese durch Glutamin gesteuerten Krebsarten sogar noch aggressiver werden, wenn es nicht gelungen ist, zuerst andere Glutamin-Versorgungswege zu blockieren.[190] Das wurde von Professor Michael Lisanti in Salford, Manchester, demonstriert, denn das Blockieren der Glutamin-Wege (Glutamin schürt die OXPHOS sowie die Fettsäureoxidation) mit Doxycyclin vor der Verabreichung von Vitamin C-Infusionen mit Berberin, war um ein Vielfaches effektiver und wirkte als „künstlich erzeugte tödliche Kombination" über viele Zelllinien hinweg. Vitamin C-Infusionen allein sind für Krebsstammzellen um das Zehnfache tödlicher als eine Chemotherapie. Kombiniert man sie mit Doxycylin, multipliziert sich die Synergie zu einer um das Hundertfache höheren Wirksamkeit!

Die Verabreichung von Vitamin C-Infusionen allein ist eine riskante Strategie, es sei denn, Sie haben einen Tumor, der stark von der Glykolyse abhängig ist wie etwa der Endometriumkrebs, der Krebs des Gebärmutterkörpers. Im Jahr 2000 hatte ich Aspirin, Berberin und Vitamin C-Infusionen zusammen angewendet, wodurch viele Wege blockiert worden waren (Sie können jetzt selbst herausfinden, welche es waren, wenn Sie meinen „U-Bahn-Plan" anschauen). Während dieses Zeitraums sanken meine Antigenmarker auf einen Wert von nur 40, den niedrigsten, den sie je erreichten. Es wäre gut, Doxycyclin parallel zu den Vitamin C-Infusionen zu nehmen, um zu verhindern, dass die Glutamin-gesteuerte OXPHOS hochgefahren wird.

Ein weiterer Fehler ist, dass Vitamin C-Infusionen nicht in einer ausreichend hohen Dosierung oder nicht häufig genug verabreicht werden, um Wasserstoffperoxid zu bilden und die Glykolyse zu verringern. Viele mit Komplementärmedizin arbeitende Behandler machen sie gerne mindestens dreimal in der Woche. Einmal pro Woche reicht nicht aus, wie aus der dänischen Studie mit Prostatakrebs-Patienten hervorgeht,[191] bei der Vitamin C nur einmal pro Woche intravenös mit 60 g als Monotherapie verabreicht wurde und den Krebs wahrscheinlich in ein aggressiveres von Glutamin-/Fett gesteuertes Erscheinungsbild verschob. Da der Prostatakrebs sich zumindest der Glykolyse bedient, überrascht es nicht, dass es dieser Studie nicht gelungen ist, Vorzüge zu zeigen.

2. Andere Behandlungsmethoden mit Sauerstoff

Schauen Sie sich Ozon an, das ich zu meinen Vitamin C-Infusionen bekam sowie die hyperbare Sauerstofftherapie (HBO-Therapie oder auch Druckkammertherapie) und DMSO (Dimethylsulfoxid). Manche Menschen treiben sogar Sport mit tragbaren Sauerstoffflaschen. HBOT kann nützlich sein, um eine Neuropathie während bestimmter chemotherapeutischer Infusionen zu vermeiden.

3. Artemisinin

Artemisinin (ss handelt sich um einen sekundären Pflanzenstoff, der in den Blättern und Blüten des Einjährigen Beifußes (Artemisia annua) vorkommt; Anm. d. Übers.) kann ziemlich toxisch sein und sollte nur unter der Anleitung eines qualifizierten Arztes genommen werden, obwohl es „etwas Natürliches" ist.

4. Niclosamid

Eine Vorbehandlung mit Niclosamid, falls Sie es bekommen können, sensibilisiert die Zellen für die Apoptose mit Wasserstoffperoxid (Vitamin C-Infusionen).[192] Angesichts seiner vielen anderen Zielbereiche (Stat3, OXPHOS, NF-κB, Wnt/β-Catenin, mTOR), ist dieses alte Wurmmittel zu einem meiner Medikamente der ersten Wahl aufgestiegen, insbesondere bei aggressiveren Krebsarten, die von Glutamin gesteuert werden.

Wie man den Glutathion-Spiegel senkt

Glutathion wird aus Glutamat (dieses wiederum aus Glutamin), Glycin und Cystein gebildet. Der Trick ist, den Cystein-Spiegel zu senken, da der Körper bereits Zugang zu Glycin und Glutamat hat. Um den Cystein-Spiegel zu senken, sollten Sie L-Cystein und N-Acetyl-Cystein-Nahrungsergänzungen, Molkeprotein und Spargel meiden. Möglicherweise sogar Knochenbrühe während einer „Abtötungs-Phase". Bestimmte Antioxidantien sollten ebenfalls gemieden werden, CoQ10, niedrig dosiertes Vitamin C und Vitamin E neutralisieren die freien Radikale, die Sie brauchen. Trotz seiner anderen positiven Auswirkungen auf Krebs reduziert Sulforaphan die Aktivität von Caspase 3, wohingegen es Bcl-2 hochsteuert, was die Apoptose bremst und daher während einer „Abtötungsphase“[193] ebenso wie Luteolin abgesetzt werden muss. Eine Vorbehandlung mit Chloroquin (das 12 bis 24 Stunden vor der Chemo abgesetzt wird) zeigte allerdings eine Sensibilisierung der Zellen für die Apoptose durch die mitochondrialen Caspasen.[194] Sulforaphan und Luteolin sensibilisieren die Zellen eventuell auch für die Caspasen.

1. **Statine** haben einen schlechten Ruf, weil sie bei anderen Krankheiten (zum Beispiel kardiovaskulären) den Glutathionspiegel absenken, doch das ist für Krebspatienten ein riesiger Vorteil,[195] wie ich 2003 entdeckte; Statine steigern die Krebsabtötungsrate nicht-steroidaler entzündungshemmender Medikamente um das Fünffache. Leider werden Sie heutzutage überall vor den „Gefahren“ der Statintherapie gewarnt, wohin Sie auch schauen, mit düsteren Prognosen bezüglich Demenz, Muskelschmerzen und einer Zunahme von Typ 2-Diabetes. Es dauert meist Jahre, bis sich diese Wirkungen entwickeln, wenn es bei Ihnen überhaupt dazu kommt (bei mir war es nicht so). Und diese Nebenwirkungen können unterbunden oder reduziert werden, wenn man zusätzlich Resveratrol, Metformin, Berberin und ein paar Nahrungsergänzungsmittel wie Omega-3-Öl, Squalen (Haifischleberöl oder Olivenöl) und Vitamin D nimmt (meiden Sie CoQ10, da dieses der Krebszelle hilft, Glutathion zu recyceln – nicht gut, wenn Sie eine Apoptose durch die Caspase-Kaskade herbeiführen wollen). Es ist eine Tatsache, dass viele Krebspatienten nun ein Statin wegen des Wirbels um die Nebenwirkungen ablehnen, sich jedoch trotzdem einer hochdosierten Chemotherapie unterziehen. Bezüglich der Toxizität liegen zwischen diesen Therapien Welten. Die Behandlung von Krebs ist etwas völlig anderes als die Behandlung einer kardiovaskulären Erkrankung, und ich sehe viele Patienten, die nicht verstehen können, wie unrealistisch die Angst vor den Statinen im Vergleich zur Art und Prognose ihrer Krankheit ist, so gewaltig ist die Panikmache in den Medien.

2. **Mutterkraut** (Parthelonid)[196], ein natürliches Pflanzenpräparat, senkt den Glutathion-Spiegel, erzeugt reaktive Sauerstoffspezies und aktiviert die Caspasen 7, 8 und 9.

3. **Sulfasalazin**. Manche Krebsarten wie der Bauchspeicheldrüsenkrebs sind mit Chemotherapie sehr schwer zu behandeln; es handelt sich um eine Masse extrem resistenter und metabolisch angepasster Zellen. Die Senkung des Glutathion-Spiegels und die erneute Sensibilisierung des Krebses mit Sulfasalazin für die Chemotherapie ist nachweislich hilfreich[197], was eventuell der besondere Anstoß sein könnte, der nötig ist, um den Krebs in eine Apoptose-Spirale zu bringen.

Die Strategie „Druck ausüben und gepulst behandeln"

Professor Thomas Seyfried, der Autor von *Cancer as a Metabolic Disease* (zu Deutsch etwa: *Krebs als Stoffwechselkrankheit*; derzeit nur in englischer Sprache erhältlich) kann sich für die Strategie „Druck Ausüben und Pulsen“ erwärmen. Er glaubt, dass das Krebsmilieu gestresst werden muss, indem man die Verfügbarkeit von Nährstoffen mittels einer ketogenen Ernährung und eines Glykolyse-Hemmers (2-Desoxyglukose) in Kombination mit EGCG, der hyperbaren Sauerstofftherapie (HBOT) sowie des Makropinozytose-Hemmers Chloroquinsulfat verringert.[198]

Er erzielt mit seinem Cocktail gegenwärtig Erfolge bei Patienten mit einem Glioblastom, was ein Nachweis für dieses mehrgleisige Konzept des „Aushungerns“ ist.[199] Wenn Sie sich meinen „U-Bahn-Plan“ anschauen, können Sie feststellen, welche Wege mit dieser Kombination blockiert werden. Er versuchte, DON, den wirkungsstarken Glutaminhemmer gepulst bei Tieren anzuwenden, doch er stellte fest, dass dieser zu toxisch war und das Risiko schwerer Darm- und Hirnschäden bestand. Er ist ein entschiedener Verfechter ketogener Ernährungsweisen, die bei Gehirntumoren erfolgreicher zu sein scheinen, was mir ein Rätsel ist, da es so aussieht, als würden diese Tumore „Appetit“ auf Ketone[200] haben, doch vielleicht liegt es hier ja am Cocktail. Wenn Sie diese Ernährungsform ausprobieren, die manchen

Patienten guttut, wäre es meiner Meinung nach klug, noch andere Möglichkeiten dazu zunehmen (etwa Berberin, das den Acetat-/Keton-Weg durch Blockieren von SREBP-1 ins Visier nimmt) sowie Glutamin blockierende Strategien, einschließlich der lysosomalen Agenzien Loratadin oder Chloroquin)[201], um zu verhindern, dass der Krebs langfristig aggressiver wird und schwerer zu behandeln ist. Nach meiner Erfahrung finden es viele Patienten, die diese Ernährung zur Behandlung ihres Krebses ausprobieren, überhaupt schwierig, über einen langen Zeitraum in eine Ketose zu kommen, doch die Ernährungsweise fördert zumindest eine niedrig glykämische Zufuhr von Nahrungsmitteln. Es ist eventuell das Beste, die Ketose eher (einen oder zwei Tage) zu „pulsen", wenn Sie sich für diese Ernährungsform entscheiden, als sie über ausgedehnte Zeiträume streng einzuhalten. Wenn Sie allerdings infolge eines Gehirntumors Epilepsie bekommen, kann die ketogene Ernährung sich sehr positiv auf die Reduzierung der Krampfanfälle auswirken, doch eventuell kann Berberin dieselbe Wirkung erzielen.[202]

Valter Longo, Gerontologe an der Universität von Südkalifornien und Autor der *Longevity Diet* (zu Deutsch etwa: *Ernährung für ein langes Leben*, bisher nur in englischer Sprache erhältlich), hat das Prinzip, den Krebs auszuhungern, ebenfalls erhärtet. Er hat im Rahmen einer fünftägigen „Fasten-ähnlichen Diät" („Fasting mimicking diet"), bei der bestimmte Nahrungsmittel und Kalorien vorenthalten werden und auf die eine niedrig dosierte Chemotherapie folgt, eine erhöhte Abtötungsrate von Krebszellen nachgewiesen. Dabei kam es nicht nur zum vermehrten Absterben von Krebszellen, sondern auch zu einem Anstieg von tumorinfiltrierenden Lymphozyten (Krebs abtötenden Leukozyten) und damit zu einer erhöhten Immunreaktion.[203] Leider scheint Longo den Eindruck zu haben, dass Statine die Lebensdauer verkürzen und rät von ihrer Anwendung ab. Ich kann nur vermuten, dass er sich die Berichte über die kardiovaskulären Wirkungen angeschaut hat, ohne die Synergie und das Potenzial der Kombination von Statin und Dipyridamol oder die Vorzüge von Statinen für Krebspatienten in Betracht zu ziehen – sie sind in Bezug auf die Verlängerung der Lebenszeit von spektakulärer Wirksamkeit.[204]

Zusammenfassung

Die Kurzfassung meines Programms lautet: Hungern Sie ihn aus. Unterbinden Sie seine Metastasierung. Löschen Sie ihn aus.

1. Hungern Sie den Krebs aus, indem Sie alle vier Modalitäten einsetzen: Sport, Ernährung, Nahrungsergänzungen und Off-Label-Medikamente. Veränderungen in der Lebensweise sind genauso wichtig wie die Medikamente.

    a) Ernähren Sie sich durchgehend niedrig glykämisch. Ohne zu mogeln! Meiden Sie alle Einfachzucker. Schauen Sie bei der Montignac-Methode nach einer Liste mit ungefähren Werten des glykämischen Index von Nahrungsmitteln, aber denken Sie daran, dass diese Ernährungsform zum Abnehmen/für die Gesundheit des Herz-Kreislauf-Systems konzipiert ist und nicht für Krebs. (Im Internet gibt es ebenfalls entsprechende Listen mit dem glykämischen Index verschiedenster Nahrungsmittel; Anm. d. Über.) Montignac starb mit 63 Jahren an Prostatakrebs, der seine Energie aus Fett und Proteinen bezieht. Es werden noch mehr Nahrungsmittel aus Ihrem Speiseplan zu streichen sein als diese, doch betrachten Sie die Veränderungen bei Ihrer Ernährung als Teil der Behandlung. Mit etwas Glück werden Sie künftig den einen oder anderen Leckerbissen wieder dazunehmen können. Wenn Ihr Krebs seine Energie aus Glutamin bezieht, lassen Sie rotes Fleisch, sogar Geflügel (Asparagin) weg,

reduzieren Sie andere Proteine (selbst Bohnen enthalten Glutamat) und ernähren Sie sich hauptsächlich von Fisch.
Alle Krebsarten brauchen Fett, also lassen Sie auch die gesättigten Fette weg. Nehmen Sie stattdessen Sanddornöl und Nahrungsergänzungen mit Omega 3-Ölen wegen ihrer entzündungshemmenden und Fett regulierenden Wirkungen. Vermeiden Sie eine wirklich „extreme" Ernährungsweise. Seien Sie vernünftig.

b) Beziehen Sie auch das Intervall-Fasten (die Nahrungsaufnahme in einem zeitlich begrenzten Rahmen) in Ihr Programm ein, aber nicht über lange Zeiträume, solange Sie Krebs haben. Fasten Sie einen oder zwei Tage pro Woche oder essen Sie nach 18 Uhr bis 11 Uhr oder bis Mittag des nächsten Tages nichts mehr. Verringern Sie Ihre Portionsgrößen, insbesondere am Abend. Setzen Sie sich erreichbare Ziele, aber streben Sie an, hart zu Ihrem Krebs zu sein und „riskieren" Sie das drei Monate lang.

c) Treiben Sie Sport. Gehen Sie nach jeder Mahlzeit fünfzehn Minuten lang flott spazieren und spannen Sie dabei Ihre Pobacken an! Treiben Sie mehr Sport, wenn Sie können. Meiden Sie „extremen" Sport, der lediglich Ihre Abwehrkräfte erschöpft. Es macht sich bezahlt, wenn Sie nach dem Abendessen lieber 15 Minuten spazieren gehen, anstatt auf dem Sofa zu sitzen und fernzusehen. Sonst bleibt das ganze schlechte Zeug einfach im System und wird über Nacht vom Krebs als Energiequelle genutzt.

d) Recherchieren Sie Off-Label-Medikamente in meiner Facebook-Gruppe. Meine Top-Empfehlungen für das Aushungern von Krebs sind: Aspirin, Metformin, lipophile Statine, Dipyridamol, Mebendazol, Doxycyclin und Niclosamid. Seien Sie wählerisch. Alle diese Medikamente haben „pleiotrope Wirkungen" (steuern viele Ziele an). Wählen Sie solche mit einem geringen Risiko von Nebenwirkungen. Kombinieren Sie Medikamente und Nahrungsergänzungsmittel, die nicht denselben Weg, sondern eher verschiedene Wege ins Visier nehmen, ansonsten kommt es nicht zu einer Synergie. Verändern Sie an Ihren Medikamenten und Nahrungsergänzungen nichts selbst und nehmen

Sie keine „Eigenverschreibungen“ vor, da die Dosierungen vorsichtig und allmählich erhöht werden müssen. Hüten Sie sich vor Wechselwirkungen und lassen Sie immer alles von einem Gesundheitsexperten überprüfen, bevor Sie es nehmen.

2. Fügen Sie Nahrungsergänzungsmittel hinzu. Berberin, Gymnema sylvestre, Chrompicolinat, Hydroxycitrat, Luteolin, die Vitamine A, B, D, K, Magnesium, Ursolsäure, Kurkumin, EGCG, Resveratrol, Glukosaminsulfat, Niacin, Omega-3 und Omega-7 sollten dabei sein. Denken Sie daran, den Blutzuckerspiegel mit einem Blutzuckermessgerät zu überprüfen. Für die gesündesten Menschen gilt aktuell ein Blutzuckerspiegel zwischen 4,0 bis 5,4 mmol/l (72 bis 99 mg/dl), wenn sie fasten. Bis zu 7,8 mmol/l (140mg/dl) zwei Stunden nach dem Essen werden als normal angesehen, sind aber nicht ideal, wenn Sie Krebs haben. Dieser Wert sollte niedriger sein. Die Werte nach dem Essen sollten nicht unter einen Wert von 4 abfallen. Diese Art von Diät ist für Typ1-Diabetiker gefährlich.

3. Nehmen Sie ein stärkeres NSAR (Etodolac, Celecoxib, Diclofenac oder die liposomale Version von Ibuprofen) „gepulst“, also in Intervallen, mit einem Statin, um die Apoptose auszulösen. Um den Krebs am besten abzutöten, glaube ich, dass diese Strategie auch mit einer niedrig dosierten gepulsten Chemotherapie und Vitamin C-Infusionen kombiniert werden sollte. Nehmen Sie andere Medikamente dazu, die Glutathion absenken sowie Sauerstofftherapien, wenn das nicht ausreicht, um den Krebs zu reduzieren (abzutöten).

4. Seien Sie proaktiv. Warten Sie nicht, bis Ihr Krebs fortschreitet, bevor Sie etwas unternehmen. Damit wird Ihre Aufgabe nur größer und schwerer zu beherrschen. Mit Bestürzung sehe ich immer wieder, dass Menschen warten, bis ihr Krebs wiederkommt, bevor sie etwas tun. Vorbeugen. Vorbeugen. Vorbeugen.

5. Ermitteln Sie, welcher individuelle Einflussfaktor des Stoffwechsels Ihren Krebs antreibt, indem Sie bei PubMed (englischsprachig) recherchieren. Geben Sie das Stichwort „Metabolischer Phänotyp“ (metabolic phenotype) und die Art Ihres Krebses (zum Beispiel

Melanom) in die Suchmaschine ein. Schauen Sie nach Begriffen in den Artikeln, die denen entsprechen, die auf meinem „U-Bahn-Plan" stehen, um herauszufinden, ob es sich um Glukose, Glutamin, Laktat, Keton (SREBP-1), von Fett gesteuerte Faktoren oder um alle zusammen handelt. Prostatakrebs nutzt zum Beispiel die Glutaminolyse, Arginin und die Lipogenese (Fettsäuresynthese). Die Glykolyse aber erst im späteren Stadium, sodass zum Beispiel Vitamin C-Infusionen und 2-DG (Diacylglycerol) oder DCA (Dichloraethansäure/Chloressigsäure) keinen Vorrang hätten. Trotzdem lohnt es sich, den Glykolyse-Weg zu blockieren (mit Vitamin C-Infusionen), damit er nicht genutzt werden kann, sobald der OXPHOS-Weg blockiert ist. Medikamente, die mehr als eine Seite des Dreiecks (in meiner Grafik) ins Visier nehmen, sollten in jedes Programm aufgenommen werden.

6. Finden Sie heraus, in welcher Weise Ihr Tumor genetisch verändert ist (die Histologie). Mutationen und überexprimierte Gene machen den Krebs erst recht „hungrig" auf bestimmte Nährstoffe und sie alle beeinträchtigen den Stoffwechsel auf unterschiedliche Weise.
   Onkogene schalten Krebszellen an und Suppressorgene schalten sie ab. Wenn Onkogene im Krebs angeschaltet sind, ist das so, als würde man ständig mit durchgetretenem Gaspedal fahren, und der Krebs darf fortschreiten.
   Sind die Suppressorgene abgeschaltet, ist das, als würde man die Bremsen aus dem Auto ausbauen, dann kann der Krebs ungebremst fortschreiten. Sowohl Onkogene als auch Suppressorgene können „epigenetisch" verändert werden, mit anderen Worten, durch Veränderung der Reize in der Umgebung der Zelle. Kleine Stränge von „Micro-RNS" befördern Informationen von außerhalb der Zelle in die Zelle, um die Gene und ihr Verhalten zu beeinflussen. Die Ernährung, Nahrungsergänzungen, Sport und die Medikamente beeinflussen alle die Aktivität der Gene und können sie ab- oder anschalten. Wenn Sie eine Mutation im BRCA-Gen, dem Brustkrebsgen, haben, heißt das nicht, dass Sie automatisch operiert werden müssen. Alle Zellen haben zwar einige metabolische Eigenschaften gemeinsam, doch sie haben je nach ihren onkogenen Mutationsprofilen auch unterschiedliche Empfindlichkeiten. Diese

Erkenntnis ist für eine individuelle Gestaltung Ihrer Ernährung und Behandlung wichtig:

- P13K/Akt, ein wichtiger intrazellulärer Signalweg, steigert den Glukosetransport (Glut-Rezeptoren), die Glykolyse und die Lipogenese.
- Das p53-Gen, ein Tumorsuppressor, schützt die normale mitochondriale oxidative Phosphorylierung. Ist es erschöpft oder mutiert, wie es bei vielen Krebsarten häufig der Fall ist, wird dadurch das Umschalten auf die Glykolyse, die Fermentation von Glukose im Zytoplasma, gefördert.
- MYC stimuliert die mitochondriale Glutaminolyse und die Abhängigkeit von Glutamin sowie die Glykolyse und die Fettsäureoxidation.[205]
- Das Src-Gen reguliert die Glykolyse. Src-3 erhöht den Östrogen-Stoffwechsel.[206]
- HER2 und EGFR steigern die Glykolyse, die Glutaminolyse und den Fettstoffwechsel.
- Braf-Mutationen lieben Ketone.[207]
- Ras aktiviert einen vermehrten Glukosekonsum von Krebszellendie Akkumulation von Laktat und reduziert die mitochondriale Aktivität (weniger OXPHOX).[208]
- Kras, ein aggressiveres Ras-Onkogen, macht die Zelle stärker abhängig von Glukose und Glutamin. Diese Mutation liegt in der Mehrheit der Fälle von Bauchspeicheldrüsenkrebs vor und diese Krebsarten nutzen einen Prozess, die sogenannte „Makropinozytose“, um sich Nährstoffe aus dem Umfeld zu beschaffen. Dieser Prozess wird wahrscheinlich bei vielen fortgeschrittenen Krebsarten (Stadium IV) hochgesteuert, während sie aggressiver werden. (Siehe die Wirkung von Dipyridamol und Chloroquin, die beide dazu beitragen, das zu blockieren).

7. Verlangen Sie, dass die Stoffwechselmarker Ihrer Krankheit regelmäßig bestimmt werden, sodass Sie Ihre Fortschritte erfassen können.

   - Antigenmarker (CA15-3 ist ein Brustkrebs-Marker, das CA19-9-Antigen ist bei manchen Patienten mit Tumoren im Magen-Darm-Bereich eventuell im Blut erhöht. CA-125 ist ein Marker zur Überwachung von Eierstockkrebs, CEA, SCC usw.).
   - TM2PK-Test (auch unter der Bezeichnung PKM2 bekannt).
   - Laktatdehydrogenase-Spiegel (LDH).
   - Eine PET-Aufnahme zeigt die Glukose-Zufuhr. Andere Markierungssubstanzen können die Zufuhr von Glutamin (Protein), Phosphocholin (Fett) und Keton auf den PET-Aufnahmen verfolgen, doch leider werden diese Möglichkeiten (zum Zeitpunkt der Entstehung dieses Buches) gerade erst eingeführt. Eines Tages werden diese Tests zum Standardprogramm gehören.
   - Die Bestimmung des Verhältnisses von Laktatbildung zu Glukosekonsum (mol/mol) definiert, wie stark Ihr Tumor Zucker verwertet.
   - Bildgebende Verfahren zur Ermittlung des Sauerstoffverbrauchs decken den „reversen Warburg-Effekt" auf, eine Steigerung der oxidativen Phosphorylierung (überladene Mitochondrien) mit einer Erhöhung der Laktatzufuhr. Das ist in speziellen Kernspins zu sehen, die die Geschwindigkeit des Oligomycin-sensitiven Sauerstoffverbrauchs verfolgen (abgekürzt mitoOCR).
   - Befinden sich folgende Substanzen in Ihrem Tumor, weist das darauf hin, dass er Ketone nutzt (ernähren Sie sich also nicht ketogen):
     - Succinyl-CoA: 3-Oxoacyl-CoA-Transferase (OXCT1).
     - 3-Hydroxybutyrat-Dehydrogenase 1 und 2 (BDH1 und BDH2).
     - Acetyl-CoA-Acetyltransferase 1 (ACAT1).

Bis jetzt (zum Zeitpunkt der Entstehung dieses Buches) wird keiner dieser Tests außer Glukose-PET, LDH und den Antigenmarkern regulär durchgeführt. Es ist an uns, den Patienten, diese Tests einzufordern und auf eine bessere Behandlung und bessere Leistungen zu drängen.

8. Suchen Sie einen Arzt auf, der mit funktioneller Medizin arbeitet. Lassen Sie Ihren Mikronährstoff-Status, Ihre Schilddrüsenfunktion, den DHEA-Spiegel und Ihren Stuhl (auf Parasiten) untersuchen sowie genetische Tests machen. Lernen Sie Ihren Körper und Ihren Krebs zu verstehen. Lernen Sie zu erkennen, was Ihrem Körper fehlt oder wovon er weniger braucht. Wir sind nicht alle gleich.

9. Kombinieren Sie Therapien.

   - Nehmen Sie Medikamente, die gezielt die Gene ins Visier nehmen, sofern sie verfügbar sind und reduzieren Sie die sich schnell teilenden Zellen.

   - Nehmen Sie immuntherapeutische Medikamente mit Bedacht und seien Sie sich darüber im Klaren, dass sie nur dann am besten wirken, wenn Ihre Darmflora gesund ist[209] (insbesondere, wenn genügend Bifidobakterien vorhanden sind) und wenn der anormale Stoffwechsel sowie die Wachstumsfaktoren in den normalen Bereich gebracht wurden. Andernfalls führt das eventuell dazu, dass Sie bei dem Versuch, den Krebs zu überwinden, immer größere Mengen nehmen, die zunehmend toxischer werden, bis schließlich ein Punkt erreicht ist, wo das Immunsystem einfach versagt. Nebenwirkungen von immuntherapeutischen Medikamenten sind verheerende Entzündungsherde und Autoimmunprozesse.[210]

10. Andere Behandlungen können zu Ihrem Programm hinzugefügt werden, damit Ihre Chancen, Ihren Krebs zu besiegen, steigen (zum Beispiel die photodynamische Therapie, hochintensiver fokussierter Ultraschall, stereotaktische Strahlentherapie – Cyberknife oder Protonenstrahl, Hyperthermie).

11. Nehmen Sie Wachstumsfaktoren und MMP mit Nahrungsergänzungen und Medikamenten ins Visier. Die Rolle der extrazellulären

Matrix und der blockierenden Matrix-Metalloproteinasen (MMP) sowie FGF, VEGF, PDGF werden immer noch nicht voll gewürdigt. Diese zu blockieren ist unbedingt erforderlich, um dem Krebswachstum Einhalt zu gebieten. Denken Sie daran, es sind meist die Metastasen, die den Patienten das Leben kosten.

12. Blockieren Sie Östrogen, das bestimmte Krebsarten vorantreibt, insbesondere Gebärmutterhals-, Gebärmutter-, Brust-, Prostata- und Lungenkrebs sowie Gehirntumore. Indol-3-carbinol oder DIM (Diindolylmethan, ein sekundärer Pflanzenstoff), Melatonin, Metformin und natürlich Tamoxifen. Die Letzteren beiden blockieren auch IGF-1.[211]

13. Recherchieren Sie Medikamente/Nahrungsergänzungen, um die anormalen Signalwege, die der Tumor preisgibt, ins Visier zu nehmen (den Sonic Hedgehog-Signalweg, Wnt, Notch). Diese Informationen sollten Sie von Ihren Onkologen bekommen können oder machen Sie sich in medizinischen Fachzeitschriften im Netz kundig.

14. Stärken Sie Ihre Abwehrkraft. Ziehen Sie nach der Behandlung die dreimonatige Einnahme von Cimetidin in Betracht, wenn Sie wie ich auf eine mehr durch Th2 bestimmte Reaktion übergegangen sind (lassen Sie IL5 und IL12 sowie TNF beta-Reaktionen testen). Verschiedene chinesische Pilze (zum Beispiel Maitake, Schmetterlingstramete) verbessern die Immunreaktion. Bei manchen Krebsarten, zum Beispiel Nierenkrebs, funktioniert Melatonin besonders gut mit IL2 (Interleukin 2).

15. Machen Sie mindestens dreimal in der Woche eine Sauerstoffbehandlung mit hochdosierten Vitamin C-Infusionen oder liposomalem Vitamin C (Ascorbat) und vergewissern Sie sich, dass Sie auch Fett- und Glutaminwege blockieren. Für sich allein genommen oder nur zusammen mit Glykolysehemmern eingesetzt, wird diese Behandlung scheitern. Prüfen Sie die HBOT (hyperbare Sauerstofftherapie) oder Ozoninfusionen.

16. Meiden Sie Stress, wann immer das möglich ist. Meditation, Visualisierungen, Yoga, Pilates, Entspannungsbäder, machen Sie, was

immer nötig ist! Wenn Sie besonders gestresst sind, ist Propanolol eventuell eine gute Wahl, um zu verhindern, dass der Krebs streut (MMP-2 und -9-Hemmer, VEGF-Hemmer) sowie zur Beruhigung (denken Sie daran, dass es nicht mit Dipyridamol genommen werden kann). Der Kortisolspiegel ist morgens am höchsten. (Manchmal nehme ich Propanolol am Morgen, Dipyridamol am Abend – lassen Sie das immer von einem Arzt überprüfen).

17. Erkennen Sie, in welchem Stadium Ihre Krankheit ist und recherchieren Sie selbst. Onkologen fällen Entscheidungen in Ihrem Namen. Erwarten sie, dass Sie genesen oder bieten sie Ihnen eine Palliativbetreuung unter der Flagge einer Therapie an? Setzen Sie sich selbst ans Steuer. Finden Sie heraus, was diese Behandler wirklich denken, Sie brauchen die Wahrheit, keine beschwichtigenden Plattitüden, damit Sie die bestmöglichen Entscheidungen treffen können. Denken Sie daran, die Statistiken treffen auf Sie nicht zu. Stellen Sie Fragen, seien Sie lästig! Bringen Sie in Erfahrung, was der Onkologe realistisch von der Behandlung erwartet. Arbeitet er in Richtung einer Genesung oder glaubt er nur, dass er einen „Zusammenbruch in Zeitlupe“ beobachtet und versucht lediglich, den Aufprall zu minimieren? Wenn Sie mutig sind, fragen Sie ihn nach einer ungefähren Vorstellung bezüglich der Prognose (das dient mehr dazu, seine, nicht Ihre Erwartungen abzuschätzen), aber denken Sie daran, sie ist hundertprozentig veraltet und falsch! Seien Sie nicht entmutigt, aber lassen Sie sich davon in Bezug auf den Grad Ihrer Aktivitäten leiten. Je schlechter die Prognose ist, desto mehr sollten Sie unternehmen.

18. Organisieren Sie sich. Von meiner Webseite www.howtostarvecancer.com (in englischer Sprache) können Sie sich ein Schaubild herunterladen, Sie können aber auch eine App zur Medikamenteneinnahme herunterladen, um auf Kurs zu bleiben. Machen Sie eine Liste dessen, was Sie nehmen und wann Sie es nehmen sollten. Notieren Sie sich die Webseite und Telefonnummer des jeweiligen Herstellers für Nachbestellungen. Widmen Sie diesem Procedere eine Stunde pro Woche, um sicherzustellen, dass Ihre Tabletten für die folgende Woche alle vorhanden sind.

19. Hören Sie auf Ihre Intuition, aber handeln Sie nicht immer „aus dem Bauch heraus". Der könnte Ihnen nämlich vielleicht einmal einreden, dass Sie Zucker zu sich nehmen sollen (diese ungezogenen kleinen Biester im Darm appellieren entsprechend an Ihr Gehirn), insbesondere, wenn Sie sich zuckerarm ernähren und Medikamente sowie Nahrungsergänzungen hinzufügen, die den Krebs aushungern.

20. Bleiben Sie aufgeschlossen! Eine Menge Leute werden Ihnen sagen, dass Sie eine Chemotherapie unter allen Umständen vermeiden und auch keine Medikamente nehmen sollten. Beides hat Vorteile. Vermeiden Sie diesbezüglich polarisierte Sichtweisen, da Sie eventuell etwas Wichtiges übersehen könnten. Denken Sie daran, dass eine gepulste niedrig dosierte Chemotherapie etwas ganz anderes ist als die maximal verträgliche Dosis, die normalerweise gegeben wird.

Krebs ist eine komplizierte Angelegenheit. Aber nicht so kompliziert, wie die Pharmaindustrie Sie glauben machen will. Sie werden manche Dinge ein paarmal durchlesen müssen, um das Ausmaß an nötigen Informationen zu verstehen, und ich bin mir darüber im Klaren, dass all das ungeheure Mengen an Informationen sind, die Sie aufnehmen sollen, wenn Sie Ihre Diagnose gerade erst bekommen haben. Ich empfehle Ihnen dringend, sich an mehrere Ärzte zu wenden, die mit funktioneller Medizin arbeiten und von denen es zunehmend mehr gibt, sich meiner Facebook-Gruppe anzuschließen: (www.facebook.com/groups/off.label.drugsforcancer) und meine Webseite zu besuchen, auf der Sie weitere Hilfe bekommen, wenn Sie das alles erst einmal überfordert (www.howtostarvecancer.com) (Jeweils entsprechende Englischkenntnisse erforderlich).

Den Krebs zu besiegen erfordert Engagement und wenn Sie engagiert sind, glaube ich fest, dass fast jede Art von Krebs, selbst im Stadium IV, rückgängig gemacht werden kann (es sei denn, die Organschäden sind zu schwerwiegend) und dass es möglich ist, eine langfristige Remission (die praktisch einer „Heilung" gleichkommt) zu erreichen – ohne riesige toxische Dosen an Chemo- und Strahlentherapie, die im Rahmen des gegenwärtigen Therapiestandards vorgesehen sind. Das Immunsystem wird weniger geschädigt und es ist mit diesem

Konzept wesentlich einfacher, wieder ganz gesund zu werden, was sicherlich das oberste Ziel eines jeden Patienten ist.

Onkologen sind verpflichtet, nur „zugelassene" Medikamente zu verschreiben, doch stellen Sie sich einmal vor, es wäre ihnen gestattet, ihre Ausbildung, ihre Erfahrung und ihr Fachwissen einzusetzen, um Behandlungen auch mit sicheren Off-Label-Medikamenten anzuleiten und zu individualisieren? Das Ziel ist doch sicher, Leben zu retten? Stattdessen sterben Patienten weiterhin scharenweise, da Onkologen gezwungen sind, sich nach den überholten schablonenhaften Programmen zu richten und darauf zu warten, bis die Ärztekammer und NICE die Verwendung von Kombinationen aus Off-Label-Medikamenten zuzulassen. Werden sie ihre Fesseln jemals los?

Die Welt braucht dringend mehr „empörte" Ärzte, die sich auflehnen, die bereit sind, den Körper ganzheitlich zu behandeln, mehr Behandler, die integrativ arbeiten, die Vitamin C-Infusionen, Ozon, eine Ultraviolet-Blutbestrahlung, Hyperthermie, hyperbaren Sauerstoff verabreichen und sehr kranken Menschen sogar Fäkaltransplantationen anbieten können. Eine Klinik, die für den Einzelnen die richtige Ernährung zur Verfügung stellt, so dass Betroffene lernen können, was sie während ihres Heilungsprozesses meiden sollen und was sie essen können. Ich träume davon, eines Tages meine eigene Kurklinik betreiben zu können, die alles bietet, was ein Krebspatient braucht, damit er wieder gesund werden kann.

Ich nehme heute immer noch Berberin und/oder Metformin und eine halbe Aspirin täglich und „rassle" immer noch mit etwa 15 wichtigen Nahrungsergänzungsmitteln. Ich achte auf meinen Darm, indem ich mich gut ernähre, ich nehme gelegentlich Probiotika und Präbiotika, damit mein Immunsystem weiterhin optimal funktioniert. Ich halte regelmäßig eine Intervall-Diät ein, während der ich 16 bis 18 Stunden zwischen Mahlzeiten nichts esse und ich faste ein paar Mal im Jahr für ein paar Tage, damit sich die Stammzellen meines Immunsystems regenerieren können. Wenn ich mir Sorgen mache, dass meine Abwehrkraft abnimmt, dann stärke ich sie für kurze Zeit (ein paar Wochen lang) mit Cimetidin und melde mich für ein paar Vitamin C-Infusionen an. Wenn ich panisch werde, dass der Krebs wiederkommen könnte, was schon mal vorkommt (ich bin auch nur ein Mensch) – doch toi toi toi war das bisher immer falscher Alarm –, dann nehme ich ein paar Wochen lang meinen Cocktail aus Dipyridamol, Statin, einem starken NSAR, Metformin und Berberin. Ich bin bisher gesund geblieben.

Ich hoffe, dass Sie nach der Lektüre dieses Buches durch die Aufgabe, die Sie vor sich haben, nicht entmutigt sind. Mein Programm enthält viele Medikamente und Nahrungsergänzungsmittel, aber Sie werden sich an ihre Einnahme gewöhnen. Natürlich immer unter ärztlicher Anleitung. Geben Sie nicht auf, denn um das Gleichgewicht von einem Krebs, der Sie zerstört, zu einem Krebs zu verschieben, den Sie zerstören, bedarf es eventuell nichts weiter als noch ein oder zwei zusätzliche Medikamente mit geringer Toxizität. Geben Sie ihnen Zeit zu wirken, es dauert vielleicht mehrere Monate, aber machen Sie sich die Mühe, und die Belohnung wird immens sein. Mein Körper hat sich verjüngt; es geht mir besser, ich fühle mich fitter und stärker als je zuvor und jünger als vor 15 Jahren! Glauben Sie an sich. Sie können das auch erreichen. Fangen Sie an. Machen Sie es.

Lassen Sie uns gemeinsam eine weltweite Revolution entfachen – sie ist schon lange überfällig.

Referenzen

Kapitel 2

1 Fournier A., Berrino F., Clavel-Chapelon F. Unequal risks for breast cancer associated with different hormone replacement therapies: results for the E3N cohort study. Breast Cancer Research and Treatment. 2008; 107(1): 103–111. Progestin erhöhte das Risiko deutlich, Progesteron dagegen nicht.

Kapitel 6

2 Siehe Doctored Results von Ralph Moss (zu Deutsch etwa: Frisierte Ergebnisse; bisher nur in englischer Sprache erhältlich)

3 Später fand ich heraus, dass ich Blastocystis hominis, einen häufigen Darmparasiten hatte. (Er ist fakultativ pathogen, kommt also bei manchen Menschen vor, ohne eine Erkrankung auszulösen und ist anaerob, braucht keinen Sauerstoff; Anm. d. Übers.)

4 Es gibt jetzt Niacin, das keine Rötungen verursacht.

5 Peter C. Elwood et al. Aspirin in the Treatment of Cancer: Reduction in Metastatic Spread and in Mortality: A Systematic Review and Meta-Analyses of Published Studies. PLOS ONE, 2016; 11 (4): e0152402 DOI: 10 1371/Journal.phone. 0152402

6 Der Langzeitgebrauch von Cimetidin (über Jahre hinweg) ist mit Fällen von Gynäkomastie (der Vergrößerung der Brust **beim Mann**) und Hyperprolaktinämie in Zusammenhang gebracht worden, es hat also vielleicht eine hormonelle Komponente, der man manche Krebsarten nicht aussetzen sollte. Doch bei kurzzeitigem Gebrauch können meiner Meinung nach die Vorteile die negativen Auswirkungen aufwiegen. (Bei einer Hyperprolaktinämie handelt sich um einen erhöhten Prolaktinspiegel, der bei stillenden Müttern physiologisch ist, aber auch andere Ursachen haben kann. Er kann selbst bei Männern vorkommen; Anm. d. Übers.)

7 „Benefits of daily aspirin outweigh risk to stomach, study suggests." Science Daily, 30 November 2016.

8 Restivo A., Cocco IMF, Casula G., Scintu F., Cabras F., Scartozzi M., Zorcolo L. (2015) Aspirin as a neoadjuvant agent during preperative chemoradiation for rectal cancer. Br J Cancer 113(8): 1133–1139.
9 Hydrocyzitrat, Fasten, Statine und Metformin hätten geholfen, doch über sie musste erst noch geschrieben werden.

Kapitel 7

10 Die Darmzellen, die Haarfollikel und die Zellen im Knochenmark, die die roten Blutkörperchen, die Erythrozyten bilden, teilen sich alle viel schneller als andere Körperzellen. Der Umsatz der Immunzellen im Darm erfolgt rasch und findet alle vier oder fünf Tage statt, daher kommt es zum Kollateralschaden an der Darmschleimhaut. Dasselbe gilt für den Haarausfall und das veränderte Knochenmark. Deshalb wird die Chemo sehr viel wirksamer, wenn man sie in den Zellen hält, bis diese sich zu teilen beginnen. Professor Ben Williams, Langzeitüberlebender eines Glioblastoms (Gehirntumor) verwendete während der Chemotherapie den Wirkstoff Verapamil, einen Kalziumkanalblocker als sogenanntes Off Label-Medikament, das heißt, außerhalb der Indikationen, für die es durch die Arzneimittelbehörden zugelassen wurde.
11 Eine Studie von 2016 im British Medical Journal (BMJ), die die Fünfjahresüberlebensrate untersuchte, stimmt dem zu. Dr. Peter Wise berichtete: „Eine wichtige Wirkung [der Chemotherapie] in Bezug auf die Fünfjahresüberlebensrate zeigte sich nur bei Hodenkrebs (40 %), Morbus Hodgkin (37 %), Gebärmutterhalskrebs (12 %), einem Lymphom (10,5 %) und Eierstockkrebs (8,8 %). Zusammen repräsentierten sie weniger als 10 % aller Fälle. Bei den verbliebenen 90 Prozent der Patienten – einschließlich derjenigen mit den häufigsten Tumoren in der Lunge, der Prostata, im Darm und in der Brust – erhöhte die medikamentöse Therapie die Fünfjahresüberlebensrate um weniger als 2,5 % – das ist ein Gesamtüberlebensvorteil von etwa drei Monaten." Die 12 % bei Gebärmutterhalskrebs galten für den Primärkrebs mit lymphatischer Streuung.
http://www.bmj.com/content/355/bmj.i6027.
12 Er hat auch an der Herstellung einer Rezeptur für ein Produkt namens Chemolieve mitgewirkt, dessen Markteinführung bald bevorsteht, an dem er offenbar kein wirtschaftliches Interesse hat.
13 Glutamin wird von vielen Krebsarten in Kombination mit Glukose genutzt. Von manchen in gleichen wie oder größeren Mengen als Glukose, dazu gehören auch der dreifach negative Brustkrebs, der Eierstock- oder der Bauchspeicheldrüsenkrebs, Glioblastome und die aggressiveren Arten von Prostatakrebs. Maligne, bösartige, Zellen bilden große Mengen von Ammoniak als Abfallprodukt ihres exzessiven Stoffwechsels und benötigen Glutathion (ein Antioxidans), um ihn zu neutralisieren. Ohne dieses laufen sie Gefahr, abzusterben, wenn genügend freie Radikale vorhanden sind.
14 Nars, M.S. und Kaneno, R. (2013), Immunmodulatory effects of low dose chemotherapy and perspectives of its combination with immunotherapy. (Int. J. Cancer, 132:2471-2478, doi: 10.1002/ijc.27801.

15 Glutamin kann im Körper gebildet oder von einer Stelle zur anderen verschoben werden, um die Nährstoffe zu liefern, die der Krebs braucht.

16 Der deutsche Nobelpreisträger Otto Warburg stellte in den 1920ern die anormale Vergärung von Glukose (Glykolyse) in Krebszellen fest.

Kapitel 8

17 Leider ist Linus Pauling nun eine Seite auf Quackwatch gewidmet, die von durch die Pharmaindustrie indoktrinierten Personen verfasst wurde. Die Niedertracht besteht fort, der Gedanke, Vitamin C sei nutzlos, wird aufrechterhalten. (Quackwatch ist ein internationales Netzwerk von Menschen, die wegen gesundheitsbezogenem Betrug, Mythen, Moden, Irrtümern und Fehlverhalten besorgt sind. Quack ist der englische Begriff für Kurpfuscher, Quacksalber; Anm. d. Übers.).

18 Eine „liposomale" Form bedeutet, dass das Molekül in einem Liposom eingeschlossen ist, sodass es bis in den Dünndarm gelangt und dort direkt in den Blutstrom aufgenommen wird. (Ein Liposom ist ein winziges Bläschen, das einen wasser- oder fettlöslichen Wirk- oder Nährstoff in einer doppelschichtigen Hülle einkapselt, der sonst durch den Verdauungsprozess zerstört werden würde; Anm. d. Übers.)

19 https://now.uiowa.edu/2017/01/why-high-dose-vitamin-c-kills-cancer-cells

20 Cieslak JA., Cullien JJ. Treatment of Pancreatic Cancer with Pharmacological Ascorbate. Current Pharmacological Biotechnology 2015; 16(9): 759–770.

21 Levine M et al. Ascorbate in pharmacologic concentrations selectively generates ascorbate radical and hydrogen peroxide in extracellular fluid in vivo. Proceedings of the National Academy of Sciences May 2007, 104 (21): 8749–8754.

22 Professor Michael Lisanti von der University Salford in Manchester erforschte die Wirkung von Doxycyclin, intravenös verabreichtem Vitamin C und Berberin mit phantastischen Ergebnissen. De Francesco EM, Bonuccelli G, Maggiolini M, Sorgia F, Lisanti MP. Vitamin C and Doxycycline: A synthetic lethal combination therapy targeting metabolic flexibility in cancer stem cells (CSC). Oncotarget 2017; 8(40): 67269–67286. doi: 10.18632/oncotarget.18428.

23 Tatsächlich haben Wissenschaftler jetzt mindestens sieben Krebs verursachende Viren entdeckt, und ich nehme an, man wird künftig noch mehr finden. Auch das Mikromilieu des Tumors kann viele Krankheitserreger beherbergen, das können Parasiten, Bakterien, Protozoen (Einzeller) oder Pilze sein.

24 Siehe Ressourcen online unter www.howtostarvecancer.com (in englischer Sprache)

25 Angesichts der gewaltigen Folgen durch multiresistente Erreger – eine drohende Krise, für die wir gegenwärtig keine pharmazeutische Lösung haben –, wäre es einfach und kostengünstig, eine UVB-Studie mit Patienten zu machen. Wie es auf der Webseite der Riordan Klinik heißt: „Unter dem Strich kommt es zu einer sekundären Abtötung dieser Infektionserreger im ganzen Körper. Die ultraviolette Bestrahlung von nur 35 cm^3 Blut führt zu einer positiven systemischen Reaktion."

26 Der gegenwärtige Trend bei resistenten Bakterien – wie MRSA (multiresistenter Staphylococcus aureus) und Clostridium difficile —ist der fäkale Mikrobiota-

Transfer (ja, Sie haben richtig gelesen, die Stuhltransplantation – übergeben Sie sich nicht). Durch MRSA kommen heute mehr Menschen ums Leben als durch AIDS, und Tbc hat jetzt einen resistenten Erregerstamm. Beide greifen schnell um sich. Vielleicht wird es ja künftig in jeder Klinik und Praxis die Möglichkeit der UVB-Behandlung geben, etwa ambulante Angebote für eine sechsmonatige Therapie! Wird die UVB-Behandlung allein gegen diese multiresistenten Keime ausreichen oder wird man sie zusätzlich zu Antibiotika und fäkaler Mikrobiota-Transplantation (FMT) machen? Die Phagen-Therapie (Viren, die Bakterien abtöten) ist eine weitere Option mit spezifischen Phagen, die für die Bekämpfung spezifischer Infektionen gezüchtet werden, eine Therapie zur Bekämpfung von Bakterien, die seit Jahrzehnten in Russland zum Einsatz kommt.

27 Niedrig dosiertes Vitamin C und Vitamin E können dazu beitragen, Glutathion zu recyceln, das nicht die geforderte Abtötungswirkung bei Krebs hat. Es wirkt stattdessen umgekehrt und erhält eine bösartige Zelle am Leben.

28 Glutamin eignet sich ausgezeichnet zu Ausheilung eines Leaky Gut, des durchlässigen Darms und zur „Bewaffnung“ Ihrer Leukozyten, insbesondere der natürlichen Killerzellen. Es ist außerdem notwendig für die Peyerschen Plaques, in denen sich ein großer Teil des Immunsystems befindet. (Es handelt sich um zusammenhängende Ansammlungen von 10 bis 50 Lymphfollikeln; sie kommen im gesamten Dünndarm vor, am häufigsten jedoch im Krummdarm [Ileum] und im Wurmfortsatz des Blinddarms; Anm. d. Übers.) Ich würde nebenher Arginin (auch eine Aminosäure) nehmen (es sei denn, Ihr Krebs bezieht seine Energie aus Arginin). Beide sind in diesem Kampf unerlässlich.

29 Später sollte ich herausfinden, dass das ein Grund ist, warum Metformin bei der Krebsbehandlung von Nutzen ist: Es senkt IGF-1, das wiederum die Cysteinaufnahme reduziert und daher den Glutathionspiegel senkt.

30 Iannitti T., Palmieri B. An Update on the Therapeutic Role of Alkylglycerols. Marine Drugs. 2010; 8(8): 2267–2300. doi: 10.3390/md8082267.

31 Mitre R., Etienne, M., Martinais S., Salmon H., Allaume P., Legrand P. & Legrand A. (2005). Humoral defence improvement and haematopoiesis stimulation in sows and offspring by oral supply of shark-liver oil to mothers during gestation and lactation. British Journal of Nutrition, 94(5), 753–762.

32 -O-Alkylglycerols reduce the stimulating effects of bFGF on endothelial cell proliferation in vitro. Pédrono, Frédérique et al. Cancer Letters, Volume 251, Issue 2, 317–32.

33 Michael Zasloff, A. Paige Adams, Bernard Beckerman, Ann Campbell, Ziying Han, Erik Luijten, Isaura Meza, Justin Julander, Abhijit Mishra, Wei Qu, John M. Taylor, Scott C. Weaver, Gerard C. L. Wong. Squalamine as a broad-spectrum systemic antiviral agent with therapeutic potential. Proceedings of the National Academy of Sciences, 2011; DOI: 10.1073/pnas. 1108558108.

Kapitel 9

34 The Influence of Diet on Transplanted and Spontaneous Mouse Tumors. By Peyton Rous, M.D. 1914, Rockefeller Institute Laboratories.

35 A. Tannenbaum and Silverstone. The initiation and growth of tumors. Introduction. I. Effects of underfeeding. (D Am. J. Cancer. 38: 335–350 (1940).

36 Manche Bohnenarten enthalten tatsächlich viel Glutamat, eine Energiequelle für den Krebs.

37 Hatzivassiliou G., Zhao F., Bauer D. E., Andreadis C., Shaw A. N., Dhanak D., Hingorani S. R., Thompson C. B. ATP citrate lyase inhibition can suppress tumour cell growth. (2005) Cancer Cell 8 (4). pp 311–321.

38 Nahas R., Moher M. Complementary and alternative medicine for the treatment of type 2 diabetes. Canadian Family Physician. 2009, 55(6): 591–596.

39 Nicotinamid wird manchmal in Kombination mit Statinen (Cholesterinsenkern) verwendet, um LDL zu senken, doch dies kann das Risiko von Muskelproblemen erhöhen. Eine Version, die es langsam freisetzt, eine sogenannte Retardversion, ist vielleicht sicherer.

40 Die Genetik ist nur in 5 bis 10 Prozent der Fälle die Ursache von Krebs.

41 Die Infektion mit HPV ist die häufigste sexuell übertragbare Infektion. Das Virus ist jedoch wie alle Viren nur kurze Zeit „ansteckend“, wenn es aktiv ist. Diese Retroviren haben Zugang zur menschlichen DNS und wenn die DNS „gelockert“ (die Histone sind Proteine, Spulen, um welche sich die DNS windet; Anm. d. Übers.) und mutiert ist, lösen sie weitere mutagene Veränderungen aus und bewirken eine schnellere Zellteilung. Daher gelten sie oft als „Ursache“ (ein weiteres nichtzutreffendes Dogma), obwohl sie den Stoffwechselveränderungen (Acetylierung der Histone/DNS) „nachgelagert“ sind.

42 Bei 40 bis100 Prozent der Weltbevölkerung befinden sich CMV-Antikörper im Blut, als Nachweis einer Infektion, wobei die Verbreitung in den Entwicklungsländern am größten ist.

43 Der PPARγ-Weg (Peroxisom-Proliferator-aktivierte Rezeptoren) muss angeschaut werden -–der meiner Ansicht nach wichtigste für die Regulierung des Stoffwechsels, wird zur Prävention gebraucht und ist auch die Behandlung entscheidend. Dieser Weg beginnt im Darm.

44 Qinghui Mu, Jay Kirby, Christopher M. Reilly, Xin M. Luo. Leaky Gut As a Danger Signal for Autoimmune Diseases. Front Immunol. 2007.

45 Manche Forscher, so wird berichtet, können bei 46 Prozent der Patienten mit einem Reizdarmsyndrom B. hominis nachweisen.

46 Interessanterweise gehören zu anderen Co-Infektionen, denen sie die Schuld für eine Schilddrüsenunterfunktion zuweist, der Helicobacter pylori, SIBO (die bakterielle Überwucherung des Dünndarms, von engl. small intestinal bacterial overgrowth), Überwucherungen mit Hefepilzen und das reaktivierte Epstein-Barr-Virus. (Eine Co-Infektion entsteht, wenn mehrere Krankheitserreger auf einem einzigen Übertragungsweg in das Blut einer Person gelangen; Anm. d. Übers.) Auf sie alle würde ich auch als mögliche Grunderkrankungen bei vielen Krebsarten hinweisen.

47 Das allgemein bevorzugte Medikament ist Metronidazol, doch seine Wirkung kann durch den Einsatz eines Medikamenten-Cocktails verstärkt werden. Doxycylin und Mebendazol einzubeziehen ist eventuell die beste Entscheidung, da sie beide gegen Krebs wirken. Das Probiotikum Saccharomyces boulardii ist

nachweislich wirksam, wenn nicht besser. Es handelt sich dabei um eine nicht krankheitserregende Hefe, die die Fähigkeit von Pathogenen zur Koloniebildung in der Darmschleimhaut behindert. Sie verbessert auch die Immunreaktion und stabilisiert die Darmbarriere.

48 Bei einer randomisierten klinischen Studie mit Kindern, die Symptome hatten und deren Stühle positiv auf Blastocystis hominis getestet waren, lag die klinische und die parasitologische Heilungsquote mit S. boulardii bei 94,4% und in der mit Metronidazol behandelten Gruppe bei 73,3%. Diese Ergebnisse stellen die existierenden Behandlungsrichtlinien infrage.

49 B-Vitamine unterstützen die Methylierung, die für die Stabilität der DNS, die epigenetische Regulierung von IGF-2 (auch ein insulinähnlicher Wachstumsfaktor) unverzichtbar ist sowie dafür, dass krebserregende Stoffe daran gehindert werden, weitere Mutationen zu verursachen. Viele Patienten haben zu wenig B-Vitamine und wenn sie eher mit Folsäure als mit der Folatversion ergänzen, kann sich die Situation verschlimmern, falls bei ihnen eine häufige Genmutation, die Methylen-Tetrahydrofolat-Reduktase-Mutation (MTHFR) vorliegt. Fast 25 Prozent der Bevölkerung haben eine MTHFR-Mutation, und das bedeutet, dass sie Folsäure nicht verarbeiten können, wenn sie es nicht in der aktivierten Form als 5-Methylntetrahydrofolat verabreicht bekommen. In der falschen Form kann Folsäure sogar toxisch sein (leider wird diese Form zur Anreicherung von Müsli/Getreideprodukte und Brot verwendet.) (Die Epigenetik befasst sich mit der Frage, welche Faktoren die Aktivität eines Gens und damit die Entwicklung der Zelle zeitweilig festlegen. Daraus resultiert der Gedanke, dass der Mensch seinen Genen nicht hilflos ausgeliefert ist; Anm. d. Übers.)

50 „Jede Nebenwirkung des Alkoholkonsums (in Bezug auf das Brustkrebsrisiko) kann durch die ausreichende Zufuhr von Folat mit der Ernährung reduziert werden", Laura Baglietto, Forschungsleiterin am Cancer Council Victoria in Australien. Baglietto Laura & English Dallas & Gertig Dorota & Hopper John & Giles Graham (2005). Does dietary folate intake modify effect of alcohol consumption on breasr cancer risik? Prospective cohort study. BMJ (Clinical research ed.) 331.087. 10.1136/bmj.38551.446470.06.

51 Es taucht noch in einer Creme für Frauen auf, die, Sie wissen ja wo, angewendet wird. Ich schmiere sie mir auch ins Gesicht – Östriol ist großartig, um Falten vorzubeugen!

52 Es gibt Hinweise, dass die Östriolform (E3) des Östrogens vielleicht sogar vor Krebs schützt, doch es gibt keine Langzeitdaten darüber, weil stattdessen vorwiegend das stärkere Östradiol (E1) eingesetzt wird. Es gibt sogar ein krebsbekämpfendes Östrogen, das im Labor darauf wartet, erforscht zu werden, von dem ich aber nicht glaube, dass es jemals aus den Labors bis zur Patientin gelangt, es heißt 2-Methoxyoestradiol.

53 Progesteron ist ein Neurosteroid. Es gibt Hinweise, dass es eventuell für das sogenannte „Chemobrain", das, wörtlich übersetzt, Chemogehirn bedeutet, nützlich ist. (Damit wird eine von Krebspatienten nach einer Chemotherapie empfundene kognitive Beeinträchtigung bezeichnet. Ein prägnanter deutscher Begriff für das Krankheitsbild existiert noch nicht; Anm. d. Übers.)

54 http://www.dailymail.co.uk/health/article-377742/Passive-smoking-killed twice.html

55 Ref. Sarcomas, hepatocellular carcinomas and lymphomas may be an exception in the „starving“ phase of treatment when arginine needs to be activated. Melissa M. Philips, Michael T. Sheaff, Peter W. Szlosarek. Targeting Arginine-Dependent Cancers with Arginine-Degrading Enzymes: Opportunities and challenges. Cancer Res Treat., 2013; 45(4): 251–262.

56 Daher wurde der Impfstoff nicht mehr zur Behandlung von fortgeschrittenem Krebs verwendet – man ist nun auch der Meinung, dass er allein in Bezug auf das Überleben wenig bewirkt, doch es sind keine Studien gemacht worden, in denen der Darm und das Immunsystem vor der Impfung behandelt werden. Ich habe das Gefühl, dass die Ärzteschaft sich eine Chance entgehen lässt.

Kapitel 10

57 Eine Studie in Hongkong ergab, dass die Einnahme von niedrig dosiertem Aspirin über einen Zeitraum von sieben Jahren das Risiko einiger Krebsarten halbieren kann. „Der Langzeitgebrauch zeigte eine deutliche Verringerung von 24 bis 47 Prozent bei häufigen Krebsarten im Magen-Darm-Trakt, einschließlich Dickdarm, Leber, Speiseröhre, Bauchspeicheldrüse und Magen. Der Langzeitgebrauch von Aspirin senkte das Risiko von Prostatakrebs um 14 Prozent, von Leukämie um 24 Prozent und von Lungenkrebs um 35 Prozent.“ Sagte Professor Kelvin Tsoi. https://express.co.uk/life-style/health/873318/Aspirin-cancer-risk-study.

58 Die therapiebedingte akute myeloische Leukämie ist so etwas wie das „schmutzige kleine Geheimnis“ der Onkologie. In 10 Prozent der Fälle ist die AML-Diagnose eine direkte Folge der vorherigen Therapie, entweder der Chemo- und/oder der Strahlentherapie. Doch es ist diese Minderheit von 10 Prozent, die deutlich schlechter abschneidet, wahrscheinlich wegen der bereits angehäuften Giftstoffe aus der vorherigen Behandlung, die zu einem bereits erschöpften Immunsystem führt.

59 Cimetidin hilft, das anormale Verhältnis Th1:Th2 umzukehren, doch das sollte ich erst 2007 entdecken.

60 TM2-PK steht für Tumormarker 2-Pyruvatkinase (oder PKM2), ein Enzym, das Krebszellen zur Energieerzeugung nutzen und das in normalen Zellen nicht in großen Mengen vorhanden ist. Der Test bestimmt die Pyruvatkinase, ein Nebenprodukt der „aeroben Glykolyse“, des anormalen Stoffwechsels oder „Warburg-Effekts“ in Krebszellen. Ein erhöhter Wert wird mit dem Vorliegen von Krebs in Zusammenhang gebracht. Haiyan Zhu, Hui Luo, Xuejie Zhu, Xiaoli Hu, Lihong Zheng, Xueqiong Zhu. Pyruvate kinase M2 (PKMK2) expression correlates with prognosis in solid cancers: a meta analysis. Ocotarget. 2017 Jan 3; 8(1): 1628–1640.

61 Kirwan 2003.

62 Eine Cochrane-Überprüfung wies ebenfalls darauf hin, dass Dipyridamol anstelle von Statinen zur Prävention genommen werden sollte. Die 1985 im Lancet veröffentlichte European Stroke Prevention Study (zu Deutsch etwa: Europäische Studie zur Schlaganfallprävention) ergab, dass die Zugabe von Dipyridamol zu Aspi-

rin das Sterberisiko durch einen Schlaganfall um 50 Prozent senkte, das durch einen Herzinfarkt um 38 Prozent und die Todesfälle durch Krebs sanken um 30 Prozent! Und zwar ohne Zugabe von Magnesium, wodurch die Ergebnisse zweifellos noch weiter verbessert worden wären. (Cochrane, auch als Cochrane Collaboration bekannt, ist ein globales, unabhängiges Netzwerk aus Wissenschaftlern, Ärzten, Angehörigen der Gesundheitsfachberufe, Patienten und weiteren an Gesundheitsfragen interessierten Personen und setzt sich dafür ein, dass Entscheidungen zu Gesundheitsfragen weltweit auf der Basis hochwertiger, relevanter und aktueller wissenschaftlichen Evidenz getroffen werden; Anm. d. Übers.)

Kapitel 11

63 Es zeigte sich, dass Retinoide ihre gegen den Krebs gerichtete Wirkung ausüben, indem sie dasselbe Enzym (die HMCCoA-Reduktase, d. h. 3-Hydroxy-3-Methylglutaryl-Coenzym-A-Reduktase) wie Statine ins Visier nehmen und dabei ein Wachstumssubstrat, das sogenannte Mevalonat, aufhalten.

64 Differential Sensitivity of Various Pediatric Cancers and Squamous Cell Carcinomas to Lovastatin-induced Apoptosis: Therapeutic implications. Jim Dimitroulakos, Lily Y. Ye, Mark Benzaquen, Malcolm J. Moore, Suzanne Kamel-Reid, Melvin H. Freedman, Herman Yeger and Linda Z. Penn. Clin Cancer Res January 1, 2001 (7) (1) 158–167.

65 Sie können den Brief von meiner Webseite www.howtostarvecancer.com herunterladen. (In englischer Sprache)

66 7. Sept. 1999

67 1999, Vol. 116, No. 4, Supp. A369

68 http://clincancerres.aacrjournals.org/content/7/1/158.abstract

69 Im Jahr 2003 war die Theorie die, dass Statin sich auf das ras-Gen auswirkte, doch es war nur eine Theorie. Damals drehte sich bei Krebsbehandlungen alles um die Gene, nicht um den Stoffwechsel, doch Linda Penn hatte nachgewiesen, dass es auch auf das Mevalonat wirkte, eine Substanz, die bei von Ras gesteuerten Krebsarten im Übermaß gebildet wird.

Kapitel 12

70 Außer im Fall von Aspirin

71 Dieses kardiovaskuläre Risiko besteht, weil neben der Hemmung der schlechten Prostaglandine, die Entzündungsherde und Schmerzen verursachen, auch die guten Prostaglandine gehemmt werden, die die Blutgefäße erweitern und die Durchblutung steigern, was zur Aufrechterhaltung der Sauerstoffversorgung in den Geweben erforderlich ist. Das Ergebnis ist ein höherer Blutdruck durch engere Arterien und ein erhöhtes Risiko von Blutgerinnseln.

72 A. Pandyra, L. Penn et al. Immediate Utility of Two Approved Agents to Target Both the Metabolic Mevalonate Pathway and Ihts Restorative Feedbak Loop: Cancer Research, July 2014. „Die Statin-Dipyridamol-Kombination war synergistisch und löste im Multiplen Myelom und in ALM-Zelllinien sowie Proben von Patienten mit einem Primärtumor eine Apoptose aus, wobei normale periphere mononukleäre Blutzellen nicht beeinträchtigt wurden. Diese neue Kombi-

nation verringerte auch das Tumorwachstum in vivo (beim Lebenden).“ Die Forschungsleiterin Alexandra Pandyra erklärt: „Es kam zu einer dramatischen Apoptose-Auslösung, als Atorvastatin [Handelsnamen z. B. Sortis] mit Dipyridamol kombiniert wurde und zu keiner Wirkung, wenn jedes Medikament allein eingesetzt wurde.“ Es war die Kombination, die Synergie, die wichtig war.

Kapitel 13

73 In den USA gibt es eine entsprechende Sendung, sie heißt Shark Tank (zu Deutsch etwa: Haifischbecken).

74 Fünfzehn Jahre später hat „The Body Shop“ Parabene noch immer nicht aus allen Produkten entfernt. https://help.thebodyshop.com/en/-gb/products-and-services/parabens im Jahr 2018.

Kapitel 14

75 AKT Inhibitors Promote Cell Death in Cervical Cancer through Disruption of mTOR Signaling and Glucose Uptake. PLOS ONE 9(9): e107846.

76 Inhibition of glutaminase selectively suppresses the growth of primary acute myeloid leukaemia cells with IDH mutations. Emadi. Ashkan et al. Experimental Hematology, Volume 42, Issue. 4, 247–251.

Kapitel 15

77 Madiraju AK, Erion DM, Rahimi Y, Zhang XM, Braddock DT, Albright RA, Prigaro BJ, Wood JL, Bhanot S, MacDonald MJ, Jurczak MJ, Camporez JP, Lee HY, Cline GW, Samuel VT, Kibbey RG, Shulman GI: Metformin suppresses gluconeogenesis by inhibiting mitochondrial glycerophosphate dehydrogenase. Nature, 2014 Jun 26; 510(7506): 542–6.

78 Naguib A. et al. „Mitochondrial complex 1 inhibitors expose a vulnerability for selective killing of Pten-null cells“. Cell Reports, April 3, 2018.

79 Xu Zhang, Yufeng Zhao, Jia Xu, Zhengsheng Xue, Menghui Zhang et al. Modulation of gut microbiota by berberine and metformin during the treatment of high-fat diet-induced obesity in rats. Scientific Reports, Sept 23 2015.

Kapitel 16

80 Ich habe inzwischen einen Artikel aufgetan, der im Januar 2013 in der Fachzeitschrift *Clinical Experimental Metastasis* veröffentlicht wurde. Forscher in Neapel haben entdeckt, dass Dipyridamol das Fortschreiten von dreifach negativem Krebs bei Mäusen stoppt.

81 Ich hatte einen Bericht gelesen, der ganz eindeutig aufzeigte, dass Patienten mit Melanomen im Stadium III und IV von der photodynamischen Therapie profitieren könnten: https:/www.ncbi.nlm.nih.gov/pubmed/22653896.

Kapitel 17

82 http://www.telegraph.co.uk/lifestyle/wellbeing/healthadvice/11424747/The-professor-who-cured-his-cancer-with-a-cocktail-of-everyday-pills-and-20-years-on-remains-disease-free-html.

83 Anm.: Konfrontation ist nicht der beste Weg, um auf Ihren Arzt zuzugehen! Und was ist der beste Weg? Nachweise, Nachweise und, ja, noch mehr Nachweise. Sie sollten so viel wie möglich über die Behandlung wissen.

Kapitel 18

84 Kim, Hyung-Hwan et al. „Additive Effects of Statin and Dipyridamole on Cerebral Blood Flow and Stroke Protection.“ Journal of cerebral blood flow and metabolism: official journal of the International Society of Cerebral Blood Flow and Metabolism. 28.7 (2008): 1285–1293. PMC. Web. 25 Jan. 2018.

85 Es ging hauptsächlich um Gespräche über einen Gesetzentwurf für Medikamente, deren Patentschutz abgelaufen ist, und die sogenannte Saatchi-Bill (nach Maurice Saatchi, der den Gesetzentwurf für den Einsatz unkonventioneller medizinischer Behandlungen eingebracht hatte), die inzwischen zur Medical Innovation Bill zusammengeschlossen wurden.

Kapitel 20

86 Doshi Peter, Jefferson Tom. The evidence base for new drugs. BMJ 2015; 350: h952.

87 Ich werde die Überlebensgeschichten von Patienten auf meiner Webseite www.howtostarvecancer.com ins Netz stellen. (In englischer Sprache)

Kapitel 21

88 D. Hanahan, R.A. Weinberg: The hallmarks of cancer. Cell, 100 (2000), pp. 57–70.

89 Hanahan D, Weinberg R.A. Hallmarks of cancer: the next generation. Cell 144(5), 646–674 (2011).

90 Sato Y., Goto Y., Narita N. et al. Cancer Microenvironment (2009) 2(Suppl 1): 205. https://doi.org/10.1007/s12307-009-0022-y.

91 Larsen AR, Bai R-Y, Chung JH, et al. Repurposing the antihelmintic mebendazole as a hedgehog inhibitor. Molecular cancer therapeutics. 2015;14(1): 3–13. doi:10.1158/1535-7163.MCT-14-0755-T.

92 Smith JL, Jeng S, McWeeney SK, Hirsch AJ. A MicroRNA Screen Identifies the Wnt Signaling Pathway as a Regulator of the Interferon Response during Flavivirus Infection. Diamond MS, ed. Journal of Virology 2017;91(8): e02388-16. doi:10.1128/JVI.02388-16.

93 Kok-Yong Chin. „A Review on the Relationship between Aspirin and Bone Health.“ Journal of Osteoporosis, vol. 2017, Article ID 3710959, 8 pages, 2017. doi: 10.1155/2017/3710959.

94 Mediero A, Wilder T, Perez-Aso M, Cronstein BN. Direct or indirect stimulation of adenosine A2A receptors enhances bone regeneration as well as bone morphogenetic protein-2. The FASEB Journal 2015;29(4): 1577–1590. doi: 10.10196/fj.14.265066.

95 Zang M, Hu L, Fan Z, et al. Luteolin suppresses gastric cancer progression by reversing epithelial-mesenchymal transition via suppression of the Notch signaling pathway. Journal of Translational Medicine. 2017;15: 52. doi: 10.1186/s12967-017-1151-6.

96 Pan J-X, Ding K, Wang C-Y. Niclosamide, an old anthelminthic agent, demonstrates antitumor activity by blocking multiple signaling pathways of cancer stem cells. Chinese Journal of Cancer. 2012;31(4): 178–184. doi: 10.5732/cjc/.011.10290.

97 Chu et al. Role of berberine in anti-bacterial as a high-affinity LPS antagonist binding to TLR4/MD-2 receptor BMC Complementary and Alternative Medicine 2014, 14; 89.

98 Martinez-Campos C, Burguete-Garcia Al, Madrid-Marina V. (February 2017). „Role of TLR9 in Oncogenic Virus-Produced Cancer." Viral immunology. doi: 10.1089/vim.2016.0103. PMID 28151089.

99 https://www.cancerdefeated.com/cheap-off-patent-drugfound-to-be-a-cancer-game-changer/3963/

100 Vousden, D. et al. Mutant p53 regulates invasion via integrins and EGFR. NCRI Cancer Conference, 5 October 2009.

101 Aggarwal BB1, Ichikawa H. Molecular targets and anticancer potential of indole-3-carbinol and its derivatives. Cell Cycle 2005 Sep; 4(9): 1201–15. Epub, 2005 Sep 6.

102 del Rio B1, García Pedrero JM, Martínez-Campa C, Zuazua P, Lazo PS, Ramos S. Melatonin an Endogenous-specific Inhibitor of Estrogen Receptor α via Calmodulin. J Biol Chem. 2004 Sep 10; 279(37): 38294–302. Epub, 2004 Jun 30.

103 Kim J, Lee J, Jang SY, Kim C, Choi Y, Kim A. Anticancer effect of metformin on estrogen receptor-positive and tamoxifen-resistant breast cancer cell lines. Oncology Reports. 2016;35(5). 2553–2560. doi: 10.3892/or.2016.4675.

104 Wayne D., Tilley Jason, S. Carroll et al. Progesterone receptor modulates ERα action in breast cancer. Nature, Volume 523, pages 313–317 (16 July 2015). DOI: 10.1038/nature14583.

105 Grip O., Janciauskiene S, & Lindgren S. Atorvastatin activates PPAR-γ and attenuates the inflammatory response in human monocytes. Inflamm Res (2002) 51: 58 https://doi.org/10.1007/BF02684000.

106 Chen, F.L., Yang, Z.H., Liu, Y. et al. Berberine inhibits the expression of TNFα, MCP-1, and Il-6 in AcLDL-stimulated macrophages through PPARγ pathway. Endocr (2008) 33: 331. https://doi.org/10.1007/s12020-008-9089-3.

Kapitel 22

107 Matt Vander Heiden, außerordentlicher Professor des Koch Instituts für ganzheitliche Krebsforschung am MIT, dem Massachusetts Institute of Technology, erforscht diese Theorie und obwohl sie schwer zu beweisen ist, stimmt er zu, dass diese Hypothese durch eine Menge Daten unterstützt wird (durch eine persönliche E-Mail bestätigt). Doch verschiedene Arten von Brustkrebs verstoffwechseln Nährstoffe unterschiedlich, daher müssen noch andere Faktoren im Spiel sein, etwa jeder irgendwie geartete pathogene Einfluss.

108 Cufi S, Vazquez-Martin A, Oliveras-Ferraros C, et al. The anti-malarial chloroquine overcomes primary resistance and restores sensitivity to Trastuzumab in HER2-positive breast cancer. Scientific Reports. 2013;3: 2469. doi: 10.1038/srep02469.

109 Eidelman E, Twum-Ampofo J, Ansari J, Siddiqui MM. The Metabolic Phenotype of Prostate Cancer Frontiers in Oncology. Frontiers in Oncology. 2017;7: 131. doi: 10.3389/fonc.2017.00131.
110 Francisca Vazquez et al. PGC1α Expression Defines a Subset of Human Melanoma Tumors with Increased Mitochondrial Capacity and Resistance to Oxidative Stress. Cancer Cell, Volume 23, Issue 3, 18 March 2013, Pages 287–301.
111 Maiuri, Maria Chiara et al. Essential Role for Oxidative Phosphorylation in Cancer Progression. Cell Metabolism, Volume 21, Issue 1. 11–12.
112 Fares M., Abedi-Valugerdi M, Hassan M, Potacova Z. DNA damage, lysosomal degradation and Bcl-xL deamidation in doxycycline and minocycline-induced cell death. Biochem Biophys Res Commun 463, 268–274 (2015).
113 Kamphorst JJ, Nofal M, Commisso C, et al. Human pancreatic cancer tumors are nutrient poor and tumor cells actively scavenge extracellular protein. Cancer Research 2015; 75(3): 544–553. doi: 10.1158/0008-5472.CAN-14-2211.
114 Camarda R, Zhou Z, Kohnz RA, et al. Inhibition of fatty acid oxidation as a therapy for MYC-overexpressing triple-negative breast cancer. Nature medicine. 2016;22(4): 427–432. doi: 10.1038/nm.4055.
115 Ernestina Marianna De Francesco, Gloria Bonuccelli, Marcello Maggiolini, Federica Sorgia, and Michael P. Lisanti. Vitamin C and Doxycyclin: A synthetic lethal combination therapy targeting metabolic flexibility in cancer stem cells (CSCs). Oncotarget. 2017 Sep 15: 8(40): 67269–67286.
116 Cancers (Basel). 12. Jan. 2018;10(1). pii: E18. doi: 10.3390/cancers10010018. mTOR Pathways in Cancer and Autophagy. Paquette M 1,2, El-Houjeiri L3,4, Pause AS,6.
117 Energy metabolism of cancer: Glycolysis versus oxidative phosphorylation (Review)J Zheng – Oncology letters, 2012.
118 Pandyra A, Penn LZ. Targeting tumor cell metabolism via the mevalonate pathway Two hits are better than one. Molecular & Cellular Oncology. 2014;1(4): e969133. doi: 10.4161/23723548.2014.969133.
119 Arginine Deprivation Inhibits the Warburg Effect and Upregulates Glutamine Anaplerosis and Serine Biosynthesis in ASS1-Deficient Cancers. Cancer Cell Reports 2017. https://www.sciencedaily.com/releases/2017/01/170124140803.htm.
120 Jun G. Gelovani et al. Metabolic shifts induced by Fatty Acid Synthase inhibitor Orlistat in NSCLC Mol imaging. Biol Apr 2013; (15(2): 136–147. Die Einnahme von Orlistat, einer Schlankheitspille, zur Blockierung der Fettsäuresynthese bringt Ihren Stoffwechsel durcheinander! Das ist meiner Meinung nach ein ziemlich stumpfes Instrument.)
121 Qu Q, Zeng F, Liu X, Wang QJ, Deng F. Fatty acid oxidation and carnitine palmitoyltransferase 1: emerging therapeutic targets in cancer. Cell Death & Disease. 2016;7(5): e2226-. doi: 10.1038/cddis.2016.132.
122 Recouvreux MV, Commisso C. Macropinocytosis: A Metabolic Adaptation to Nutrient Stress in Cancer. Frontiers in Endocrinology. 2017;8: 261. doi: 10.3389/fendo.2017.00261.
123 Nousheen Zaidi, Ines Royaux, Johannes V. Swinnen and Karine Smans. ATP Citrate Lyase Knockdown Induces Growth Arrest and Apoptosis through Different

Cell- and Environment-Dependent Mechanisms. Mol Cancer Ther September 1 2012 (11) (9) 1925–1935; DOI: 10.1158/1535-7163.MTC-12-0095.
124 Ana Filipa Brito et al. New Approach for Treatment of Primary Liver Tumors: The role of Quercetin, Nutrition and Cancer, Volume 68, 2016.
125 Antonina I. Frolova, Kathleen O'Neill, Kelle H. Moley. Dehydroepiandrosterone Inhibits Glucose Flux Through the Pentose Phosphate Pathway in Human and Mouse Endometrial Stromal Cells, Preventing Decidualization and Implantation. Molecular Endocrinology, Volume 25, Issue 8, 1 August 2011, Pages 1444–1455, https://doi.org/10.1210/me.2011-0026.
126 Owen MR, Doran E, Halestrap AP. Evidence that metformin exerts its anti-diabetic effects through inhibition of complex 1 of the mitochondrial respiratory chain. Biochem J. 2000 Jun 15; 348 Pt.3(): 607–14.
127 Pereira CC et al. Mitochondrially targeted effects of berberine on K1735-M2 mouse melanoma cells: Comparison with direct effects on isolated mitochondrial fractions.
128 Cláudia V. Pereira, Nuno G., Machado Paulo, J. Oliveira. Mechanisms of Berberine-induced Mitochondrial Dysfunction: interaction with the Adenine Nucleotide Translocator. Toxicological Sciences, Volume 105, Issue 2, 1 October 2008, Pages 408–41.
129 Lamb, R. et al. Antibiotics that target mitochondria effectively eradicate cancer stem cells, across multiple tumor types: treating cancer like an infectious disease. Oncotarget 6, 4569–4584 (2015).
130 Jihye Yun, Lewis C. Cantley et al. Vitamin C selectivily kills KRAS and BRAF mutant colorectal cancer cells by targeting GAPDH. Science, 2016 Dec 11.
131 Marini C, Bianchi G, Buschiazzo A, et al. Divergent targets of glycolysis and oxidative phosphorylation result in additive effects of Metformin and starvation in colon and breast cancer. Scientific Reports. 2016;6: 19569. doi: 10.1038/srep 19569.
132 Raffaghello L, Lee C, Safdie FM, Wei M, Madia F, Bianchi G, Longo VD. Starvation-dependent differential stress resistance protects normal but not cancer cells against high-dose chemotherapy. Proc Natl Acad Sci. USA, 2008 Jun 17; 105(24): 8215–20.
133 Ben Sahra I, Laurent K, Giuliano S, Larbret F, Ponzio G, Gounon P, Le Marchand-Brustel Y, Giorgetti-Peraldi S, Cormont M, Bertolotto C, et al. Targeting cancer cell metabolism: the combination of metformin and 2-deoxyglucose induces p53-dependent apoptosis in prostate cancer cells. Cancer Res. 2010 Mar 15; 70(6): 2465–75, Epub 2010 Mar 9.
134 Viollet B, Guigas B, Sanz Garcia N, Leclerc J, Foretz M, Andreelli F. Cellular and molecular mechanisms of metformin: an overview. Clinical Science (London, England: 1979). 2012; 122(6): 253–270. doi: 10.1042/CS20110386.
135 Marini C, Salani B, Massollo M, et al. Direct inhibition of hexokinase activity by metformin at least partially impairs glucose metabolism and tumor growth in experimental breast cancer. Cell Cycle. 2013; 12(22): 3490–3499. doi: 10.4161/cc.26461.

136 Currie E, Schulze A, Zechner R, Walther TC, Farese RV. Cellular Fatty Acid Metabolism and Cancer. Cell metabolism, 2013; 18(2): 153–161. doi: 10.1016/j.cmet.2013.05.017.
137 Xia X., Yan J, Shen Y. Berberine improves glucose metabolism in diabetic rats by inhibition of hepatic gluconeogenesis. (2011) PLoS ONE, 6(2), art. No, e 16556.
138 Pandyra, Aleksandra & Z Penn, Linda. (2014) Targeting tumor cell metabolism via the mevalonate pathway: Two hits are better than one. Molecular & Cellular Oncology 1. e969133. 10.4161/23723548.2014.969133.
139 ACLY ist eine Querverbindung zwischen dem Glukosestoffwechsel und dem Fettsäuresynthese-/Mevalonat-Weg, die von SREBP-1 kontrolliert werden. Potenziell gehemmt durch Hydroxyzitrat. Xu-Yu Zu Qing-Hai Zhang, Jiang-Hua Liu et al. ATP Citrate Lyase Inhibitors as Novel Cancer Therapeutic Agents. Recent Patent on Anti-Cancer Drug Discovery. 2012, 7, 154–167.
140 Menendez JA, Lupu R. Fatty acid synthase and the lipogenic phenotype in cancer pathogenesis. Nat Rev Cancer. 2007 Oct 7(10): 763–77.
141 Ford RJ, Fullerton MD, Pinkosky SL. et al. Metformin and salicylate synergistically activate liver AMPK, inhibit Lipogenesis and improve insulin sensivity. The Biochemical Journal. 2015;468(1): 125–132. doi: 10.1042/BJ20150125.
142 Overexpression of fatty acid synthase gene activates HER1/HER2 tyrosine kinase receptors in human breast epithelial cells. [Cell Prolif. 2008]
143 Michael J. Seckl, Allan Hackshaw, et al. Multicenter, Phase III, Randomized, Double-Blind, Placebo-Controlled Trial of Pravastatin Added to First-Line Standard Chemotherapy in Small-Cell Lung Cancer (LUNGSTAR). Journal of Clinical Oncology 2017 DOI: 10.1200/JCO2016.69.7391 Journal of Clinical Oncology 35, no. 14 (May 2017) 1506–1514.
144 Michael J. Seckl, A. Arcaro, et al. Potent inhibition of small-cell lung cancer cell growth by simvastatin reveals selective functions of Ras isoforms in growth factor signaling. Oncogene Volume 25, pp. 877–887 (09 Feb 2006).
145 Liu Y. Fatty acid oxidation is a dominant bioenergetic pathway in prostate cancer. (2006) Prostate Cancer and Prostatic Diseases, 9 (3), pp. 230–234.
146 Camarda R, Zhou Z, Kohnz RA, et al. Inhibition of fatty acid oxidation as a therapy for MYC-overexpressing triple-negative breast cancer. Nature Medicine, 2016;22(4): 427–432. doi: 10.1038/nm.4055.
147 JAK/STAT3-Regulated Fatty Acid β-Oxidation is Critical for Breast Cancer Stem Cell Self-Renewal and Chemoresistance. Wang, Tianyi et al. Cell Metabolism, Volume 27, Issue 1, 136–150.e5.
148 De Francesco EM, Maggiolini M, Tanowitz HB, Sotgia F, Lisanti MP. Targeting hypoxic cancer stem cells (CSCs) with Doxycycline: Implications for optimizing anti-angiogenic therapy. Oncotarget. 2017;8(34): 56126–56142. doi: 10.18632/oncotarget. 18445.
149 Lisa S. Pike, Amy L Smift, Nicole J. Croteau, David A. Ferrick, MinWu. Inhibition of fatty acid oxidation by etomoxir impairs NADPH production and increases reactive oxygen species resulting in ATP depletion and cell death in human glioblastoma cells. Biochimica et Biophysica Acta (BBA) – Bioenergetics Volume 1807, Issue 6, June 2011, Pages 726–734.

150 Sarfstein R, Friedman Y, Attias-Geva Z, Fishman A, Bruchim I, Werner H. Metformin Downregulates the Insulin/IGF-1 Signaling Pathway and Inhibits Different Uterine Serous Carcinoma (USC) Cells Proliferation and Migration in p53-Dependent or Independent Manners. Nadal A, ed. PLoS ONE. 2013;8(4): e61537. doi: 10.1371/journal.pone.0061537.
151 Fontana L., Adelaiye RM, Rastelli AL, et al. Dietary protein restriction inhibits tumor growth in human xenograft models of prostate and breast cancer. Oncotarget. 2013;4(12): 2451–2461.
152 Ming Ming, James Sinnett-Smith, Jia Wang, Heloisa P. Soares, Steven H. Young, Guido Eibl, Enrique Rozengurt. Dose-Dependent AMPK-Dependent and Independent Mechanisms of Berberine and Metformin Inhibition of mTORC1, ERK, DNA-Synthesis and Proliferation in Pancreatic Cancer Cells. PLOS December 10, 2014.
153 Tóth, L; Muszbek, L; Komáromi, I (2013). „Mechanism of the irreversible inhibition of human cyclooxygenase-1 by aspirin as predicted by QM/MM calculations.“ Journal of Molecular Graphics and Modeling. 40: 99–109, doi: 10.1016/j.jmgm.2012.12.013. PMID 23384979.
154 Jean L. Grem and Paul H. Fischer. Augmentation of 5-Fluorouracil Cytotoxicity in Human Colon Cancer Cells by Dipyridamole. Cancer Res July 1 1985 (45) (7) 2967–2972.
155 Weber G, Lui MS, Natsumeda Y, Faderan MA. Salvage capacity of Hepatoma 3924A and action of dipyridamole. Adv Enzyme Regul. 1983;21: 53–69.
156 Chloroquine inhibits lysosomal enyzme pinocytosis and enhances lysosomal enzyme secretion by impairing receptor recycling. The Journal of Cell Biology. 1980;85(3): 839–852.
157 Ellegaard A-M, Dehlendorff C, Vind AC, et al. Repurposing Cationic Amphiphilic Antihistamines for Cancer Treatment. EBioMedicine. 2016;9:130–139. doi: 10.1016/j.ebiom.2016.06-013.
158 Commisso C, et al. Macropinocytosis of protein is an amino acid supply route in Ras-transformed cells. Nature. 2013;497: 633–637.
159 Kamphorst JJ, Nofal M, Commissio C, et al. Human pancreatic cancer tumors are nutrient poor and tumor cells actively scavenge extracellular protein. Cancer Research. 2015;75(3): 544–553. doi: 10.1158/0008-5472.CAN-14-2211.
160 Inhibition of autophagy with chloroquine is effective in melanoma. Egger M.E., Huang J.S., Yin W., McMasters K.M., McNally L.R. (2013) Journal of Surgical Research, 184 (1), pp. 274–281.
161 Ahmed M.A. Elsakka, Mohamed Abdel Bary, Eman Abdelzaher, Mostafa Elnaggar, Miriam Kalamian, Purna Mukherjee, Thomas N. Seyfried. Management of Glioblastoma Multiforme in a Patient Treated With Ketogenic Metabolic Therapy and Modified Standard of Care: A 24-Month Follow-Up. Front. Nutr. 29 March 2018.
162 Zou Y, Ling Y-H, Siron J, Schwartz EL, Perez-Soler R, Poperdi B. The Autophagy inhibitor chloroquine overcomes the innate resistance to erlotinib of non-small cell lung cancer with wild-type EGFR. Journal of thoracic oncology: official pu-

blication of the International Association for the Study of Lung Cancer. 2013;8(6): 10.1097/JTO0b013e31828c7210. doi: 10.1097/JTO0b013e31828c7210.
163 L. Masuelli, M. Granato, M. Benvenuto, R. Mattera, R. Bernardini, M. Mattei, G. d'Amati, G. D'Orazi, A. Faggioni, R. Bei, M. Cirone. Chloroquine supplementation increases the cytotoxic effect of curcumin against HER2/neu overexpressing breast cancer cells in vitro and in vivo in nude mice while counteracts it in immune competent mice. Oncoimmunology. 2017; 6(11): e1356151. Published online 2017 Jul 31. doi: 10.1080/2162402X2017.1356151.
164 George N. Tzanakakis, M.D., Kailash, C. Agarwal, PhD, Michael P. Vezeridis, M.D. Prevention of human pancreatic cancer cell-induced hepatic metastasis in nude mice by dipyridamole and its analog RA-233. Cancer Volume 71, Issue 8, 15 April 1993, Pages 2466–2471.
165 Stefano Tiziani et al. Combinatorial treatment with natural compounds in prostate cancer inhibits prostate tumor growth and leads to key modulation of cancer cell metabolism. Precision Oncology volume 1, Article number: 18(2017).
166 Ein 60 Jahre altes Medikament enthält eventuell Hinweise zur Verhinderung der Metastasierung von Brustkrebs. https://www.forbes.com/sites/victoriaforster/2018/02/07/sixty-year-old-drug-may-hold-the-key-to-stopping-spread-of-breast-cancer/#7355a0d2423e

Kapitel 23

167 Moon-MooKimaSe-KwonKimab Chitooligosaccharides inhibit activation and expression of matrix metalloproteinase-2 in human dermal fibroblasts. FEBS Letters.
168 Pinto, Laine & Soares, Bruno & Pinheiro João & J Riggins, Gregory & Assumpcao, Paulo & Burbano, Rommel & Carvalho Montenegro, Rahel. (2015). The anthelmintic drug mebendazole inhibits growth, migration and invasion in gastric cancer cell model. Toxicology in vitro: an international journal published in association with BIBRA. 29. 10.1016//j.tiv.2015.08.007.
169 Pantziarka P, Bouche G, Sukhatme V, Meheus L, Rooman I, Sukhatme VP. Repurposing Drugs in Oncology (ReDo) – Propranolol as an anti-cancer agent. ecancermedicalscience. 2016;10.680. doi: 10.3332/ecancer.2016.680.
170 Da ist es! Deshalb hilft Cannabis bei Krebs.
171 Pohlig F(1), et al. Glucosamine sulfate suppresses the expression of matrix metalloproteinase-3 in osteosarcoma cells in vitro. BMC Complement Altern Med. 2016 Aug 25;16(1): 313.
172 Massaro M (1) et al. Dipyridamole decreases inflammatory metalloproteinase-9 expression and release by human monocytes. Thromb Haemost. 2013 Feb; 109(2): 280–9.
173 Zhang C, Gong W, Liu H, Guo Z., Ge S. Inhibition of matrix metalloproteinase-9 with low-dose doxycyclin reduces acute lung injury induced by cardiopulmonary bypass. International Journal of Clinical and Experimental Medicine. 2014;7(12): 4975–4982.
174 Guo K, et al. Norepinephrine-induced invasion by pancreatic cancer cells is inhibited by propranolol. Oncol Rep. 2009;22(4):825–30.

175 X. Zhang, Z. Wang, Y. Zhang, Q. Jia, L. Wu, and W. Zhang. „Impact of acetylsalicylic acid on tumor angiogenesis and lymphangiogenesis through inhibition of VEGF signaling in murine sarcoma model.“ Oncology Reports, vol. 29, no 5, Seiten 1907–1913, 2013

176 Takehara K, Igarashi A, Ishibashi Y. Dipyridamole Specifically Decreases Platelet-Derived Growth Factor Release from Platelets. Pharmacology 1990;40: 150–156.

177 Tun-Jun Tsai et al. Dipyridamole inhibits TGFβ-induced collagen gene expression in human peritoneal mesothelial cells. Kidney International Volume 60, Issue 4, October 2001, Pages 1249–1257.

Kapitel 24

178 Quatromoni JG, Eruslanov E. Tumor-associated macrophages: function, phenotype, and link to prognosis in human lung cancer. American Journal of Translational Research. 2012;4 (4): 376–389.

179 Die folgenden Artikel weisen alle auf die Bedeutung des richtigen bakteriellen Gleichgewichts im Darm hin. Während viele Patienten den Schwerpunkt auf die Steigerung der Laktobazillen mit fermentierten Nahrungsmitteln legen, ist es eventuell wichtiger, die Menge an Bifidobakterien zu erhöhen.
Immunotherapy. Could microbial therapy boost cancer immunotherapy? [Science. 2015]
Tumor immunology: Intestinal bacteria are in command. [Nat Rev Immunol. 2016].
Immunotherapy Not Working? Check Your Microbiota. [Caner Cell. 2015].

Kapitel 25

180 Sasaki J, Rameshi R, Chada S, Gomyo Y, Roth JA, Mukhopadhyay T. The anthelmintic drug mebendazole induces mitotic arrest and apoptosis by depolymerizing tubulin in non-small cell lung cancer cells. Mol Cancer Ther 2002;1: 1201–9.

181 Doudican NA, Pennell R, Byron S, Pollock P, Liebes L. Osman I, et al. Mebendazole in the treatment of melanoma: The role of Bcl-2 in predicting response and enhancing efficacy. Presented at the 2010 American Society of Clinical Oncology Annual Meeting. Chicago, IL, USA.

182 Yu Z, Zhao G, Li P, et al. Temozolomide in combination with metformin act synergistically to inhibit proliferation and expansion of glioma stem-like cells. Oncology Letters, 2016;11(4): 2792–2800. doi: 10.3892/ol.2016.4315.

183 Zhang, RX et al. 1990. Laboratory studies of berberine used alone and in combination with 1,3-bis(2-chloroethyl)-1-nitrosourea to treat malignant brain tumors. Chin Med J (Engl). 1990 Aug; 103(8):658–65.

184 Gregory Riggins von der Johns Hopkins Universität leistet hervorragende Arbeit bei der Erforschung von Mebendazol bei Krebserkankungen von Kindern. Es gibt nur wenig Forschungsgelder und Unterstützung, was angesichts des Potenzials traurig ist. Gregory ist einer meiner Helden.

185 University of Iowa: „Combining NSAIDs With Chemotherapy, Radiation May Improve Cancer Treatment.“ ScienceDaily. ScienceDaily, 18 May 2007. <www.sciencedaily.com/releases/2007/05/070517101745.htm>.
186 Ganswindt U, Budach W. Jendrossek V, Becker G, Bamberg M, Belka C. Combination of celecoxib with percutaneous radiotherapy in patients with localised prostate cancer – a phase I study. Radiation Oncology (London, England). 2006;1: 9. doi: 10.1186/1748-717X-1-9.
187 Miki Tongu, Nanae Harashima, Hiroyuki Monma, Touko Inao, Takaya Yamada, Hideyuki Kawauchi, Mamoru Harada. Metronomic chemotherapy with low-dose cyclophosphamide plus gemcitabine can induce anti-tumor T cell immunity in vivo. Cancer Immunol Immunother (2013) 62: 383–391
188 Cao Z-Y, Liu Z, Bi M-H, et al. Metformin induces apoptosis via a mitochondria-mediated pathway in human breast cancer cells in vitro. Experimental and Therapeutic Medicine 2016;11(5): 1700–1706. doi: 10.3892/etm.2016.3143.
189 Doudican NA, Pennell R, Byron S, Pollock P, Liebes L, Osman I., et al. Mebendazole in the treatment of melanoma: The role of Bcl-2 in predicting response and enhancing efficacy. Presented at the 2010 American Society of Clinical Oncology Annual Meeting, Chicago, IL, USA.
190 De Francesco EM, Bonuccelli G, Maggiolini M, Sorgia F, Lisanti MP. Vitamin C and Doxycyclin: A synthetic lethal combination therapy targeting metabolic flexibility in cancer stem cells (CSCs). Oncotarget. 2017;8(40): 67269–67286. doi: 10.18632/oncotarget.18428.
191 Nielsen TK, Højgaard M. Andresen JT, et al. Weekly ascorbic acid infusion in castration-resistent prostate cancer patients: a single-arm phase II trial Translational Andrology and Urology. 2017;6(3):517–528. doi: 10.21037/tau.2017.04.42.
192 Sae-Io-oomLee, A-RangSonabJiyeonAhn, Jie-YoungSong. Niclosamide enhances ROS-mediated cell death through c-Jun activation. Biomedicine & Pharmacotherapy, Volume 68, Issue 5, June 2014, Pages 619–624. Kai Yu et al. Niclosamide induces apoptosis through mitochondrial intrinsic pathway and inhibits migration and invasion in human thyroid cancer in vitro. Biomedicine & Pharmacotherapy. Volume 92, 2017, pp. 403–41.
193 An-Shi Wang, Yan Xu, Xiao-Hong Zang, et al. Sulforaphane protects MLE-12 lung epithelial cells against oxidative damage caused by ambient air particulate matter. Food and Function issue 12, 2017.
194 Arnab Ganguli, Diptiman Choudhury, Satabdi Datta, Surela Bhattacharya, Gopal Chakrabarti. Inhibition of autophagy by chloroquine potentiates synergistically anti-cancer property of Artemisinin by promoting ROS dependent apoptosis. Biochemie 19th July 2014.
195 Chapman-Shimshoni D, Yuklea M, Radnay J, Shapiro H, Lishner M. Simvastatin induces apoptosis of B-CLL cells by activation of mitochondrial caspase 9. Exp Hematol. 2003 Sep; 31(9): 779–83.
196 Oxidative Stress-mediated Apoptosis: The anticancer effect of the sesquiterpene lactobe parthenolide. The Journal of Biological Chemistry 277, 38964. October 11, 2002.

197 Lo M, Ling V, Low C, Wang YZ, Gout PW. Potential use of the anti-inflammatory drug sulfasalazin, for targeted therapy of pancreatic cancer. Current Oncology 2010;17(3): 9–16.
198 Kazuhito Sasaki, Nelson H Tsuno, Eiji Sunami, et al. Chloroquine potentiates the anti-cancer effect of 5-fluorouracil on colon cancer cells. BMC Cancer, 2010, Volume 10, Number 1, Page 1.
199 Ahmed M.A. Elsakka1, Mohamed Abdel Bary2, Eman Abdelzaher3, Mostafa Enaggar4, Miriam Kalamian5, Purna Makherjee6 and Thomas N. Seyfried6. Management of Glioblastoma Multiforme in a Patient Treated With Ketogenic Metabolic Therapy and Modified Standard Care: A 24-Months Follow-Up. Front Nutr., 29 March 2018.
200 Tomoyuki Mashimo et al. Acetate Is a Bioenergetic Substrate for Human Glioblastoma and Brain Metastases. Cell, Volume 159, Issue 7, 18 December 2014, Pages 1603–1614.
201 Schug ZT, Peck B, Jones DT, et al. Acetyl-CoA-Synthetase 2 Promotes Acetate Utilization and Maintains Cancer Cell Growth under Metabolic Stress. Cancer Cell. 2015;27(1):57–71. doi: 10.1016/j.ccell.2014.12.002.
202 Tzu-Yu Lin, Yu-Wan Lin, Cheng-Wei Lu, Shu-Kuei Huang, Su-Jane Wang. Berberine Inhibits the Release of Glutamate in Nerve Terminals from Rat Cerebral Cortex.
203 Di Biase, Stefano et al. Fasting-Mimicking Diet Reduces HO-1 to Promote T-Cell-Mediated Tumor Cyctotoxicity. Cancer Cell, Volume 30. Issue 1, 136–146.
204 Wang A, Aragaki AK, Tang JY, et al. Statin use and all-cancer mortality: Prospective results form the Women's Health Initiative. Presented at the 2015 American Society of Clinical Oncology Annual Meeting, Chicago, IL, USA, 29 May – 2 June 2015.

Zusammenfassung

205 Camarda R, Zhou Z, Kohnz RA, et al. Inhibition of fatty acid oxidation as a therapy for MYC-overexpressing triple-negative breast cancer. Nature Medicine. 2016;22(4): 427–432- doi: 10.1038/nm.4055.
206 Subhamoy Dasgupta et al. Metabolic enzyme PFKFB4 activates transcriptional coactivator SRC-3 to drive breast cancer. Nature 03 April 2018.
207 Kang H-B, Fan J, Lin R, et al. Metabolic rewiring by oncogenic BRAF V600E links ketogenesis pathway to BRAF-Mek1 signaling. Molecular cell. 2015; 59(3): 345–358. doi: 10.1016/j.molcel.2015.05.037.
208 Bos JL (1989) Ras oncogenes in human cancer: a review. Cancer Res49: 4682–4689.
209 Gut bacteria can dramatically amplify cancer immunotherapy. UChicago News, Nov 6th 2015.
210 Kroschinsky F, Stölzel F, von Bonin S, et al. New drugs, new toxicities: severe side effects of modern targeted and immunotherapy of cancer and their management. Critical Care. 2017, 21:89. doi: 10.1186/s13054-017-1678-1.
211 Professor Ben Williams heilte seinen Hirntumor und setzte dabei Tamoxifen als Teil seiner Mischung ein (es ist auch ein IGF-1-Hemmer). Tamoxifen kann durch

das Hochsteuern der glykolytischen Wege irgendwann Endometriumkrebs verursachen, doch Professor Williams hat kein Endometrium. Diese glykolytischen Wege können auf andere Weisen blockiert werden, damit diese Verschiebung verhindert wird, zum Beispiel durch den Einsatz von Berberin und Metformin.

Nützliche Quellen und weiterführende Literatur

Zusammengestellt von der George Yu Foundation for Nutrition and Health und der Reichhart family, weltweite Experten im Krebsstoffwechsel, die in Baltimore zum *Tripping Over the Truth Retreat* (2017) zusammenkamen. Ihre Reden stehen nun online. Sprecher sind Dr George Yu, Jane McLelland, Travis Christofferson, Professor Thomas Seyfried, Young Hee Ko Ph.D., Dr. Gregory Riggins, Dr. Akbar Khan, Dr. Nasha Winters, Miriam Kalamian, Dr. Laurent Schwartz und viele andere.

Schaue unter *www.howtostarvecancer.com* oder *YuFoundation.org* für mehr Informationen.

Diskussionen und Interpretationen von Fachartikeln, die Medikamente und Nahrungsergänzungen betreffen, die in diesem Buch erwähnt werden, findest du in meiner Facebook Gruppe und auf meiner Webseite *www.howtostarvecancer.com*.

Folgende Literaturangaben wurden von der Webseite der Care Oncology Clinic genommen:

1 Hanahan D, Weinberg RA. The hallmarks of cancer. Cell 100(1), 57–70 (2000). Crossref, Medline, CAS

2 Hanahan D, Weinberg RA. Hallmarks of cancer: the next generation. Cell 144(5), 646–674 (2011). Crossref, Medline, CAS

3 Warburg O, Wind F, Negelein E. The metabolism of tumors in the body. J. Gen. Physiol. 8, 519–530 (1927). Crossref, Medline, CAS

4 Warburg O. On the origin of cancer cells. Science 123(3191), 309314 (1956). Crossref, Medline, CAS

5 De Berardinis RJ, Chandel NS. Fundamentals of cancer metabolism. Sci. Adv. 2(5), e1600200 (2016). Crossref, Medline

6 Vander Heiden MG, Cantley LC, Thompson CB. Understanding the Warburg effect: the metabolic requirements of cell proliferation. Science324(5930), 1029–1033 (2009). Crossref, Medline, CAS

7 Koppenol WH, Bounds PL, Dang CV. Otto Warburg's contributions to current concepts of cancer metabolism. Nat. Rev. Cancer 11(5), 325–337 (2011). Crossref, Medline, CAS
8 Pearce EL. Metabolism in T cell activation and differentiation. Curr. Opin. Immunol. 22(3), 314–320 (2010). Crossref, Medline, CAS
9 Pearce EL, Poffenberger MC, Chang CH, Jones RG. Fueling immunity: insights into metabolism and lymphocyte function. Science 342(6155), 1242454 (2013). Crossref, Medline
10 Rathmell JC. Metabolism and autophagy in the immune system: immunometabolism comes of age. Immunol. Rev. 249(1), 5–13 (2012). Crossref, Medline, CAS
11 Le A, Lane AN, Hamaker M *et al.* Glucose-independent glutamine metabolism via TCA cycling for proliferation and survival in B cells. Cell Metab. 15(1), 110–121 (2012). Crossref, Medline, CAS
12 Fan J, Kamphorst JJ, Mathew R *et al.* Glutamine-driven oxidative phosphorylation is a major ATP source in transformed mammalian cells in both normoxia and hypoxia. Mol. Syst. Biol. 9(1), 712 (2013). Crossref, Medline, CAS
13 Krebs HA. Metabolism of amino-acids. Biochem. J. 29(8), 19511969 (1935). Crossref, Medline, CAS
14 Geddes WF, Hunter A. Observations upon the enzyme asparaginase. J. Biol. Chem. 77(1), 197–229 (1928). CAS
15 Greenstein JP, Price VE. α-Keto acid-activated glutaminase and asparaginase. J. Biol. Chem. 178(2), 695–705 (1949). Medline, CAS
16 Greenstein JP, Leuthardt FM. Effect of added phosphate on glutamine desamidation in tumors. J. Natl Cancer Inst. 8(4), 161162 (1948). Medline, CAS
17 Svenneby G, Torgner IA, Kvamme E. Purification of phosphatedependent pig brain glutaminase. J. Neurochem. 20(4), 1217–1224 (1973). Crossref, Medline, CAS
18 Curthoys NP, Kuhlenschmidt T, Godfrey SS. Regulation of renal ammoniagenesis. Arch. Biochem. Biophys. 174(1), 82–89 (1976). Crossref, Medline, CAS
19 Haser WG, Shapiro RA, Curthoys NP. Comparison of the phosphate-dependent glutaminase obtained from rat brain and kidney. Biochem. J. 229(2), 399–408 (1985). Crossref, Medline, CAS
20 Chiu JF, Boeker EA. Cow brain glutaminase: partial purification and mechanism of action. Arch. Biochem. Biophys. 196(2), 493–500 (1979). Crossref, Medline, CAS
21 Archibald RM. Preparation and assay of glutaminase for glutamine determinations. J. Biol. Chem. 154(3), 657–667 (1944). CAS
22 Heini HG, Gebhardt R, Brecht A, Mecke D. Purification and characterization of rat liver glutaminase. Eur. J. Biochem. 162(3), 541–546 (1987). Crossref, Medline, CAS
23 Smith EM, Watford M. Rat hepatic glutaminase: purification and immunochemical characterization. Arch. Biochem. Biophys. 260(2), 740–751 (1988). Crossref, Medline, CAS
24 Nagase T, Ishikawa K, Suyama M *et al.* Prediction of the coding sequences of unidentified human genes. XII. The complete sequences of 100 new cDNA clones from brain which code for large proteins in vitro. DNA Res. 5(6), 355–364 (1998). Crossref, Medline, CAS

25 Elgadi KM, Meguid RA, Qian M, Souba WW, Abcouwer SF. Cloning and analysis of unique human glutaminase isoforms generated by tissue-specific alternative splicing. Physiol. Genomics1(2), 51–62 (1999). Medline, CAS
26 Porter LD, Ibrahim H, Taylor L, Curthoys NP. Complexity and species variation of the kidney-type glutaminase gene. Physiol. Genomics 9(3), 157–166 (2002). Crossref, Medline, CAS
27 Sammeth M, Foissac S, Guigó R. A general definition and nomenclature for alternative splicing events. PLoS Comput. Biol. 4(8), e1000147 (2008). Crossref, Medline
28 Brosnan JT, Ewart HS, Squires SA. Hormonal control of hepatic glutaminase. Adv. Enzyme Regul. 35, 131–146 (1995). Crossref, Medline, CAS
29 Kalra J, Brosnan JT. The subcellular localization of glutaminase isoenzymes in rat kidney cortex. J. Biol. Chem. 249(10), 3255–3260 (1974). Medline, CAS
30 Aledo JC, de Pedro E, Gomez-Fabre PM, Nunez de Castro I, Marquez J. Submitochondrial localization and membrane topography of Ehrlich ascitic tumour cell glutaminase. Biochim. Biophys. Acta 1323(2), 173–184 (1997). Crossref, Medline, CAS
31 Cassago A, Ferreira APS, Ferreira IM *et al.* Mitochondrial localization and structure-based phosphate activation mechanism of Glutaminase C with implications for cancer metabolism. Proc. Natl Acad. Sci. USA 109(4), 1092–1097 (2012). Crossref, Medline, CAS
32 Kvamme E, Torgner IA, Roberg B. Kinetics and localization of brain phosphate activated glutaminase. J. Neurosci. Res. 66(5), 951–958 (2001). Crossref, Medline, CAS
33 Shapiro RA, Haser WG, Curthoys NP. The orientation of phosphate-dependent glutaminase on the inner membrane of rat renal mitochondria. Arch. Biochem. Biophys. 243(1), 1–7 (1985). Crossref, Medline, CAS
34 Olalla L, Gutiérrez A, Campos JA *et al.* Nuclear localization of L-type glutaminase in mammalian brain. J. Biol. Chem. 277(41), 38939–38944 (2002). Crossref, Medline, CAS
35 Shen HB, Chou KC. A top-down approach to enhance the power of predicting human protein subcellular localization: HummPLoc 2. 0. Anal. Biochem. 394(2), 269–274 (2009). Crossref, Medline, CAS
36 Emanuelsson O, Nielsen H, Brunak S, von Heijne G. Predicting subcellular localization of proteins based on their N-terminal amino acid sequence. J. Mol. Biol. 300(4), 1005–1016 (2000). Crossref, Medline, CAS
37 Blum T, Briesemeister S, Kohlbacher O. MultiLoc2: integrating phylogeny and gene ontology terms improves subcellular protein localization prediction. BMC Bioinformatics 10(1), 1–11 (2009). Crossref, Medline
38 Mooney C, Wang Y, Pollastri G. SCLpred: protein subcellular localization prediction by N-to-1 neural networks. Bioinformatics 27(20), 2812–2819 (2011). Crossref, Medline, CAS
39 Lin WZ, Fang JA, Xiao X, Chou KC. iLoc-Animal: a multi-label learning classifier for predicting subcellular localization of animal proteins. Mol. Biosyst. 9(4), 634–644 (2013). Crossref, Medline, CAS

40 Shapiro RA, Farrell L, Srinivasan M, Curthoys NP. Isolation, characterization, and in vitro expression of a cDNA that encodes the kidney isoenzyme of the mitochondrial glutaminase. J. Biol. Chem. 266(28), 18792–18796 (1991). Medline, CAS
41 Srinivasan M, Kalousek F, Curthoys NP. In vitro characterization of the mitochondrial processing and the potential function of the 68-k Da subunit of renal glutaminase. J. Biol. Chem. 270(3), 1185–1190 (1995). Crossref, Medline, CAS
42 Vaca Jacome AS, Rabilloud T, Schaeffer-Reiss C *et al.* N-terminome analysis of the human mitochondrial proteome. Proteomics 15(14), 2519–2524 (2015). Crossref, Medline, CAS
43 Chung-Bok MI, Vincent N, Jhala U, Watford M. Rat hepatic glutaminase: identification of the full coding sequence and characterization of a functional promoter. Biochem. J. 324(1), 193–200 (1997). Crossref, Medline, CAS
44 Gómez-Fabre PM, Aledo JC, Del Castillo-Olivares A *et al.* Molecular cloning, sequencing and expression studies of the human breast cancer cell glutaminase. Biochem. J. 345(2), 365–375 (2000). Crossref, Medline, CAS
45 Campos-Sandoval JA, López de la Oliva AR, Lobo C *et al.* Expression of functional human glutaminase in baculovirus system: affinity purification, kinetic and molecular characterization. Int. J. Biochem. Cell Biol. 39(4), 765–773 (2007). Crossref, Medline, CAS
46 de la Rosa V, Campos-Sandoval JA, Martín-Rufián M *et al.* A novel glutaminase isoform in mammalian tissues. Neurochem. Int. 55(1–3), 76–84 (2009). Crossref, Medline, CAS
47 Martín-Rufián M, Tosina M, Campos-Sandoval JA *et al.* Mammalian glutaminase Gls2 gene encodes two functional alternative transcripts by a surrogate promoter usage mechanism. PLoS ONE 7(6), e38380 (2012). Crossref, Medline, CAS
48 Ota T, Suzuki Y, Nishikawa T *et al.* Complete sequencing and characterization of 21, 243 full-length human cDNAs. Nat. Genet. 36(1), 40–45 (2004). Crossref, Medline
49 Häussinger D, Gerok W, Sies H. Regulation of flux through glutaminase and glutamine synthetase in isolated perfused rat liver. Biochim. Biophys. Acta 755(2), 272–278 (1983). Crossref, Medline, CAS
50 Meijer AJ. Channeling of ammonia from glutaminase to carbamoylphosphate synthetase in liver mitochondria. FEBS Lett. 191(2), 249–251 (1985). Crossref, Medline, CAS
51 McGivan JD, Lacey JH, Joseph SK. Localization and some properties of phosphate-dependent glutaminase in disrupted liver mitochondria. Biochem. J. 192(2), 537–542 (1980). Crossref, Medline, CAS
52 Although the compounds may have substantial off-targets, the natural products investigated in this manuscript by Lee and coworkers remain the only small molecules so far reported to have potent selectivity for liver-type glutaminase over kidney-type glutaminase.
Lee YZ, Yang CW, Chang HY *et al.* Discovery of selective inhibitors of glutaminase-2, which inhibit mTORC1, activate autophagy and inhibit proliferation in cancer cells. Oncotarget 5(15), 6087–6101 (2014). Crossref, Medline

53 Curthoys NP, Watford M. Regulation of glutaminase activity and glutamine metabolism. Annu. Rev. Nutr. 15, 133–159 (1995). Crossref, Medline, CAS
54 A number of key structural features of GLS are described which significantly impact its catalytic activities. Li Y, Erickson JW, Stalnecker CA *et al.* Mechanistic basis of glutaminase activation: a key enzyme that promotes glutamine metabolism in cancer cells. J. Biol. Chem. 291(40), 20900–20910 (2016). Crossref, Medline, CAS
55 The initial discovery of 968 by Wang *et al.* introduced one of two important inhibitors to the field. Wang JB, Erickson JW, Fuji R *et al.* Targeting mitochondrial glutaminase activity inhibits oncogenic transformation. Cancer Cell 18(3), 207–219 (2010). Crossref, Medline, CAS
56 Hu W, Zhang C, Wu R, Sun Y, Levine A, Feng Z. Glutaminase 2, a novel p53 target gene regulating energy metabolism and antioxidant function. Proc. Natl Acad. Sci. USA 107(16), 7455–7460 (2010). Crossref, Medline, CAS
57 Ramachandran S, Pan CQ, Zimmermann SC *et al.* Structural basis for exploring the allosteric inhibition of human kidney type glutaminase. Oncotarget 7(36), 57943–57954 (2016). Medline
58 McDermott *et al.* designed heterocyclic derivatives of bis-2-(5phenylacetamido-1, 2, 4-thiadiazol-2-yl)ethyl sulfide (BPTES) with superior pharmacological properties relative to CB-839. This is the only current nonpatent publication describing a large number of such compounds.
McDermott LA, Iyer P, Vernetti L *et al.* Design and evaluation of novel glutaminase inhibitors. Bioorganic Med. Chem. 24(8), 1819–1839 (2016). Crossref, Medline, CAS
59 Thangavelu K, Chong QY, Low BC, Sivaraman J. Structural basis for the active site inhibition mechanism of human kidneytype glutaminase (KGA). Sci. Rep. 4, 3827 (2014). Crossref, Medline, CAS
60 Ferreira AP, Cassago A, Goncalves K de A *et al.* Active glutaminase C self-assembles into a supratetrameric oligomer that can be disrupted by an allosteric inhibitor. J. Biol. Chem. 288(39), 2800928020 (2013). Crossref, Medline, CAS
61 Thangavelu K, Pan CQ, Karlberg T *et al.* Structural basis for the allosteric inhibitory mechanism of human kidney-type glutaminase (KGA) and its regulation by Raf-Mek-Erk signaling in cancer cell metabolism. Proc. Natl Acad. Sci. USA 109(20), 7705–7710 (2012). Crossref, Medline, CAS
62 DeLaBarre B, Gross S, Fang C *et al.* Full-length human glutaminase in complex with an allosteric inhibitor. Biochemistry 50(50), 10764–10770 (2011). Crossref, Medline, CAS
63 Patel M, McGivan JD. Partial purification and properties of rat liver glutaminase. Biochem. J. 220(2), 583–590 (1984). Crossref, Medline, CAS
64 Møller M, Nielsen SS, Ramachandran S *et al.* Small angle x-ray scattering studies of mitochondrial glutaminase C reveal extended flexible regions, and link oligomeric state with enzyme activity. PLoS ONE 8(9), e74783 (2013). Crossref, Medline
65 Katt WP, Cerione RA. Glutaminase regulation in cancer cells: a druggable chain of events. Drug Discov. Today. 19(4), 450–457 (2014). Crossref, Medline, CAS

66 Lukey MJ, Wilson KF, Cerione RA. Therapeutic strategies impacting cancer cell glutamine metabolism. Future Med. Chem. 5(14), 1685–1700 (2013). Link, CAS
67 DeBerardinis RJ, Cheng T. Q's next: the diverse functions of glutamine in metabolism, cell biology and cancer. Oncogene 29(3), 313–324 (2010). Crossref, Medline, CAS
68 Tennant DA, Duran RV, Gottlieb E. Targeting metabolic transformation for cancer therapy. Nat. Rev. Cancer 10(4), 267–277 (2010). Crossref, Medline, CAS
69 Cairns RA, Harris IS, Mak TW. Regulation of cancer cell metabolism. Nat. Rev. Cancer 11(2), 85–95 (2011). Crossref, Medline, CAS
70 Hensley CT, Wasti AT, DeBerardinis RJ. Glutamine and cancer: cell biology, physiology, and clinical opportunities. J. Clin. Invest. 123(9), 3678–3684 (2013). Crossref, Medline, CAS
71 Erickson JW, Cerione RA. Glutaminase: a hot spot for regulation of cancer cell metabolism? Oncotarget 1(8), 734–740 (2010). Crossref, Medline
72 Cline MS, Craft B, Swatloski T *et al.* Exploring TCGA pan-cancer data at the UCSC Cancer Genomics Browser. Sci. Rep. 3, 2652 (2013). Crossref, Medline
73 Cancer Genome Atlas Research Network, Weinstein JN, Collisson EA *et al.* The cancer genome atlas pan-cancer analysis project. Nat. Genet. 45(10), 1113–1120 (2013). Crossref, Medline
74 Seltzer MJ, Bennett BD, Joshi AD *et al.* Inhibition of glutaminase preferentially slows growth of glioma cells with mutant IDH1. Cancer Res. 70(22), 8981–8987 (2010). Crossref, Medline, CAS
75 Emadi A, Jun SA, Tsukamoto T, Fathi AT, Minden MD, Dang CV. Inhibition of glutaminase selectively suppresses the growth of primary acute myeloid leukemia cells with IDH mutations. Exp. Hematol. 42(4), 247–251 (2014). Crossref, Medline, CAS
76 Willems L, Jacque N, Jacquel A *et al.* Inhibiting glutamine uptake represents an attractive new strategy for treating acute myeloid leukemia. Blood 122(20), 3521–3532 (2013). Crossref, Medline, CAS
77 Katt WP, Ramachandran S, Erickson JW, Cerione RA. Dibenzophenanthridines as inhibitors of glutaminase C and cancer cell proliferation. Mol. Cancer Ther. 11(6), 1269–1278 (2012). Crossref, Medline, CAS
78 Introduces CB-839, a potent BPTES derivative currently considered to be the best-in-class molecule for inhibiting GLS. Gross MI, Demo SD, Dennison JB *et al.* Antitumor activity of the glutaminase inhibitor CB-839 in triple-negative breast cancer. Mol. Cancer Ther. 13(4), 890–901 (2014). Crossref, Medline, CAS
79 Huang F, Zhang Q, Ma H, Lv Q, Zhang T. Expression of glutaminase is upregulated in colorectal cancer and of clinical significance. Int. J. Clin. Exp. Pathol. 7(3), 1093–1100 (2014). Medline
80 Gameiro PA, Yang J, Metelo AM *et al.* In vivo HIF-mediated reductive carboxylation is regulated by citrate levels and sensitizes VHL-deficient cells to glutamine deprivation. Cell Metab. 17(3), 372–385 (2013). Crossref, Medline, CAS
81 Shroff EH, Eberlin LS, Dang VM *et al.* MYC oncogene overexpression drives renal cell carcinoma in a mouse model through glutamine metabolism. Proc. Natl Acad. Sci. USA 112(21), 6539–6544 (2015). Crossref, Medline, CAS

82 van den Heuvel AP, Jing J, Wooster RF, Bachman KE. Analysis of glutamine dependency in non-small cell lung cancer. Cancer Biol. Ther. 13(12), 1185–1194 (2012). Crossref, Medline, CAS
83 Hernandez-Davies JE, Tran TQ, Reid MA *et al.* Vemurafenib resistance reprograms melanoma cells towards glutamine dependence. J. Transl. Med. 13(1), 1–11 (2015). Crossref, Medline, CAS
84 Roy S, Maity P. Modulation of metastatic potential of B16F10 melanoma cells by acivicin: synergistic action of glutaminase and potentiation of cisplatin cytotoxicity. Asian Pacific J. Cancer Prev. 8(2), 301–306 (2007). Medline
85 Son J, Lyssiotis CA, Ying H *et al.* Glutamine supports pancreatic cancer growth through a KRAS-regulated metabolic pathway. Nature496(7443), 101–105 (2013). Crossref, Medline, CAS
86 Cheng T, Sudderth J, Yang C *et al.* Pyruvate carboxylase is required for glutamine-independent growth of tumor cells. Proc. Natl Acad. Sci. USA108(21), 8674–8679 (2011). Crossref, Medline, CAS
87 Lu W, Pelicano H, Huang P. Cancer metabolism: is glutamine sweeter than glucose? Cancer Cell 18(3), 199–200 (2010). Crossref, Medline, CAS
88 Yudkoff M, Pleasure D, Cregar L *et al.* Glutathione turnover in cultured astrocytes: studies with [15N]glutamate.J. Neurochem. 55(1), 137–145 (1990). Crossref, Medline, CAS
89 Shanware NP, Mullen AR, DeBerardinis RJ, Abraham RT. Glutamine: pleiotropic roles in tumor growth and stress resistance. J. Mol. Med. 89(3), 229–236 (2011). Crossref, Medline, CAS
90 Gao P, Tchernyshyov I, Chang TC *et al.* c-Myc suppression of miR-23a/b enhances mitochondrial glutaminase expression and glutamine metabolism. Nature 458(7239), 762–765 (2009). Crossref, Medline, CAS
91 Martín-Rufián M, Nascimento-Gomes R, Higuero A *et al.* Both GLS silencing and GLS2 overexpression synergize with oxidative stress against proliferation of glioma cells. J. Mol. Med. 92(3), 277–290 (2014). Crossref, Medline, CAS
92 Antonyak MA, Wilson KF, Cerione RA. R(h)oads to microvesicles. Small GTPases 3(4), 219–224 (2013). Crossref
93 Santana SM, Antonyak MA, Cerione RA, Kirby BJ. Cancerous epithelial cell lines shed extracellular vesicles with a bimodal size distribution that is sensitive to glutamine inhibition. Phys. Biol. 11(6), 65001 (2014). Crossref
94 Gaglio D, Metallo CM, Gameiro PA *et al.* Oncogenic K-Ras decouples glucose and glutamine metabolism to support cancer cell growth. Mol. Sys. Biol. 7(1), 1–15 (2011).
95 Weinberg F, Hamanaka R, Wheaton WW *et al.* Mitochondrial metabolism and ROS generation are essential for Kras-mediated tumorigenicity. Proc. Natl Acad. Sci. USA 107(19), 87889–8793 (2010). Crossref
96 Davidson SM, Papagiannakopoulos T, Olenchock BA *et al.* Environment impacts the metabolic dependencies of Ras-driven non-small cell lung cancer. Cell Metab. 23(3), 517–528 (2016). Crossref, Medline, CAS
97 Hensley CT, Faubert B, Yuan Q *et al.* Metabolic heterogeneity in human lung tumors. Cell 164(4), 681–694 (2016). Crossref, Medline, CAS

98 Laterza OF, Curthoys NP. Effect of acidosis on the properties of the glutaminase mRNA pH-response element binding protein. J. Am. Soc. Nephrol. 11(9), 1583–1588 (2000). Medline, CAS

99 Katt WP, Antonyak MA, Cerione RA. Simultaneously targeting tissue transglutaminase and kidney type glutaminase sensitizes cancer cells to acid toxicity and offers new opportunities for therapeutic intervention. Mol. Pharm. 12(1), 46–55 (2015). Crossref, Medline, CAS

100 Huang W, Choi W, Chen Y *et al.* A proposed role for glutamine in cancer cell growth through acid resistance. Cell Res. 23(5), 724–727 (2013). Crossref, Medline, CAS

101 Wise DR, DeBerardinis RJ, Mancuso A *et al.* Myc regulates a transcriptional program that stimulates mitochondrial glutaminolysis and leads to glutamine addiction. Proc. Natl Acad. Sci. USA105(48), 18782–18787 (2008). Crossref, Medline, CAS

102 Rathore MG, Saumet A, Rossi JF *et al.* The NF-kappa B member p65 controls glutamine metabolism through miR-23a. Int. J. Biochem. Cell Biol. 44(9), 1448–1456 (2012). Crossref, Medline, CAS

103 Reynolds MR, Lane AN, Robertson B *et al.* Control of glutamine metabolism by the tumor suppressor Rb. Oncogene 33(5), 556–566 (2014). Crossref, Medline, CAS

104 McGuirk S, Gravel SP, Deblois G *et al.* PGC-1α supports glutamine metabolism in breast cancer. Cancer Metab. 1(1), 1–11 (2013). Crossref, Medline

105 Lukey MJ, Greene KS, Erickson JW, Wilson KF, Cerione RA. The oncogenic transcription factor c-Jun regulates glutaminase expression and sensitizes cells to glutaminase-targeted therapy. Nat. Commun. 7, 11321 (2016). Crossref, Medline, CAS

106 Sebastián C, Zwaans BM, Silberman DM *et al.* The histone deacetylase SIRT6 is a tumor suppressor that controls cancer metabolism. Cell151(6), 1185–1199 (2012). Crossref, Medline, CAS

107 Polletta L, Vernucci E, Carnevale I *et al.* SIRT5 regulation of ammonia-induced autophagy and mitophagy. Autophagy 11(2), 253–270 (2015). Crossref, Medline

108 Redis RS, Vela LE, Lu W *et al.* Allele-specific reprogramming of cancer metabolism by the long non-coding RNA CCAT2. Mol. Cell. 61(4), 520–534 (2016). Crossref, Medline, CAS

109 Szeliga M, Obara-Michlewska M, Matyja E *et al.* Transfection with liver-type glutaminase cDNA alters gene expression and reduces survival, migration and proliferation of T98G glioma cells. Glia 57(9), 1014–1023 (2009). Crossref, Medline

110 Szeliga M, Zgrzywa A, Obara-Michlewska M, Albrecht J. Transfection of a human glioblastoma cell line with livertype glutaminase (LGA) down-regulates the expression of DNA-repair gene MGMT and sensitizes the cells to alkylating agents. J. Neurochem. 123(3), 428–436 (2012). Crossref, Medline, CAS

111 Xiang L, Xie G, Liu C *et al.* Knock-down of glutaminase 2 expression decreases glutathione, NADH, and sensitizes cervical cancer to ionizing radiation. Biochim. Biophys. Acta 1833(12), 2996–3005 (2013). Crossref, Medline, CAS

112 Suzuki S, Tanaka T, Poyurovsky MV *et al.* Phosphate-activated glutaminase (GLS2), a p53-inducible regulator of glutamine metabolism and reactive oxygen species. Proc. Natl Acad. Sci. USA 107(16), 7461–7466 (2010). Crossref, Medline, CAS
113 Lamonte G, Tang X, Chen JL *et al.* Acidosis induces reprogramming of cellular metabolism to mitigate oxidative stress. Cancer Metab. 1(1), 23 (2013). Crossref, Medline
114 Xiao D, Ren P, Su H *et al.* Myc promotes glutaminolysis in human neuroblastoma through direct activation of glutaminase 2. Oncotarget6(38), 40655–40666 (2015). Medline
115 Wang R, Dillon CP, Shi LZ *et al.* The transcription factor Myc controls metabolic reprogramming upon T lymphocyte activation. Immunity 35(6), 871–882 (2011). Crossref, Medline, CAS
116 Thomas AG, O'Driscoll CM, Bressler J, Kaufmann W, Rojas CJ, Slusher BS. Small molecule glutaminase inhibitors block glutamate release from stimulated microglia. Biochem. Biophys. Res. Commun. 443(1), 32–36 (2014). Crossref, Medline, CAS
117 Pinkus LM. Glutamine binding sites. Methods Enzymol. 46, 414427 (1977). Crossref, Medline, CAS
118 The discovery by Robinson and coworkers of the GLS inhibitor BPTES, which has subsequently been used in numerous preclinical studies. Robinson MM, McBryant SJ, Tsukamoto T *et al.* Novel mechanism of inhibition of rat kidney-type glutaminase by bis-2-(5-phenylacetamido-1, 2, 4-thiadiazol-2-yl)ethyl sulfide (BPTES). Biochem. J. 406(3), 407–414 (2007). Crossref, Medline, CAS
119 Shukla K, Ferraris DV, Thomas AG *et al.* Design, synthesis, and pharmacological evaluation of Bis-2-(5-phenylacetamido-1, 2, 4-thiadiazol-2-yl)ethyl sulfide 3 (BPTES) analogs as glutaminase inhibitors. J. Med. Chem. 55(23), 10551–10563 (2012). Crossref, Medline, CAS
120 Bennett MK, Gross MI, Bromley SD *et al.* WO/2014/089048 (2014).
121 Zimmermann SC, Wolf EF, Luu A *et al.* Allosteric glutaminase inhibitors based on a 1, 4-di(5-amino-1, 3, 4-thiadiazol-2-yl) butane scaffold. ACS Med. Chem. Lett. 7(5), 520–524 (2016). Crossref, Medline, CAS
122 Newcomb R, Newcomb M. US20020115698A1 (2002).
123 Di Francesco ME, Jones P, Heffernan T *et al.* WO2016004404A2 (2016).
124 Di Francesco ME, Heffernan T, Soth MJ *et al.* US20160002248A1 (2016).
125 Di Francesco ME, Jones P, Heffernan T *et al.* WO2016004417A1 (2016).
126 Lemieux RM, Popovici-Muller J, Salituro FG, Saunders JO, Travins J, Yan S. US20140142146A1 54 (2014).
127 Lemieux RM, Popovici-Muller J, Salituro FG, Saunders JO, Travins J, Chen Y. US20140142081A1 (2014).
128 Bhavar PK, Vakkalanka SKVS, Viswanadha S, Swaroop MG, Babu G. WO2015101958A2 (2015).
129 Finlay MRV, Ekwuru CT, Charles MD, Raubo PA, Winter JJG, Nissink JWM. WO2015181539A1 (2015).
130 Cianchetta G, Lemieux RM, Cao S, Ding Y, Ye Z. WO2015143340A1 (2015).

131 Mackinnon AL, Rodriguez ML. WO2016014890A1 (2016).
132 Stalnecker CA, Ulrich SM, Li Y *et al.* Mechanism by which a recently discovered allosteric inhibitor blocks glutamine metabolism in transformed cells. Proc. Natl Acad. Sci. USA112(2), 394–399 (2014). Crossref, Medline
133 Gao M, Monian P, Quadri N, Ramasamy R, Jiang X. Glutaminolysis and transferrin regulate ferroptosis. Mol. Cell 59(2), 298–308 (2016). Crossref

- Cancer as a metabolic disease, Seyfried Nutrition and Metabolism, 2010. Visit Website
- Mitochondria and the evolutionary roots of cancer, Davila Phys Biol, 2013. Visit Website
- Cancer metabolism: current perspectives and future direction, Munoz-Pinedo, Cell Death and Disease 2012. Visit Website

Lipid metabolism

- The Role of Statins in Cancer Therapy, Hindler, The Oncologist, 2006. Visit Website
- Statin a day keeps the cancer at bay, Sinh World Journal of Oncology, 2013. Visit Website

Glucose metabolism

- Metformin is Associated with Survival Benefit in Cancer Patients With Concurrent Type 2 Diabetes: A Systemic Review and Meta-Analysis, Ming Yin *et al*, The Oncologist November 2013. Visit Website
- Diabetes, cancer, and metformin: connections of metabolism and cell proliferation, Gallagher, Annals of the New York Academy of Sciences 2011. Visit Website
- Cancer Risk in Diabetic Patients Treated with Metformin: A systematic Review and Meta-analysis, Noto, PlosOne 2012. Visit Website

Glycolysis Inhibition

- Mebendazole mono-therapy and long term disease control in metastatic adrenocortical carcinoma, Dobrosotskaya, Endocrine Practice 2011. Visit Website
- Mebendazole Elicits a potent anti-tumour Effect on Human Cancer Cell Lines Both in vitro and in Vivo, Roth, Clinical Cancer Research 2002. Visit Website
- Wang C, Schwab LP, Fan M, Seagroves TN, Buolamwini JK. Chemoprevention Activity of Dipyridamole in the MMTV-PyMT Transgenic Mouse Model of Breast Cancer. Cancer prevention research (Philadelphia, Pa). 2013;6(5): 10. 1158/1940-6207. CAPR-12-0345. doi: 10. 1158/19406207. CAPR-12-0345.

Sachwortregister

V

W

Z

Stimmen zu diesem Buch

Janes Lebensgeschichte ist bemerkenswert, doch wirklich einzigartig ist, wie sie diese persönliche und von Herzen kommende Schilderung mit umfangreichen, konkreten klinischen und wissenschaftlichen Pfaden auf ihrem motivierenden Weg zur Krebsfreiheit verknüpft.

Eingebettet in eine durch und durch menschliche Geschichte, die sie mit solch leichter Eleganz erzählt, entwickelt sie einen schlüssigen evidenzbasierten Ansatz. Janes klinische Argumentation ist beeindruckend, ihre Erfahrung ist überzeugend und durch die Kombination dieser beiden Elemente hat sie ein Narrativ geschaffen, das wie der metabolische Antikrebscocktail, für den sie sich einsetzt, dazu bestimmt ist, das Leben zahlloser Menschen zu verbessern.

Dr. Ndaba Mazibuko, Klinischer Forschungsstipendiat King's College London, Arzt an der Care Oncology Clinic

Als Wissenschaftler im Ruhestand, der sowohl akademisch als auch in der pharmazeutischen Industrie in der Krebsforschung gearbeitet hat, kann ich mich mit einer gewissen Kompetenz äußern. Dieses Buch wird wahrscheinlich die Behandlungsweise aller Arten von Krebs verändern. Die Krebsforschung beginnt sich bereits in Richtung des Stoffwechsels der Krebszelle zu bewegen und konzentriert sich nicht mehr nur auf die Zellproliferation. Da es jedoch Jahre dauert, bis neue Medikamente die behördlichen Prozesse durchlaufen haben, bevor sie zur

Verfügung stehen, sollte Janes Konzept des Einsatzes von vorhandenen Off label-Medikamenten in Kombination übernommen werden – insbesondere vom staatlichen Gesundheitsdienst, der knapp bei Kasse ist. Bitte lesen Sie das Buch und sprechen Sie darüber.

George F. Rowland

Hervorragend. Ein wirklich bemerkenswertes Buch. Ich konnte es einfach nicht aus der Hand legen. Ich habe keinen Krebs, aber ich habe für eine namhafte Krebshilfsorganisation gearbeitet. Ich habe die Auswirkungen der Behandlung gesehen, und wie so viele Menschen dazu gezwungen werden, vorgegebene Behandlungswege einzuschlagen, ohne die Chance einer Wahl oder Diskussion über andere Optionen oder Alternativen zu haben. Ich lasse ein paar Wochen verstreichen und lese es dann noch einmal, sodass ich alles aufnehmen kann! Dieses Buch ist einfach großartig.

Miriam Horstman

Ich bin sehr beeindruckt. Ich würde Ihr Buch nicht nur Patienten empfehlen, sondern jedem, der an der Krebsforschung interessiert ist, denn Ihr Konzept, den Krebs zu besiegen, ist ein phantastischer Anfang, der es verdient, weiter erforscht zu werden.

Dr. Stephen Bigelsen, Überlebender von Bauchspeicheldrüsenkrebs im Stadium IV (zum Zeitpunkt, da ich dies schreibe, in Vollremission durch die Einnahme eines Nahrungsergänzungsmittels und eines Medikamentencocktails einschließlich Chloroquin)

Danksagungen

Ich wäre heute nicht hier, hätte es die „Generäle“ in dieser Revolution nicht gegeben, die vielen „Otto Warburgs“, die sich weiter für die Stoffwechsel-, die Epigenetik- und Infektionstheorie bei Krebs einsetzen. Sie sind alle für ihre Überzeugung schikaniert, lächerlich gemacht und verfolgt worden, mit der sie gegen das fest eingefleischte Dogma zu Felde ziehen, dass Krebs lediglich das Ergebnis zufälliger genetischer Mutationen sei, dass die Krankheit einfach „Pech“ sei und wir wenig tun können, um sie abzuwenden.

Es ist nicht einfach gewesen, dieses Buch zu schreiben, ich habe es in der Vergangenheit mehrmals versucht und bin nie über ein paar Seiten hinausgekommen, bevor mich der seelische Schmerz zwang, den Stift wegzulegen und es wieder aufzugeben. Doch nur über meine medizinischen Behandlungen zu schreiben, ohne meine Geschichte zu erzählen, ergibt nicht viel Sinn. Also musste ich meine persönlichen Gefühle zurückstellen, um davon zu berichten, wie ich zufällig auf den „Stoffwechsel-Cocktail“ stieß, eine Entdeckung, die so vielen Menschen helfen könnte, ihren Krebs auszuhungern, ihn anzuhalten. Und wenn meine Ergebnisse durch weitere Studien bestätigt werden, dann können sie sich schließlich als Heilbehandlung entpuppen. Manchmal liegt die Lösung vor unseren Augen, doch man sieht sie nicht, dazu müssen wir nur die Augen öffnen und die Situation aus einem anderen Blickwinkel betrachten.

Ohne die Hilfe meiner Unterstützer, meiner „Truppe“ aus der Facebook-Gruppe, die mir ständig Botschaften der Ermunterung schickten, wäre dieses Buch nicht vollständig. Ihr wisst, wer gemeint ist, ich danke Euch allen dafür, dass Ihr mir zur Seite gestanden seid, an mich geglaubt und mich dazu gedrängt habt, das hier herauszubringen. Besonderer Dank geht an mehrere Mitglieder meiner Facebook-Truppe. Jill Bishop, Jennifer Steil, Jenny de Montfort, Matt Shoard und Gaynor Sheahan, die mir wertvolle Rückmeldungen zum Manuskript gaben. Euer Enthusiasmus hielt mich bei der Stange, wenn die Aufgabe manchmal zu groß schien und die Recherche mich belastete.

Und meine Facebook-Gruppe gäbe es gar nicht, gäbe es nicht die Care Oncology Clinic, und die plötzliche Informationsflut über früher eingesetzte Medikamente, die, beiseitegeschoben und vergessen, doch potenziell so wirkungsstark sind, wenn sie gemeinsam in der richtigen Mischung genommen werden.

Immense Dankbarkeit empfinde ich für meine Mentoren Gregory Stoloff und Dr. Robin Bannister, den Gründern der Care Oncology Clinic und alle Ärzte, die mit ihnen zusammenarbeiten, nicht nur dafür, dass sie an mich geglaubt haben, sondern für ihre unermüdliche Arbeit trotz der Anfeindungen von vielen onkologischen Kollegen. Und für Dr. Pan Pantziarka und alle, die an dem Projekt gearbeitet haben, ehemalige Medikamente bei Krebs „umzunutzen“, um diese kostengünstigen vernachlässigten Mittel im Kampf gegen den Krebs an die vorderste Front zu bringen. Und nicht zu vergessen, für die vielen Wissenschaftler und Forscher da draußen, über die niemand berichtet, die die Nachweise für die Behandlungen liefern. Das ist unsere Munition und unser Arsenal. Wir stehen für Eure Arbeit tief in Eurer Schuld, und ich verdanke Euch mein Leben.

Ich bin auch dem verstorbenen Wayne Martin und Dr. Betty Rhodes zutiefst dankbar, beide sind auf besondere Weise meine persönlichen Helden; sie wiesen mich auf das Potenzial des alten Medikaments Dipyridamol hin. Großer Dank gilt meinem „Guru“ Dr. Etienne Callebout, der es mir verschrieb und so viele nützliche Nahrungsergänzungen auch. Sie sind ein wirklicher Meister an Geduld.

Ich danke meiner Onkologin Professor „T“, die mir den Etodolac- und Lovastatin-Cocktail verschrieb; Dr. Julian Kenyon, der Metformin verordnete und die Vitamin C- und Ozon-Infusionen verabreichte sowie dem verstorbenen Dr. Patrick Kingsley für die Ultraviolettbestrahlung des Blutes sowie die Vitamin C-Infusionen, der mir auch den Glauben an mich selbst wiedergab. Und mein Dank geht an Dr. Wendy Denning, die weiterhin ein wachsames Auge auf mich hat, mich mit natürlichen Hormonen versorgt und mir im Bedarfsfall weitere Vitamin C-Infusionen verabreicht.

Ich danke meinem Freund Travis Christofferson, dem Autor des hervorragenden Buches *Über die Wahrheit stolpern*, und ich hoffe, gemeinsam können wir die alten tief verwurzelten Dogmen mit Worten und Taten verändern.

Ich danke Robin Daly und allen bei Yes To Life, einem großartigen Wohltätigkeits- und Informationsportal, das Gelder sammelt, um mehr Menschen im Care Oncology Clinic-Programm und bei integrativen Krebsprogrammen zu unterstützen sowie Chris Woollams für seine informative Website über Krebs.

Mein Dank geht an alle Mitarbeiter der Life Extension Foundation (zu Deutsch etwa: Stiftung Lebensverlängerung), des *Townsend Letter Magazins für Ärzte und Patienten*.

Dankbarkeit empfinde ich auch allen Ärzten gegenüber, die mit integrativer und funktioneller Medizin arbeiten und das gegenwärtige überholte medizinische Konzept verändern; Sie bringen Hoffnung und Hilfe für so viele, da Sie die Ursache der Krankheit behandeln anstatt nur die Symptome. Sie sind Pioniere. Ich ziehe den Hut vor Ihnen allen.

Vielen Dank an Daniella Blechner bei Conscious Dreams Publishing für ihre Geduld und Hilfe, sie sorgte dafür, dass dieses Buch schließlich realisiert wurde! Und vielen Dank auch an Oksana Kosovan, meine Schriftsetzerin.

Ein besonderer Dank geht an die folgenden wunderbaren Menschen dafür, dass sie mich großzügig unterstützten – Sarah Day, Sarah Youngman, Lisa Kuhwald, Vincent de Jong, Arthur Wolf, Arthur Bruno, Jo Rhind, Karishma Patel, Anne Sofie Bolden Salicath, Gary Quinn, Jessica Bourne, Samara Durhgham Ali-Ahmed, Cheryse Skiles, Karen Fisher, Patricia Pesquera Menendez, Alwena Edwards, Delphine and James Gilbey, Heather Holman und an alle meine großartigen Seglerfreunde. Ihr habt mich alle angespornt und mir geholfen, diesem Buch ans Licht der Welt zu verhelfen. Ich danke Euch allen.

Mein Weg ist ein zutiefst persönlicher und manchmal intimer, doch es wurde mir klar, dass ich meine Geschichte in ihrer Gesamtheit erzählen musste, das Auf und Ab, die Freude und die Qual, um etwas zu bewirken und eine echte Veränderung herbeizuführen. Doch ich gab mich nicht damit zufrieden, nur einen Bericht aus meinem Leben aufzuschreiben. Nach Jahren der Recherche und der intensiven Suche war das nicht genug, ich wusste, ich musste eine Strategie ausarbeiten, um den Krebs auszuhungern. So habe ich am Ende meines Lebensberichtes mein Rezept zum Aushungern von Krebs offengelegt, obwohl ich keine Ärztin bin. Ich war so frei! Hier ist es also, mit einer großen Portion Mut und einem tiefen Atemzug.